치료의료기기

Medical Devices for Treatment

공학박사 나 승 권 저

감 수

•윤 형 로•
공학박사/연세대학교 의공학부 교수

•황 락 훈•
공학박사/세명대학교 전기공학과 교수

•김 종 탁•
이학박사/상지영서대학교 의료시스템정보과 교수

•남 삼 극•
의학박사/삼육의료원 서울병원 의무원장

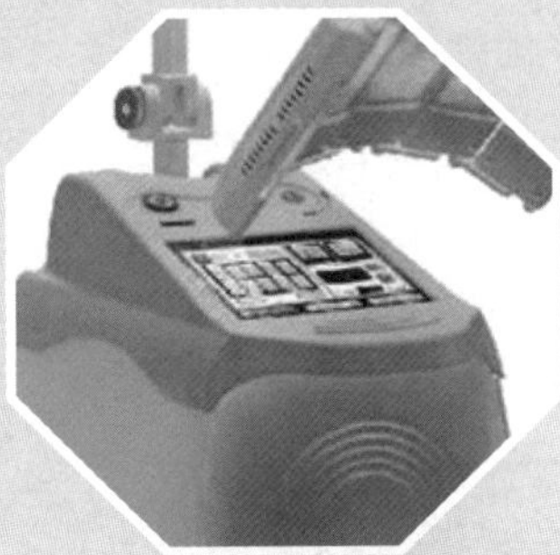

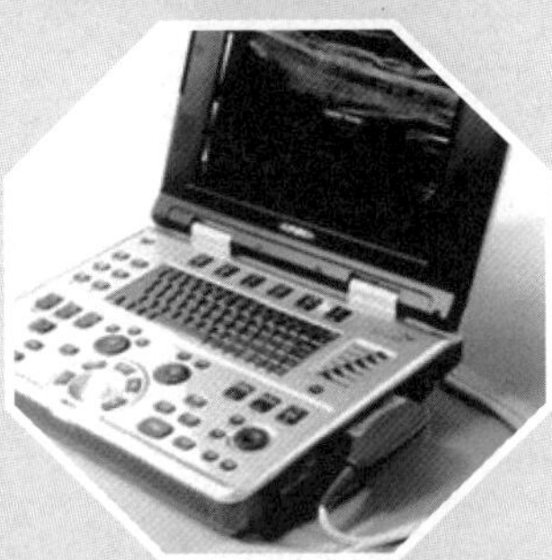

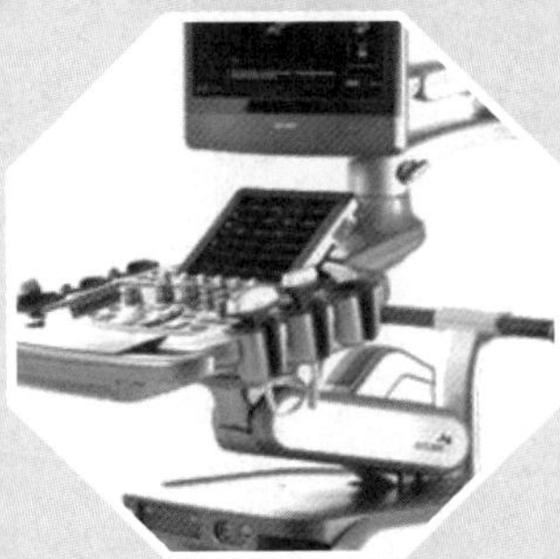

도서출판 상 학 당

欲爲大者 當爲人役

크고자 하거든 남을 섬기라

머 리 말

18세기 초 독일의 물리학자인 Fahrenheit가 온도계를 발명한 지도 약 300여년 가까운 세월이 흘렀다. 오늘날에는 병원이나 실험실, 또한 일반 가정의 생활필수품으로써 어디에서나 손쉽게 찾아볼 수 있는 온도계(체온계)는 의공학(醫工學) 분야의 대표적인 효시 상품이라고 해도 과언은 아닐 것이다.

이제 국내에 의공학이 도입된 지도 벌써 30여년 이상의 세월이 흘렀으며, 오늘날에는 이미 첨단 의공학 관련 의용소재 및 의료장비들이 각 의료기관에 보급되어 의공학 분야가 차지하고 있는 비중이 날로 커지고 있다.

현대의 병원에서는 많은 의료기기와 컴퓨터 장비가 사용되고 있다. X-선 검사, 혈액검사, 심전도 검사 등 많은 검사 및 진단방법들이 통상적으로 사용되고 있으며, 여러 가지 첨단 의료기기들이 진단과 치료에 이용되는 폭도 점차 확대되어가고 있다.

현대에서의 진찰은 진단정보를 제공해주는 의료기기를 사용하지 않고는 진단과 치료가 불가능한 상황에 이르렀다고 할 수 있다. 진찰을 위해서는 여러 가지 종류의 의료기구나 의료기기를 이용하여야만 한다. 이것은 작게는 체온계와 청진기에서부터 크게는 자기공명영상장치와 양전자방출단층촬영기 등의 대형 첨단 의료기기에 이르기까지 그 종류가 다양하고 폭이 넓다. 이러한 환경에서 효율적으로 진료를 하기 위해서 의료기기를 능동적으로 사용할 수 있는 능력의 개발이 필요하다.

또한 최근에 각 급 의료기관에 광범위하게 도입되고 있는 컴퓨터의 사용은 의료 분야의 새로운 지식의 학습을 필요로 하게 한다. 병원의 행정적인 업무에서부터 진료처방, 환자관리, 검사결과 관리 등 많은 부분이 점차 컴퓨터화 되어가고 있으므로 이에 대한 대처가 필요하다.

현대의학의 발전에는 무엇보다도 첨단 과학화된 전자장비 없이는 불가능할 정도로 의료전자장비의 중요성이 매우 강조되고 있는 실정이며, 현재 우리나라의 의료계뿐만 아니라 전반적인 산업사회에서도 이와 같은 추세라는 것이 주지의 사실이다.

의공인들은 다양한 의료기기들에 대해 각각의 구현된 원리와 정확한 사용법을 숙지하여야 하며, 어떤 의학적 지식을 적용하고 계측할 대상에 따라 어떻게 의료기기를 운용해야 할지 명확히 알고 있어야 한다. 이 교재는 바로 이 점에 역점을 두었다.

또한, 최근 들어 의공학 분야에서는 초소형, 초민감도의 의공학 기술의 개발에 박차를 가하고 있다. 그 중에서도 바이오나 나노기술의 융합으로 탄생된 진단 바이오센서인 Lab-on-a-chip을 비롯하여 초소형의 약물전달 캡슐, 그리고 마이크로 지능형 로봇과 원격수술 등의 분야에 연구의 관심이 모아지고 있고 이와 같은 의공학 기술은 실현되고 있다. 그렇기에 이 교재에서는 해외의 첨단 의료기기와 신기술들을 총망라하였다. 이에 독자들이 새로운 고급 의공기술을 폭 넓게 접하고 하루가 다르게 발전하는 의공학적 지식들을 습득할 수 있도록 도움을 주고자 한다.

제1장에서는 근전도, 내시경, 뇌혈류 진단기 등 진찰 · 진단에 필요한 중요 의료기기들의 종류와 특성 및 검사법 등에 대하여 다루었고, 제2장에서는 현대의학 발전에 따라 첨단 과학화되고 있는 해외의료기기들에 대해 설명하였으며, 제3장에서는 스마트폰의 애플리케이션을 이용한 간편한 의료영상진단 기술, 나노입자와 반투막을 이용한 암 모니터링 장치 등의 첨단 해외의료기기 기술에 대하여 서술하였다. 부록에서는 내과, 외과 등의 임상과별 분류와 특징에 대하여 설명하였다.

이 책에서는 내용을 쉽게 풀이하여 설명하려고 노력하였으며 초보자도 이해하기 쉽게 하기 위해 많은 그림들을 삽입하였다. 또한 이 책을 편찬을 위하여 원고정리와 해외 의료기기자료와 기술을 제공하여 주신 메디저널 최병철 사장님께 진심으로 감사드린다.

《치료의료기기》(해외 의료기기 및 기술) 교재를 위해 늦은 밤까지 고생하고 주말을 할애하여 자료의 수집과 정리 및 그래픽 작업을 도와준 의용공학과 재학생 및 졸업생들에게 고마운 마음을 전한다.

끝으로 의료기기를 전공하는 이들에게 진정으로 학습에 도움이 되는 책이 되길 바라며 집필 중 많은 고심에도 불구하고 손길이 미치지 못한 곳은 계속적으로 보완할 것이다.

마지막으로 출판과정에 도움을 주신 도서출판 상학당 남승우 사장님과 이 책에 관심과 애정을 주신 모든 분들께 감사의 말씀을 전한다.

공학박사 나승권 씀

차 례

제 2 장 치료 관련 해외의료기기 253

제 3 장 치료 관련 해외의료기기 기술 273

제 1 장

치료 관련 의료기기

01 경피신경 전기자극치료기

경피신경 전기자극은 전류를 이용하여 피부의 말초감각신경을 자극하여 통증을 치료하는 방법이다. 상처주위나 통증 부분을 손으로 문지르거나 주물러 통증을 억제하듯이 통증부위의 주위에 기계적 자극을 통해 통증을 치료한다. 자극강도(intensity)는 다양하나 보통 0~100[mA]까지로 된 것이 많다. 맥동빈도는 그 범위가 10~200[pps]로 다양하며 대개는 1~100[pps]로 조절하여 사용할 수 있다.

경피신경 전기자극치료기(Transcutaneous Electrical Nerve Stimulation : TENS)는 표면전극을 피부에 붙이고, TENS를 가하여 통증이 말초신경으로부터 척추신경으로 전달되지 못하게 함으로써 완화시킬 수 있다(그림 1-1).

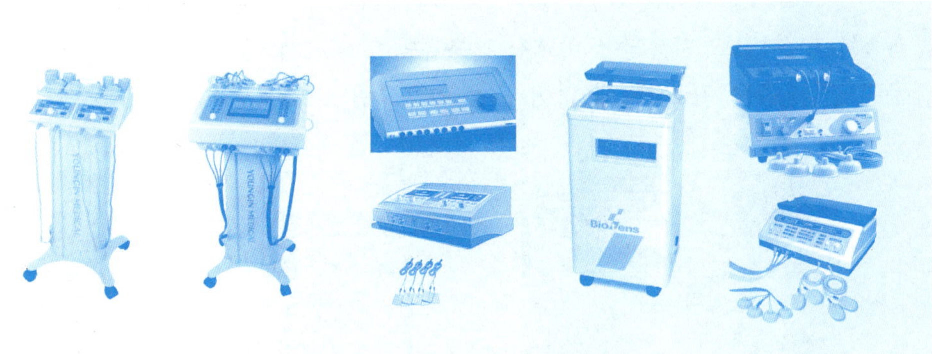

그림 1-1 • 경피신경 전기자극치료기

1. 경피신경 전기자극치료기의 장점

① 전기자극은 파괴적이지 않고 중독시키지 않으면서 통증을 조절한다.
② TENS는 전기자극의 특별한 형태로 디자인하여 통증을 경감한다.
③ 가정에서 Portable TENS 사용이 가능하다.

초기의 연구에서는 주로 통증의 감소를 약물에 심하게 의존하거나 아직은 중독되지 않은 환자들에게 제공하는 새로운 방법으로 적용했다.

2. 경피신경 전기자극치료기의 부작용

피부와 전극에 사용하는 전극풀이나 전도지 등에 의한 피부자극 및 피부염, 화상이 일어날 수 있으나 다른 부작용이 없으므로 효율적인 치료방법이다. 피부자극현상을 피하기 위해서는 전극의 극을 자주 바꾸어 주거나 치료 전이나 치료 후에 피부를 깨끗이 하는 것이 필요하다.

3. 경피신경 전기자극의 종류 및 유형

(1) 고빈도-저강도 경피신경 전기자극

고빈도-저강도 경피신경 전기자극(conventional TENS)은 일반적으로 가장 많이 쓰이던 방법으로 75~125[pps] 또는 80~120[pps]의 높은 **맥동빈도(펄스 주파수)를 이용하고**, 맥동기간은 100[μs] 이하로 낮게 하며 최소 **가시수축**[*](MVC)이 유발되지 않는 범위에서 편안감을 느끼는 낮은 강도로 15~45분간 자극한다. 전기자극 후 10~20분 이내에 진통작용이 나타나 자극 후 20~30분 정도 지속되어 비교적 진통유발이 빠르게 나타나지만 진통지속시간이 짧기 때문에 **급성통증을 치료**하는데 많이 사용한다(그림 1-2).

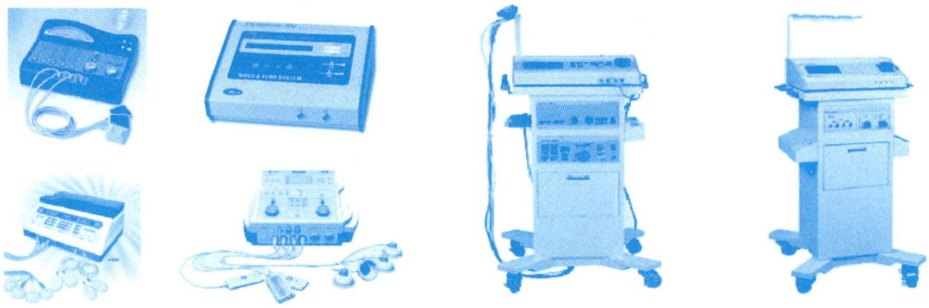

그림 1-2 • 고빈도-저강도 모드 경피신경 전기자극치료기

① 100[pps] 내외의 고빈도와 안락한 느낌(근수축 유발 전의 자극수준)이 있다.
② 20~30분 치료, 통증부위에 전극을 부착한다.
③ 기전 : 관문 조절설[**] 등이다.

[*] 가시수축 : 일반적으로 전기로 인체를 자극할 시 자극조건
① 자극강도 : 역치 이상을 자극(역치 : 최소한의 가시수축 유발)한다.
② 자극시간 : 시치 이상을 자극(시치 : 가시수축을 일으킬 수 있는 최단의 통전시간)한다.
③ 전류변화 속도와 주파수 : 강축의 최소 주파수 : 50[Hz] 이상(정상인)이다.

[**] 관문 조절설 : 통증신호가 뇌에 도달하기 전에 먼저 척수의 관문 메커니즘을 거쳐야 하며, 그 관문 메커니즘이 통증신호를 올리거나 내릴 수 있다. 이 가상의 관문은 경우에 따라 통증자극이 뇌로 전달되는 것을 완전히 차단한다.

(2) 저빈도-고강도 경피신경 전기자극

전기자극을 10~20[pps] 이하 대개는 1~4[pps]의 낮은 맥동빈도를 이용하며 맥동기간을 높게 하고 강한 강도로 자극한다. 주로 **심부통증** 및 **만성통증을 치료**하는데 사용되며 엔돌핀의 분비가 증가하는 것으로 알려져 있다. 전기자극 후 20~30분에 진통작용이 나타나 자극 후 2~6시간 정도 지속되어 비교적 진통유발이 느리지만 진통지속시간이 길기 때문에 **만성통증을 치료**하는 데 많이 사용한다.

① **저빈도와 근수축 유발강도의 자극수준**이다.
② **20~30분 치료, 발통점, 운동점, 경혈점에 작은 전극을 부착**한다.
③ 기전 : 하행성 통증억제설, **엔돌핀설*** 등이다.

(3) 고빈도-고강도 경피신경 전기자극

150[pps] 이상의 높은 맥동빈도를 사용하고 맥동기간은 200[μs] 이상으로 하며 견딜 수 있는 범위 내에서 **근수축**이 일어나도록 매우 강한 강도로 자극한다. 전기자극 후 5~15분 **이내에 진통작용**이 나타나기 시작하여 전기자극하는 동안 진통작용이 지속되어 비교적 진통유발이 빠르게 나타나지만 진통지속시간이 매우 짧기 때문에 **통증을 매우 빠르게 제거할 목적**으로 사용하며, 감각신경을 **역행자극**해야 하므로 **통증부위의 근위부, 통증부위의 주위 또는 통증부위를 가운데 두고 교차 배치**하여 **치료**한다.

① **감각신경의 구심성 전도의 일시적 차단효과**가 있다.
② 기전 : **양극 전도차단****(anodal conduction block)에 **의한** 진통작용 **등이다.**

연구가들은 척수후각에서 통증관문을 찾아냈다. 이 이론은 아픈 발을 문질러 주면 통증이 좀 완화되는 것과 같은 현상이다(문질러 주는 동작이 척수후각에 신호를 보내 부근 통증자극에 대해 관문을 닫게 하기 때문이다). 관문을 조절하는 데는 감각신경에서 보내는 신호뿐 아니라 감정과 뇌에서 출력되는 다른 신호들도 작용한다.

* 엔돌핀 : 저빈도-고강도 경피신경 전기자극(acupuncture liked TENS)은 엔돌핀의 분비가 증가한다. 뇌국소 자극으로 통증제거 효과가 유발되고 뇌수도관 주위를 전기자극하면 엔케팔린뉴런이 엔케팔린을 유리시킴으로서 통증이 억제된다. 경피신경 전기자극으로 뇌척수액 내에서 베타 엔돌핀이 증가하였다. 전기자극으로 베타 엔돌핀이 증가한다. 고빈도-저강도 및 저빈도-고강도 경피신경 전기자극을 가한 결과 혈장 내 베타 엔돌핀이 증가하고 두 자극방법 간에는 유의한 차이가 없다. 2[Hz], 35[mA]의 경피신경 전기자극으로 합곡(LI 4)과 곡지(LI 11)를 자극한 결과 뇨중 17-hydroxycorticosteroid(17-OHCS)가 유의하게 증가하고 저빈도-고강도 경피신경 전기자극이 베타 엔돌핀의 분비와 관계있다. 85[Hz], 직사각형파로 경피신경 전기자극으로 인해 진통효과가 있었고 혈장 내 베타 리포트로핀, 베타 엔돌핀 및 ACTH가 유의하게 증가하여 경피신경 전기자극에 의한 진통작용은 내재성 아편물질의 분비를 촉진시키기 때문이다.

** 양극 전도차단 : 반복적 전기자극으로 말초신경의 전도속도가 감소되고 자극역치가 증가되며 C섬유의 구심성 전도를 일시적으로 차단시켜 진통작용을 일으킨다. 감각신경섬유를 역행 자극한다. 신경의 전도차단은 맥동빈도와 관계가 있다. 0.5[Hz], 10[Hz]의 자극으로도 신경의 전도속도가 감소하지만 말초신경에 전극을 매입하고 200[Hz]로 5~20분간 자극한 결과 전도속도가 감소되고 자극역치가 증가된다. 180~200[Hz]의 높은 빈도로 요골신경을 경피자극하여 C섬유의 전도속도가 일시적 감소되고 전기자극역치가 상승하는 등 높은 빈도의 자극이 전도속도를 감소

(4) 돌발 경피신경 전기자극

돌발 경피신경 전기자극(burst mode TENS), 즉 돌발변조는 대개 7개 정도를 한 묶음으로 만들어 2~4초 간격으로 맥동을 내보내는 변조방법이다. 맥동기간을 다양하게 선택하고 맥동변조시간도 조절할 수 있다. 급성통증 및 표면부 통증은 강한 강도로 만성통증 및 심부통증은 낮은 강도로 자극한다. 진통유발 및 진통지속시간은 고빈도-저강도 경피신경 전기자극과 저빈도-고강도 경피신경 전기자극의 중간수준이다.

(5) 변조 경피신경 전기자극

변조 경피신경 전기자극(modulation TENS)은 맥동빈도, 즉 펄스 주파수나 펄스폭, 강도 중의 하나 이상을 시간에 따라 변화시키면서 출력하는 모드이다.

4. 경피신경 전기자극의 치료효과

① 전기적으로 감각신경을 자극하여 통증을 제거하고 감각을 조절한다.
② 약간의 미열효과와 마사지 효과가 있으며, 근경축완화의 효과가 있다.

5. 경피신경 전기자극의 효과

① 통증을 동반하는 근골격계 질환들과 손상 : 관절의 염좌, 활액낭염, 건초염, 동결견, 퇴행성 관절염, 류마티스 관절염 등에 효과가 있다.
② 통증을 동반하는 신경계의 질환들과 손상 : 신경통, 작열통, 두통, 편두통, 긴장성두통, 환상지통, 대상포진 등에 효과가 있다.
③ 수술 후 통증에 효과가 있다.
④ 암으로 인한 동통, 만성복통, 분만통, 생리통, 심인성 통증 등에 효과가 있다.

6. 경피신경 전기자극의 사용주의

① 심부전증환자, 급성심근경색증환자 등의 심장질환환자에게는 사용하지 않는다.

시키고 역치를 상승시킨다. 팔굽관절 위와 아래, 손목, 새끼손가락에 전극을 대고 고빈도-고강도 경피신경 전기자극한 결과 1~5분에 진통작용이 일어나며 전류의 음극효과에 의해 신경흥분성이 감소되기 때문이다. 고빈도-고강도 경피신경 전기자극에 의한 신경전도속도 감소는 고빈도, 고강도 전기자극으로 근육의 강축이 일어나고 혈관이 막혀 신경의 일시적인 허혈현상으로 영양결핍이 일어난다.

② 심박조절기를 사용하는 환자에게는 사용하지 않는다.
③ 경동맥동 위, 눈 위나 그 주위, 임산부 복부환자에게는 사용하지 않는다.
④ 감각마비 및 감각과민부위, 뼈가 돌출된 부위환자에게는 사용하지 않는다.

02 고막 마사지기

고막은 외이와 중이의 경계에 위치하는 얇고 투명한 두께 0.1[mm]의 막으로서 전달된 음파를 진동시키는 역할을 한다. 고막은 피부층, 중간층, 점막층의 세 겹으로 되어 있는데, 이 막을 통해 청소골로 전달된 음파가 내이의 달팽이관으로 전달되게 된다. 고막에 문제가 생겼을 때는 고막 마사지기로 치료를 할 수 있다.

1. 고막 마사지 기계

고막 마사지기(tympanum massager)는 중이염이 있을 시 고막에 파동성 자극을 주어 고막운동성을 증가시켜 중이염 회복에 도움을 주는 의료기기이다(그림 1-3).

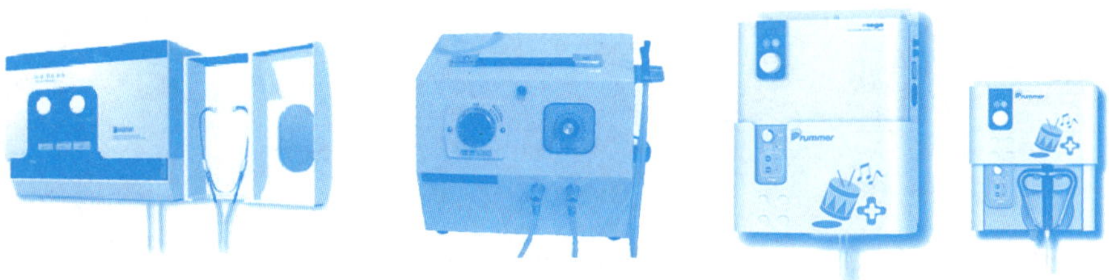

그림 1-3 • 고막 마사지기

2. 고막 마사지기의 동작원리

고막 마사지기는 헤드폰을 착용하여 위생적이며 부드러운 고막운동에 효과가 있다. 공기압력 1~5단계, 공기압조절(63~188[mmHg]) 소비전력 7[W]이고 동작시간은 1~3분까지 조절 전격전압 220[V], 50~60[Hz]이다.

실용적인 초음파 장치가 등장한 것은 1921년경, 프랑스의 랑지방(P.langeVin)에 의해 만들어진 초음파 측심기이다. 사용된 진동자는 금속원판 사이에 수정을 샌드위치식으로 삽입한 것으로서 랑지방형 진동자라고 한다. 이후 연구에서는 잠수함의 추적 목적으로 추진되었기 때문에 각국이 모두 군사기밀에 부쳐 불명확한 점이 많다. 1925년에 피어스(Pirce)가 초음파 간섭계를 발명하였고, 1932년에는 초음파에 의한 빛의 회절이 발견되어 초음파는 물성연구를 위한 수단으로 사용되었다.

음파*는 탄성체에서 전파되는 파동으로서 탄성체를 이루고 있는 질점들이 압축되었다가 팽창하면서 전파된다. 기체, 액체, 고체 등에서 구성원자들은 서로 탄성을 가지고 있으므로 원칙적으로 음파가 존재할 수 있지만, 보통의 경우 소리라 하여 공기 중에서 우리의 귀로 들을 수 있는 정도의 주파수를 가진 것이다. 음파는 크게 초저주파, 가청음, 초음파로 분류한다.

03 분만감시장치

분만감시장치(tocomonitor)는 임신과 출산 중의 필수 생리적 기능의 기록을 얻기 위한 환자감시장치의 특별한 형태인데, 모체 쪽에서는 진통(자궁내압)·혈압·자궁구개도 등을 감지하고 태아 쪽에서는 맥박, 혈압, 혈액의 pH(산염기 평형) 등을 연속해서 감시함으로써 산모나 태아에게 이상이 있을 때 조기에 발견할 수 있다(그림 1-4).

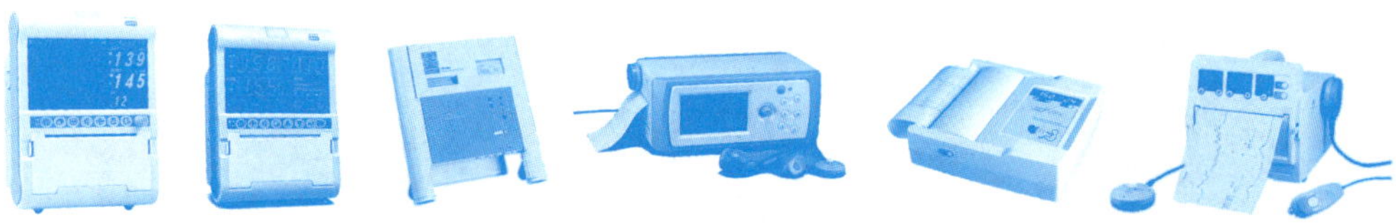

그림 1-4 • 분만감시장치

① 분만감시장치는 일반적으로 태아 심박진통계가 사용되고 있는데 이 진통계는 복벽 위에 장착한 심음 마이크로폰이나 도플러 음 또는 태아심전도(머리에서 측정) 등에서 심장박동수를 측정하는 것으로, 정상적인 태아의 심장박동수는 1분에 120~160회 정도이다.

② 진통계는 진통의 정도, 즉 자궁의 수축차를 복벽 뒤에 장착한 검출기나 자궁 내 카테터를 이용하여 측정한 후 압변화를 곡선으로서 표시한다. 이 장치에 의해서 태아 심장박동수와 진통압(陣痛壓) 곡선이 경시적으로 브라운관이나 그래프에 표시되어 모체나 태아

* 음파 : 주파수가 높아서 귀에 들리지 않는 음파(인간의 귀로 들을 수 있는 가청 주파수 범위 20[Hz]~ 20[kHz] 이상의 주파수의 음)이다.

의 변화를 바로 알 수 있어서 분만감시장치를 통해 태아의 가사(假死) 등 분만 시의 이상을 정확하게 발견하고 신속히 대처할 수 있다.

③ 태아의 심장박동수는 자궁수축에 맞추어 서맥화(徐脈化 : 1분에 120회 이하)하는데 자궁 내에서 탯줄이나 태아의 머리가 압박되면, 자궁수축과 서맥화에 차이가 생기거나 서맥의 정도가 강해지게 되어, 태아의 심장박동수가 1분간에 100회로 떨어지는 것과 같은 이상서맥이 5분 이상 계속될 때에는 태아가사의 위험이 있을 수 있다고 판단하여 신속한 조치가 필요하다.

오늘날에는 분만감시장치가 널리 보급됨에 따라 신생아 사망의 빈도가 저하되고, 출산은 한층 편하게 되었다. 특히 분만이전에 역아(逆兒)나 다태(多胎) 등의 이상분만이 예측될 경우 꼭 필요한 경우 낙태시킬 수 있으므로, 분만에 없어서는 안될 장치가 되었다. 그밖에, 분만 전에 태아가사의 가능성 여부를 점검하는 OCT*(Oxytocin Challenge Test) 등에도 이용되고 있는데, 이때 사용하는 OCT는 옥시토신이라는 호르몬제로 분만 전에 가벼운 진통을 유발하여 이에 대한 태아심박의 반응을 살핀다.

04 분무기

액상 약물이 직접 콧속, 목구멍, 기관, 기관지에 닿게 하여 항염증, 항알레르기를 기대하는 기구이다. 분무기(nebulizer)는 지름 1~3[μm] 크기의 입자로 만드는 기구이므로 흡수가 빠르고 유효할 뿐 아니라 환자에게 고통없이 쉽게 실시할 수 있으므로 널리 쓰인다. 분무기는 제트형과 바이브레이션이 부가된 형, 초음파형이 있다(그림 1-5).

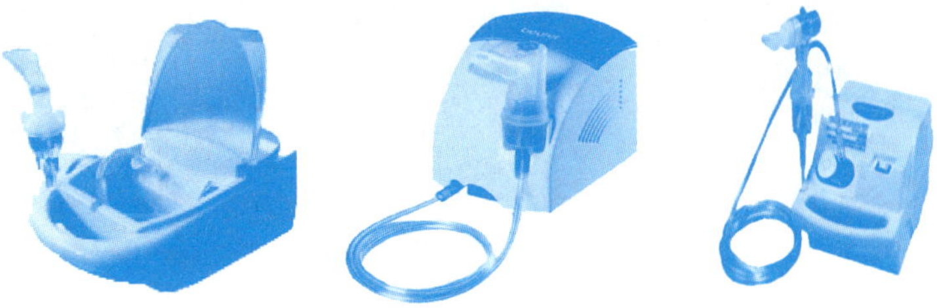

그림 1-5 • 분무기

* OCT(옥시토신 부하 검사) : 임산부에 옥시토신을 투여해서 자궁수축을 유발한다. 순환혈액량이 감소할 경우 태아 심박수의 변화에 따라서 잠재성 태아가사의 존재를 진단하는 방법으로 태아태반기능검사의 하나이다.

흔히 사용되는 약제는 항염증제, 항생물질, 부신피질호르몬제, 기관지확장제 등이다. 약제 투여법의 선택에 주의해야 하며, 자주 또는 오래 사용하는 것은 좋지 않다.

1. 분무기 사용목적

기도를 습화시키고, 기관지 분비물 배출을 용이하게 하고 기관지 경련완화와 점막 부종을 감소시킨다. 그리고 기도에 직접 약물을 도포하기 위해서 사용하는데 기도 점막의 건조나 분비물의 정체를 방지하기 위하여 사용되는 약물을 연무 안개모양으로 뿌려 폐의 말초부위로 흡입, 침전시켜 치료한다.

2. 분무기 사용범위

분무기는 기관지 천식, 기관지염, 폐기종, 기관지 확장증, 진균성 폐질환, 직업성 폐질환, 유행성 감기, 백일해, 가성 후두염, 췌장 섬유증, 과다 흡연 시 흡연자의 점막염증 등과 흡연자의 해소병 등의 질환을 가진 환자들에게 좋다.

3. 분무기의 종류

(1) 가압식 분무기

가압식 분무기(pressure nebulizer)는 간이 분무기이고 천식환자 등이 발작 시 기도에 기관지 확장제를 분무할 때 사용된다. 최근 많은 스프레이가 프레온가스를 사용한 봄베형이지만 이 분무기는 손으로 가압하여 액상 약물을 안개모양으로 하여 압출하는 것이다(그림 1-6).

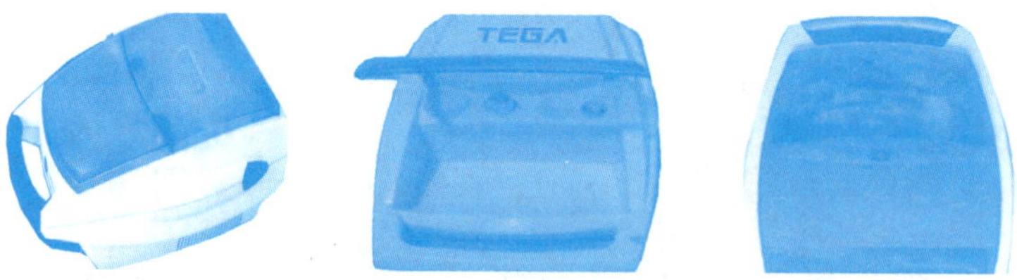

그림 1-6 • 가압식 분무기

(2) 사이드스트림 분무기

사이드스트림 분무기(side stream nebulizer)는 간헐적 양압호흡(Intermittent Positive Pressure Breathing : IPPB)에 잘 사용되는 분무기의 하나로 레스피데이터로부터 건조가스가 흘러오는 도중에 측방에서 약제에어졸을 가해서 그곳에서 이후의 가스에는 약제의 미세에어졸이 포함되어 환자에게 이른다. 이것은 가습목적으로는 쓰이지 않고, 주로 고농도 약물에 에어졸로 흡입시키는 데 쓰인다. 가습목적으로는 주류식 분무기가 사용된다(그림 1-7).

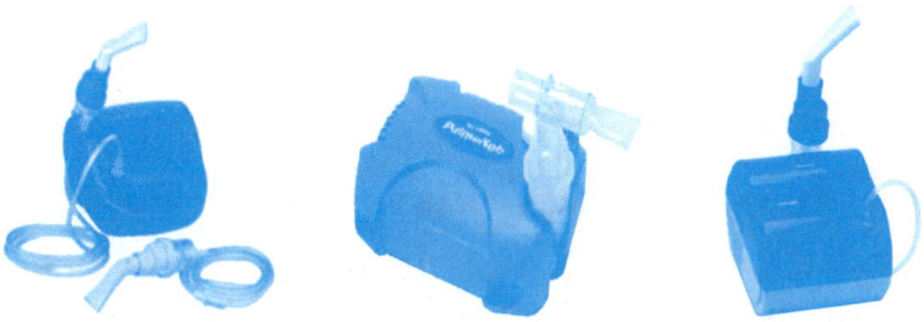

그림 1-7 • 사이드스트림 분무기

(3) 초음파 분무기

초음파 분무기(ultrasonic nebulizer)는 초음파 진동을 액체에 주는 것에 의하여 다량의 에어졸을 발생시켜 그것을 송풍기에 의하여 환자에게 흡입시키는 시스템이다. 발생하는 에어졸 입자의 직경은 1~5[μm]로 일치하고 있고 안정성도 높다. 또 초음파의 강도를 바꾸는 것에 의하여 에어졸 발생량을 조정할 수가 있다. 약제를 에어졸화하여 투여하는 때에도 이용되나 오히려 기도의 가습에 적합하다(그림 1-8).

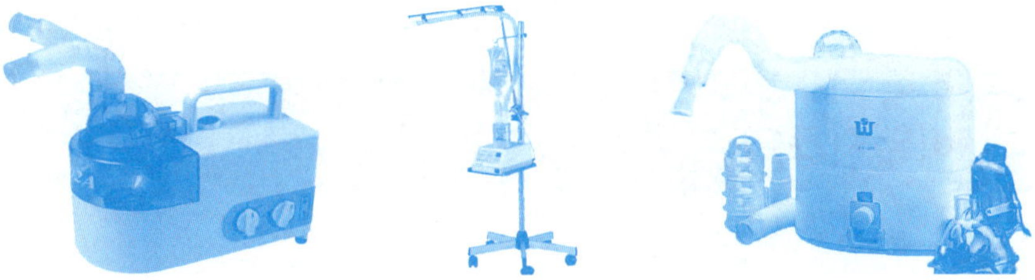

그림 1-8 • 초음파 분무기

4. 사용약물

분무기는 액상 약물을 미세한 입자로 바꾸는 기계이다. 분무되는 약은 코와 입을 덮는 안면마스크를 통해 흡입되게 되는데 2세 이상의 어린이로 정량식 흡입기의 사용이 미숙한 어린이 혹은 호흡이 어려워 정량식 흡입기 사용능력이 떨어지는 사람에게 사용된다. 사용되는 약물로는 진해거담재가 있는데 다음과 같다.

(1) 벤토린(Ventolin)

속효성 β2항진제, 기관지 평활근에 있는 교감신경을 자극하여 기관지가 확장된다. 흡입 후 3~4분 이내에 기관지 확장이 일어나므로 주로 발작이 있을 때만 사용하고, 장기적으로 사용할 경우 증상을 악화시키는 원인으로 작용할 수 있다. 부작용으로는 진전, 심계항신 등이 있다.

(2) 아트로벤(Atrovent)

항콜린제, 부교감신경을 차단하여 기관지가 확장효과를 나타내고 점액분비를 저해한다. 흡입 후 20분 이상 경과 후에 작용이 나타나며 지속시간은 6시간이다. 간헐적으로 투여하는 것보다 규칙적으로 투여하는 것이 더욱 효과적이며 β2 흥분제와 함께 투여할 때 효과가 더욱 상승한다. 부작용으로는 구갈 등이 있다.

(3) 폴리코트(Pulmicort)

흡입용 스테로이드제, 기도수축과 알레르기 염증작용을 억제하고 기도 평활근 β2수용제의 수를 증가시키고 β2항신제에 대한 반응도를 높인다. 부작용으로는 구강 내 칸디다증[*], 목소리변성, 인후통 등이 있고 이를 예방하기 위해서는 흡입 후 물로 헹구거나 양치질을 하면 된다. 급성 발작에는 사용하지 않는다.

05 비염치료기

광선기술을 이용하여 다양한 의료적 장애에 대해 비삽입식으로 투약하지 않고 치료를 할 수 있는 기기로 항염증성의 코에 일회에 5분 이내의 치료로 콧물 및 재채기를 치료할 수 있다. 비염의 증상을 간단하게 완화할 수 있는 치료 그릇이다. 코를 편안하게 하여 느낌도 상쾌해지게 한다(그림 1-9).

* 칸디다증 : 진균의 일종인 칸디다(candida)에 의해 신체의 일부 또는 여러 부위가 감염되어 발생하는 감염질환이다.

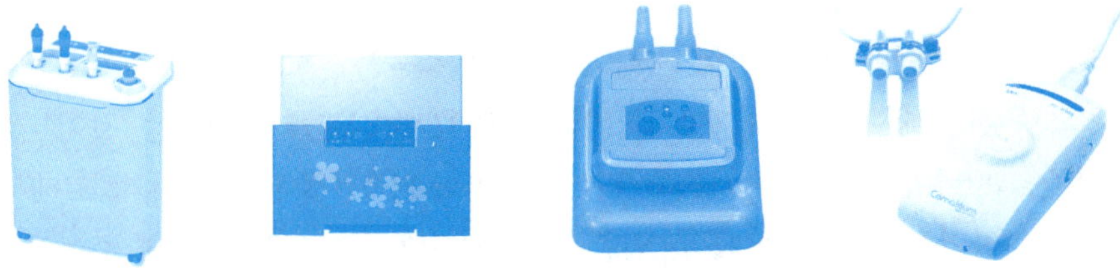

그림 1-9 • 비염치료기

1. 비염의 원인

알레르기 천식과 함께 유전적 요인과 환경적 요인이 합쳐져 생기는 질환으로 체질과 주의 요소들이 상호작용을 일으키며, 알레르기 비염의 주원인은 흡입항원으로 집먼지, 꽃가루, 곰팡이, 진드기 등이 원인으로 코점막을 자극하여 재채기, 맑은 콧물, 코막힘 등의 증상이 나타나게 된다.

알레르기 비염을 앓는 환자의 수가 급증하는 이유는 전 세계적으로 급격한 산업화를 겪으면서 발생하는 환경오염으로 인한 공해 증가로 우리나라에서만 약 4백만 명이 알레르기비염을 앓고 있다. 이러한 비염의 경우 그 치료를 미루고 오랜 기간 동안 방치하게 되면, 머리 골격내부 빈 공간 중에 부비동이라는 공간에 콧물이나 다른 이물질이 들어차게 되어 생기는 부비동염(축농증)으로 변하게 되는 경우가 많다. 그 외에도 비염과 부비동염을 함께 겪고 있는 경우가 많은데, 그 증상을 비부비동염(비염+부비동염)이라 한다.

비부비동염이 발생하면 콧물, 재채기, 코막힘 등의 증상 외에도 머리가 아프고 무겁기 때문에 집중력이 저하된다. 이러한 비염증상이 동반되면 숙면을 취할 수 없게 되고, 낮 동안에도 코막힘, 콧물 등의 증상으로 인해 일상생활이 불편해지고 쉽게 피곤함을 느끼게 된다.

비염은 알레르기 요인을 제거하거나 습도조절, 혹은 외치요법 등의 방법으로 점막의 활성화와 증상개선이 중요하다. 대부분 비염치료에 대해 일반인들은 비염이 잘 낫지 않고 다른 질환보다 치료기간이 길어 병을 방치하는 경우가 많은데, 중이염, 부비동염 등의 합병증으로 이어질 수 있기 때문에 조기 치료가 중요하다.

2. 치료방법

① 비염의 치료방법은 면역력의 조화와 강화이다. 코점막을 자극하는 요인으로부터 체내 면역력을 치료하여 코점막이 반응하지 않도록 한다. 기관지는 차가워지고 약한 폐가 따뜻하고 건강하게 만들어 면역력을 높여주고 비염의 증상들은 물리치료를 통해 완화시키게 된다.

② 코 양 옆에 영향혈을 마사지해 주면 비염 증상완화에 큰 도움이 된다. 영향혈의 위치는 양쪽 콧구멍 옆으로 한방에서 코막힘, 후각이상, 코피, 축농증 등 코질환을 치료할 때 이 부위를 침 등으로 자극해주는 혈자리이다. 비염은 코 내부 청결을 유지하는 것이 필수다.

③ 코 세척은 죽염수로 코를 자주 세척해주면 살균 및 소염작용을 일으켜 비염치료에 상당히 효과적이다. 원적외선으로 코의 내부 염증을 살균(원인물질제거)처리해 주는 것도 이비인후과에서 치료하는 방법 중 하나이다.

④ 비염은 좋은 치료방법도 중요하지만 환자의 비염을 고치고자 하는 의지가 중요하다. 비염에는 찬음식, 인스턴트음식을 먹지 않는 것이 좋으며 침구류는 청결하게 관리하는 것이 좋다. 실내공기는 가습기와 공기청정기를 사용하여 쾌적하게 하는 것이 도움이 된다.

⑤ 가습기가 없다면 젖은 수건을 사용하면 효과가 있으며 공기청정기 대신 잦은 환기도 도움이 된다. 꾸준한 운동과 식이요법은 면역력을 키워주어 치료와 병행하면 큰 효과가 있다. 비염치료는 2~4개월 정도 꾸준한 환경관리와 치료를 하면 효과가 있다.

06 세라믹 원적외선 공진요법

1. 세라믹 원적외선 공진요법의 정의

1,500여 종의 세라믹을 통한 원적외선을 인체의 생체파장과 일치하는 주파수를 맞추고 인체의 신진대사를 정상화시켜 주며, 면역체계를 정상화시켜 각종 질병의 근본 요인을 제거해 주므로 치료가 되고, 건강한 상태로 회복시키는 요법으로 "세라믹 원적외선 공진요법(ceramic infrared light resonance therapy)"이라고 하며, 모든 원적외선은 인체의 파장과 같은 9.5마이크론 정도이며 인체의 세포조직에는 전혀 해를 주지 않고 신체의 신진대사를 높여 주고 맞추어 줄 수 있는 기능 및 인체의 감염된 각종 박테리아, 바이러스 및 무좀(tinea pedis) 등을 치료할 수 있고, 기타 인체에 필요한 균 등은 피해를 주지 않으면서 근본적으로 증식을 억제시켜 멸균상태로 회복시킬 수 있다. 병원용은 전신조사 기능을 가진 방사체로 특수 세라믹의 방사를 돕는 반사경과 컴퓨터에 연결하여 자동제어 시스템으로 환자를 관리할 수 있다(그림 1-10).

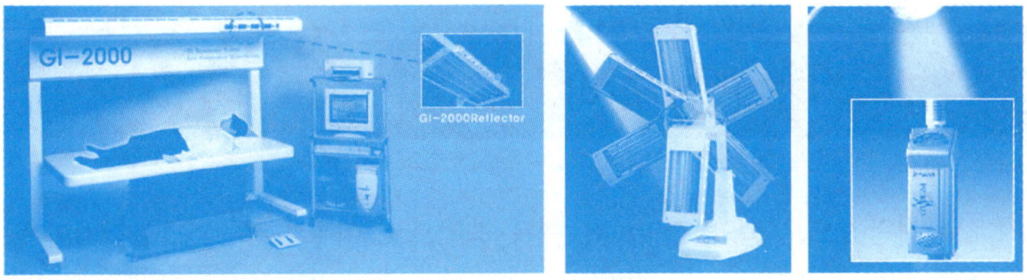

그림 1-10 • 세라믹 원적외선 공진요법(병원용)

2. 세라믹 원적외선 공진요법(일반용)

병원용의 세라믹 원적외선 공진요법기의 효능 및 효과를 그대로 살리면서 일반인들이 사용하기 편리한 크기와 자유로운 관절의 움직임을 통해 어떤 장소와 위치에서도 사용하기 쉬우며 방사부위를 폴더형으로 제작, 핵심부품을 보호한다(그림 1-11).

방사체는 석영유리관과 열선을 이용한 방식이며 석영유리관과 열선 사이를 코팅 처리하여 열선의 늘어남이나 단락을 예방하였다. 치료효과는 전립선비대증, 산후풍, 산후조리, 치루, 변비, 냉증, 요실금, 질염, 오줌소태, 갱년기장애, 성기능감퇴, 체내면역력 증강으로 각종 질병예방, 성인병 예방 및 성인병으로 인한 통증완화, 스트레스 심한 운동으로 인한 통증완화, 극소부위의 집중 방사로 효능의 극대화를 이룰 수 있다.

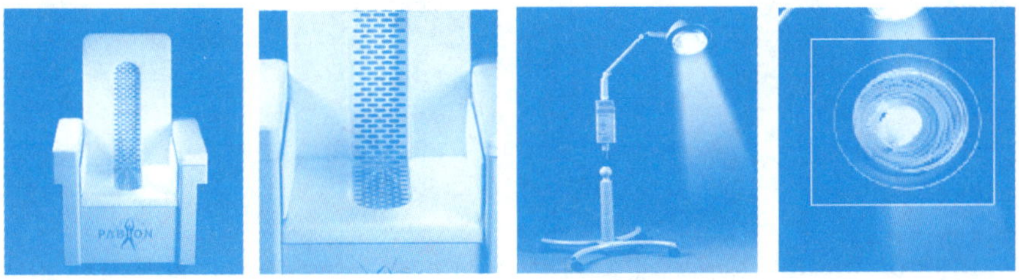

그림 1-11 • 세라믹 원적외선 공진요법(일반용)

07 소화기계 관련 장비

소화기계는 전반적으로 점막, 점막하층, 근육, 장막으로 이루어져 있으며 각각에 동정맥과 림프, 신경이 분포한다. 소화운동, 소화액분비 및 흡수의 기능을 통해 섭취된 음식물을 흡수 가능한 인자로 만들어 신체 내부로 이동시키는 작용을 하는 곳인데, 소화기계에 이상이 생겼을 시 치료목적으로 사용되는 장비에는 대장세척기, 내시경, 의료용 조합자극기, 의료용 초음파 치료기 등이 있다.

1. 대장세척기

변비로 인해 단단하게 굳은 변을 불려서 배출하는 기능으로 입으로 복용하여 약물에 따른 부작용이 전혀 없는 대체의학의 자연치유력을 이용한 보완의학의 한 방법으로 노즐이 항문 속에 삽입되지 않아 위장이나, 십이지장, 소장 등의 소화기 기관은 전혀 건드리지 않고 대장만을 세척하는 의료기기이다(그림 1-12).

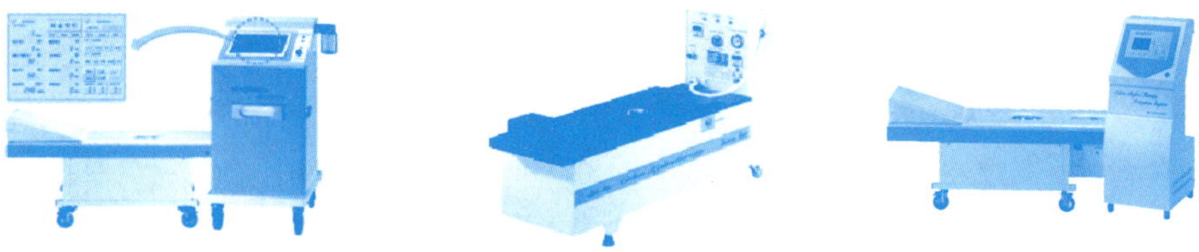

그림 1-12 • 대장세척기

구조가 간단하여 기존의 좌변기에 부가하여 설치될 수 있으므로 가정에서 좌변기에 편안히 앉은 상태에서 대장세척기(rectal injection clyster)를 손으로 잡고 분사노즐의 위치를 조정하므로 간단하고 편리하게 항문을 통하여 대장에 물을 다량 주입할 수 있다. 그러면 딱딱하게 굳었던 대변이 부드럽게 되므로 대변이 배출된다. 대장세척기는 변비를 즉시 해소할 수 있게 할 뿐만 아니라, 배변감이 없더라도 필요 시에는 아무 때나 신속하게 배변을 할 수 있게 함으로써 배변감이 올 때에만 피동적으로 배변을 하는 우리의 배변습관에 일대 변화를 준다. 복부불쾌감, 통증 등을 유발시켰던 기존의 세척기와는 달리 새로 도입된 세척기는 신체의 생체리듬을 유지하면서 통증 없이 자연스럽게 장의 노폐물을 깨끗이 제거해 주는 장점이 있다.

2. 내시경

내시경(endoscope)은 위나 식도 등 중공성장기의 내면 및 흉강·복강 등 신체의 내부를 직접 들여다 볼 수 있는 의료기구이다. 종류에는 기관지경, 후두경, 식도경 및 위카메라, 자궁경, 요도경, 관절경, 방광경, 직장경, 복강경, 심장경 등이 있으며, 각각 그 부위의 상태를 관찰할 수 있고, 동시에 조직 절제와 분비물 채취 등도 가능하여 병의 발견 및 진단에 많은 도움을 주고 있으며, 최근에는 관상동맥경이 개발되어 많은 환자들에게 사용되고 있다. 유리섬유를 이용한 파이버스코프를 사용하게 되어 부위의 상태를 관찰하면서 사진촬영도 가능하며 고주파 전류로 폴립(polyp)을 절제하거나 레이저 광선으로 지혈하는 치료에도 이용된다(그림 1-13).

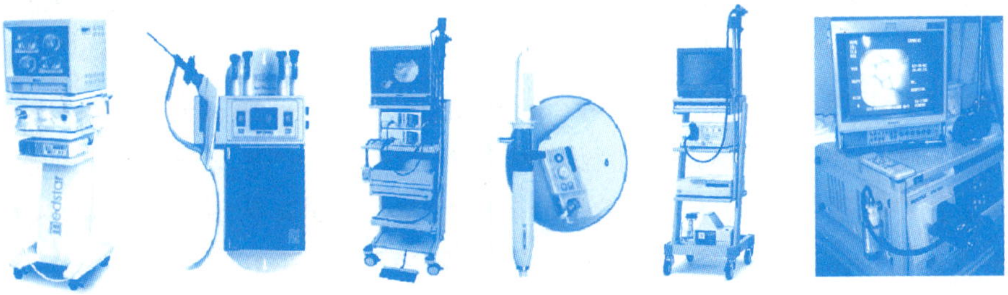

그림 1-13 • 내시경

3. 의료용 조합자극기

의료용 조합자극기(combination stimulator for medical use)는 저주파를 통해 정상적인 근육의 활동과 관계되는 물리적·화학적 현상을 재현하여 근육의 생리적 활동, 회복의 촉진이나 근육발

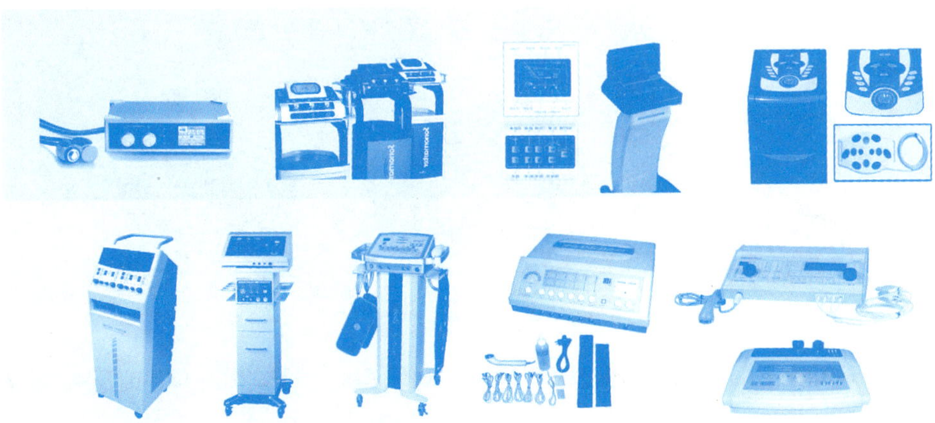

그림 1-14 • 의료용 조합자극기

달 성분의 감소를 방지하거나 혈액순환 촉진 및 신경전류의 안정작용과 비만해소 등을 치료하는 의료기기이다(그림 1-14).

① 초음파 자극과 전기자극을 손쉽게 환자에게 적용할 수 있는 의료용 조합자극기로서 기존의 초음파 헤드(head)를 사용 중에 환부에서 떨어졌다가 붙일 때 생기는 거부감을 최소화하여 환자에게 최적의 효과를 제공하고 사용자에게 편리하도록 개발된 기기이다.

② 주파수에 따른 저주파 신호의 펄스폭을 미세 조절하여 피부가 느끼는 거부감을 최소화시켰다. 혈액순환의 촉진, 세포조직의 재생력 증가, 신경조직의 작용, 통증완화, 근육이완작용, 흡수능력의 촉진작용, 근육의 물리적 화학적 변화, 마사지 효과, 열효과(초음파 진동에 의해 인체 심부에 열이 발생, 극초단파에 의해 우수한 침투력을 가지고 근육에 대해 부수적으로 열작용을 한다.) 레이저를 통하여 항염작용(염증을 가라앉히는 작용), 혈행촉진(혈액의 순환을 촉진하는 작용), 진통작용(통증을 가라 앉히는 작용) 등을 한다.

③ 신체의 불필요한 지방층에 전기적 자극을 가해 지방의 연결고리를 끊음으로써 지방분해를 도와 셀룰라이트(cellulite)를 제거시켜 체중감량과 사이즈 감소효과를 증대시키며, 각종 지방흡입술과 같은 수술 전후에 사용되어 수술 후 나타나는 부종과 혈종 등을 감소시켜 환자들의 불쾌감을 감소시켜 주고 빠른 회복을 도와주는 의료용 조합자극기이다.

4. 의료용 초음파 치료기

초음파를 이용하여 통증완화에 사용되는 기기이다. 심부에 온열과 바이브레이션(vibration)을 이용해 작동시간, 출력형태, 출력세기 등을 조절할 수 있다. 또한 크리스탈(crystal) 진동자를 장착함으로써 균일한 초음파 에너지가 심부까지 도달해 대퇴의 치료효과를 발휘하며 다양한 펄스모드를 제공한다. 교류전류를 발생시키는 심부열치료기로서 극초단파와 함께 고주파 심부투열치료(심부에 적용하는 열치료)의 중요한 역할을 담당한다(그림 1-15).

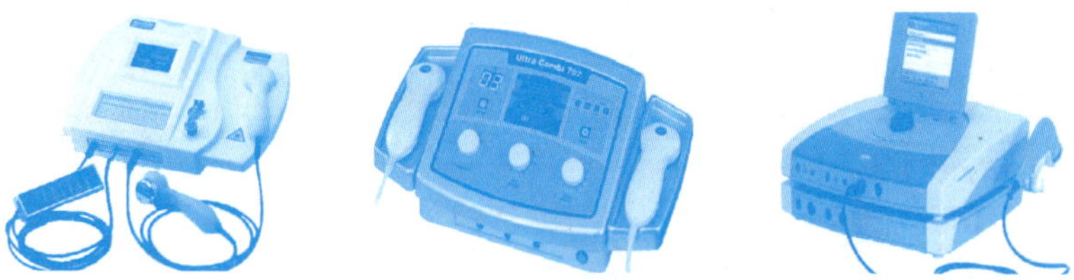

그림 1-15 • 초음파 치료기기

① 초음파는 단파와 극초단파와 달리 전류의 형태가 아닌 음파의 형태이기 때문에 금속 삽입물이 생체조직 내에 있을 경우에도 비교적 안전하게 사용할 수 있다.

② 초음파 치료기의 온열효과 : 특정 부위의 세포와 조직의 온도를 올려 대류현상을 만들게

하여 혈류와 림프류의 기능 활성화를 통해 세포와 조직의 기능을 개선시켜주고 통증을 감소시켜주는 효과가 있다.

③ 초음파로 인해 생긴 열은 결과적으로 직경이 큰 섬유의 열 활동성 자극으로 통증감소가 생기거나 통증수용기(자유신경종말)의 자극에 대한 반응을 변화시키므로 통감의 저자 허준이 반위(위암)증상을 뜸으로 치료한 것도 온열효과의 원리이다. 실제로 암치료 장비로 개발되어 하이퍼세미어 장치는 암세포부위의 온도를 상승시켜 치료에 응용하고 있다.

④ 치료인자로서 초음파를 사용하는 원리는 초음파가 5[cm] 혹은 더 깊은 곳의 조직온도를 상승시킬 수 있다. 온열원리에 의한 생리학적 반응에 교원조직의 신장성을 증가시키는 것이 포함되고, 혈류량의 변화로 신경전도속도의 변화, 통증역치의 증가, 효소활성의 증가 그리고 골격근의 수축활성의 변화를 포함한다.

⑤ 초음파를 적용하는 이유는 소리가 전리방사선이 아니기 때문에 암을 유발한다거나 염색체를 파괴시키는 것과 같은 전리방사선이 줄 수 있는 위험에 노출되지 않고 사용할 수 있다.

08 수액 펌프

수액을 지속적으로 투입하거나 미세한 수액량까지도 조절하여 투여할 수 있게 해주는 장비이다. 의약품 주입 펌프(volumetric infusion pump)는 중환자실, 응급실 및 신생아실 등에서 쓰이는 환자보호 필수장비로써, 환자에게 미세한 다량의 약품을 주입시킬 필요가 있는 경우뿐만 아니라 시간당 정확한 양의 약물을 주입시키고자 할 때 쓰이는 장비이다(그림 1-16).

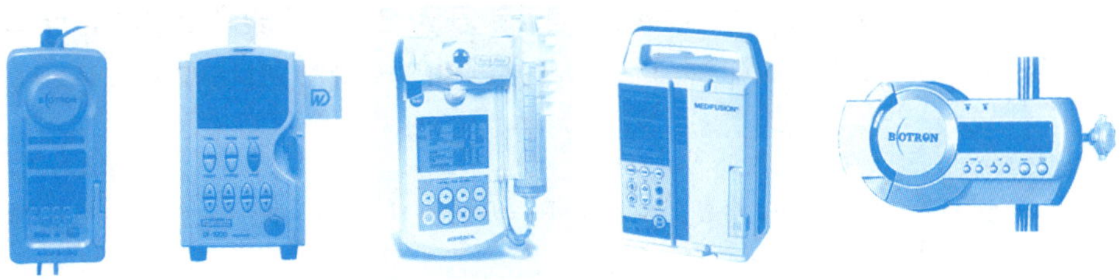

그림 1-16 • 수액 펌프

1. 수액 약물주입기의 사용목적

약물주입 펌프는 환자에게 정해진 수액량을 일정하게 주입시켜 주는 기기이다. 환자의 상태에 따라 정맥으로 약물 및 혼합물 주입을 위해 정확하고도 정량 주입을 위한 제어가 필요하다.

일반적으로 약물주입 펌프는 피스톤 타입의 피스톤 펌프*나 연동 펌프**(peristaltic pump) 작용에 의해 주입량을 가변할 수 있다. 부피측정형 수액 펌프들은 주입약물의 부피로 제어되며 약물의 주입을 안전하고 정확하게 할 수 있어야 한다. 인퓨전 펌프***(infusion pump)는 병원, 가정의 일반적인 환경에서 사용할 수 있다. 또 내부 충전기가 장착되어 병원 내에서 환자의 이동 및 구급차에 의한 이동 중에도 사용할 수 있다.

2. 수액 약물주입기의 동작원리

프레세니우스(Fresenius)에 의해 최초로 개발된 주입 펌프는 환자의 순환계로 치료약물 또는 영양소 등을 인체로 주입하는데, 일반적으로 피하, 정맥, 동맥, 그리고 경막으로 약물을 정확하게 투입하기 위해 사용되며, 인퓨전 펌프는 마이크로컨트롤러(microcontroller)에 의해 작동되므로 의료진이 원하는 정확한 수액량을 환자에게 주입할 수 있다.

① 인퓨전 펌프는 시간당 0.1[mL] 정도의 작은 양의 약물도 투입할 수 있다. 인젝션 형태의 인퓨전 펌프는 무통증을 위해 환자가 제어하는 시간마다 약물주입이 가능하고, 일정시간 동안 정량의 약물주입을 위해 볼륨 제어가 가능하기도 한다. 주입의 유형에 따른 기능설정은 사용자 인터페이스로서 임상관리자 또는 간호사에 의해 설정할 수 있으며, 연속주입은 프로그램에 의해 작은 펄스 형태로 한 번 주입량이 20[nl]에서 100[μl] 사이에서 정할 수 있다.

② 간헐적 주입의 경우 연속 주입 시보다 많은 양을 주입할 수 있는데 간헐적인 주입을 위한 주입 타이밍은 프로그램에 의해 설정이 가능하다.

③ 인퓨전 펌프 중 볼륨 펌프는 환자들에게 영양분 공급, 인슐린과 같은 호르몬 공급, 또는 통증 제어를 위한 약들을 주입하게 되며, 이식형 또는 병원 등에서 사용하도록 제품화되어 있다.

---

* 피스톤 펌프

① 교환형 피스톤 펌프 : 유체의 고정 볼륨을 갖는 원통 속을 선택된 비율로 움직이는 피스톤이 유체의 흐름을 밀어내는 방식이다.

② 횡격막형 피스톤 펌프 : 유연성 있는 고무 횡경막과 밸브들로 이루어져 있다.

** 연동 펌프

① 선형 연동 펌프 : 순차적으로 동작하는 핑거타입의 선형 펌프를 이용하여 I.V관 재료를 압축하여 유체의 흐름을 앞으로 밀어내는 방식이다.

② 회전형 연동 펌프 : 회전형 롤러가 장착되어 I.V관 재료를 환자방향으로 회전하면서 압축하여 유체의 흐름을 밀어내는 방식이다. 롤러의 속도를 변화시킴으로써 주입량을 변화시키게 된다.

*** 인퓨전 펌프 : 체중과 탈수도나 수액요구량에 맞게 수액 링거액을 자동으로 정확하게 정량을 주입해주는 기기이다.

이들 볼륨 펌프들은 연동 펌프의 변형으로 약물주입 통로인 실리콘형 고무관을 압축한 롤러가 이용되기도 하며, 손가락으로 누르는 형태의 롤러가 사용되기도 한다.

④ 수액 펌프에 사용되는 소형 펌프들은 컴퓨터에 의해 제어되고 있다. 혈관의 압력은 81[bf/in^2](55[kPa])보다 작고 피하 압력은 181[bf/in^2](125[kPa]) 정도이기에 약물투입백의 높은 압력은 약물주입 시 혈관을 압박하므로 주의를 해야 한다.

⑤ 흐름제한장치는 압력백, 혈관 등의 압력 차이에 따른 약물주입 조절을 위해 주입한다.

㉠ 공기정화 필터 : 환자의 정맥 속으로 유입되는 공기를 제거하기 위한 안전장치이다. 통상 인체 무게에서 1[kg]당 0.55[cm^3] 정도의 공기는 인체에 해가 되기에 충분한 양으로 추정된다. 이들 작은 공기입자들은 동맥에서 해를 끼칠 수 있으며, 통상 이들 공기입자들은 정맥에서 심장을 통해 폐에서 체외로 분리 배출되기도 한다.

㉡ 공기정화 필터 장치 : 얇은 막으로 구성되어 있어 공기입자를 발산한다. 혈액 내에 큰 기포가 있으면 출혈이 발생하기도 하며, 소형의 주입 펌프들은 삼투압을 사용하여 제거하기도 한다.

⑥ 일반적으로 표준 I.V Set(15~16[drops/mL])에서부터 미세약품방울 I.V Set(60[drops/mL])까지 구동가능, 주입량 세팅범위는 1[mL/h]~999.9[mL/h] 정도이며, 정확성은 ±5[%] 이내 0.1[mL/h] 내외이다. 일반적 사용온도 조건은 5~40[℃] 정도이며, 상대습도는 ≤ 90[%] 유지가 일반적이다.

⑦ 폐쇄압력은 40~140[kPa]이며, 8가지 폐쇄 감성경보, 전원장치로는 100~240[V], 50[Hz]/60[Hz]이며, 내부전지는 재충전된 Ni-H 전지, DC12[V], 2000[mAh](이때 부하시간 ≥5[h])이다.

⑧ 인퓨전 펌프는 차단(isolation) 시스템을 갖추고 있어 전원이 차단되거나, 예상 외의 고장으로 장비 본체에서 누전이 있을 경우에는 위험하니 사용을 중단한다.

[주의]

1. 인퓨전 펌프는 장비 자체가 열을 발생하므로 직사광선과 기타 방열 장비를 피하여 설치한다.
2. 혈액 등과 같이 불투명하고 점성이 강한 약물은 장비의 성능에 영향을 줄 수 있으므로 사용을 금지한다.

3. 수액 약물주입기의 구성

(1) 기계적 펌프

약물투입속도를 정확하게 조절하기 위해 스텝모터를 사용한 피스톤 펌프, 롤러 펌프와 같은 연동펌프 이전의 정맥투입장치를 그대로 사용할 수 있는 피아노 건반형의 펌프 등을 사용한다. 이와 같이 기계적으로 약물투입속도를 제어하는 것을 기계적 펌프라고 하며 그림 1-17(a)와 같다.

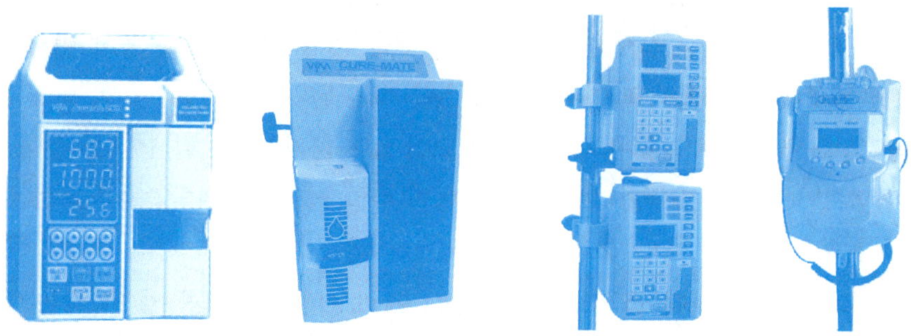

(a) 기계적 펌프　　(b) 이동형 펌프

그림 1-17 • 약물주입 펌프

(2) 이동형 약물투입장치와 이식형 약물투입장치

체외에 부착하고 다닐 수 있을 정도로 작은 이동형(ambulatory) 투입장치와 체내에 이식되어 고농도의 약물이 정해진 속도로 투입하게 하는 이식형(implantable) 투입장치도 있고 그림 1-17(b)와 같다.

이식형은 정기적으로 약물을 충전시켜 주어야 하는 단점이 있다.

(3) 부피제어기

중력에 의하여 투입되는 약물의 양을 정확하게 항상 제어하는 장치이다. 부피제어기(volumetric controller)는 정맥 투입기에 단위시간당 떨어지는 약물의 방울수를 제어하는 점적실이 있어 투입되는 약물의 부피를 조절한다. 간단한 제어기로서 발광다이오드(LED)와 광검출기(photodetector)를 통하여 방울수를 검출하여 약물병과 점적실 사이의 밸브를 제어한다.

4. 수액 약물주입기의 명칭 및 기능

표 1-1 • 수액 약물주입기의 핵심요소

주입정확도의 영향요소	안전의 영향요소	비 고
Infusion set 재료 (silicon, PVC, urethane...)	Free flow 방지 : Clamp, Finger	Occlusion : 압력 센서 Static/Dynamic 방식
구동부 설계 방식	Occlusion, Air, Drop sensor	Air : Acoustic 방식 10~300[ul](0.14~4.2[cm])
주입속도(저속/고속)	Alarm : Audible, Visible	
수액의 점도	약물변경, 환자변경	Bar code, Drug library Infusion Therapy
온도(저온이나 고온)	한계주입 초과	

(1) 키(Key)

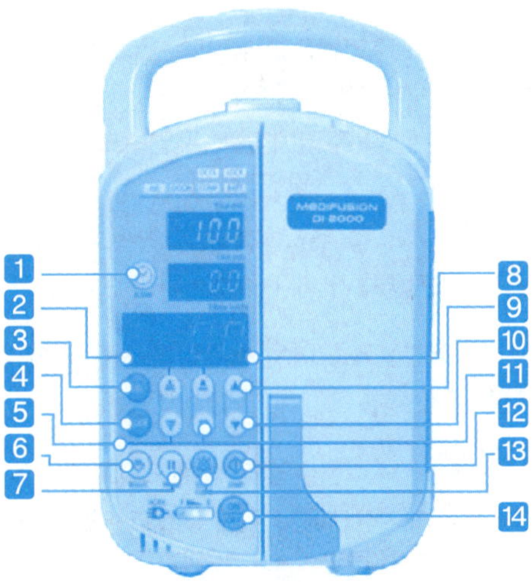

그림 1-18 • 키

1 R.TIME(R.TIME) 키 : 주입이 시작되면 주입량을 표시하다가 R.Time 키를 누르면 주입완료까지 남은 시간을 표시한다(Remain Time).

2 100단위 UP(▲) 키 : 총 주입예정량, 주입속도, Set Mode를 설정할 때 사용하며 누를 때마다 표시부의 100자릿수가 1씩 증가한다.

3 SEL(SEL) 키 : 주입 모드 1에서 주입예정량, 주입속도 및 주입시간을 선택할 때 사용한다. 이때 설정하고자 하는 Display가 점멸한다. SEL 키와 STOP 키를 길게 누르면 세팅 모드 1로 진입하며 세팅 모드 1 상태에서 다시 길게 누르면 세팅 모드 2로 진입하며 이때 설정하고자 하는 Display가 점멸한다.

4 MODE(MODE) 키 : MODE 키를 길게 눌러 주입 모드 2에 TIME-GTT-DOSAGE 간에 모드 전환을 한다.

5 100단위 DOWN( ) 키 : 총 주입예정량, 주입속도, Set Mode를 설정할 때 사용하며, 누를 때마다 표시부의 100자릿수가 1씩 감소한다.

6 BOLUS(BOLUS) 키 : 주입정지나 주입 중에 BOLUS 키를 누르면 Set Mode(BOLUS량 및 속도)에서 설정한 속도와 양을 주입하며, 계속 누르고 있으면 누르고 있는 동안 Set Mode(BOLUS 속도)에서 설정한 속도로 계속 주입이 된다. 또한, 주입 모드 2, 세팅 모드 1, 세팅 모드 2에서 짧게 누르면 대기상태가 된다(주입정지 중 또는 주입 중 Boluse 동작 시에는 Occlusion Sensor만 감지하며, Air Sensor는 감지하지 않는다).

7 PAUSE(PAUSE) 키 : 주입을 하고 있는 동안에 PAUSE 키를 누르면 Set Mode에서 설정한 시간동안 주입이 정지되었다가 설정한 시간이 지나면 다시 주입을 시작한다(설정시간이 완료되기 전에 다시 주입을 시작할 경우에는 STOP/CLEAR 키를 누르면 시간설정이 자동으로 완료되어 정상상태로 이동한다).

8 10단위 UP( ) 키 : 총 주입예정량, 주입속도, Set Mode를 설정할 때 사용하며, 누를 때마다 표시부의 10자릿수가 1씩 증가한다.

9 1단위 UP( ) 키 : 총 주입예정량, 주입속도, Set Mode를 설정할 때 사용하며, 누를 때마다 표시부의 1자릿수가 1씩 증가한다.

10 1단위 DOWN( ) 키 : 총 주입예정량, 주입속도, Set Mode를 설정할 때 사용하며, 누를 때마다 표시부의 1자릿수가 1씩 감소한다.

11 10단위 DOWN( ) 키 : 총 주입예정량, 주입속도, Set Mode를 설정할 때 사용하며, 누를 때마다 표시부의 10자릿수가 1씩 감소한다.

12 START(START) 키 : 주입설정을 마치고 주입을 시작할 때 사용한다. 단, 총 주입량이 주입된 양보다 클 때만 주입된다.

13 STOP/CLEAR(STOP/CLEAR) 키 : 약물주입의 정지, BOLUS, K.V.O(Keep-Vein-Open) 주입을 정지할 때 사용한다. 주입대기상태에서 길게 누르고 있으면 점멸하는 Display 정보 (총 주입예정량, 주입속도 및 누적주입량)가 초기화된다.

14 ON/OFF(ON OFF) 키 : ON 키 동작은 누르면 기기의 전원이 즉시 켜지며, OFF 키 동작은 길게 누르면 전원이 OFF된다(주입 중에는 동작을 하지 않으며 주입대기상태에서만 동작을 한다).

(2) 수액 약물주입기의 표시부

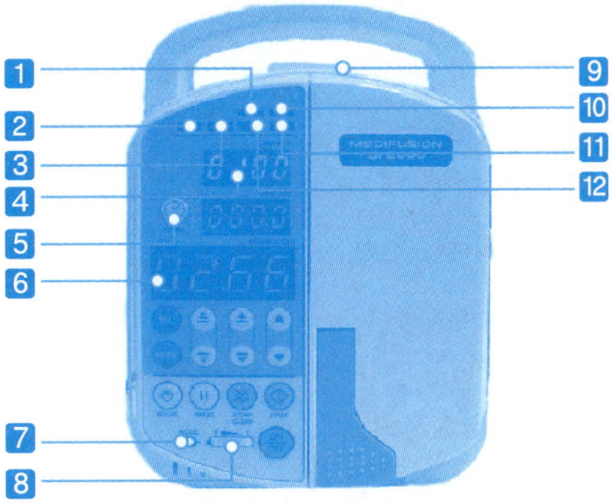

그림 1-19 • 수액 약물주입기의 표시부

1 OCCL LED : IV.set이 막히게 되면 점등된다.
2 AIR LED : 본체 내부에 공기가 유입되면 점등된다.
3 DOOR LED : Door가 열려있을 경우 점등된다.
4 T.Vol[ml] 표시부 : 주입예정량이 표시된다.
5 I.Vol[ml] 표시부, R.TIME 표시부 : 환자에게 투입된 양 또는 주입량이 남아 있는 시간이 표시된다.
6 F.Rate[ml/h] 표시부 : 주입속도 또는 알람 메시지 및 에러 코드(error code) 값 등이 표시된다.
7 AC/DC LED : Line 전원(AC/DC)이 공급될 때 점등된다.
8 BATT STATUS LED : 배터리 용량상태를 3단계(고, 중, 저)로 표시된다.
9 상황 표시 LED : 상황을 표시하여 LED로 나타낸다.
10 LOCK LED : Key Lock 상태가 되어 있을 경우 점등된다.
11 BATT LED : 배터리로 동작할 경우 배터리 잔량이 동작정지 전 30분 남았을 경우 점등되며 배터리 잔량이 동작정지 전 3분 남아 있을 때 점멸된다.
12 COMP LED : 주입완료상태에서 점등된다.

표 1-2 • 점멸표시부

Green 및 Red LED OFF	주입대기상태
Green LED 점멸	주입 중 또는 통신 중
Green LED 점등	K.V.O 주입 중
Red LED 점멸	경고 알람 발생 시
Red LED 점등	에러 발생 시
Green 및 Red LED 교차점멸	Pause 상태

표 1-3 • Battery Level Meter 표시에 따른 Battery 용량

No.	Battery 상태	Battery 용량 표시바	BATT 상태
1	70～100[%]	Full	OFF
2	15～70[%]	Middle	OFF
3	Battery Low 상태	Low	Blink
4	Battery Empty 상태	Empty	Blink
5	Battery Removed	Empty	ON
6	Charging	현재 상태를 표시	해당 상태를 표시
7	Charging Complete	Full	OFF

[주의] DC 전원을 연결하였을 때는 충전이 되지 않는다.

(3) 수액 약물주입기의 후면 장착부

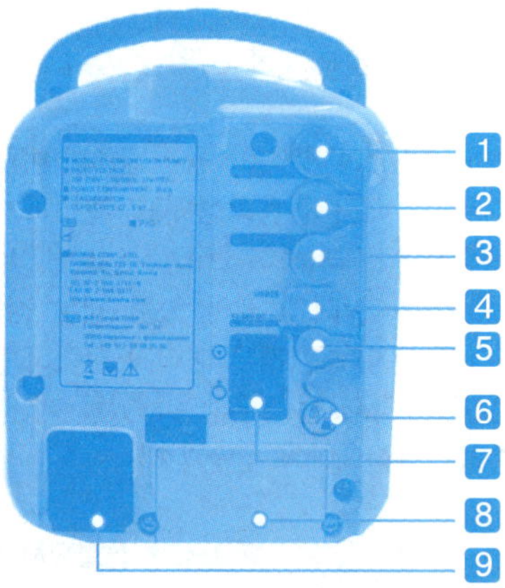

그림 1-20 • 수액 약물주입기의 후면 장착부

1 **RS485 Port** : History Log Down Load, RS485 통신을 할 때 사용한다.
2 **Drop Sensor Port** : Drop Sensor와 연결하는 Port이다.
3 **Nurse Call Port** : Nurse Call Cable을 통해 Nurse Call 장비와 연결되며 주입 중 경고를 Nurse Call 장비에 전달한다.
4 **USB Port** : History Log Dwon Load, USB 통신(firmware upgrade)을 할 때 사용한다.
5 **DC 전원 Port** : 12～15[V] DC 전원공급이 가능하다.

6 Key Lock : START( ) 키, STOP/ CLEAR( ) 키, ON/OFF( ) 키를 제외한 모든 키가 동작하지 않는다.
7 Power Switch : 전원을 연결(ON) 또는 차단(OFF)한다.
8 배터리 : 내장용 Battery가 있다.
9 Power Inlet : 전원 코드를 연결한다.

(4) 수액 약물주입기의 Door 내부

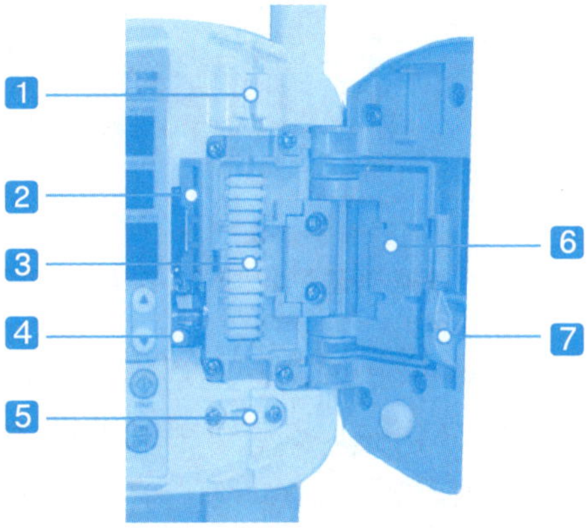

그림 1-21 • 수액 약물주입기의 Door 내부

1 Air 감지부 : I.V Set 내의 공기를 검출하여 환자에게 공기가 주입되는 것을 방지한다.
2 Sub Door Locker : 서브 도어를 열 때 사용한다.
3 연동부 : I.V Set의 튜브를 눌러주어 약물을 주입한다.
4 Door Locker : 도어의 열림을 방지한다.
5 Occlusion 감지부 : 기기의 아랫부분에서 튜브가 막히는 것을 감지한다.
6 Sub Door : I.V Set의 이탈을 방지하여 안전하게 약액을 주입한다.
7 Door 장금 레버 : 도어를 열고 닫을 때 사용한다.

(5) 부속품

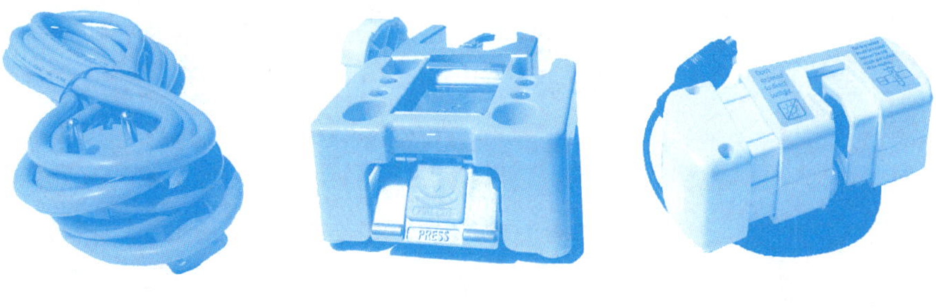

(a) AC 전원 케이블 (b) 폴 클램프 (c) Drop Sensor

그림 1-22 • 수액 약물주입기의 부속품

5. 수액 약물주입기의 사용방법

(1) 장비부착 및 전원연결

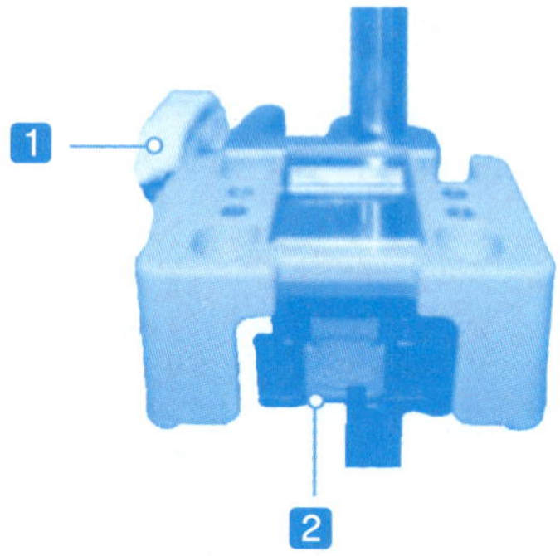

그림 1-23 • 수액 약물주입기의 장비부착 및 전원연결

① 폴 클램프(pole clamp)의 폴 손잡이(2)를 돌려 Infusion Stand에 고정한다.

② 장비를 폴 클램프 홀에 맞게 고정하고 폴 클램프 레버(1)를 당기면 고정이 된다. 장비를 분해할 때는 폴 클램프 레버를 내리면 장비가 분해된다.

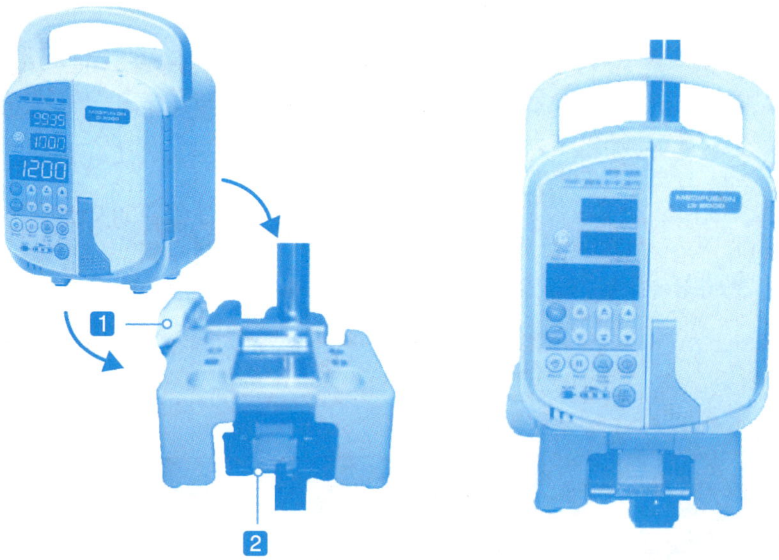

(a) 조립 전 (b) 조립 후

그림 1-24 • 수액 약물주입기

[주의] 약물주입 펌프 사용 시 수평상태에서 사용한다.

1) 외부 전원연결

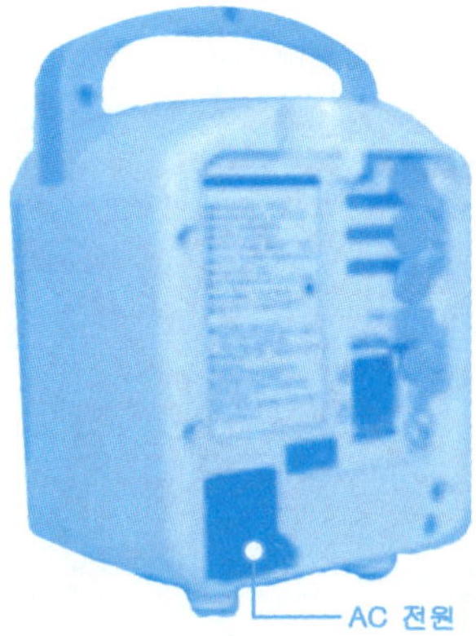

그림 1-25 • 수액 약물주입기의 외부 전원

① 전원 코드를 장비 뒷면의 AC 전원에 연결한다.
② 후면에 위치한 Power Switch을 켜면 AC/DC 주황색 LED가 동작된다.
③ 전면의 ON/OFF 키를 누른다.
④ 전면의 표시부에 전원이 들어오고 자체적으로 기능을 점검하게 된다.

2) 배터리 전원사용

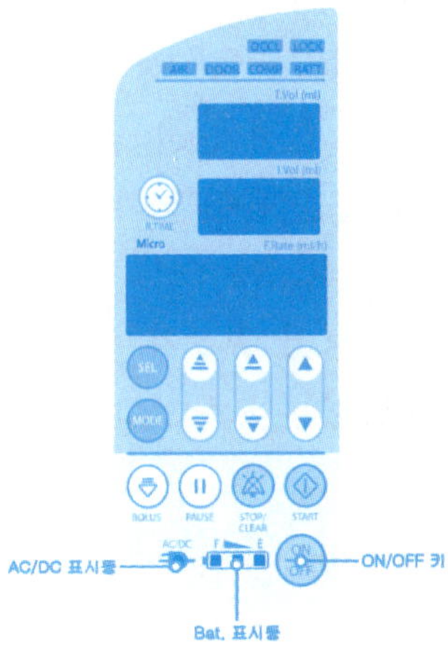

그림 1-26 • 수액 약물주입기 배터리 연결법

① 후면에 위치한 Power Switch를 켜면 AC/DC 주황색 LED에 불이 꺼진다.
② 전면의 ON/OFF 키를 누른다.
③ 전면의 표시부에 전원이 들어오고 자체적으로 기능을 점검하게 된다.
④ 점검이 끝나면 F.Rate 표시창이 점멸하며 Flow Rate 설정상태가 표시된다.

(2) 수액 약물주입기의 I.V Set 장착법

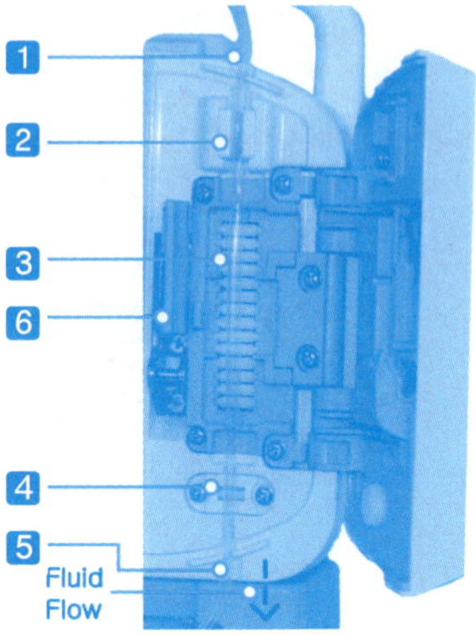

그림 1-27 • 수액 약물주입기의 I.V Set 장착

① I.V Set의 Roller Clamp를 기기의 하단에 위치하도록 한 후 롤러 클램프를 잠근다.
② 수액 컨테이너(container)에 Set의 도입 침을 꽂고 수액을 Set의 챔버(chamber)의 1/3 ~1/2 정도를 채운다.
③ 롤러 클램프를 개방하여 튜브 내의 공기를 모두 제거 후 롤러 클램프를 잠근다.
④ 수액 컨테이너를 폴에 장착한다. 이때, 수액 컨테이너는 환자의 심장으로부터 1[m] 이상 높은 곳에 위치시키지 않는다.
⑤ 전면의 문에 달려있는 손잡이를 올려 문을 연다.
⑥ 6 Sub Door Locker를 눌러 3 연동부를 개방한다.
⑦ 1을 손으로 잡고 5를 약간 늘려 잡는다.
⑧ 2 Air 감지부에 I.V Set를 꼭 눌러 튜브가 고정이 되도록 한다.
⑨ 3 연동부가 늘어지지 않도록 5를 손으로 잡고 4 Occlusion 감지부를 꼭 눌러 튜브가 고정이 되도록 한다.
⑩ I.V Set이 제대로 장착이 되지 않으면 Air Alarm이나 Occlusion Alarm이 작동될 수 있다.
⑪ 문손잡이를 내려 문을 잠근다.
⑫ I.V Set의 Roller Clamp를 개방한다.
⑬ Tube 내의 공기를 제거하고 누수가 있는지 확인 후에 환자의 정맥에 바늘을 삽입한다.

[주의]

1. 사용 가능한 I.V Set인지 확인한다. 부적당한 I.V Set을 사용하면 Occlusion 또는 Air Alarm이 울리거나, 의도한 주입속도에 미치지 못할 수 있다.
2. I.V Set이 구부러지거나 뒤틀리지 않게 장착한다. 곧바르지 않으면 의도한 주입속도에 미치지 못할 수 있다.
3. 문을 열거나 I.V Set을 제거하기 전에는 반드시 I.V Set의 Clamp 등을 이용하여 잠가준다. 만약 완전히 닫지 않으면 누수가 발생할 수 있다.
4. 수액 Container 또는 I.V Set의 교체 시 상기의 지침에 따라 교체한다.
5. 수액설치는 환자의 심장보다 50[cm] 이상 높게 설치를 권장한다.
6. 24시간 이상 같은 위치에서 I.V Set을 사용하지 않는다. 오랫동안 계속 사용할 시 튜빙이 변형되고, 주입 에러를 야기할 수 있다. 매 24시간마다 15[cm]씩 옮겨 사용하거나, 새로운 수액 세트로 교환한다.

(3) Drop Sensor

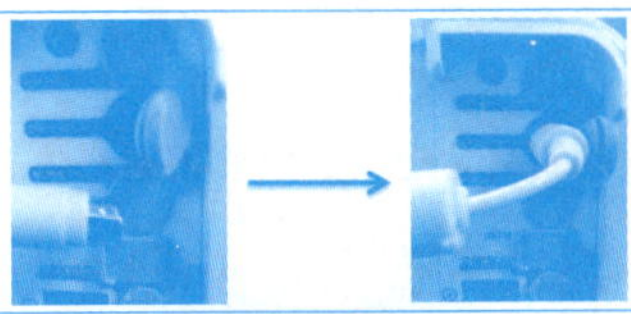

① 기기의 후면에 위치한 Drop Sensor Port에 Drop Sensor를 연결한다. Drop Sensor를 Nurse Call Port 또는 RS485 Port에 연결하지 않는다.

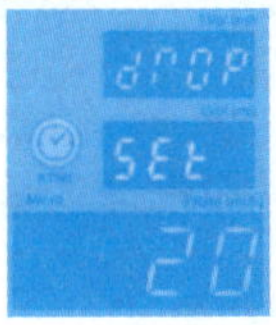

② 사용자 설정내용 중 I.V Set의 Drops/ml 설정항목에서 설명한 내용에 따라 드롭 센서를 설정한다.

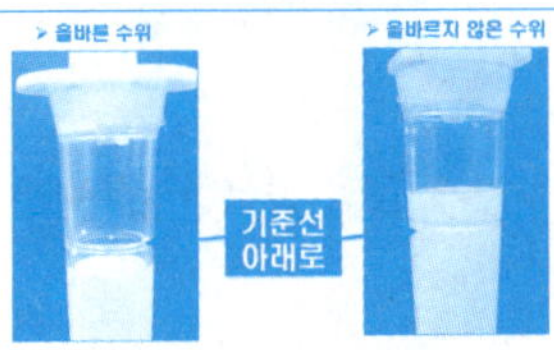

③ Drop Sensor를 I.V Set의 챔버의 노즐(nozzle)과 챔버 내의 수액면 사이에 위치시킨다.

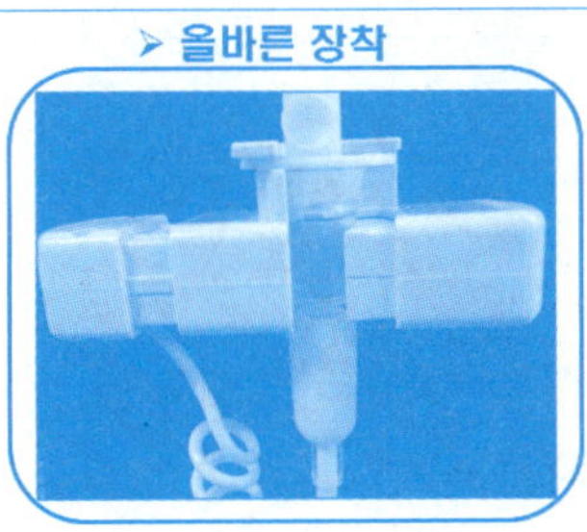

④ 드롭 센서는 챔버에 수직이 되도록 부착하여 준다. 다음과 같은 경우 적절하게 동작이 되지 않을 수 있다.
- ㉠ 약액 표면에 가까이 부착된 경우 : 약액이 튀는 것을 감지할 수 있다.
- ㉡ 노즐에 너무 가까이 부착된 경우 : 아직 형성되지 않은 드롭을 감지할 수 있다.
- ㉢ 챔버가 기울어진 경우 : 챔버의 안쪽 벽에 떨어지는 드롭으로 인해 감지를 방해할 수 있다.
- ㉣ 약액 표면 아래에 부착된 경우 : 드롭을 카운트할 수 없다.

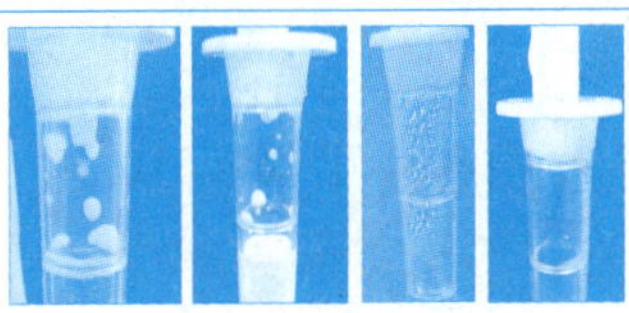

⑤ 드롭 센서를 사용 시에는 드롭 센서 사이에 위치한 I.V Set의 챔버 표면을 항상 깨끗이 유지시킨다. 챔버에 오물이 묻지 않도록 하고 오물로 인해 드롭을 카운트할 수 없다.

[주의]

1. 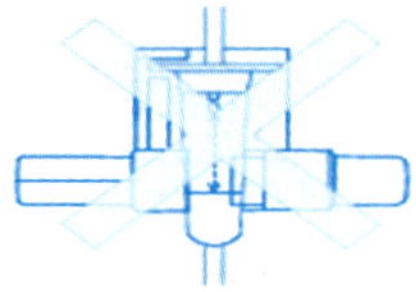
약액 표면에 너무 가깝게 설치 시 약액이 튀는 것이 센서에 감지되어 경보가 울릴 수 있다.

2. 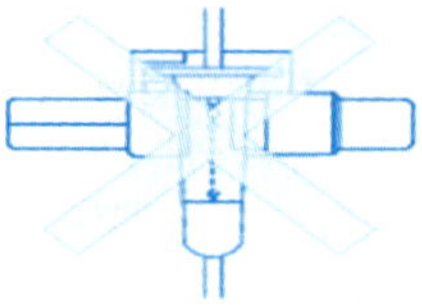
노즐이 너무 가깝게 설치 시 떨어지지 않는 수액방울이 센서에 감지되어 경보가 울릴 수 있다.

3. 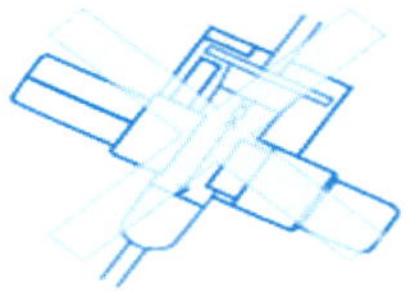
수액 챔버가 수평이 아닌 경우 챔버 벽으로 수액방울을 센서가 감지를 못해 경보가 발생할 수 있다.

4. 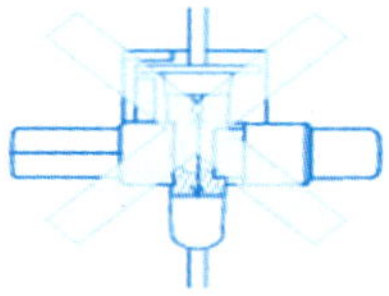
약액 표면이 기준선 위까지 채워서 사용 시 센서가 감지를 못해 경보가 울릴 수 있다.

5. 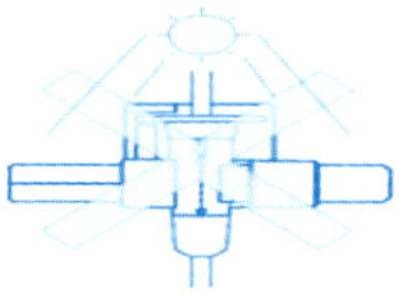
직사광선 때문에 영향을 받아 센서 감지를 못해 경보가 울릴 수 있다.

6. 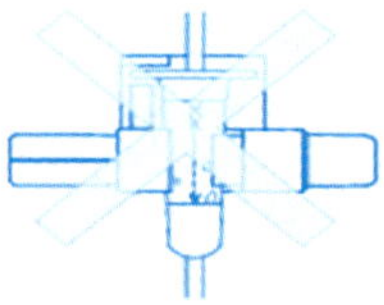
수액 챔버 벽면에 물방울, 기포, 안개 등이 발생한 경우 센서가 감지를 못해 경보가 울릴 수 있다.

(4) 주입 모드 선택

① 주입 모드는 주입 모드 1(일반), 주입 모드 2(Time, Gtt, Dosage)로 설정할 수 있으며 해당 설정은 SEL( ) 키나 MODE( ) 키를 눌러 진입한다.
② 각 주입설정 모드에 따라 해당 설정값을 입력하여 설정해야 한다.
③ 주입설정값은 Micro 모드에 따라 변경될 수 있다.
④ 설정값은 각각의 UP, DOWN(▲ ▲ ▲, ▼ ▼ ▼) 키를 이용하여 설정한다.

표 1-4 • 주입 모드 변경

모드 \ 구분	키	동 작	설 명
주입 모드 1 (일반)	SEL	SEL(SEL) 키를 짧게 누르면 진입 및 변경된다.	주입 모드 1 진입 및 변경
주입 모드 2 (Time, Gtt, Dosage)	MODE	MODE(MODE) 키를 길게 누르면 진입한다. 진입 이후 짧게 누르면 Time, Gtt, Dosage간 변경된다.	주입 모드 2 진입
	SEL	주입 모드 2일 경우 SEL(SEL) 키를 짧게 누르면 하위 메뉴로 변경된다.	주입 모드 2 변경

표 1-5 • Micro 모드(소수점 단위 Flow Rate 사용 시)

모드 \ 구분	표시부	설정범위	
Micro ON	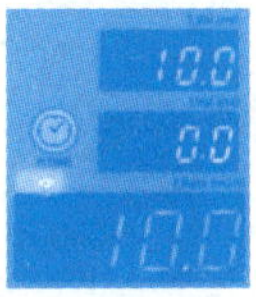	총 주입예정량	0.1～99.9[ml](0.1[ml] 스텝) 100～9999[ml](1[ml] 스텝)
		주입속도	0.1～99.9[ml/h](0.1[ml] 스텝) 100～1200 [ml/h](1[ml] 스텝)
		누적주입량	0.1～99.9[ml](0.1[ml] 스텝) 100～9999[ml](1[ml] 스텝)
Micro OFF	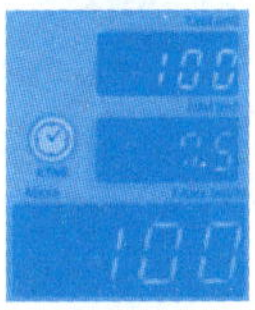	총 주입예정량	1～9999[ml](in 1[ml] 스텝)
		주입속도	1～1200[ml/h](1[ml] 스텝)
		누적주입량	0.1～99.9[ml](0.1[ml] 스텝) 100～9999[ml](1[ml] 스텝)

표 1-6 • 주입 모드 설정값 변경

모드 \ 구분	키	동 작
주입량 설정 모드	▲, ▼	100의 자리 수치 및 설정값 변경
	▲, ▼	10의 자리 수치 및 설정값 변경
	▲, ▼	1의 자리 수치 및 설정값 변경

표 1-7 • 주입 모드 설정

모드 \ 구분		표시부	설 명
주입 모드 1 (일반)		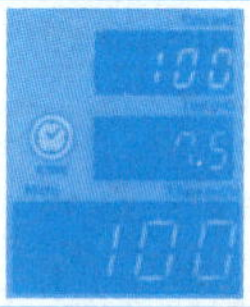	주입속도[ml/h], 총 주입예정량[ml]으로 정하는 모드
주입 모드 2	Time	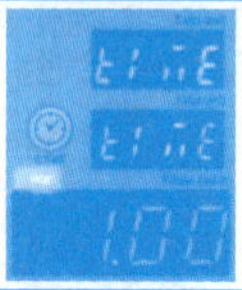	주입시간[ml/min], 총 주입예정량[ml]으로 설정하는 모드
	Gtt	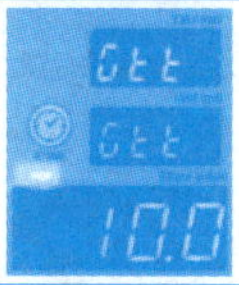	주입 Gtt 양[gtt/min], I.V Set Drop 수[Drops/ml], 총 주입예정량[ml]로 설정하는 모드
	Dosage	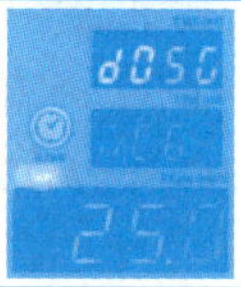	Dosage[mcg/kg/min], 몸무게[kg], Dosage 양[mg], 총 주입예정량[ml]로 설정하는 모드

1) 주입 모드 1(일반)

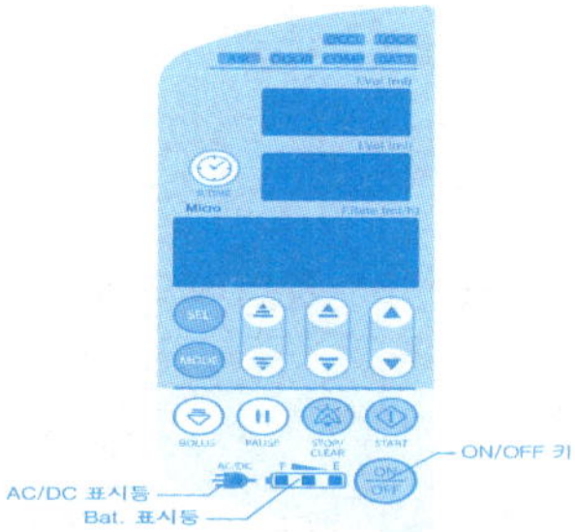

그림 1-28 • 주입속도 세팅 메뉴

① 주입 모드 1(일반)은 주입속도, 총 주입예정량, 누적주입량 순으로 설정 가능하다(그림 1-28).

② SEL(SEL) 키를 누르면 F.Rate[ml/h] → T.Vol[ml] → I.Vol[ml] 순으로 해당 표시부가 깜빡인다.

③ 해당 설정값 범위 내에서 입력이 가능하다.

2) 주입속도 세팅 – 주입 모드 1(일반)

① 주입 모드 1(일반)에서 SEL(SEL) 키를 눌러 F.Rate[ml/h] 표시부가 깜빡일 때까지 누른다.

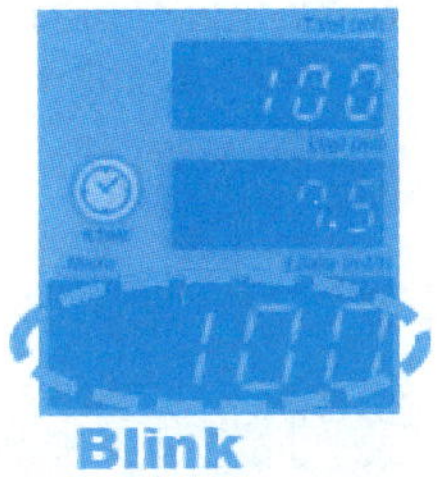

그림 1-29 • 주입속도 설정값

② 원하는 주입속도[ml/h]를 각각의 UP, DOWN(▲ ▲ ▲, ▼ ▼ ▼) 키를 이용하여 설정한다(그림 1-29).

③ Micro 램프가 켜져 있을 때는 소숫점 첫째 자리까지 표기가 되며 Micro LED가 꺼져있을 때에는 소수점 없이 표기된다(Micro 모드는 세팅 모드 1을 참조한다).

표 1-8 • Micro 모드

Micro 램프 점등(ON)	0.1~99.9[ml/h](0.1[ml/h] 스텝) 100~1200[ml/h](1[ml/h] 스텝)
Micro 램프 소등(OFF)	1~1200[ml/h](1[ml/h]스텝)

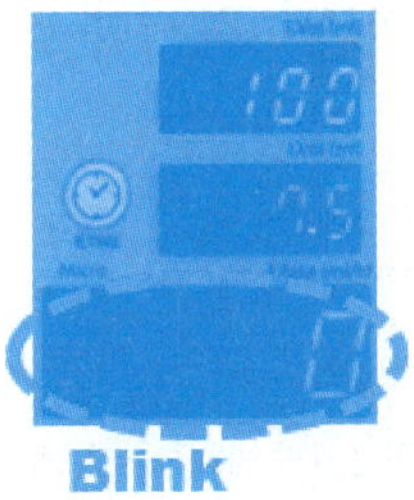

그림 1-30 • 주입속도 초기화

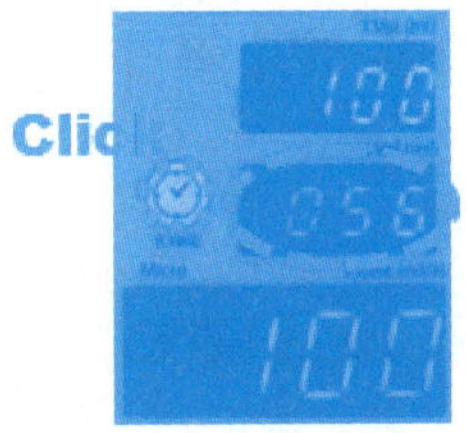

그림 1-31 • 남은 시간 확인

④ 설정값 초기화는 {STOP/CLEAR(STOP/CLEAR)} 키를 길게 누르고 있으면 F.Rate[ml/h] 표시부에 설정값이 초기화된다(그림 1-30).

⑤ 주입속도[ml/h]를 설정 후 {R.TIME(R.TIME)} 키를 누르면 주입이 완료될 때까지의 남은 시간(Remain Time)이 표시된다(그림 1-31).

⑥ {BOLUS(BOLUS)} 키를 짧게 누르면 대기상태가 된다.

⑦ {START( )} 키를 누르면 주입상태로 진입한다.

㉠ Titration일 때 주입속도만 변경할 수 있다.

㉡ Titration 기능 : 주입 중 장비를 정지시키지 않고 주입속도를 변경하는 기능이다.

3) 총 주입예정량 세팅 – 주입 모드 1(일반)

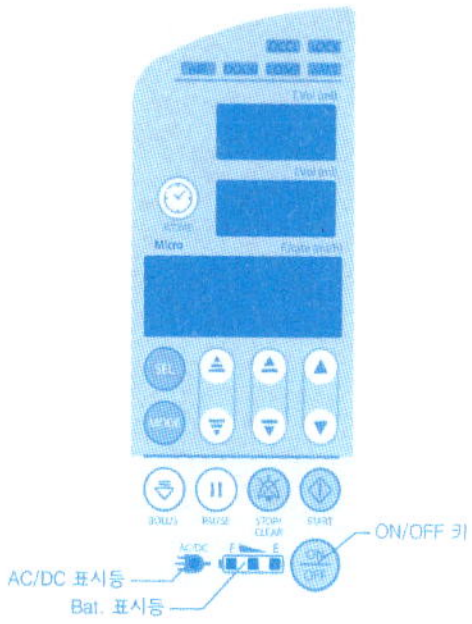

그림 1-32 • 총 주입 예정량 세팅 메뉴

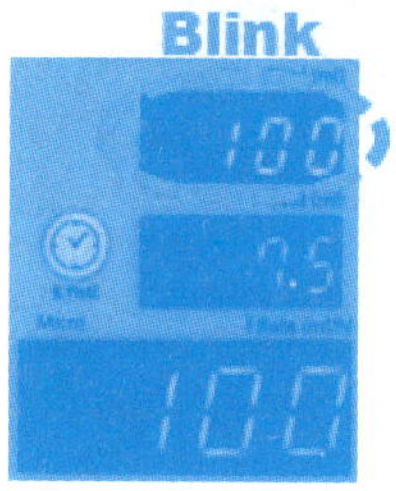

그림 1-33 • 총 주입 예정량 설정값

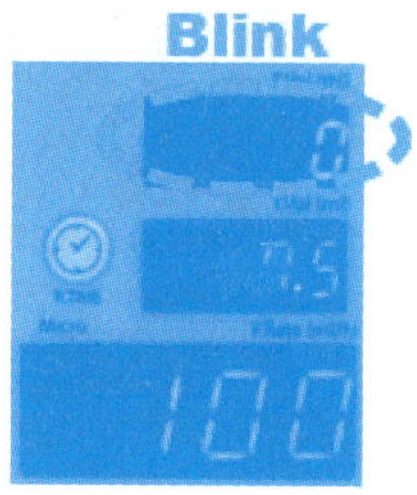

그림 1-34 • 총 주입 예정량 초기화

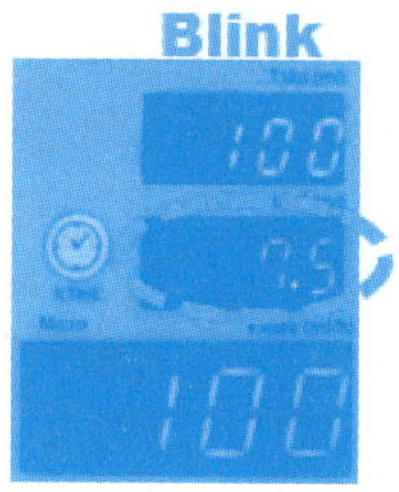

그림 1-35 • 총 주입까지 남은 시간 확인

① 주입 모드 1(일반)에서 SEL( ) 키를 눌러 T.Vol[ml] 표시부가 깜빡일 때까지 누른다(그림 1-32).

② 원하는 총 주입예정량 [ml]를 각각의 UP, DOWN(▲ ▲ ▲ , ▼ ▼ ▼) 키를 이용하여 설정한다(그림 1-33).

③ Micro 램프가 켜져 있을 때는 소숫점 첫째 자리까지 표기가 되며 Micro LED가 꺼져있을 때에는 소숫점 없이 표기된다.

표 1-9 • Micro 모드

Micro 램프 점등(ON)	0.1~99.9[ml/h](0.1[ml/h] 스텝) 100~9999[ml/h](1[ml/h] 스텝)
Micro 램프 소등(OFF)	1~9999[ml/h](1[ml/h] 스텝)

④ 설정값 초기화는 STOP/CLEAR( ) 키를 길게 누르고 있으면 T.Vol(ml) 표시부에 설정값이 초기화된다(그림 1-34).

⑤ 총 주입예정량을 설정 후 R.TIME( ) 키를 누르면 주입이 완료될 때까지의 남은 시간(Remain Time)이 표시된다(그림 1-35).

⑥ BOLUS( ) 키를 짧게 누르면 대기상태가 된다.

⑦ START( ) 키를 누르면 주입상태로 진입한다.

㉠ 무한주입 모드 설정 : STOP/CLEAR( ) 키를 길게 눌러 T.Vol[ml] 표시부에 설정값이 초기화한 후 DOWN(▼ ▼ ▼) 키를 이용하여 설정한다.

㉡ 표시부에 "----"가 표시된다.

4) 누적주입량 초기화 – 주입 모드 1(일반)

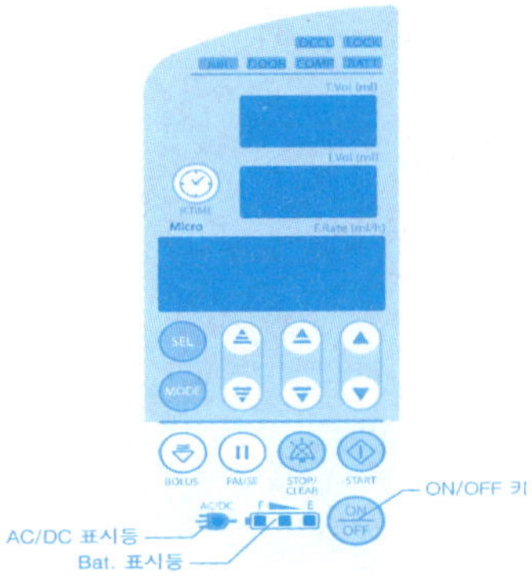

그림 1-36 • 누적주입량 세팅 메뉴

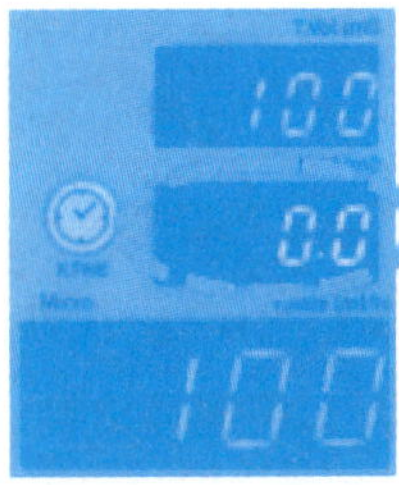

그림 1-37 • 완료 시까지 남은 시간

① 주입 모드 1(일반)에서 SEL( ) 키를 눌러 I.Vol[ml] 표시부가 깜빡일 때까지 누른다(그림 1-36).

② 누적주입량[ml] 표시는 Micro 모드와 관계없이 0.1~99.9[ml](0.1[ml] 스텝), 100~9999[ml](1[ml] 스텝)로 표시된다.

③ 설정값 초기화는 STOP/CLEAR( ) 키를 길게 누르고 있으면 I.Vol[ml] 표시부에 설정값이 초기화된다.

④ 주입속도[ml/h]를 설정 후 R.TIME( ) 키를 누르면 주입이 완료될 때까지의 남은 시간(Remain Time)이 표시된다(그림 1-37).

⑤ BOLUS( ) 키를 짧게 누르면 대기상태가 된다.

⑥ START( ) 키를 누르면 주입상태로 진입한다.

5) Titration 기능 – 주입 모드 1(일반)

① 주입 중에 SEL( ) 키를 눌러 F.Rate[ml/h] 표시부가 깜빡이면 주입속도를 설정할 수 있다.

② START( ) 키를 누르면 변경된 주입속도를 적용하여 계속 주입이 된다.

③ STOP/CLEAR( ) 키를 누르면 기존 설정값으로 주입상태가 된다.

(5) 주입 모드 2(Time)

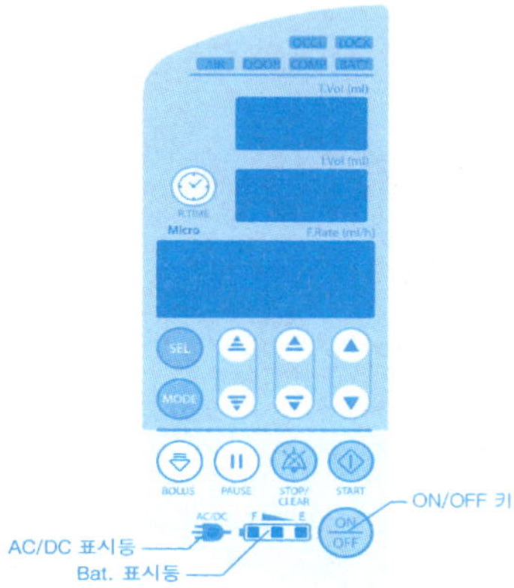

그림 1-38 • 주입시간 메뉴

① 주입 모드 2(Time)는 MODE( ) 키를 길게 눌러 T.Vol[ml] 표시부에 Time 표시되면 설정한다(그림 1-38).

② SEL( ) 키를 누르면 I.Vol[ml] 표시부에 Time[ml/min] → T.VOL 순으로 변경되며 해당 F.Rate[ml/h] 표시부가 깜빡인다.

③ 해당 설정값 범위 내에서 입력이 가능하다.

1) 주입시간 세팅-주입 모드 2(Time)

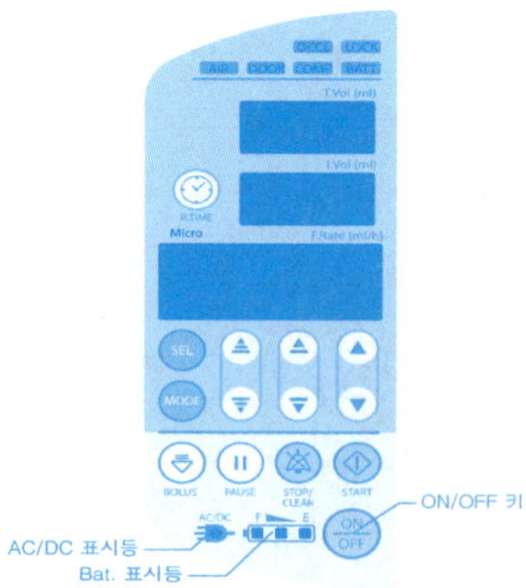

그림 1-39 • 주입시간 세팅 메뉴

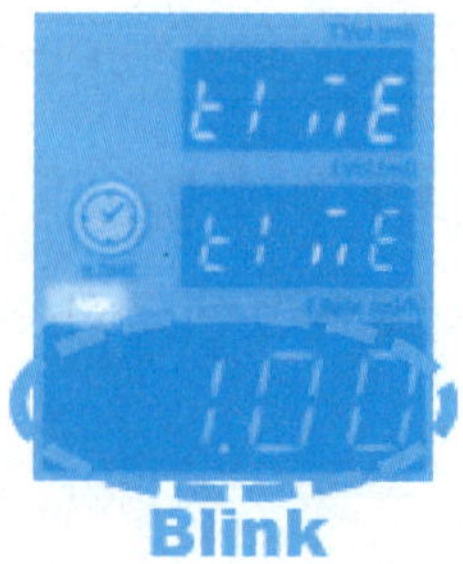

그림 1-40 • 주입시간

① MODE( ) 키를 길게 눌러 T.Vol[ml] 표시부에 Time 표시가 나올 때까지 누른다(그림 1-39).

② Time 설정 모드에서 SEL( ) 키를 눌러 I.Vol[ml] 표시부가 Time이 표시되고 F.Rate[ml/h] 표시부가 깜빡이면 주입시간[ml/min]을 설정한다(그림 1-40).

③ 원하는 총 주입예정량을 각각의 UP, DOWN(▲ ▲ ▲, ▼ ▼ ▼) 키를 이용하여 설정값을 입력한다(설정시간 0.00~24.00(0.01(1[min] 스텝))

④ BOLUS( ) 키를 짧게 누르면 대기상태가 된다.

2) 총 주입예정량 세팅 – 주입 모드 2(Time)

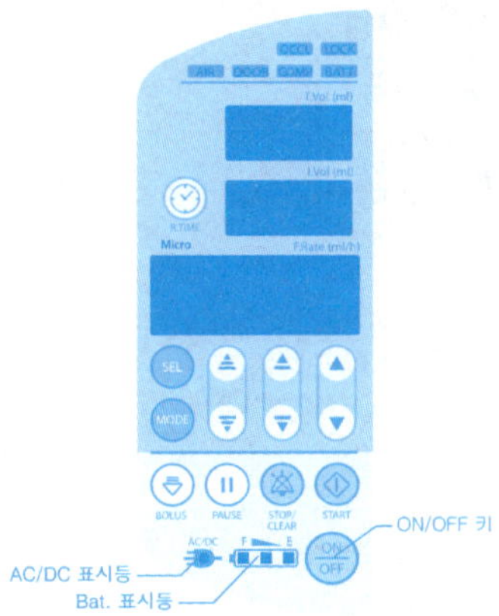

그림 1-41 • 총 주입예정량 메뉴

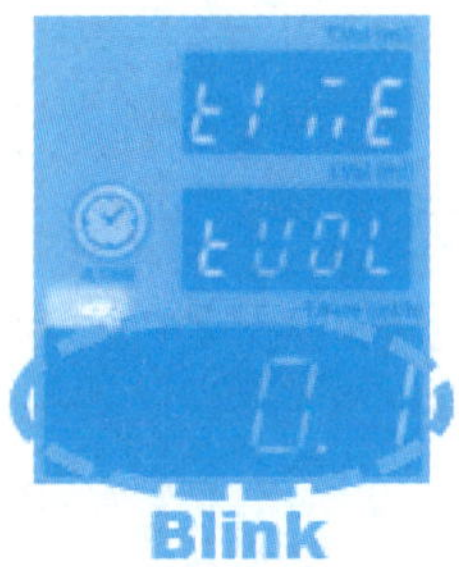

그림 1-42 • 총 주입예정량

① MODE( ) 키를 길게 눌러 T.Vol[ml] 표시부에 Time 표시가 나올 때까지 누른다(그림 1-41).

② Time 설정 모드에서 SEL( ) 키를 눌러 I.Vol[ml] 표시부가 T.VOL이 표시되고 F.Rate[ml/h] 표시부가 깜빡이면 총 주입량 [ml]을 설정한다.

③ 원하는 주입시간을 각각의 UP, DOWN(▲ ▲ ▲, ▼ ▼ ▼) 키를 이용하여 설정값을 입력한다(그림 1-42).

④ Micro 램프가 켜져 있을 때는 소수점 첫째 자리까지 표기가 되며 Micro LED가 꺼져있을 때에는 소수점 없이 표기된다(Micro 모드는 세팅 모드 1을 참조한다).

표 1-10 • Micro 모드

Micro 램프 점등(ON)	0.1~99.9[ml](0.1[ml] 스텝) 100~9999[ml](1[ml] 스텝)
Micro 램프 소등(OFF)	1~9999[ml](1[ml] 스텝)

⑤ BOLUS( ) 키를 짧게 누르면 대기상태가 된다.

(6) 주입 모드 2(Gtt)

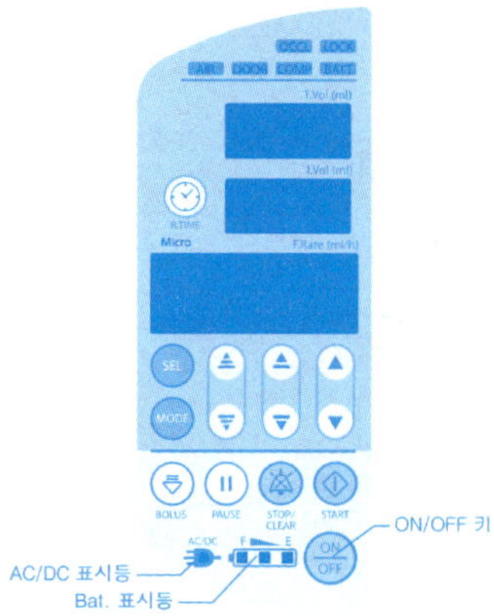

그림 1-43 • Gtt 세팅 메뉴-주입 모드

① Gtt 모드는 MODE( ) 키를 길게 눌러 T.Vol[ml] 표시부에 Gtt가 표시되면 설정한다(그림 1-43).

② SEL( ) 키를 누르면 I.Vol[ml] 표시부에 Gtt[gtt/min] → Drop[Drops/ml] → T.VOL[ml] 순으로 변경되며 해당 F.Rate[ml/h] 표시부가 깜빡인다.

③ 해당 설정값 범위 내에서 입력이 가능하다.

1) Gtt 세팅-주입 모드 2(Gtt)

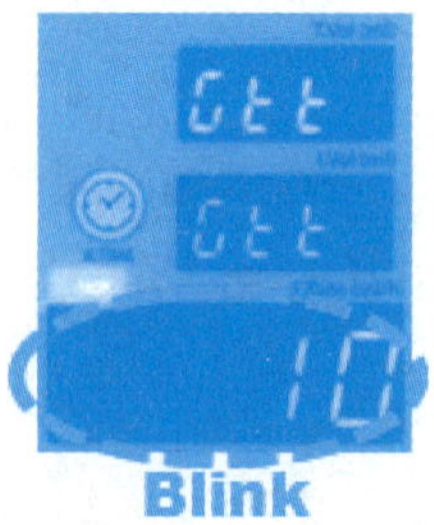

그림 1-44 • Gtt 세팅 설정값

① MODE(MODE) 키를 길게 눌러 T.Vol[ml] 표시부에 Gtt 표시가 나올 때까지 누른다.

② Gtt 설정 모드에서 SEL(SEL) 키를 눌러 I.Vol[ml] 표시부가 Gtt가 표시되고 F.Rate[ml/h] 표시부가 깜빡이면 Gtt양[gtt/min]을 설정한다(그림 1-44).

③ 원하는 Gtt양 [gtt/min]을 각각의 UP, DOWN(▲ ▲ ▲, ▼ ▼ ▼) 키를 이용하여 설정값을 입력한다(Gtt 설정량(0~500[1gtt/min]).

④ BOLUS(BOLUS) 키를 짧게 누르면 대기상태가 된다.

2) I.V Set Drop 세팅-주입 모드 2(Gtt)

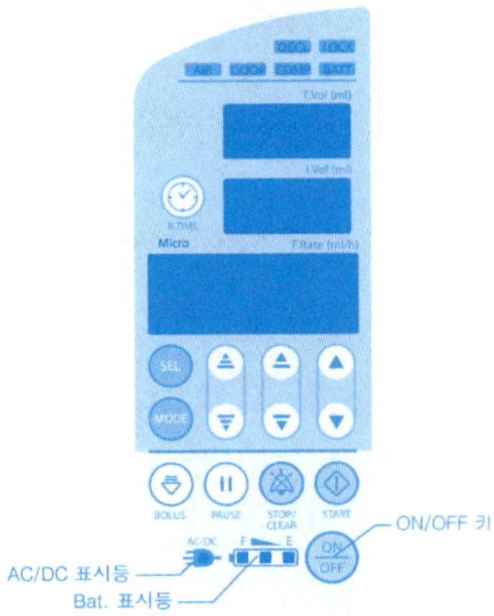

그림 1-45 • I.V Set Drop-주입 모드 2

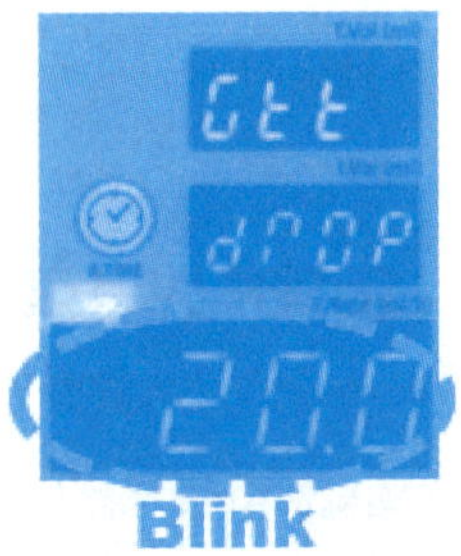

그림 1-46 • I.V Set Drop 설정값

① MODE(MODE) 키를 길게 눌러 T.Vol[ml] 표시부에 Gtt 표시가 나올 때까지 누른다(그림 1-45).

② Gtt 설정 모드에서 SEL(SEL) 키를 눌러 I.Vol[ml] 표시부가 Drop이 표시되고 F.Rate[ml/h] 표시부가 깜빡이면 I.V Set Drop 수[Drops/ml]를 설정한다.

③ 원하는 주입시간을 각각의 UP, DOWN(▲ ▲ ▲, ▼ ▼ ▼) 키를 이용하여 설정값을 입력한다. Drop 수(1.~100[1.0 스텝]), I.V Set Drop수 15[Drops/ml], 20[Drops/ml], 60[Drops/ml] 등을 설정한다(그림 1-46).

④ BOLUS(BOLUS) 키를 짧게 누르면 대기상태가 된다.

3) 총 주입량-주입 모드 2(Gtt)

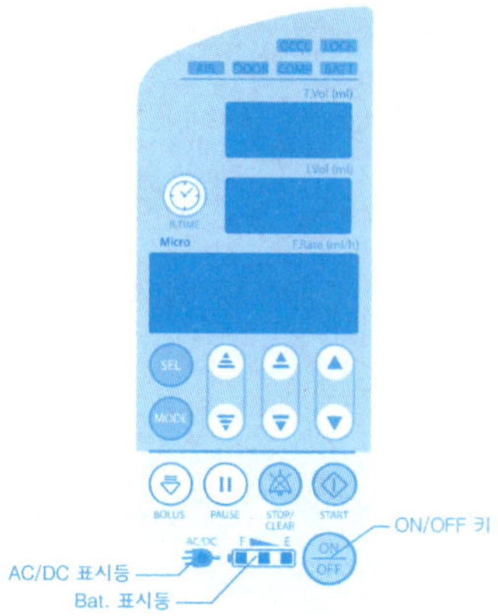

그림 1-47 • 총 주입량-주입 모드 2

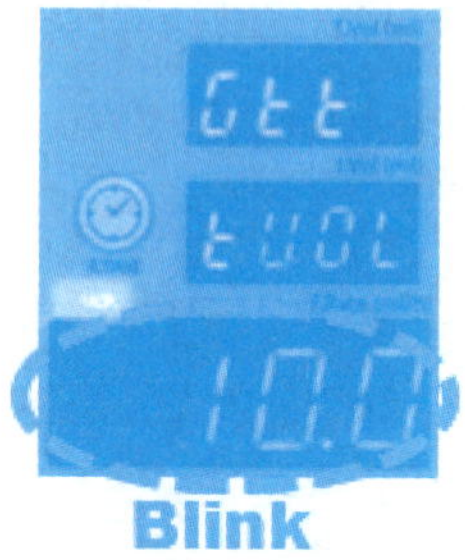

그림 1-48 • 총 주입량 설정값

① MODE( ) 키를 길게 눌러 T.Vol[ml] 표시부에 Gtt 표시가 나올 때까지 누른다(그림 1-47).

② Gtt 설정 모드에서 SEL( ) 키를 눌러 I.Vol[ml] 표시부가 T.VOL가 표시되고 F.Rate[ml/h] 표시부가 깜빡이면 총 주입량[ml]을 설정한다.

③ 원하는 총 주입량[ml]을 각각의 UP, DOWN(▲ ▲ ▲, ▼ ▼ ▼) 키를 이용하여 설정값을 입력한다(그림 1-48).

④ Micro 램프가 켜져 있을 때는 소수점 첫째 자리까지 표기가 되며 Micro LED가 꺼져있을 때에는 소수점 없이 표기된다.

표 1-11 • Micro 모드

Micro 램프 점등(ON)	0.1~99.9[ml](0.1[ml] 스텝) 100~9999[ml](1[ml] 스텝)
Micro 램프 소등(OFF)	1~9999[ml](1[ml] 스텝)

⑤ BOLUS( ) 키를 짧게 누르면 대기상태가 된다.

(7) 주입 모드 2(Dosage)

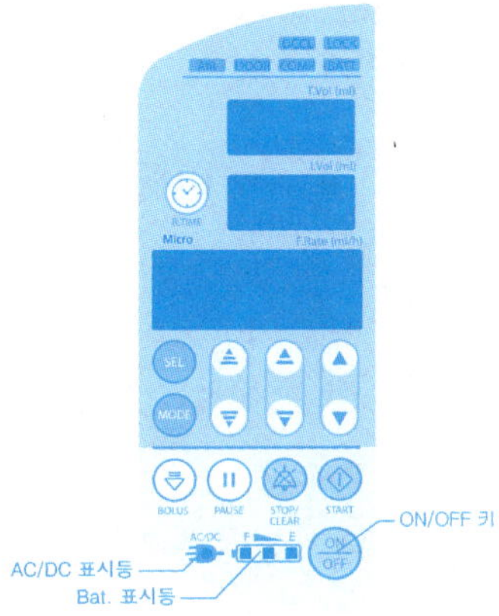

그림 1-49 • Dosage mcg 세팅-주입 모드 2

① Dosage 모드는 MODE(MODE) 키를 길게 눌러 T.Vol[ml] 표시부에 DOSG가 표시되면 설정한다(그림 1-49).

② SEL(SEL) 키를 누르면 I.Vol[ml] 표시부에 MCG[mcg/kg/min] → KG[kg] → MG[mg] → T.VOL[ml] 순으로 변경되며 해당 F.Rate[ml/h] 표시부가 깜빡인다.

③ 해당 설정값 범위 내에서 입력이 가능하다.

1) Dosage mcg 세팅-주입 모드 2(Dosage)

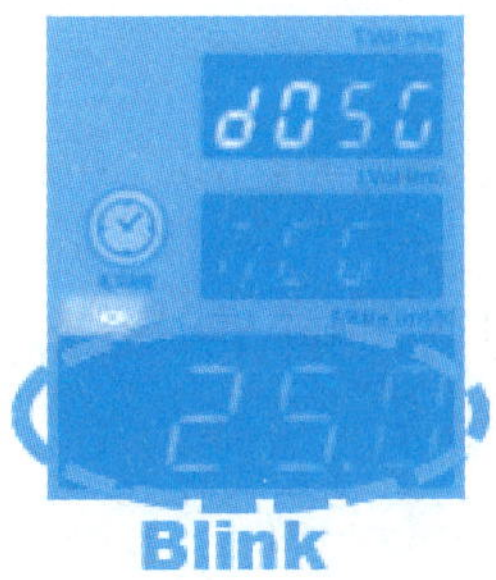

그림 1-50 • Dosage mcg 설정값

① MODE(MODE) 키를 길게 눌러 T.Vol[ml] 표시부에 DOSG 표시가 나올 때까지 누른다.

② Dosage 설정 모드에서 SEL(SEL) 키를 눌러 I.Vol[ml] 표시부가 MCG가 표시되고 F.Rate[ml/h] 표시부가 깜빡이면 mcg량 [mcg/kg/min]을 설정한다(그림 1-50).

③ 원하는 주입시간을 각각의 UP, DOWN(▲ ▲ ▲, ▼ ▼ ▼) 키를 이용하여 설정값을

입력한다.

④ Micro 램프가 켜져 있을 때는 소수점 첫째 자리까지 표기가 되며 Micro LED가 꺼져 있을 때에는 소수점 없이 표기된다.

표 1-12 • Micro 모드

Micro 램프 점등(ON)	0.1~99.9(0.1[mcg/kg/min] 스텝) 100~200(1[mcg/kg/min] 스텝)
Micro 램프 소등(OFF)	1~200(1[mcg/kg/min] 스텝)

⑤ BOLUS( ) 키를 짧게 누르면 대기상태가 된다.

2) 몸무게 세팅-주입 모드 2(Dosage)

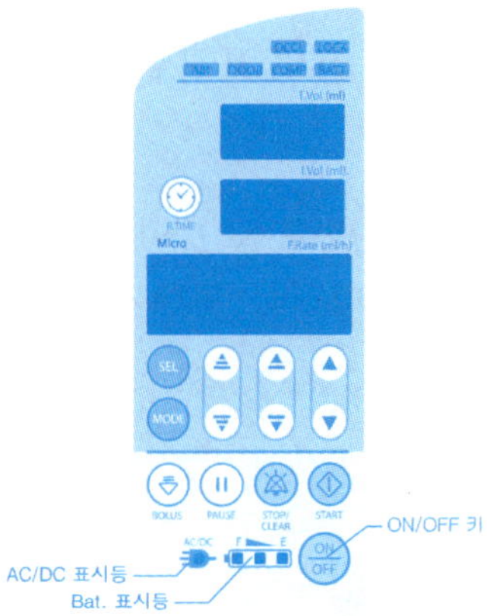

그림 1-51 • 몸무게 세팅-주입 모드 2

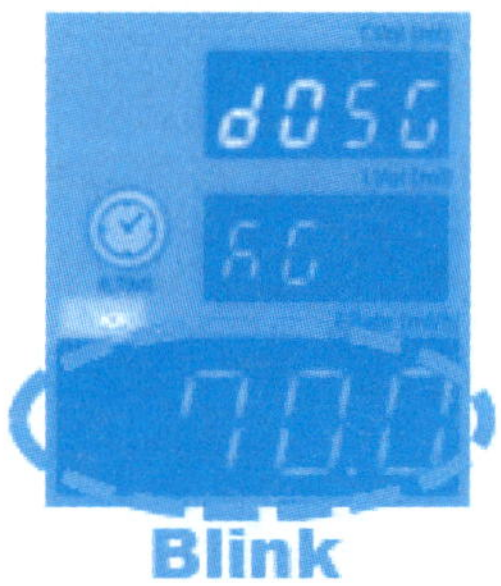

그림 1-52 • 몸무게 설정값

① MODE( ) 키를 길게 눌러 T.Vol[ml] 표시부에 DOSG 표시가 나올 때까지 누른다(그림 1-51).

② Dosage 설정 모드에서 SEL( ) 키를 눌러 I.Vol[ml] 표시부에 KG가 표시되고 F.Rate[ml/h] 표시부가 깜빡이면 몸무게 [kg]을 설정한다(그림 1-52).

③ 원하는 주입시간을 각각의 UP, DOWN(▲ ▲ ▲ , ▼ ▼ ▼) 키를 이용하여 설정값을 입력한다.

④ Micro 램프가 켜져 있을 때는 소수점 첫째 자리까지 표기가 되며 Micro LED가 꺼져 있을 때에는 소수점 없이 표기된다.

표 1-13 • Micro 모드

Micro 램프 점등(ON)	0.1~99.9[kg](0.1[kg] 스텝) 100 ~200[kg](1[kg] 스텝)
Micro 램프 소등(OFF)	1~200[kg](1[kg] 스텝)

⑤ BOLUS( ) 키를 짧게 누르면 대기상태가 된다.

3) Dosage 약물량-주입 모드 2(Dosage)

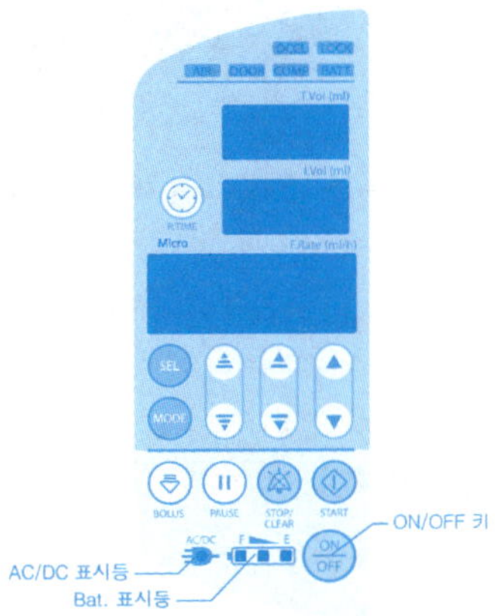

그림 1-53 • Dosage 약물량-주입 모드 2

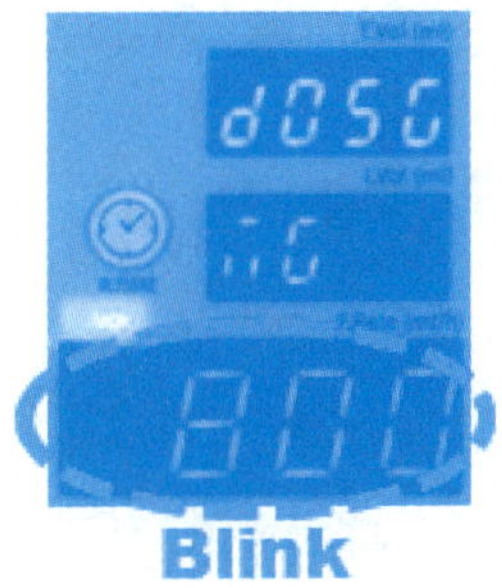

그림 1-54 • Dosage 약물량 설정값

① MODE( ) 키를 길게 눌러 T.Vol[ml] 표시부에 DOSG 표시가 나올 때까지 누른다(그림 1-53).

② Dosage 설정 모드에서 SEL( ) 키를 눌러 I.Vol[ml] 표시부가 [mg]가 표시되고 F.Rate[ml/h] 표시부가 깜빡이면 약물량[mg]을 설정한다.

③ 원하는 약물량[mg]을 각각의 UP, DOWN(▲ ▲ ▲ , ▼ ▼ ▼) 키를 이용하여 설정값을 입력한다(그림 1-54).

표 1-14 • Micro 모드

Micro 램프 소등(ON)	약물 설정량 : 0.1~800[mg](0.1[mg] 스텝)
Micro 램프 소등(OFF)	약물 설정량 : 1~800[mg](1[mg] 스텝)

④ BOLUS( ) 키를 짧게 누르면 대기상태가 된다.

4) 총 주입량 세팅 – 주입 모드 2(Dosage)

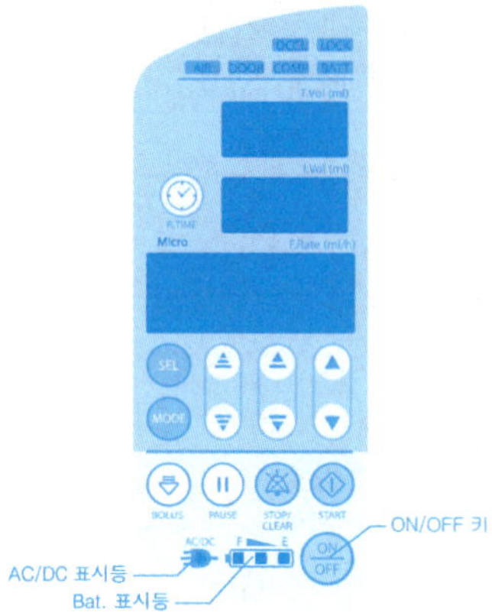

그림 1-55 • 총 주입량–주입 모드 2

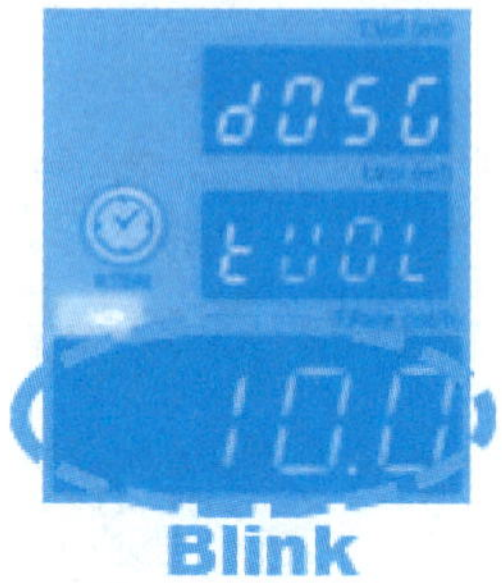

그림 1-56 • 총 주입량 설정값

① MODE( ) 키를 길게 눌러 T.Vol[ml] 표시부에 DOSG 표시가 나올 때까지 누른다(그림 1-55).

② Dosage 설정 모드에서 SEL( ) 키를 눌러 I.Vol[ml] 표시부가 T.VOL가 표시되고 F.Rate[ml/h] 표시부가 깜빡이면 총 주입량[ml]을 설정한다.

③ 원하는 주입시간을 각각의 UP, DOWN(▲ ▲ ▲ , ▼ ▼ ▼) 키를 이용하여 설정값을 입력한다(그림 1-56).

④ Micro 램프가 켜져 있을 때는 소수점 첫째 자리까지 표기가 되며 Micro LED가 꺼져있을 때에는 소수점 없이 표기된다.

표 1-15 • Micro 모드

Micro 램프 점등(ON)	0.1~99.9[ml](0.1[ml] 스텝) 100~9999[ml](1[ml] 스텝)
Micro 램프 소등(OFF)	1~9999[ml](1[ml] 스텝)

⑤ BOLUS( ) 키를 짧게 누르면 대기상태가 된다.

[주의]

동작상태에서 BOLUS( ) 키를 누르면 Bolus 상태로 Occlusion Sensor는 감지하며 Air Sensor는 감지하지 않는다. 순간 많은 양이 주입될 수 있으니 주의한다.

5) 주입시작(작동 개시)

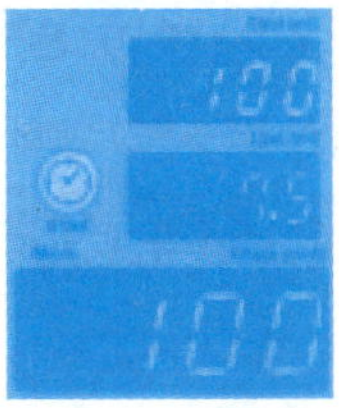

그림 1-57 • 주입상태

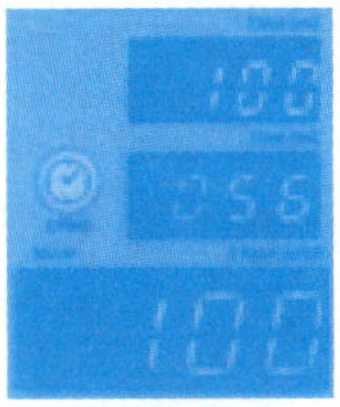

그림 1-58 • Remain Time

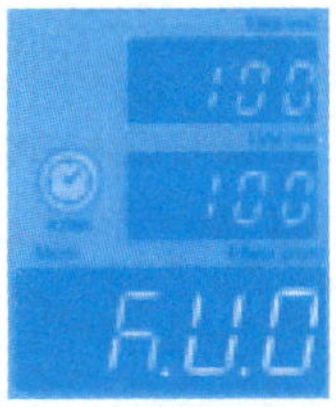

그림 1-59 • BOLUS 주입상태

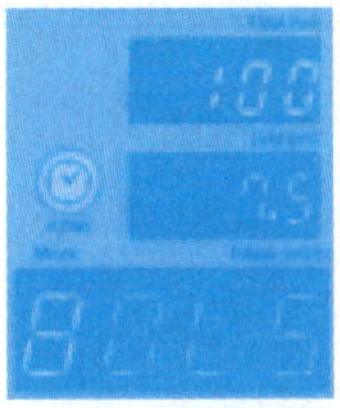

그림 1-60 • 주입 모드 1(일반)-Titration 기능

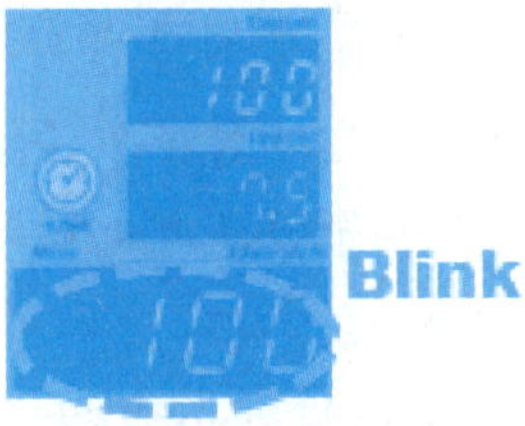

그림 1-61 • Near Complete Alarm 상태

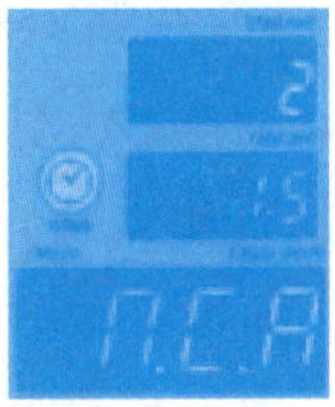

그림 1-62 • 주입완료 알람

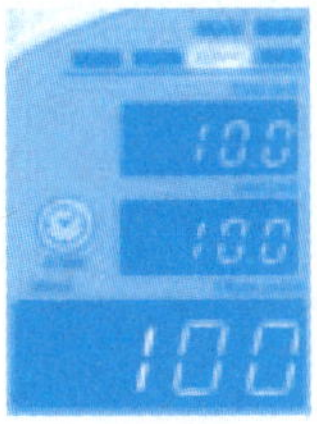

그림 1-63 • K.V.O 주입상태

① 전면에 있는 START( ) 키를 눌러 장비를 작동시킨다(그림 1-57).

② 작동됨에 따라 I.Vol 표시부에 주입량이 증가한다.

③ R.TIME( ) 키를 누르면 I.Vol 표시부에 주입이 완료되기 전까지 남은 시간을 확인할 수 있다(주입량 ↔ 주입 남은 시간, 그림 1-58).

④ BOLUS( ) 키를 짧게 누르면 세팅 모드 2에 설정된 BOLUS 주입속도와 BOLUS 주입량에 맞게 주입된다.

⑤ BOLUS( ) 키를 길게 누르는 동안 세팅 모드 2에 BOLUS 설정된 주입속도로 주입된다(그림 1-59).

⑥ 주입 중에 SEL( ) 키를 누르면 주입속도를 변경할 수 있다.

⑦ 작동 중에 PAUSE(II PAUSE) 키를 누르면 '세팅 모드 2 Pause Time 설정'에 설정된 시간 동안 작동이 중지되며 녹색, 적색 상황 표시 램프가 깜빡이며 설정시간 이후 Start Reminder Alarm 발생 후 다시 정상 주입상태가 된다(그림 1-60).

⑧ 현재까지 주입량이 총 주입량에 5분 이내일 때 Near Complete Alarm과 F.Rate[ml/h] 표시부에 주기적으로 표시된다(그림 1-61).

⑨ 총 주입량까지 주입이 완료되면 K.V.O(Keep Vein Open) 주입상태로 전환되면서 Complete Alarm과 녹색 상황 표시 램프등이 켜진다(그림 1-62).

⑩ K.V.O 주입상태는 {STOP/CLEAR(STOP/CLEAR)} 키가 누르기 전까지 계속 유지된다(그림 1-63).

⑪ Save 기능이 설정된 상태에서는 주입예정량과 주입속도가 저장이 되어 전원이 꺼졌다가 전원이 다시 공급되면 전에 동작했던 데이터를 표시한다.

※ Save 기능이 설정되어 있지 않은 상태에서는 주입예정량과 주입속도가 저장이 되지 않아 전원이 꺼졌다가 전원이 다시 공급되면 주입예정량과 주입속도가 모두 '0'으로 표시한다.

[주의]

1. 주입을 하기 전에 I.V Set 장착 및 주입속도와 주입예정량이 적절하게 설정되어 있는지 확인한다.
2. START(START) 키를 누르고 일정시간동안 주입이 잘 이루어지는지 확인한다.

6) 작동중지 및 일시정지

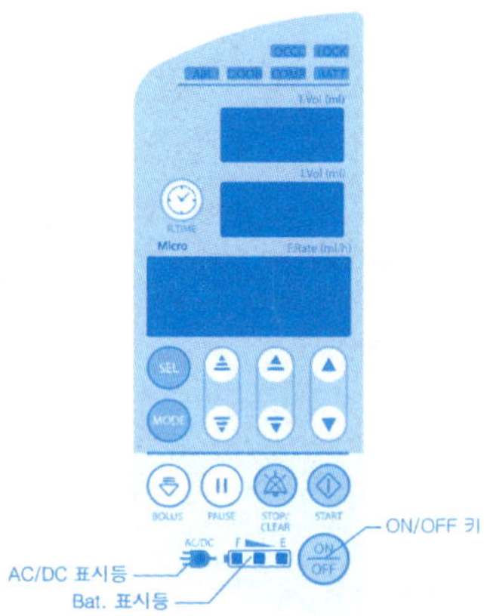

그림 1-64 • 작동중지 메뉴

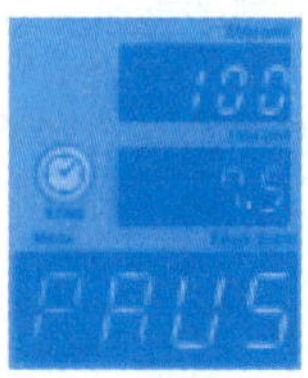

그림 1-65 • 작동중지 설정값

① 정상가동하고 있을 때(주입상태 또는 BOLUS 주입상태 중) STOP/CLEAR( ) 키를 누르면 주입이 정지되고 녹색 상황 표시 램프가 소등된다(그림 1-55).

② PAUSE( ) 키를 누르면 미리 설정된 'Pause 설정시간' 동안 주입이 정지되며, F.Rate 화면창 표시부에 "PAUS"와 남은 시간이 교차 표시된다. 이때 상황 표시 램프는 녹색 및 빨간색으로 교차 점멸한다(그림 1-65).

7) 누적주입량 및 남은 주입시간 보기

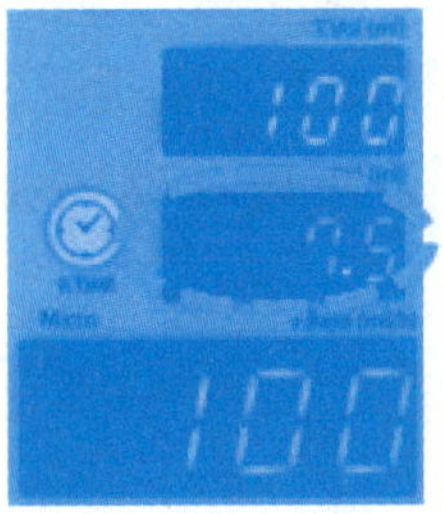

그림 1-66 • 누적주입량 표시상태

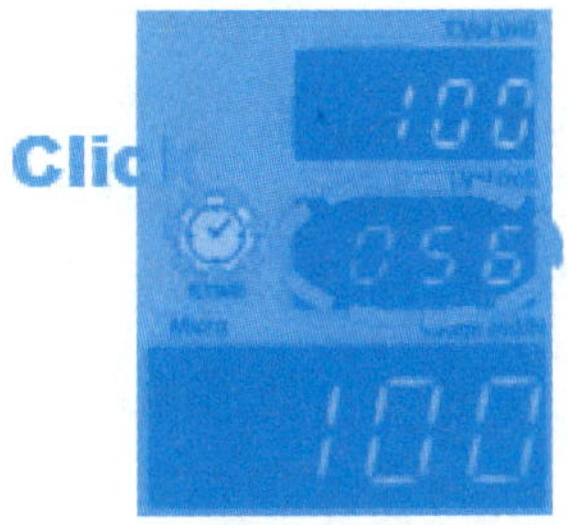

그림 1-67 • Remain Time 표시상태

주입 중 R.TIME( ) 키를 누르면 누적주입량 → 남은 주입시간이 표시된다(그림 1-66, 1-67).

8) Key Lock 기능

① 이 기능은 주입 중에 키의 오동작을 방지하기 위하여 사용한다.

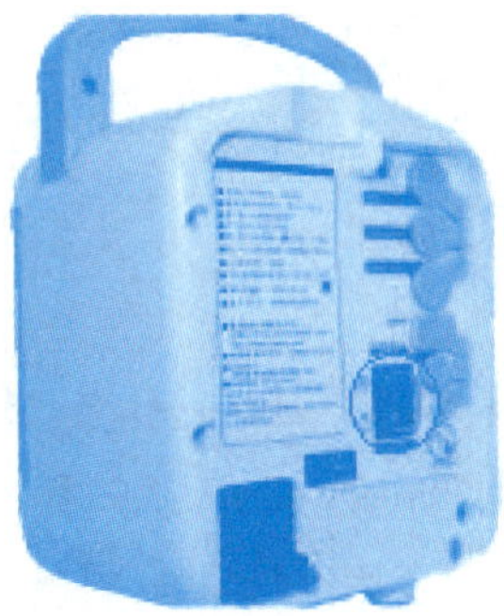

그림 1-68 • 전원 스위치

② 후면에 위치한 Key Lock 스위치를 누르면 LOCK LED가 켜지며 START( ) 키, STOP/CLEAR( ) 키 및 ON/OFF( ) 키를 제외한 모든 키가 동작하지 않는다(그림 1-68).

9) History Log 기능

① History Log 기능은 장비의 이벤트 정보를 메모리에 저장하는 기능이다.
② 이벤트 발생정보는 최대 2,000회까지 저장되며 2,000회 이상 정보는 오래된 기록부터 덮어 쓰인다.
③ 이벤트 정보는 주입시작, 주입완료, 주입정지 및 경고 알림발생 시 저장된다.
④ 이벤트 정보는 Date & Time(이벤트 발생일시), 동작 모드, 총 주입량, 주입속도, 주입된 양, 경고 알람 종류가 있다.

표 1-16 • History Log 설정

Date & Time	년, 월, 일, 시, 분, 초
동작 모드	Ready Mode, Normal Mode, Bolus Mode, Purge Mode, K.V.O Mode, Pause Mode
Total Vol	0~9999.9
Flow Rate	0~1200.0
Infused Vol	0~9999.9
경고 알람 종류	

⑤ History Log 데이터 해당 PC 프로그램을 통해 다운로드할 수 있다.
⑥ 알람 로그 이벤트는 최근 발생한 50개를 알람을 기록하며 History Log와 다른 메모리에 저장된다. 알람로그는 펌프의 세팅 모드 1에서 디스플레이를 볼 수 있다.

(8) 경 고

장비의 작동상태가 정상이 아닌 때에 나타나는 경고와 그 경고에 대한 조치방법에 대한 내용이다. 장비가 비정상적으로 작동하면 즉시 주입을 중지한다. 환자의 안전을 위하여 여러 종류의 경고장치가 있으며, 경고 알람 상태에 따라 경고음 발생, 상황 표시 LED 표시, 전면 Indicator 표시 및 FND(Flexible Numeric Display) 화면창 표시 등으로 각각의 상태를 알린다. 조작자에게 장비상태를 알리는 기능은 상태표시등과 알람으로 장비상태를 1[m] 이내에서 확인할 수 있고 상황 표시등과 알람은 3[m] 이내에서 확인이 가능하다(그림 1-69).

표 1-17 • 상황 표시 LED

Green 및 Red LED OFF	주입대기상태
Green LED 점멸	주입 중 또는 통신 중
Green LED 점등	K.V.O 주입 중
Red LED 점멸	경고 Alarm 또는 Error 발생 시
Green 및 Red LED 교차점멸	Pause 상태

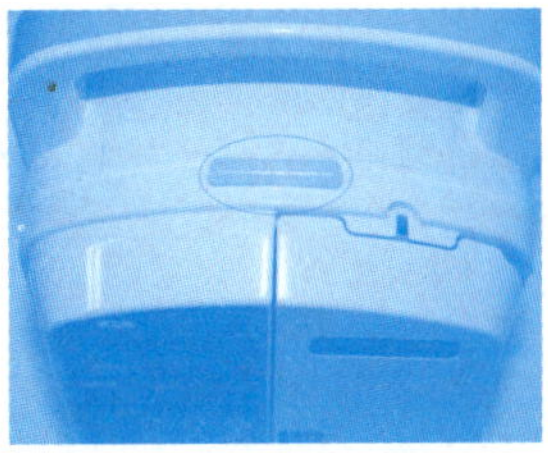

그림 1-69 • 경고표시등

1) Air Bubble 알람

① 주입 중에 Air Sensor에 의해 Tube 내부에 있는 공기를 감지하면 주입이 멈추고 "Air Bubble 알람" 상태가 된다.

② "Air Bubble 알람" 상태가 되면 표 1-18과 같은 경고음 및 경고등이 표시된다(그림 1-70).

표 1-18 • Air Bubble 알람

상황 표시 LED	Red 점멸
F.Rate 화면창 표시	'Air'
'Air' LED Indicator	ON

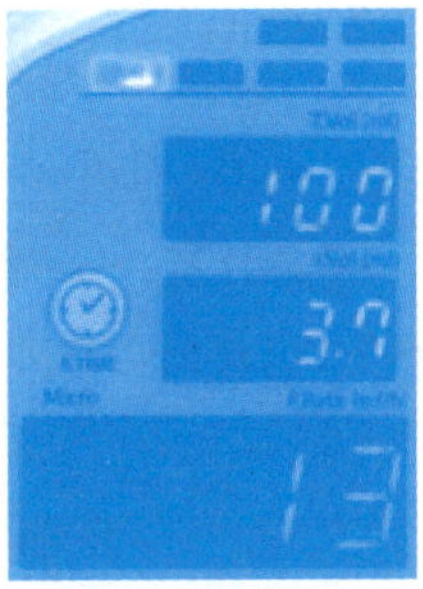

그림 1-70 • 경고음 발생표시

③ STOP/CLEAR( ) 키를 누르면 'Air Bubble 알람' 상태가 해제된다(단, Air LED Indicator는 공기가 제거될 때까지 ON 상태를 유지한다).

④ Air 센서 세팅을 한다.

※ 'Air Bubble 경고 알람' 발생 시 I.V Set 내부의 공기를 제거한 후 사용한다.

2) Occlusion 알람

① 주입 중에 I.V Set의 꼬임이나 잘못된 장착 또는 I.V Set의 바늘 등이 막혀 약물이 주입되지 않게 되면 주입이 멈추고 'Occlusion 알람' 상태가 된다.

② 'Occlusion 알람' 상태가 되면 표 1-19와 같은 경고음 및 경고등이 표시된다.

표 1-19 • Occlusion 알람

상황 표시 LED	Red 점멸
F.Rate 화면창 표시	'Occl'
'OCCL' LED Indicator	ON

③ STOP/CLEAR( ) 키를 누르면 'Occlusion 알람 해제 대기' 상태가 된다(단, OCCL LED Indicator는 Occlusion 상태가 해제될 때까지 ON 상태를 유지한다).

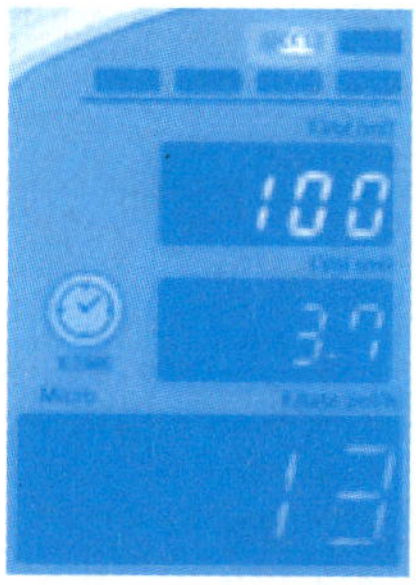

그림 1-71 • Occlusion 알람 표시

④ 'Occlusion 알람 해제' 하려면 수동 롤러 클램프를 닫은 후 장비에서 I.V Set을 분리하여 상측으로 압력을 빼준 후 I.V Set을 올바르게 장착하고 수동 롤러 클램프를 개방한 후 주입을 다시 시작한다(그림 1-71).

[주의]

1. 수동 롤러 클램프의 잠김으로 인한 Occlusion Alarm이 발생 시, 롤러 클램프를 바로 열지 않는다. 환자에게로의 볼루스를 야기할 수 있다.
2. 한꺼번에 유입되는 볼루스에 대한 조치방법
   ㉠ 수동 롤러 클램프가 닫혀 있는지 확인한다.
   ㉡ 본 문제를 해결하기 위해 튜빙을 펌프에서 분리하고 압력을 빼준다.
   ㉢ 튜빙에 압력이 빠짐을 확인한다.

3) Door Open 알람

① 주입 중에 Door Open 시 DOOR LED가 동작되면 주입이 멈추고 'Door Open 알람' 상태가 된다.

② 'Door Open 알람' 상태가 되면 표 1-20과 같은 경고음 및 경고등이 표시된다.

표 1-20 • Door Open 발생

상황 표시 LED	Red 점멸
F.Rate 화면창 표시	'Door'
'DOOR' LED Indicator	ON

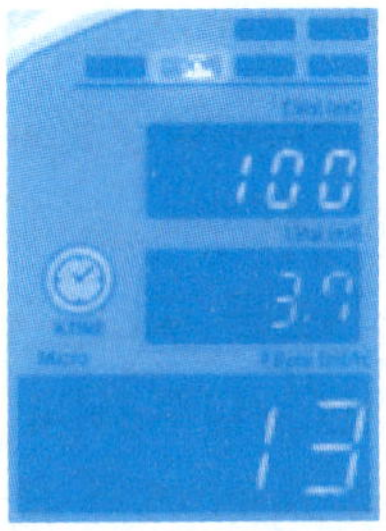

그림 1-72 • Door Open 알람 표시

③ STOP/CLEAR(STOP/CLEAR) 키를 누르면 'Door Open 알람' 상태가 해제된다(단, DOOR LED Indicator는 Door가 닫힐 때까지 ON 상태를 유지한다(그림 1-72).

4) Low Battery 알람

① 외부전원 없이 Battery 전원으로 동작 시 잔량이 동작정지 전 30분이 되면 'Low Battery 경고 알람' 상태가 된다.

② 'Low Battery 알람' 상태가 되면 표 1-21과 같은 경고등이 표시된다.

표 1-21 • Low Battery 알람

상황 표시 LED	Red 점멸
'BATT' LED Indicator	ON/OFF 점멸

③ 외부전원이 인가되면 'Low Battery 알람' 상태가 해제된다(단, 외부전원이 인가되어 배터리 용량이 증가될 때까지 BATT Indicator는 ON 상태를 유지한다).

5) Empty Battery 알람

① 외부전원 없이 Battery로 동작 시 잔량이 동작정지 전 3분이 될 때 주입이 멈추고 'Empty Battery 알람' 상태가 된다.

② 'Empty Battery 알람' 상태가 되면 표 1-22와 같은 경고음 및 경고등이 표시된다.

표 1-22 • Empty Battery 알람

상황 표시 LED	Red 점멸
F.Rate 화면창 표시	'EMP.t'
'BATT' LED Indicator	ON/OFF 점멸

③ 외부전원이 인가되면 'Empty Battery 경고 알람' 상태가 해제된다.

④ 'Empty Battery 경고 알람' 상태가 되면 STOP/CLEAR( ) 키로 해제할 수 없다.

⑤ 'Empty Battery 알람' 상태가 발생한 뒤 3분간 유지된 후 모든 작동을 멈추고 시스템 전체가 OFF된다(표시부 전원도 모두 OFF가 된다).

⑥ Empty Battery 상태일 때 전원을 켜면 표 1-23과 같은 경고음 및 경고등이 표시되고 자동으로 시스템이 전체가 OFF된다.

표 1-23 • Empty Battery 알람

I.VOL 화면창 표시	'Batt'
F.Rate 화면창 표시	'EMP.t'
'BATT' LED Indicator	ON/OFF 점멸

6) Drop 이상 알람

① 다음과 같은 경우에는 'Drop sensor 알람' 상태가 된다.

㉠ 주입 중에 갑작스런 자유흐름(free drop)이나 누수, 수액 용기의 고갈 등이 발생할 때

㉡ 주입 중에 설정된 드롭보다 현격하게 많거나 적게 드롭이 검출되었을 경우

② 'Drop 이상 알람' 상태가 되면 표 1-24와 같은 경고음 및 경고등이 표시된다.

표 1-24 • Drop 이상 알람

상황 표시 LED	Red 점멸
F.Rate LED Indicator	'Drop'

③ STOP/CLEAR( ) 키를 누르면 'Drop 이상 알람' 상태가 해제된다.

※ 주입 중에 드롭 센서를 분리 또는 연결하였을 경우 경고음 발생 및 F.Rate 표시부에 'Drop'이 표시된 후 사라진다.

7) 주입완료 알람

① 설정한 주입량이 주입완료되면 주입이 멈추지 않고, K.V.O(Keep-Vein-Open : 정맥 개방 유지) 기능으로 전환되어 Normal Setting Mode에서 설정된 K.V.O Rate 속도로 주입이 계속되면서 '주입완료 알람' 상태가 된다. 이때도 Infused Volume 값은 증가한다.

② '주입완료 알람' 상태가 되면 표 1-25와 같은 경고음 및 경고등이 표시된다.

표 1-25 • 주입완료 알람

상황 표시 LED	Green 점등

③ STOP/CLEAR( ) 키를 누르면 주입이 멈추게 되고 '주입완료 알람' 상태가 해제된다.

8) AC Power 제거 알람

① AC Power가 제거되면 'AC Power 제거 알람' 상태가 된다.

표 1-26 • AC Power 제거 알람

AC/DC LED Indicator	OFF

② 'AC Power 제거 알람' 상태가 되면 5초 주기로 3분간 경고음이 발생한다.

③ 'AC Power 제거 알람' 상태에서 AC Power가 다시 연결되면 'AC Power 제거 경고알람' 상태가 해제되고 알람음이 울린다.

9) DC Power 제거 알람

① DC Power가 제거되면 'DC Power 제거 알람' 상태가 된다.

표 1-27 • DC Power 제거 알람

AC/DC LED Indicator	OFF

② 'DC Power 제거 알람' 상태가 되면 5초 주기로 3분간 경고음이 발생한다.

③ 'DC Power 제거 알람' 상태에서 DC Power가 다시 연결되면 'DC Power 제거 알람' 상태가 해제되고 2초간 알람음이 울린다.

10) Stand by 알람

① 주입대기 중 2분 동안 어떠한 키 버튼도 눌리지 않았을 경우 'Stand by 알람' 상태가 된다.

② 'Stand by 경고 알람' 상태가 되면 표 1-28과 같은 경고음 및 경고등이 표시된다(그림 1-73).

표 1-28 • Stand by 알람

상황 표시 LED	Red 점멸

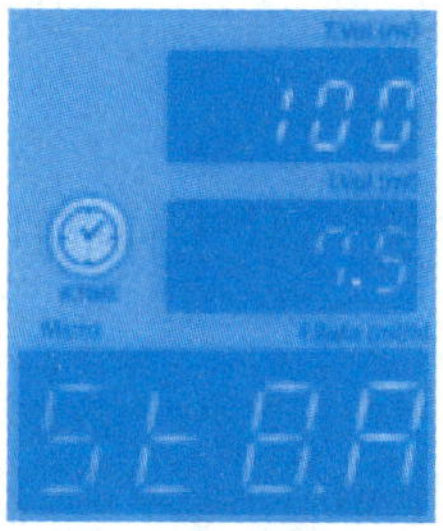

그림 1-73 • Stand by 알람 표시

③ STOP/CLEAR(STOP/CLEAR) 키를 누르면 'Standby 알람' 상태가 일시 해제된다.

④ 2분 동안 키 버튼 입력이 없는 경우 다시 'Stand by 알람' 상태가 된다.

11) Start Reminder 알람(Pause 상태)

① Pause 키 버튼에 의해 주입이 멈춘 상태에서 미리 설정한 'Pause 설정시간'이 경과될 때까지 어떠한 키 버튼도 눌리지 않을 경우 주입이 다시 시작되며 'Start Reminder 알람' 이 발생한 후 정상 동작한다.

② 'Start Reminder 경고 알람' 상태가 되면 표 1-29와 같은 경고음 및 경고등이 표시된다.

표 1-29 • Start Reminder 알람

Pause 상태	Start Reminder 알람
• 경고음 발생 • 상황 표시 LED : RED/GREEN 점멸 • F.Rate 화면창 표시 : 'PAUS'	경고음 발생

12) Tubing Mis-loading 알람

I.V Set의 튜브를 잘못 설치하였거나 장시간의 사용으로 튜브가 제 위치에서 벗어날 경우에 'Air 알람', 'Occl 알람' 상태가 된다.

13) Near Complete

① 주입동작 중에 설정된 총 주입량과 주입된 양에 따라 주입완료 시간이 5분 이내가 되면 'Near Complete 알람' 상태가 된다.

표 1-30 • Near Complete 알람

상황 표시 LED	GREEN 점멸
F.Rate 화면창 표시	'N.C.A'

② STOP/CLEAR( ) 키를 누르면 'Near Complete 알람' 상태가 해제되며 주입상태는 유지된다.

14) Error Code

① 장비 구동 중 에러가 발생할 경우 에러 코드를 F.Rate[ml/h]창에 표시한다.
② 에러가 발생할 경우 장비 뒷면 전원 OFF한 후 다시 켜도록 하며 계속적으로 해당 코드가 나올 때는 표 1-31과 같이 장비 사용을 중단한다.

표 1-31 • Error Code 알람

Err Code Display(F.Rate[ml/h])	발생원인
E001	Motor Check Error
E002	System Error

15) 알람에 따른 점검사항

① 알람(우선순위에 따라)이 발생할 경우 주입을 자동으로 중지한다.
② 표시부에 해당 알람 메시지 및 표시등 그리고 사운드에 따른 점검사항을 확인한다.
③ 알람이 발생하면 STOP/CLEAR( ) 키로 중지시킬 수 있으며, 해당 알람 점검사항을 만들고 다시 START( ) 키를 눌러 주입을 시작하면 알람을 확인할 수 있다.
※ 조작자는 장비동작 시 장비상태를 확인할 수 있는 위치에 있어야 한다.

표 1-32 • 점검사항

경보상태		발생원인	조치방법	점 검
Alarm LED 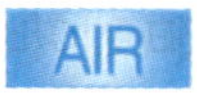	F.Rate[ml/h] 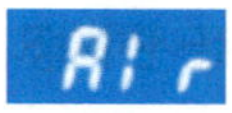	주입 중에 Air가 유입된 때 발생	사용하는 I.V Set 내에 있는 Air를 제거한다.	Air 센서 감지부에 공기가 유입된 I.V Set을 장착한다.
Alarm LED 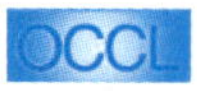	F.Rate[ml/h] 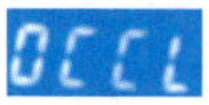	I.V Set 내부가 막혔거나 설정한 감도에 이상의 압력이 발생한 때 발생	I.V Set이 막혔는지 확인하여 압력을 제거한다.	I.V Set 유량조절기를 잠근다.
Alarm LED 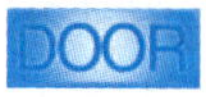	F.Rate[ml/h] 	주입 중에 도어가 강제로 열린 때 발생	STOP/CLEAR 키를 누르면 알람이 해제된다.	주입 중에 도어가 열린 경우
Alarm LED 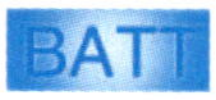	F.Rate[ml/h] (LOW 메시지 없음)	배터리 잔량이 30분 이내일 때	AC 전원을 연결하여 충전시킨다.	LOW 배터리 잔량이 될 때까지 동작시킨다.
Alarm LED 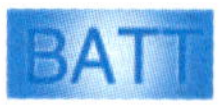	F.Rate[ml/h] 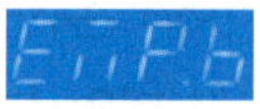	배터리 잔량이 5분 이내일 때	AC 전원을 연결하여 충전시킨다.	EMPTY 배터리 잔량이 될 때까지 동작시킨다.
F.Rate[ml/h] 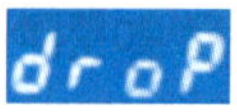		주입 중에 드롭 센서를 탈부착할 때 발생	STOP/CLEAR 키를 누르면 알람이 해제된다.	주입 중에 드롭 센서를 탈부착할 경우
		드롭 에러 발생할 때 발생	드롭 센서를 올바르게 장착하거나 I.V Set 챔버에 물방울을 제거한다.	No Drop, Free Drop인 경우
Alarm LED 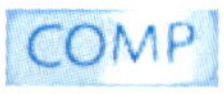	F.Rate[ml/h] 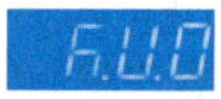	총 주입예정량이 주입되었을 때 발생	STOP/CLEAR 키를 누르면 알람이 해제된다.	총 주입예정량이 주입되면 K.V.O 설정량으로 주입을 시작한다.
AC/DC LED 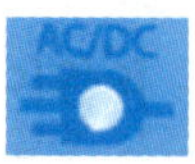	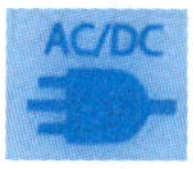	AC/DC 전원이 제거되었을 때	STOP/CLEAR 키를 누르면 알람이 해제된다. 해제하지 않을 경우 5초 간격으로 3분간 알람을 울려준다.	전원 확인
F.Rate[ml/h] 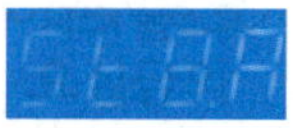		Stand by Alarm 설정 시간동안 아무 키가 동작이 없을 때 발생	STOP/CLEAR 키를 누르면 알람이 일시 해제된다.	Stand by Alarm 설정을 켜놓을 경우

〈표 1-32 계속〉

경보상태		발생원인	조치방법	점 검
F.Rate[ml/h] PAUS		PAUSE 키를 누르면 일시 정지한다.	STOP/CLEAR 키를 누르면 해제된다. Pause 설정시간 이후 자동으로 주입을 시작한다.	주입 중에 PAUSE 키를 누른 경우
F.Rate[ml/h] n.C.A		총 주입예정량까지 주입 시 Near Complete 설정시간 이내로 주입시간이 남은 때 발생	총 주입예정량까지 주입이 완료되면 해지된다.	Near Complete 설정시간 이내로 주입시간이 남은 경우
Alarm LED AIR F.Rate[ml/h] Air	Alarm LED OCCL F.Rate[ml/h] OCCL (Tubing Mis-loading 알람)	Air 센서 감지부에 I.V Set이 미장착일 경우에 주입을 시작할 때 발생	Air 센서 감지부에 I.V Set을 올바르게 장착하도록 한다.	Air 센서부에 I.V Set가 빠지거나 잘못 장착한 경우
T.Vol[ml] Err I.Vol[ml] ----	F.Rate[ml/h] E001	Motor Check 에러 발생 시	장비 전원 스위치를 다시 켠다. 반복적으로 발생 시 사용을 중단한다.	Motor Check Line 제거하여 주입한다.
T.Vol[ml] Err I.Vol[ml] ----	F.Rate[ml/h] E002	System 에러 발생 시	장비 전원 스위치를 다시 켠다. 반복적으로 발생 시 사용을 중단한다.	System 에러 발생 시

[주의] 수액 Set를 제품에 올바르게 장착한 후 사용한다.

09 신경자극기

펄스트론(pulsetron)은 첨단과학을 적용하여 2[kHz]의 기본 주파수에 9.61[Hz], 17.86[Hz], 62.48[Hz], 125[Hz]의 군 주파수인 치료주파수를 컴퓨터 프로그램화하여 톱니파, 극상파, 반월파, 구형파의 펄스 파동을 발생시켜 감각신경을 자극하여 치료효과를 극대화시켜 주는 신경자극기 의료기기이다. 특히 대체요법인 생리기능 반사구의 밀집소인 발반사요법과 경혈요법을 접목시켜 생체노폐물을 제거하여 혈액순환을 돕고 근육경직을 풀어서 통증을 해소하고 자연치유력을 증대시켜 준다(그림 1-74).

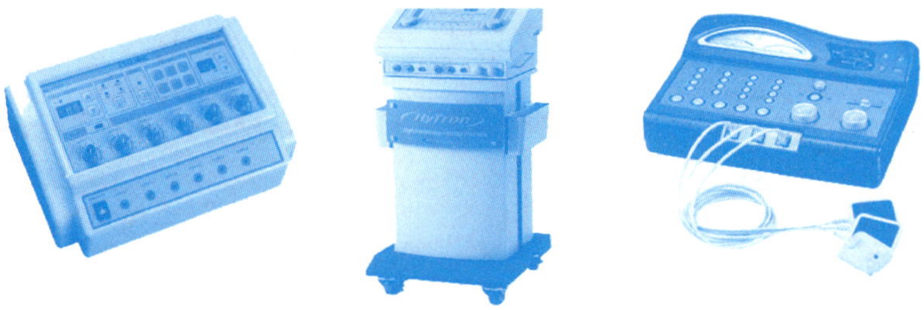

그림 1-74 • 신경자극기

1. 미주신경자극기

미국에서 개발되었으며, 영문 약자를 사용하여 VNS라고도 한다. 간질환자들이 스스로 전기자극을 주어 발작을 조절할 수 있도록 고안한 장치이다. 발작기간과 횟수를 줄이거나 발작강도를 낮추는 등의 효과가 있다. 그러나 그 결과는 사람마다 다르며, 발작을 완전히 조절하기는 어려운 것으로 알려져 있다. 다만 치료하기 어려운 간질환자의 경우 발작횟수를 줄이는 데 특히 좋은 효과가 있다.

자동으로 주기적인 전기자극을 주도록 할 수도 있고, 환자가 발작의 전조 증세를 느낄 때는 수동으로 자극을 줄 수도 있다. 간혹 전기자극을 줄 때 목이 간지럽거나 음식을 삼킬 때 불편한 증세가 나타나기도 하고, 목이 쉬기도 하며, 약간의 통증을 느끼기도 한다.

설치방법은 수술을 통해 환자의 가슴 위에서 목부분까지 절개하여 가슴부분에 이 장치를 넣고, 뇌신경의 일종인 미주신경과 연결한다. 수술시간은 1~2시간이다. 수술 후 처음에는 낮은 전류부터 시작하여 점차 높여 나간다. 그러나 장치를 작동시키는 건전지를 갈기 위해 약 10년 주기로 다시 수술해야 한다는 단점이 있다.

2. 척수신경자극기

최근 시술되고 있는 척수신경자극술은 약물 및 수술요법, 물리치료 등 기존의 방법으로는 통증을 없앨 수 없는 경우, 척추뼈 안쪽에 위치한 척수에 약간의 전기자극을 줌으로써 만성통증을 치료할 수 있는 시술법이다.

척수는 말초신경에서 느낀 통증 등의 감각을 뇌에 전달할 뿐만 아니라 뇌에서 아픈 자극을 억제해 주는 명령을 피부와 근육 등에 전달하는 역할을 하는 곳으로, 이러한 척수부위에 일정한 전기자극을 주어 통증을 조절하는 것이다.

(1) 시술방법

주사기를 통해 경피에서 척추뼈 안쪽으로 지나가는 척수를 감싸고 있는 막에 폭 2[mm], 길이 20[cm] 정도의 척수신경자극기를 삽입하여 수차례에 걸쳐 전기자극을 주는데 전기자극을 주는 횟수는 환자의 상태에 따라 다르며 일주일 정도 시행한 후 결과가 좋으면 척수신경자극기를 몸안에 장착하게 된다.

허리디스크환자 가운데 여러 차례 디스크 수술을 받아도 통증이 호전되지 않는 경우라도 척수신경자극술을 통해 통증이 매우 호전되는 결과를 얻을 수 있다. 또한 이 시술은 신경에 전혀 손상을 주지 않으므로 안전한 시술법이며, 간혹 치료가 통증에 영향을 미치지 못한 경우에는 삽입된 리드만을 제거해 주면 되므로 신체는 아무런 변화 없이 원래 상태로 돌아가게 된다.

(2) 장 점

수술을 하지 않고 외부에서 조영장치를 통해 척수의 정확한 위치를 파악한 후 경피에서 주사바늘을 통해 삽입하는 간편한 시술을 통해 만성통증은 물론 강력한 마약성 진통제로도 치료되지 않는 통증을 치료할 수 있는 장점이 있다.

10 시린지 펌프

시린지 펌프(syringe pump)는 승압약제, 혈압강하제, 항암제, 분만촉진제, 비경구 영양제, 마취제와 같은 약물주입을 위한 펌프로 시간당 정확한 양의 약물을 주입시킬 때 사용되며 소아과, 외과, 마취과, 암치료, 중환자실뿐 아니라 일반 병동에서도 다양한 기능으로 사용되는 장비이다(그림 1-75).

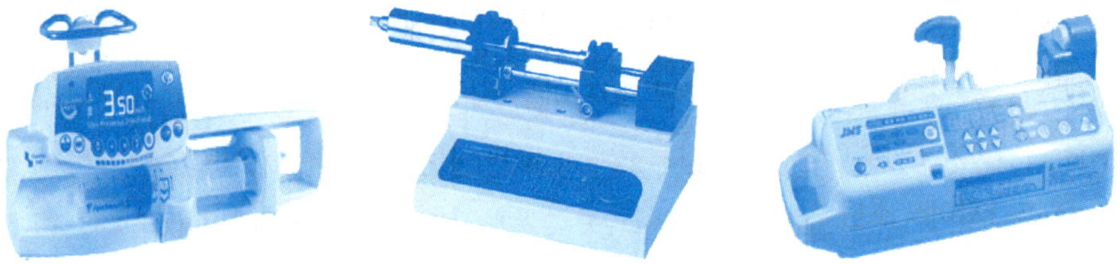

그림 1-75 • 시린지 펌프

1. 시린지 펌프 사용방법

① 전원의 선택 : 외부전원으로 사용하는 경우는 전원 코드를 접속한다. 내장의 배터리로 사용할 때는 전원표시등에 따라 용량을 확인한 후에 배터리의 소모에 주의하여 사용한다.
② 전원투입 : 전원 스위치(power switch)를 ON으로 한다.
③ 주사통의 장착 : 주입하는 약액을 충전한 주사통을 플런저 홀더와 주사기 클램프에 의해 고정한다.
④ 주입 : 주사통에 수용액의 튜브를 접속하고 조종 스위치를 눌러서 수용액의 튜브 내에 약액을 충전한다.

2. 이중 실린더 펌프

24시간 지속적으로 주입과 흡입할 수 있는 주사기 펌프이다. 한 모듈로 독립적인 두 개의 펌프를 사용하며, 두 개의 스테핑 모터와 두 개의 유로가 있으며 각각의 펌프는 독립적으로 작동한다.

더블 주사기 펌프는 펌핑 기술에 있어서 대단한 발전으로 하드웨어와 소프트웨어를 통해 링크된 독립적인 두 개의 펌핑 채널을 가지고 있다.

밸브박스와 연결할 경우 낮은 유속에서도 정밀하고 펄스가 전혀없는 주사기 펌프의 특성을 최대한 살리면서도 튜브 연동식 펌프나 피스톤 펌프와 같이 연속적으로 이송할 수 있다. 작업의 종류에 따라 조작 모드를 선정할 수 있다.

① 교행/평행 작동 모드(reciprocal/parallel mode) : 주사기의 메커니즘이 동일한 방향 또는 반대방향으로 작동, 주입(infuse)과 흡입(withdraw)을 동시에 할 경우, 또는 한쪽은 주입하고 다른 한쪽은 흡입할 경우에 사용한다.

② 비율 모드(proportional mode) : 유량과 주사기 크기가 서로 다를 경우, 각각의 주사기 메커니즘을 별도로 설정한다.

③ 자동 정지 모드(autostop mode) : 주입량의 설정에 의해 자동 정지한다.

④ 연속실행 모드(continuous run mode) : 주입이 완료되면 다시 반대 방향으로 이동한다.

11 양성자치료기

항암치료에 사용되는 치료기이다. 항암치료의 원리는 사이클로트론(cycltron)이라 하는 입자 가속장치에서 수소의 원자핵인 양성자를 광속의 60[%] 속도로 가속시켜 암세포 혹은 병변조각에 양성자선을 노출시켜 치료한다(그림 1-76).

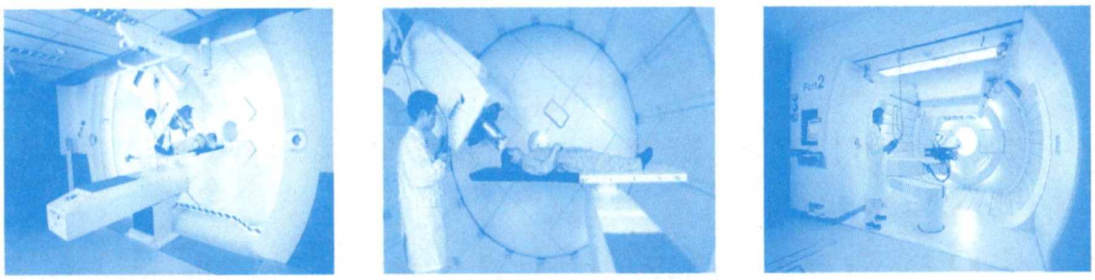

그림 1-76 • 양성자치료기

양성자선이 병변[*]과 부딪히면서 가지고 있던 에너지를 방출하여 병변만을 파괴한다. 이전의 항암치료기는 병변뿐만 아니라 정상적인 조직에까지 영향을 미쳐 인체에 해로웠으나, 양성자치료기의 경우 특정 세포만을 대상으로 치료하기 때문에 인체에 무해하며 기존의 방사선 노출의 위험에서도 안전하다(그림 1-77).

* 병변 : 인체 구조의 병리적 변화이다. 병이 인체 전반의 이상상태라 하면 병변은 병의 본질적인 병리변화를 지칭하는 개념이다.

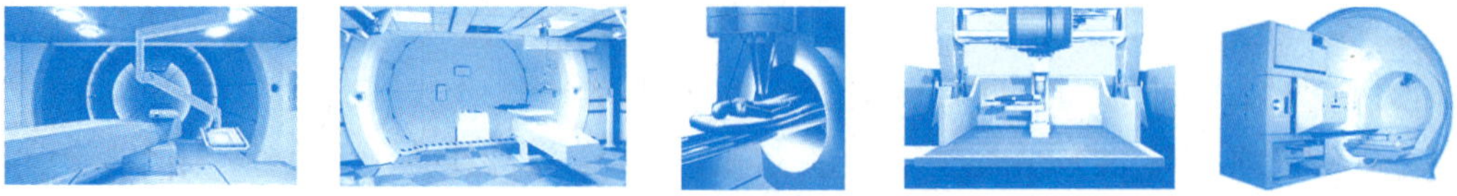

그림 1-77 • 양성자치료기

1. 양성자치료의 발견

양성자치료법은 1946년 로버트 R. 윌슨에 의해 논문에 발표되었다. 그러나 의료적 역할이 아닌 핵물리학의 연구적 도구로서 사용되었다. 1961년 매사추세츠 종합병원과 협력하여 의료용 의로서의 사용을 시작하였다. 2002년까지 진행된 연구로 9,116명의 환자를 치료하면서 의료적 도구로서 진일보하였다. 하지만 세계 최초의 양성자치료기관은 1990년에 지어진 로마린다 대학 의학센터(LLUMC)이였다. 나중에 매사추세츠 종합병원과 협력하여 2001년부터 2002년까지 관련 자료를 공유하며 치료법에 관한 협력을 하였다. 2011년 6월 기준 전 세계 37개의 센터가 설립되었으며 7만4천명의 환자를 치료하였다. 장비 자체가 크기 때문에 대중화를 위한 축소화에 노력하고 있다.

양성자치료기는 기존 방사선치료기보다 월등한 성능을 보인다. 환자에 있어서 부작용이 현저히 줄어들었기 때문이다. 하지만 치료비용의 증가와 재발의 가능성 그리고 여전히 방사선에 노출되는 환자의 입장에 따른 위험부담은 그대로이다.

2. 양성자치료의 효과

양성자치료는 방사선치료의 하나로 수소원자핵을 가속하여 얻은 분리된 양성자를 이용하여 환자를 치료하는 암치료법이다.

양성자는 광자나 전자와 달리 신체 표면에서는 빠른 속도로 진행하고 심부에서 느린 속도로 진행하는 특성으로 특성이 치료에 이용하고 있다. "브래그 피그"라고 하는 양성자의 특성은 물질 내에서 멈추기 직전까지는 방사선을 거의 방출하지 않고 대부분의 방사선량(80[%] 정도)을 멈출 때 방출한다. 따라서 양성자 방사선이 암 표적부위에 도달하기 전까지 일반 정상조직에는 거의 방사선을 조사하지 않으며 종양에 도달하면 모든 에너지를 방출하고 바로 소멸되어서 종양 뒤의 정상조직에는 전혀 영향을 주지 않기 때문에 양성자치료는 종양을 둘러싼 건강한 정상조직의 손상 위험을 최소화할 수 있는 장점이 있다.

양성자치료의 효과에 대해서는 정확한 수치의 제공이 어렵다. 이유는 양성자치료가 기존 방사선치료와 비용의 차이가 있고, 설비를 갖추는데 고비용이 필요한 점 등의 이유로 통상적 방사선치료와 양성자치료의 결과를 비교하는 무작위 비교 임상실험이 진행되지 못하고 있기 때문이다.

통상적 방사선치료에 비해 양성자치료의 효과를 원발부위 종양별로 기존의 연구결과들을 검토해 보면 다음과 같이 3군으로 정리할 수 있다. 전 세계적으로 통용되고 인정하는 기준은 아니다. 환자와 일반인의 이해를 돕기 위한 임시 분류로 추후 변화가 있을 수도 있다. 또한 상기 기준은 통상적 방사선치료에 대한 비교이며, 기존 다른 치료방법, 즉 수술 및 항암치료 등과의 비교는 아니다.

① Group I : 통상적 방사선치료보다 이득이 많은 것으로 인정된다.
  - benefit with strong evidence : 안구종양(맥락막 흑색종), 두개골기저부종양(척색종, 연골육종 등), 전립선, 소아고형암, 초기 폐암(병기I)

② Group II : 통상적 방사선치료보다 이득이 많은 것으로 보고되고 있고 추가 연구가 필요하다.
  - benefit with moderate evidence : 초기유방암, 초기간암

③ Group III : 통상적 방사선치료보다 이득이 있을 것으로 예상된다. 현재 연구가 진행 중이거나 연구가 필요하다.
  - possible benefit : 두경부종양, 자궁암, 뇌종양, 국소병기의 육종, 국소진행유방암, 국소진행성폐암, 국소재발뇌종양, 국소재발직장암

3. 양성자치료를 통한 암치료 종류

양성자치료는 전이가 없는 국소부위에 제한된 병기의 고형암(solidtumor)에 적용 가능하다. 고형암은 백혈병과 같은 혈액암을 제외한 덩어리(종괴)를 형성하는 암이다.

예 뇌척수종양(뇌종양, 척색종등), 안구종양(흑색종, 망막모세포종), 두경부암, 폐암, 식도암, 초기유방암(국소진행유방암), 초기간암, 췌장암, 국소재발직장암, 자궁경부암, 전립선암 등에 적용이 가능하다.

특히 전립선암이나 맥락막 흑색종, 척색종, 초기폐암(국소진행성 폐암) 등에서는 수술 대신 양성자치료로 장기를 보존하며 치료 가능하다. 그리고 소아암 환자는 신체기관이 아직 미숙하여 방사선에 의한 부작용이 성인보다 심각할 수 있어 부작용을 경감시킬 목적으로 양성자치료가 사용될 수 있다. 예 뇌종양, 다양한 연조직 육종, 망막모세포종 등

대개의 전이된 암의 경우 양성자치료가 도움이 될 가능성은 매우 적다. 전이암의 경우 양성자치료로 전이된 부위를 치료하더라도 다른 부위에서 재발할 가능성이 높기 때문이다.

12 요실금치료기

자신의 의지와는 상관없이 소변을 흘리는 것으로 우리나라에는 약 3백만 명, 세계적으로는 약 2억 명 이상이 가지고 있는 질환이다.

요실금은 생명을 위협하는 질환은 아니지만 이로 인한 악취와 피부감염 등 위생상의 문제뿐만 아니라, 수치심과 당혹감으로 사회생활과 대인관계에 있어 심각한 장애를 초래하기도 한다. 요실금을 겪는 많은 여성환자들이 자괴감에 빠져 심한 우울증을 일으키고, 본인은 물론 주변 가족까지도 상당한 고통을 겪게 함으로써 전체적인 삶의 질이 현저히 떨어지게 되는 것이다. 이런 이유로 선진국에서는 요실금을 개인의 질환으로 인식하지 않고 '사회적 암'이라 규정하여 정부차원에서 적극적으로 나서고 있다. 우리나라 또한 요실금학회 등 권위있는 의료기관 및 전문의들이 요실금에 대해 올바른 인식을 갖도록 활발하게 홍보하여 적극적으로 치료에 임할 수 있도록 하고 있다(그림 1-78).

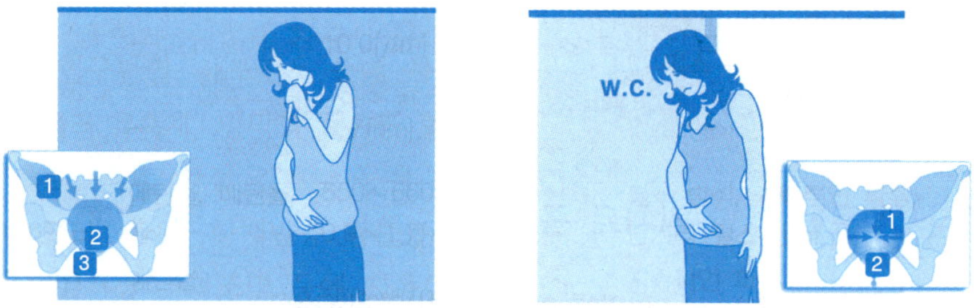

1 기침 시 압력 2 방광 3 요도 　　 1 방광근육이 수축 2 요도

그림 1-78 • 요실금의 원인

1. 요실금의 종류

① 절박성(급박성) 요실금 : 요실금의 20~30[%]가 여기에 속한다. 갑작스럽고 강한 배뇨감과 자신의 의지와 상관없는 소변의 유출, 즉 소변이 몹시 급하여 빨리 화장실에 가지 않으면 속옷을 적시며, 화장실에서 속옷을 내리면서 적시기도 한다. 이 같은 현상이 일어나는 이유는 크게 두 가지로 나누어진다.

㉠ 방광근육이 탄력을 잃고 방광벽이 두터워지면서 방광 안에 저장할 수 있는 소변의 최대 용량 자체가 크게 줄어든다.

ⓒ 소변이 다 차지도 않았는데 방광근육이 너무 민감하게 작용해서 자주 신호를 보내서 소변이 급하게 되는 것이다. 이를 과민성 방광이라고 하는데 이처럼 방광이 과민하게 되는 원인은 다양하지만 특히 방광염이나 요도염, 질염, 요로감염과 같은 질환 때문에 나타나는 경우가 많다. 절박성 요실금의 증상은 흔히 빈뇨증상과 유사하다. 화장실에 너무 자주 가게 되거나(하루 8번 이상) 잠자리에 들었다가도 화장실에 가기 위해 깨기도 하고, 화장실에 급하게 가는 도중에 소변이 흘러내리기도 하는 현상이 생기기도 한다.

② 복압성 요실금 : 요실금의 80~90[%]가 복압성 요실금에 속한다. 증상은 대부분 기침, 재채기, 웃음, 줄넘기와 같은 순간적으로 배에 힘이 들어가는 운동이나, 무거운 물건들기와 같이 복압을 상승시키는 활동을 할 때 의지와 상관없이 소변이 나오는 증상이다. 복압성 요실금은 주로 방광이나 요도 등을 지탱하고 있는 골반저근이 여러 차례의 출산이나 방광질환, 노화 등의 원인으로 힘을 잃어서 방광이나 요도가 정상 위치보다 처져서 발생되며, 소변을 새지 않게 막아주는 요도 괄약근의 약화가 원인일 수도 있다. 통상 분만 시에는 골반저근이 잡아당겨지면서 음부신경이 손상되고, 근육과 인대가 파열되기 때문에 요실금 발생률이 아주 높고, 일정 시간 후에는 저절로 회복되기도 하지만 폐경 주위기나 그 이후에는 근육이 스스로 회복되는 힘이 약하기 때문에 더 악화되는 경우가 많다.

③ 일류성 요실금 : 요실금의 5[%] 이하가 여기에 속하며, 방광에 소변이 가득 차 더 이상 저장할 수 없어 소변이 넘쳐흐르는 경우이다. 방광수축력 상실이나 요도폐색이 원인이 된다. 당뇨, 말초신경질환, 자궁적출술 이후에 주로 발생한다(그림 1-79).

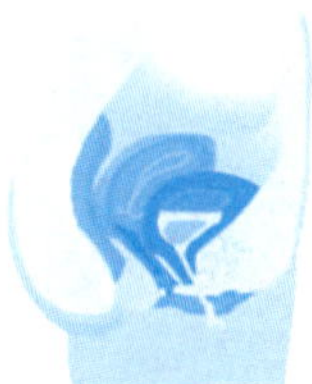
(a) 절박성(급박성) 요실금

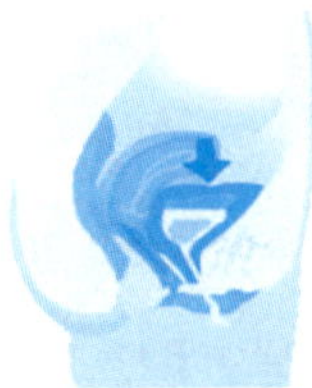
(b) 복압성 요실금

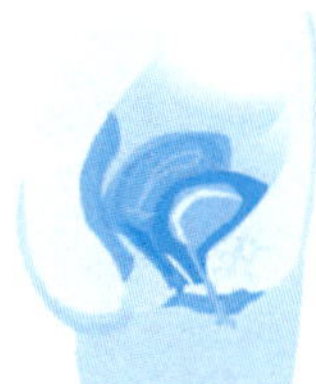
(c) 일류성 요실금

그림 1-79 • 요실금의 종류

2. 임신 · 출산과 요실금

여성은 임신기간 동안 많은 변화를 겪게 된다. 임신 전에 방광과 자궁, 대장, 질이 차지했던 자리들은 태아가 자라면서 위치가 점점 바뀌기도 하고, 매일 변화무쌍한 아이의 움직임 속에서 골반 근육들은 팽팽하게 당겨지기도 하고 줄어들기도 하면서 원래의 모습을 잃고 만다.

이러한 변화는 자궁과 인접한 방광에 가장 큰 영향을 주어 임신 중 특히 임신 후기로 진행되면서 소변이 자주 마렵다거나 소변이 조금씩 새어나오는 요실금 증상이 일어날 확률이 커지게 된다. 더구나, 태아의 체중이 많이 나간다거나, 골반저근이 약화되어 있는 경우 요실금 증상을 가져올 확률은 매우 높다.

일반적으로 분만경험이 많을수록 요실금 증상이 더욱 잘 나타나는데, 이는 여성의 요도와 방광을 지탱하고 있는 조직들이 임신과 출산을 겪으면서 손상되기 때문이다. 즉, 요도와 방광을 지탱하고 있는 힘이 약해지다 보니 방광과 요도는 골반 하부로 내려앉게 되고, 복부 내의 압력전달 체계에 이상이 생겨 요실금 증상이 나타나는 것이다.

또, 출산은 방광에서 소변이 새어 나오지 않도록 잠금 역할을 하는 요도 괄약근의 기능을 저하시키거나 손상시키기도 한다. 이런 경우 배에 조금만 힘을 줘도 자기도 모르게 소변이 나오는 증상을 겪게 된다. 특히 자연분만을 통해서 요도 괄약근이나 회음부 신경이 손상되면 가만히 누워 있어도 저절로 소변이 새는 심각한 증상이 생기기까지 한다(그림 1-80).

임신이나 출산을 통해 골반근육이 약화되고 요실금이 오는 것을 막기 위해서는 임신 중이나 분만 후에 약화된 골반근육을 단련시키는 케겔 운동을 꾸준히 해주면 도움이 될 수 있다. 특히 임신 중에 꾸준히 운동을 해주면 분만 자체를 수월하게 해주며 산후회복에도 도움이 된다.

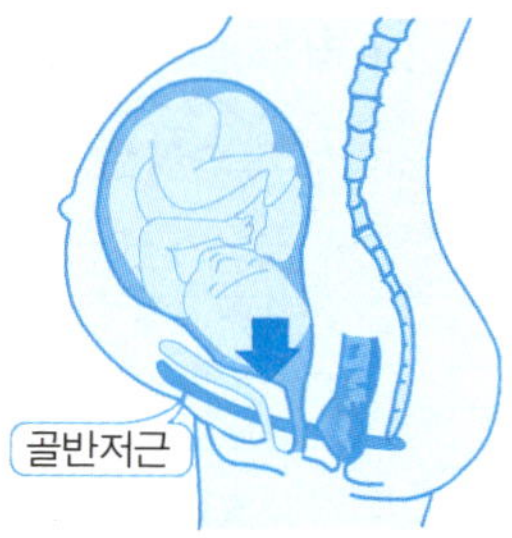

태아가 임산부의 요도와 골반저근을 누르고 있음

그림 1-80 • 요실금의 원인

3. 케겔 운동

케겔 운동은 1948년 산부인과 전문의 아놀드 케겔 박사에 의해 개발된 것으로, 인체 내의 골반저근을 발견하고 간단한 수축과 이완운동이 골반저근을 탄탄하고 강하게 한다는 것을 알게 되었다. 이후 이 근육운동은 케겔 박사의 이름을 따서 '케겔 운동'이라고 하고, 이 운동이 근육량을 증가시키고 반사적인 수축력을 향상시킨다는 것을 알게 되었다.

케겔 박사는 여성의 손상된 골반근육에 대한 다양한 운동을 발전시키려고 하였지만, 여성 환자 자신이 본인의 골반근육을 정확하게 인지하기 어려워서, 여성들 절반 이상이 제대로 근육을 찾지 못하는 등 결과의 향상을 보지 못하였다. 이후 지속적인 노력에 의하여 골반근육의 인지와 운동방법을 정립화하게 되어 요실금치료의 일환으로 각광을 받게 되었으며, 케겔 운동이 성감증가에도 효과가 있다는 것이 밝혀지면서 성기능 장애를 겪는 여성들에게 권장되는 행동요법으로 널리 알려졌다. 케겔 운동은 소변을 참을 때의 근육을 조였다 풀었다 하는 것을 반복하는 운동이다. 인체의 치골에서 꼬리뼈에 이르는 근육이 있는데 이를 골반저근(pelvic floor muscle)이라고 하며, 자궁, 방광, 대장을 받쳐 주고, 요도, 질, 항문의 수축운동을 담당하는 것으로 알려져 있다. 이 골반저근만 정확하게 찾아 수축, 이완하는 것이 케겔 운동의 핵심이며, 대퇴부, 엉덩이, 복부근육 등은 사용하지 않는 것이 중요하다(그림 1-81).

(1) 케겔 운동방법

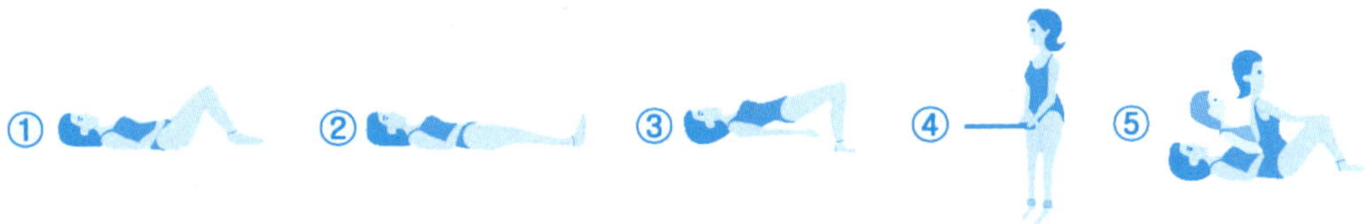

그림 1-81 • 케겔 운동방법

① 똑바로 누워 무릎을 세우고 손을 배 위에 놓는다. 항문, 요도, 질을 오므리는 기분으로 하복부에 힘을 주고, 1에서 5까지 세었다가 서서히 힘을 뺀다. 빠르게 하복부에 힘주었다가 빼는 동작을 5회 반복 시행한다.
② 다리를 뻗은 채로 똑바로 누워 손을 배 위에 얹고, 1번 동작을 시행한다.
③ 똑바로 누워 무릎을 세운다. 골반근육을 수축한 후 허리를 될 수 있는 한 높이 쳐든다. 어깨, 등, 엉덩이의 순서로 바닥에 내리면서 힘을 뺀다. 이를 5회 반복 시행한다.
④ 다리를 어깨 폭만큼 벌리고 서서 두 손을 테이블 위에 놓는다. 항문, 질, 요도의 순서로 하복부를 천천히 오므려 1에서 5까지 세다가 힘을 뺀다. 이를 5회 반복한다.
⑤ 똑바로 누워 무릎을 세운다. 먼저 항문, 질, 요도를 오므리고, 앉은 자세를 취하면서 1에서 5까지 숫자를 센다. 근육을 오므린 채로 천천히 원래 자세로 돌아가 힘을 뺀다.

(2) 케겔 운동 시 주의사항

케겔 운동 시 가장 중요한 포인트는 골반저근을 찾아야 한다.
① 소변을 보는 도중 소변을 인위적으로 멈출 때 사용하는 근육이다.
② 방귀를 참아야 할 순간에 힘이 들어가는 근육이다.

4. 요실금치료기

요도 주위의 괄약근의 수축력과 이완력을 최적으로 향상시켜주는 요실금치료기(urinary incontinence treatment)로 콘 방식과 마그네틱 방식의 치료기가 있다(그림 1-82).

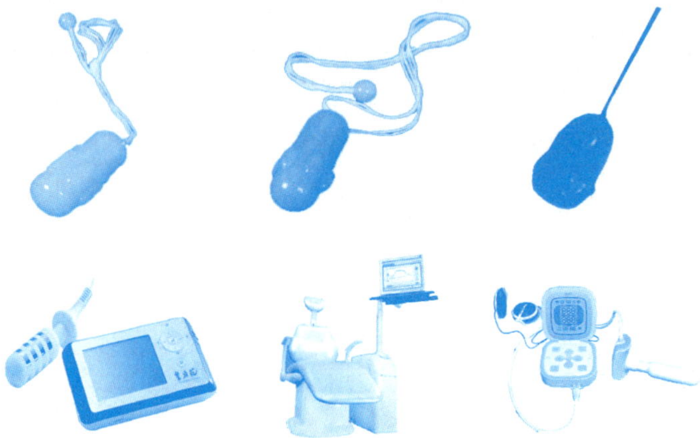

그림 1-82 • 요실금치료기

5. 콘 요실금치료기

무게를 가진 콘 모양의 플라스틱 기구를 질 속에 삽입한 다음 기구가 밖으로 빠지지 않도록 골반근육을 조여 주는 연습을 통해 치료하는 방식이다. 처음에는 가벼운 것부터 시작해서 점차 무거운 것으로 바꿔가면서 골반근육을 조여 주어 질안의 콘이 아래로 빠지지 않도록 하여 골반근육을 강화시킨다(그림 1-83).

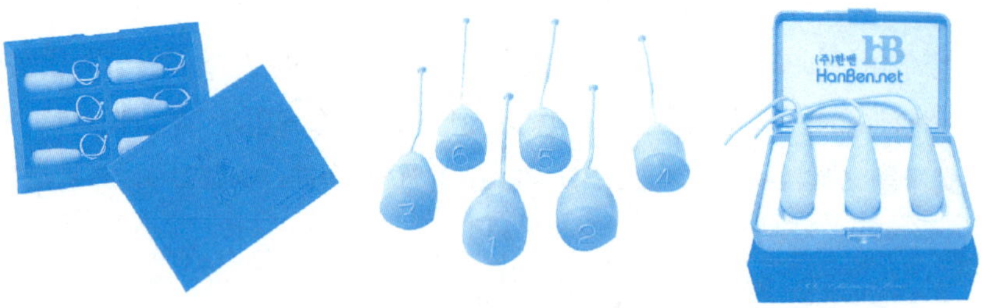

그림 1-83 • 콘 요실금치료기

6. 마그네틱 요실금치료기

자석(마그네틱)이 회전하면서 발생하는 자장이 골반근육을 자극해 요도 주변의 근육을 강화시키는 치료기로서 환자에게 치료의 부담이 없으며 무엇보다 치료효과가 탁월하다. 치료 시 환자가 옷을 벗을 필요가 없고, 여타의 기구를 질이나 항문에 삽입할 필요가 없어 치료의 거부감이 없다는 장점이 있다(그림 1-84).

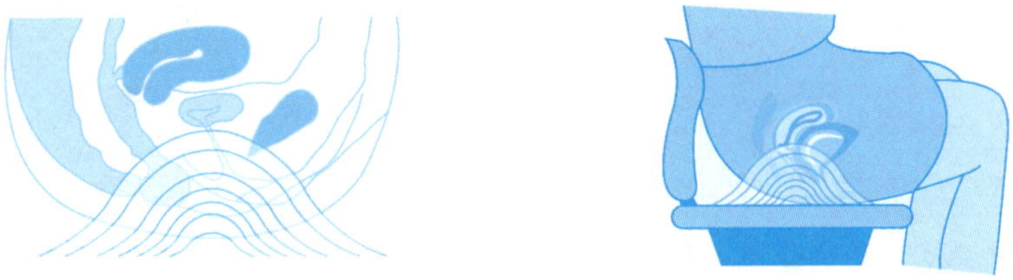

(a) 자기장을 이용한 치료의 원리 (b) 마그네틱 의자에 앉아서 치료하는 모습

그림 1-84 • 마그네틱 요실금치료기

7. 요실금의 진단

병원에서는 우선 자세한 병력을 알아본 다음 1주일간 배뇨를 한 기록을 작성한다. 이어서 신체검사를 시행하면 상당수에서 요실금의 정확한 진단이 가능하다.

① **병력청취** : 소변이 갑자기 마렵고 참기가 힘들어 화장실에 도달하기 전에 나타나는지, 또는 소변은 자주 마렵지 않은데 기침이나 재채기를 할 때 나타나는지 물어본다. 소변이 새는 양도 물어본다.

예 찻숟가락 정도의 양만 새는지, 속옷이 젖는 정도로 새는지, 다리로 흘러내릴 정도로 새는지를 의료진으로부터 질문받게 된다.

② **과거력 청취** : 다발성경화증, 척수손상, 척추디스크, 말초신경염, 파킨슨병 및 당뇨병이 있거나 자궁암이나 직장암수술 후에도 요실금이 올 수 있으며, 골반에 대한 방사선치료 후에도 절박성 요실금이 올 수 있다. 환자가 폐경기에 도달했는지, 폐경기 후에 호르몬 치료를 하고 있는지 물어본다.

③ **배뇨일지** : 24시간 동안 소변을 본 횟수와 배뇨량, 요실금이 있었으면 그 횟수와 양을 1시간 간격으로 구분된 시간표를 이용하여 환자 스스로 체크하도록 한다.

④ **1시간 패드검사** : 일회용 기저귀를 착용하고 50[ml] 가량 음료수를 마시게 한다. 15분 후에 걷거나 계단 오르내리기를 15분간 시행하고 이어서 30분간 앉았다 일어서기, 기침하기, 제자리뛰기, 물에 손씻기 등 요실금을 유발할 수 있는 활동을 하도록 한 다음

패드에 묻은 소변의 양을 측정하여 요실금의 정도를 파악한다.

⑤ 신체검사 : 소변이 적당히 마려운 상태에서 검사대에 눕게 한 다음 복압에 힘을 주라고 하여 요실금이 있는지 확인한다. 요실금이 관찰되지 않을 때에는 쪼그리고 앉거나 선 자세에서 다시 확인한다. 이어서 소독된 면봉을 요고에 삽입한 다음 항문이나 회음부를 아래로 밀어내는 느낌으로 힘을 주었을 때 면봉이 움직이는 각도를 측정하여 요도가 아래로 처진 정도를 진단한다. 그리고 질 안을 관찰하여 자궁이나 방광 및 직장의 탈출증이 있는지 관찰하는데, 이때 항문 괄약근의 긴장도나 감각 등을 체크하여 신경에 이상이 있는지도 확인한다.

⑥ 요실금의 전문검사

㉠ 소변검사 : 방광염이 있는지 소변검사로서 확인한다.

㉡ 잔뇨량 측정 : 소변을 보고 방광 안에 남아 있는 소변의 양을 체크한다.

㉢ 초음파 검사 : 콩팥, 방광, 전립선을 관찰한다.

㉣ 방광경 검사 : 방광내부와 요도 및 전립선을 관찰하여 이상소견을 확인한다.

㉤ 요역동학 검사 : 요도를 통해 방광 안으로 가는 관을 삽입한 다음에 관을 통해 식염수를 서서히 주입하다가 피검사자가 소변이 마려우면 배뇨를 하도록 하는 과정에서 방광과 요도의 기능을 기록하는 방법이다. 일반적으로 간단한 방법으로 요실금의 구분이 잘 되지 않을 때 정확하게 감별할 수 있는 장점이 있다.

8. 요실금의 치료법

(1) 약물치료

과민성 방광이나 절박성 요실금에서는 주치료이지만 복압성 요실금의 경우에는 아직까지는 효과적인 약물이 개발되어 있지 않다. 알파아드레날린 수용체 작용제를 사용하여 괄약근의 수축작용을 도와주어 요실금을 호전시키거나 폐경기 여성에서 에스트로겐 치료를 하면 일부에서 도움을 받을 수 있다. 복압성 요실금을 호전시키는 효과적인 약물은 아직까지 없어서 행동치료나 물리치료 등을 시행하고 있으며, 복압성 요실금과 과민성방광이 함께 있는 복압성 요실금에서 과민성 방광 증상은 약물로 일부 호전시킬 수 있다.

(2) 골반저근운동

여성 복압성 요실금의 일차적인 치료법이다. 골반저근운동(pelvic floor muscle exercise)의 이론적 근거는 골반저근 강화운동이 근육의 부피를 증가시키고, 방광과 요도를 구조적으로

지지하게 되므로, 복압이 증가해도 빠르고 강하게 골반저근이 수축되면서 요실금을 방지한다. 요실금이 발생한 지 얼마 되지 않은 약한 요실금에 효과적이며 분만 후 요실금의 예방을 위해서도 효과적인 운동이다. 방법은 누워서 복부근육을 충분히 이완시킨 상태에서 질을 촉지하면서 운동을 한다. 운동 중 복부나 대퇴부, 둔부의 근육을 사용하지 않아야 하고, 호흡도 참지 않는다. 몇 주후 익숙해지면 앉거나 서는 등 자세를 바꾸면서 시행한다. 보통 5~10초간 수축하고 10초간 쉬며, 매일 하루에 80~160회 반복하여 3개월 이상 꾸준히 치료해야 한다. 이후에도 주기적으로 운동을 해주어야 장기적인 치료효과가 있다.

골반저근은 장시간 장력을 유지할 수 있는 완연축섬유와 짧은 시간 내에 강하게 수축하는 속연축섬유의 혼합체이기 때문에 빠른 수축운동과 수축된 상태를 유지하는 운동이 모두 필요하다. 이 골반저근운동은 부작용이 거의 없고, 효과가 떨어지리라 예상되는 환자도 효과를 보는 경우가 있다(그림 1-85).

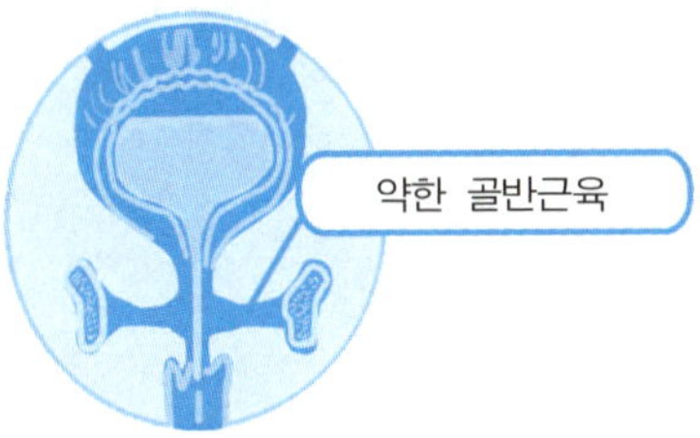

(a) 골반저근운동 전

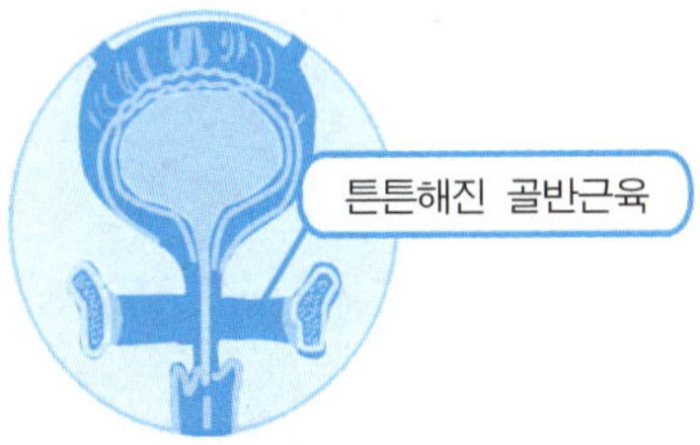

(b) 골반저근운동 후

그림 1-85 • 골반저근운동

(3) 바이오피드백

골반저근운동이 효과적임에도 불구하고 집에서 혼자서 하게 되면 제대로 된 운동을 못하는 경우가 대부분이다. 혼자서만 골반저근운동을 했을 경우, 50[%]의 환자가 적절하게 골반근육을 수축하지 못했고, 25[%]는 오히려 복압을 상승시켜 요실금을 악화시키는 운동을 하게 된다는 연구결과도 있다.

바이오피드백 치료는 탐폰 형태의 프로브를 질이나 항문에 삽입한 상태에서 골반근육을 수축하면, 근육의 수축력이 프로브에 의해 감지되어 컴퓨터 모니터로 디스플레이되므로 효과적으로 골반저근운동을 하는지 정확히 확인시켜 준다.

자신은 열심히 골반저근을 수축하고 있지만 컴퓨터 모니터를 통해서 보면 엉뚱한 근육을 수축하고 있는 게 확인이 된다. 근육을 수축할 때마다 제대로 골반저근이 운동되고 있는지 확인이 가능하기 때문에 정확한 운동방법을 습득할 수 있다. 일정 기간이 지나면 집에서도 혼자서 효과적인 골반저근운동이 가능하게 된다.

바이오피드백 치료기계는 여러 종류가 있으며, CMG를 이용한 방법과 EMG를 이용한 방법이 있다. 보통 일주일에 1~2회, 30~60분 정도, 6주~3개월 정도 시행한다. 이후 집에서 규칙적으로 운동을 하고, 한 달에 한 번 정도 병원에서 확인하는 것이 좋다(그림 1-86).

바이오피드백은 정확한 골반저근운동을 할 수 있도록 도와주고, 한 번 방법을 익히면 집에서도 쉽게 효과적으로 할 수 있는 치료법이다. 또한 과민성방광과 요실금 모두에 효과적이며 부작용이 거의 없다. 여성 성기능강화나 성감의 향상에도 바이오피드백 치료로 효과를 볼 수 있다.

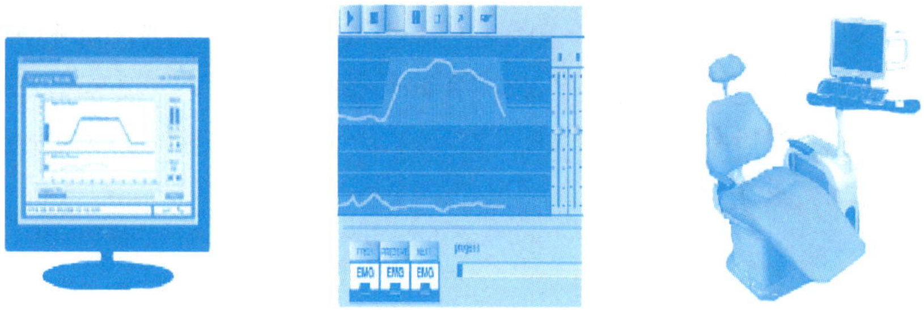

그림 1-86 • 바이오피드백

(4) 전기자극치료

바이오피드백 치료와 함께 대표적인 물리치료 요법 중에 하나이다. 전기자극치료(functional electrical stimulation) 단독으로 시행되기도 하지만, 골반저근운동과 바이오피드백 치료를 병행하는 것이 더 좋은 효과가 있다.

골반저근에 가하는 전기자극 치료는 골반저근의 수축과 방광활동 억제의 두 가지 작용을 하기 때문에, 복압성 요실금과 절박성 요실금 모두에 효과적인 방법이다. 음부신경과 천골신경을 자극하여 복압성 요실금에서는 요도괄약근을 강화하고, 절박성 요실금에서는 배뇨근과 반사를 억제하게 된다.

이러한 전기자극은 35[mA] 이하의 낮은 전류에 대하여는 골반저근만 영향을 받으며, 질 내 자극 시 65[mA] 이상, 항문자극 시 40[mA] 이상의 높은 전류를 사용하면 골반저근 수축과 방광이완의 두 가지 효과가 나타난다.

(5) 체외자기장 치료

최근 요실금의 비수술적 치료법 중에서 체외자기장(extracorporeal magnetic innervation) 치료는 전기적 자극이 아닌 자기장으로써 전류를 형성하므로, 별도의 전극을 질이나 항문에 삽입할 필요가 없으며, 환자가 옷을 벗을 필요가 없다. 치료받을 때 저항에 따른 에너지 감쇠가 없어서 치료받고자 하는 부위의 신경조직에까지 효과가 있다. 이 치료는 전기자극치료와 유사하게 환자의 골반저근에 저주파와 고주파 자극을 가함으로써, 수동적으로 운동되도록 하는 방법으로 능동적 운동방식과는 다소 차이가 있다. 체외자기장 치료의 방법은 10[Hz], 50[Hz] 각 10분씩 주 2회 4~6주 정도 시행하게 되며 대개는 약물치료, 골반저근운동 등의 보조적 치료를 병행하는 것이 좋다(그림 1-87).

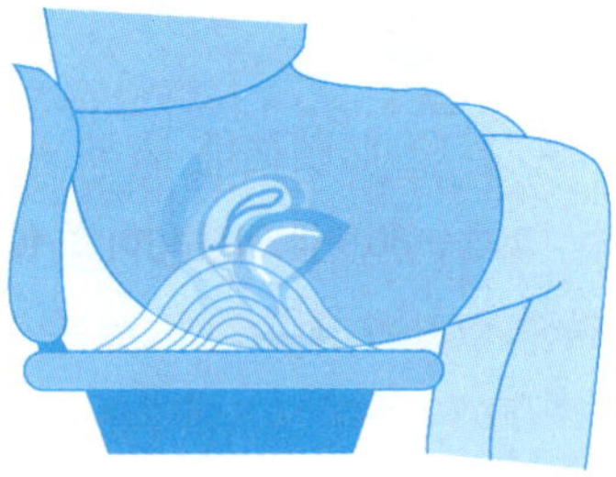

그림 1-87 • 체외자기장 치료

(6) 착의형 바이오피드백

최근에는 별도의 전극을 질이나 항문에 삽입하지 않고, 옷을 입은 상태로 골반저근을 능동적으로 수축운동을 하여 강화할 수 있는 착의형 바이오피드백 치료법이 국내에서 최초로 개발되었다.

착의형 바이오피드백 치료법은 환자가 옷을 입은 상태 그대로 의자에 착석하여 골반저근을 수축하면 골반저근의 수축 정도가 의자에 내장된 센서를 통해 감지되어 컴퓨터 모니터로 디스플레이되므로 모니터를 보면서 정확하게 골반저근을 수축운동하여 강화할 수 있다. 기존의 골반저근운동이 요실금과 성기능 개선에 효과적이었으나, 골반저근운동을 제대로 하지 못하였던 것은 골반저근이 평소 잘 사용하지 않는 근육이기 때문에, 혼자서는 자신의 골반저근을 스스로 인식하기 어려워서 복근이나 대퇴근 등 다른 근육만 수축운동할 뿐, 골반저근을 효과적으로 수축운동하기 어렵다. 그러나 착의형 바이오피드백 치료법은 사용 시 환자의 골반저근에 일정한 압력을 가해줌으로써, 환자 스스로도 압박되고 있는 자신의 골반저근을 쉽고 정확하게 인식할 수 있어 골반저근을 더욱 효과적으로 강화할 수 있다.

또한, 우리가 팔운동할 때에도 맨손으로 팔운동하는 것에 비해 아령을 들고 팔운동하는 것이 더욱 효과적이며, 골반저근도 근육운동에 필요한 충분한 웨이트를 작용시킨 상태에서 운동하는 것이 효과적인 방법이다. 착의형 바이오피드백 치료법은 기존 치료법과는 달리, 목표로 하는 골반저근을 충분히 압박한 상태에서 이 압박에 대항하여 골반저근을 직접적으로 수축운동함으로써 효과를 더욱 향상시킬 수 있는 최신 치료법이다(그림 1-88).

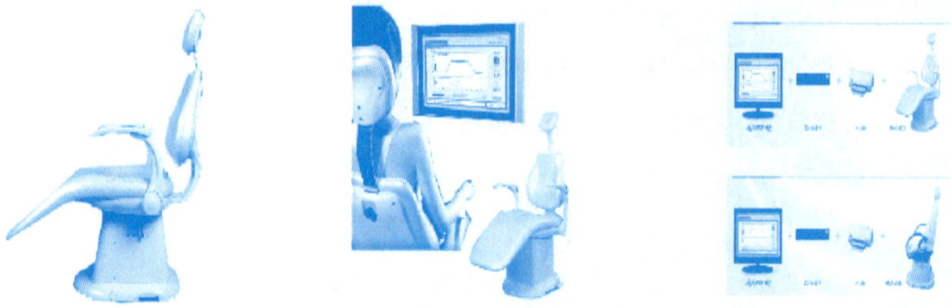

그림 1-88 • 착의형 바이오피드백

(7) 수술적 치료

최근 가장 많이 사용되는 방법은 TVT, TOT 요실금수술이다. TVT, TOT 요실금수술은 기존 수술과는 달리 요도를 압박하지 않고, 중부요도에 가볍게 테이프를 걸어 주는 방법이다(그림 1-89).

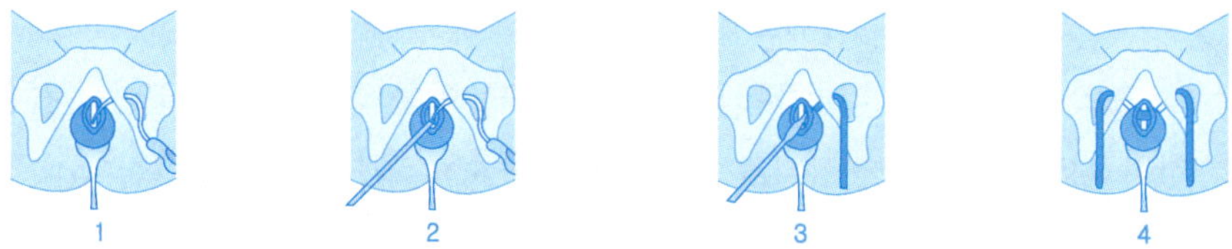

그림 1-89 • 요실금수술

TVT, TOT 요실금수술이 개발되면서 기존 수술법에 비해서 수술시간이 단축되고, 환자의 합병증도 많이 감소되었다. 또한 TOT 수술은 복부가 아니라 폐쇄공으로 테이프를 통과시켜 해부학적으로 신경과 혈관을 피할 수 있고, 방광에 대한 손상도 거의 없다(그림 1-90).

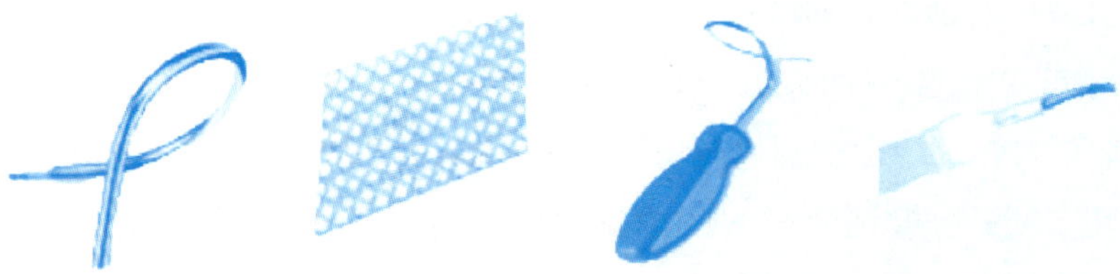

그림 1-90 • 요실금수술기구

13 의료용 레이저

1. 레이저의 역사

인간의 질병치료와 질병검사를 위해 레이저*(laser)라는 빛을 적용하므로 내과, 소아과, 안과, 이비인후과, 피부과, 산부인과 등 광범위한 의료분야에서 실현되고 있다. 그리고 외과에서는 기본적인 치료방법에 이용되고 있으며, 임상병리검사, 방사선검사 등의 검진범위에도 효율적인 진단향상을 위해 레이저가 이용되고 있다(표 1-33).

표 1-33 • 레이저의 발전 역사

년도	레이저의 종류	레이저 발명자
1945	암모니아 레이저	C.townes
1960	루비 레이저	T.H. Maiman
	4준위계 고체 레이저	P.P. Sorokin, M.J. Stevenson
1961	He-Ne 레이저	A. Javan et al.
	Q 스위치법	F.J. McClung, R.W. Hellwarth
	제2고조파 발생	P.A. Franken et al.
1962	Nd : Glass 레이저	E. Snitzer
	AlAs 반도체 레이저	M.I. Nathan et al.
	라만 레이저	E.J. Woodburg et al.
1963	질소 레이저	H.G. Heard
1964	Ar 레이저	W.B. Bridges
	CO_2 레이저	C.K.N. Patel
	모드 동기법	L.E. Hargrove et al.
1965	화학 레이저	J.V. Kasper, G.C. Pimentel
	광파라메트릭 발진	J.A. Giordmain, R.C. Miller
1966	색소 레이저	P.P. Sorokin, J.R. Lankard
1970	엑시머 레이저	N.G. Basov et al.
1975	희(稀) 가스 할라이드 레이저	S.K. Searles, G.A. Hart
1976	자유전자 레이저	L.R. Elias et al.
1984	연 X-선 레이저	M.D. Rosen et al.

* 레이저 : 'Light Amplification by Stimulated Emission of Radiation'이란 영어의 각 단어 머리글자를 따서 조합한 합성어로서 우리말로 하면 '유도방출과정에 의한 빛의 증폭'이다.

레이저의 장점으로는 의료분야에서 해결할 수 없었던 문제를 해결할 수 있고 치료 시 부작용이 적다. 의료에서 레이저의 이용은 환자의 어려운 부분을 해결했다. 레이저는 연구하여 이용된 기간이 짧다는 점을 감안해서 레이저 연구가 이제는 인체에 어떠한 해를 주는가에 관심을 가져야 할 것이다. 또한 레이저를 정확히 이해하고 새로운 레이저 의료기술을 발전시켜야 한다.

2. 레이저의 원리와 특성

레이저의 원리와 특성 레이저는 'Light amplification by stimulated emission of radiation'이라는 영어의 각 단어 첫 자를 따서 조합한 합성어로, 번역하면 '유도방출과정에 의한 빛의 증폭'이란 뜻이다. 이렇게 레이저는 빛이 증폭되는 물리적 현상을 얘기하지만 현재는 레이저 빛을 발생하는 장치이다(그림 1-91(a)).

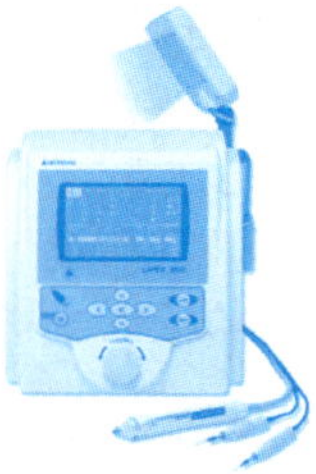

(a) 레이저 기기

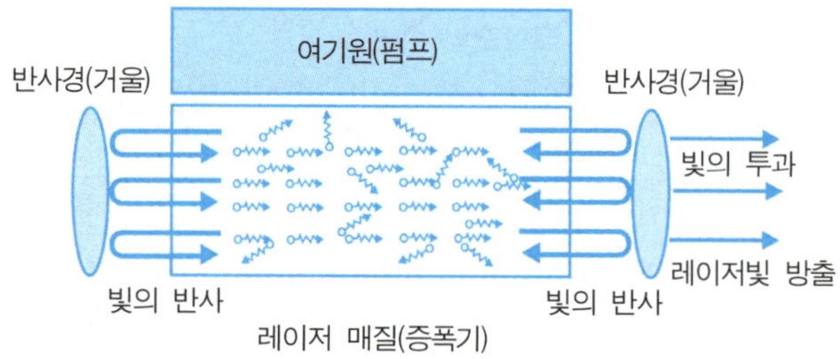

(b) 레이저 기기의 장치 및 원리도

그림 1-91 • 레이저의 발생원리

원자는 중심부에 (+)(양전하) 성질을 가진 원자핵이 있고 주위에 (−)(음전하)를 가진 전자가 돌고 있다. 원자의 에너지 준위(energy level), 즉 원자가 정상상태가 취할 수 있는 에너지 값은 주위에 도는 전자의 개수에 따라 결정된다.

① 전자가 정상궤도에서 움직이고 있을 때를 표준상태(기저상태)에 있다고 하며, 이때의 원자는 안정되고 열평형상태에 머물러 있게 된다.

② 표준상태(기저상태)에 있는 원자가 외부로부터 에너지를 공급받으면 보다 높은 단계의 에너지 상태로 이동하는 상태를 들뜬상태(excited state : 여기상태)라 하고 일정한 수명을 가지고 있다가 시간이 경과되면 다시 기저상태로 되돌아온다. 이때 에너지 레벨의 차이에서 발생하는 에너지를 빛으로 방출하는데 이것을 자연방출(spontaneous emission)이라 한다.

③ 레이저와 다른 광원 사이의 큰 차이는 레이저 매질이 특수한 에너지 레벨을 갖고 있어 들뜬 상태의 원자가 기저상태로 돌아가기 전에 준안정상태에 약간 머물러 있다. 원자들은 이러한 준안정 상태로 있다가 외부자극에 의해 강력한 상호작용을 일으킴과 동시에 기저상태로 되돌

아간다. 이 과정에서 원자는 기저상태로 되돌아가도록 한 빛의 파장과 동일한 파장의 빛을 방출하는 것을 유도방출이라 한다. 즉 흡수한 에너지는 원자에 축적되었다가 어느 정도 경과 후에 방출하면 원자는 준안정상태에서 낮은 레벨 상태로 변환하면서 단일파장의 광을 낸다.

④ 유도방출되는 빛은 두 에너지 상태의 크기와 차가 동일하고, 위상 및 진행방향 주파수도 같다. 따라서 유도방출의 결과로 인해 빛은 2배로 증가하고 다시 다른 유도방출을 유도하여 방출되면 빛은 기하급수적으로 증가하게 된다. 이렇게 빛의 증가에 의해서 레이저의 발생원리와 레이저 기기의 장치 및 원리도는 그림 1-91(b)와 같다.

3. 레이저의 구성

레이저는 레이저 매질, 여기원자(펌프), 공진기 등으로 구성된다. 각각의 기능들은 표 1-34와 같다.

표 1-34 • 레이저 장치의 기능

레이저 장치	레이저의 기능
레이저 매질	외부에서 들어오는 에너지를 흡수하여 빛방출. 매질에는 기체, 액체, 고체 그리고 반도체 등이 있다. 매질의 내부에는 활성원자가 균일하게 분포되어 있다. 이러한 활성원자는 외부에서 에너지를 공급받아 여기상태로 이동했다가 수명이 되면 다시 원래의 기저상태로 되돌아오게 된다.
여기원자	레이저 매질이 빛을 방출하도록 에너지를 공급하는 것으로 전기방전, 전자빔, 빛 등이 있다.
공진기	레이저 매질로부터 방출되는 빛을 모아 한 방향으로 보내는 장치로 활성원자가 여기원자로부터 에너지를 공급받은 뒤, 여기상태를 거쳐서 빛으로 방출하지만 그 방출된 빛을 레이저 매질 속으로 왕복시켜 빛 에너지로서 계속하여 증폭시키는 것으로 보통은 2개의 반사경(전반사경 및 출력반사경)으로 구성된다.

레이저는 특정한 에너지를 흡수해 빛으로 방출할 수 있어야 하며 매질로 이용되는 물질에 의해 종류가 나누어진다. 그러므로 매질에 따라서 특정 파장을 가진 빛으로 방출하는 특징을 가지고 있다. 그림 1-92는 레이저의 구조를 나타내었다.

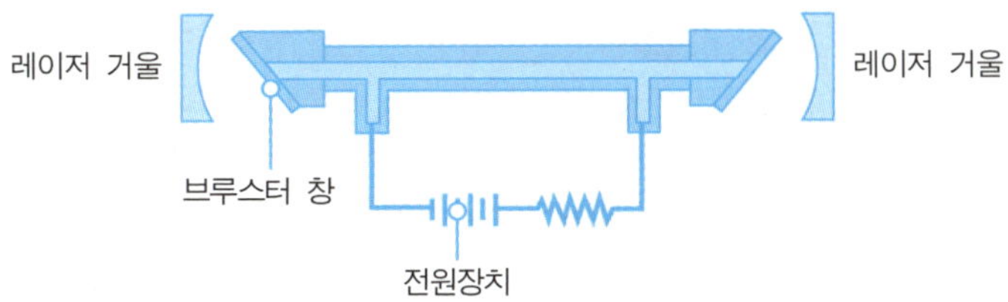

그림 1-92 • 레이저의 구조

4. 레이저광의 특성

레이저광은 다른 전자파와 비교해 **간섭성***(coherence)이라는 특징을 가지고 있다.

(1) 지향성

반사나 굴절시키지 않는 한 거의 일직선으로 빛이 진행하는 것이다.

예 백열구에서 나오는 빛을 보면 멀리서 보았을 때 빛의 세기가 줄어드는 것을 알 수 있지만, 레이저에서 나오는 길고 가느다란 빛은 멀리까지도 줄어들지 않고 진행한다.

① 공연장에서 화려한 조명과 레이저를 이용해서 공연을 하고 있는 장면을 지구 밖에서 본다면 가늘고 선명한 레이저만 보일 것이다. 이러한 레이저의 성질을 이용하여 먼 거리에 있는 물체의 위치를 탐색하거나 측량의 정확성을 증가시켜 터널을 곧바로 파기도 하고, 지진, 화산분출 예견 등을 가능하게 했다.

② **빛의 지향성(directional) 정도 : 발산각인 빔의 중심축이 바깥부분과 이루는 각을 의미하며, 발산각으로 빔의 확산속도와 정도를 알 수 있다.**

(2) 단색성

가정에서 이용하는 백열전구와 레이저를 그림 1-93과 같이 프리즘을 통하여 비교해 보면, 백열구 그림 1-93(a)에서 나오는 빛은 '빨, 주, 노, 초, 파, 남, 보'의 가시광선 범위의 여러 가지(무지개) 색깔의 빛이 섞여 있으나 **레이저 빛에서는 한 가지 색깔만이 검출된다.** 레이저 빛은 **하나의 파장으로 된 빛으로 단일 주파수, 즉 단일 색(monochromatic : 단색성)으로 구성된 빛이다. 유도방출현상에 의해서 부분적으로 방출된 특이파장의 빛이 마주보는 두 개의 반사거울로 이루어진 공진기에서 더 큰 광여파(optical filtering)가 되기 때문에** 레이저광이 단색성이 높다.

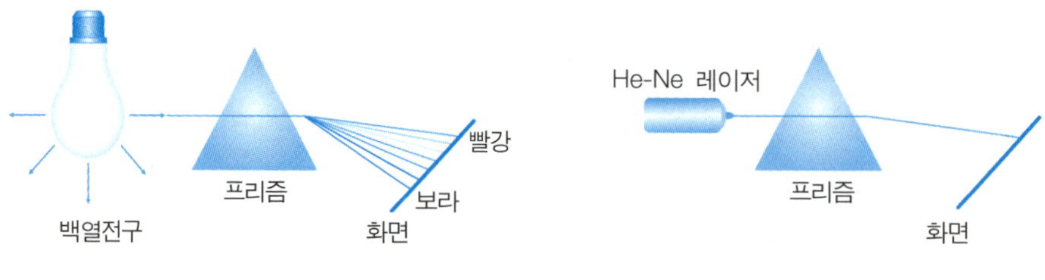

(a) 백열전구의 무지개색 (b) 레이저의 단색

그림 1-93 • 백열전구의 무지개색과 레이저의 단색

* 간섭성 : 대단히 높은 규칙성, 즉 공간적이나 시간적으로 예측할 수 있는 성질이다. 이러한 간섭성 때문에 레이저광은 유도방출에 의한 빛이기 때문에 형광등이나 백열전구, 태양 등 기존의 광원에서 나오는 빛과는 다른 독특한 성질을 갖고 있다.

처음에는 단색광(單色光)을 검출하기 위해 프리즘을 통과한 광선의 파장이 다른 단색광으로 나눠지는 것을 통해 얻었지만, 이 방법은 부드러운 단색광을 검출할 수 없기 때문에 검출하기 어려운 단색광(그림 1-93(b))은 레이저라는 장치를 통해서 검출하고 있다. 레이저는 여러 가지 물리적 특성이나 분광화학분석 등에 이용되며 이성체의 분리, 또는 새로운 합성 등 화학분야에서도 레이저를 응용하고 있다.

(3) 간섭성

간섭성적인 특성을 가진 빛의 레이저이다. 전자파의 진폭이나 위상의 흔들릴 정도로 태양빛이나 백열구 빛의 파동은 일관성을 가지고 있지 않아 여러 방향으로 나타나지만, 레이저는 빛의 진로방향이 평행하게 나타나는 빛이다. 이러한 것을 간섭성(coherence)적인 특징이며, 레이저 빛은 이상적인 평행 빛으로서 38만[km]나 떨어진 달에 도착하여도 불과 3[km] 이내의 확산만 일어난다. 레이저광의 간섭성은 그림 1-94와 같다.

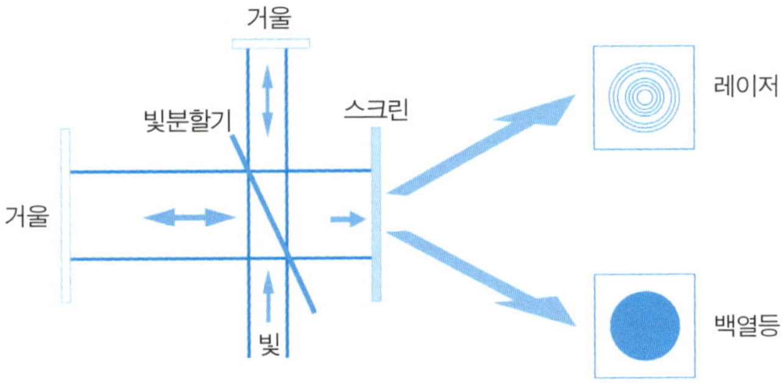

그림 1-94 • 레이저광의 간섭성

(4) 고휘도

휘도란 일정한 넓이를 가진 광원 또는 빛의 사체 표면의 밝기를 나타내는 빛의 출력밀도이다. 따라서 고휘도는 광원의 지향성 및 출력밀도에 의해서 좌우된다. 레이저는 빔의 평행성이 상당히 탁월하므로 렌즈에 모으면 상당히 높은 에너지를 한 점으로 맞출 수 있다. 외과수술용 메스나 무기로 레이저를 이용할 수 있는 것은 레이저의 고휘도(brightness) 때문이다.

5. 레이저의 종류

현재 사용 중인 레이저는 상당히 많으며, 연구 중인 레이저까지 합치면 종류는 수도 없이 많다. 레이저의 분류는 이용 매질, 출력되는 빛의 파장, 외부에서 공급해주는 에너지 종류, 동작하

표 1-35 • 레이저의 종류별 파장과 동작방식

레이저 물질	구성물질	발진파장	동작방식
크롬3가(Cr^{3+})	Al_2O_3(Ruby)	694[nm]	펄스 방식, Q 스위칭 방식
HCN	–	530~560[nm]	펄스 방식, 지속적인 파형
HF, DF	–	119[μm]	펄스 방식, 지속적인 파형
N_2	–	337[μm], 2.6~4[μm]	펄스 방식
네오디뮴(Nd^{3+})	Glass	1.06[μm]	펄스 방식, Q 스위칭 방식
네오디뮴(Nd^{3+})	YAG	–	모드 잠금 방식
크립톤(Kr^{+})	–	488[nm]	지속적인 파형, 펄스 방식, 모드 잠금 방식
비소화갈륨(GaAs)	GaAs Substrate	515[nm]	고정
비소화갈륨 알루미늄(GaAlAs)	GaAs	647[nm]	지속적인 파형, 펄스 방식
인화갈륨(GaP)	GaAs	840[nm]	펄스 방식, 지속적인 파형
GaInAsP	InP	850[nm]	펄스 방식, 지속적인 파형
네온(Ne)	He	633[nm], 1.15, 3.39[μm]	지속적인 파형
이산화탄소(CO_2)	–	325[nm], 4.22[nm]	지속적인 파형
아르곤(Ar^{+})	–	10.0[μm]	지속적인 파형, Q 스위칭 방식, 반복적인 펄스 방식
Excimer(KrCl, KrF, XeCl, XeF)	–	337[nm], 1.05[μm]	펄스 방식
로다민 6가 (Rhodamine 6G)	에탄올, 메탄올, 물	550~560[nm], 0.9~1.7[μm]	펄스 방식, 지속적인 파형, 단거리 펄스 방식
소듐 플루오레세인 (sodium fluorescein)	에탄올 물	570~610[nm]	지속적인 파형, 모드 잠금장치
수증기(water vapor)	–	–	단거리 펄스 방식, 지속적인 파형
구리증기(Cu vapor)	–	222, 248, 308, 351[nm]	펄스 방식

는 파장영역, 공진기의 모양, 동작형태 등에 따라 다양하지만, 현재 사용 중인 분류방법은 사용 매질의 성질에 대한 분류로 레이저의 종류별 파장, 동작방식은 표 1-35와 같다.

(1) 고체 레이저

비결정이나 결정물질을 바탕으로 소량의 활성이온을 혼합한 매질을 사용한다. 발진재료에 따라 Nd : Glass, Rb, RbCl, Nd : YAG, Alexandrite 등의 레이저로 구분하고 모재라고 하는 유리나 결정질의 매트릭스 속에 끼워진 이온들이 보통 능동입자를 형성한다. 고체 레이저는 산업, 의료, 군사, 새로운 에너지 개발, 광전송 등에서의 응용확대와 발전에 대하여 각각 응용목적에 맞는 실용적

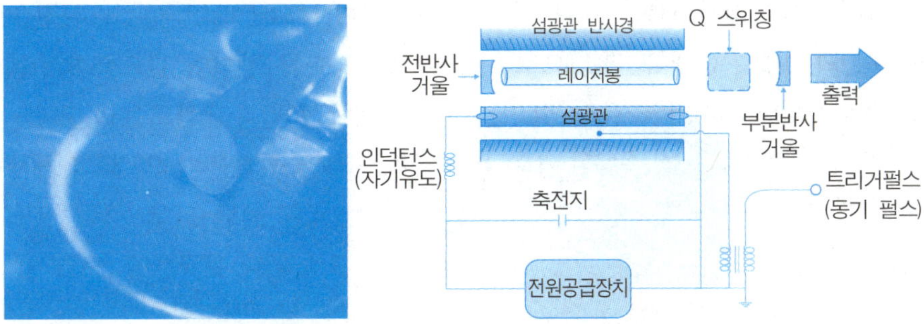

그림 1-95 • 램프로 펌핑되는 고체 레이저의 구조

인 도구로서의 최적화, 기계의 확충과 더불어 파장선택, 광펄스 제어, 레이저 증폭 등 여러 가지로 레이저광 제어기술이 발달되어 있다(그림 1-95).

1) 고체 레이저의 장·단점

① 고체 레이저의 장점 : 기계적으로 견고하고 이용하기 편리하다.

② 고체 레이저의 단점 : 기체 레이저보다 연속동작에 대한 안정성이 부족하며 광펌핑에 의한 여기 방식으로 제한해야 하므로 효율이 낮다.

2) 고체 레이저의 종류

여러 종류가 있으며 그 발진파장은 붉은색에서부터 적외선 파장에 나타난다. 즉 발진파장의 영역이 제한적이다(그림 1-96).

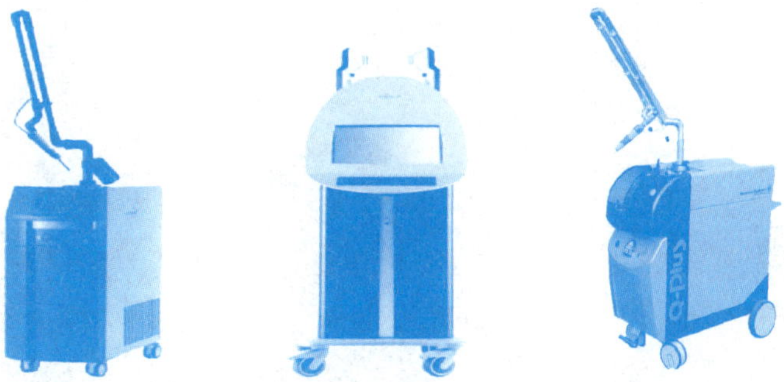

그림 1-96 • 루비 레이저 기기

① 루비($Cr : Al_2O_3$) 레이저

1960년 휴즈(Hughes) 연구소의 마이안(Mayian)에 의해 최초로 만들어진 가시광선 영역인 694.3[nm](1[nm]=10억 분의 1[m])의 붉은색인 레이저이다.

그림 1-96은 루비 레이저를 이용한 기기의 종류이다. 루비 레이저는 스위칭 레이저에서 100[MW] 이상의 고출력을 낸다. 그러므로 고첨두 출력의 가시광선이 필요한 임상분야에 많이 이용되고 있다. 루비 레이저의 결정 및 에너지 준위는 그림 1-97과 같다.

예 피부과에서는 루비 레이저에서 방출하는 색의 흡수성질을 이용하여 피부에 난 검은 반점을 태워 제거하는 데 이용하고 있다.

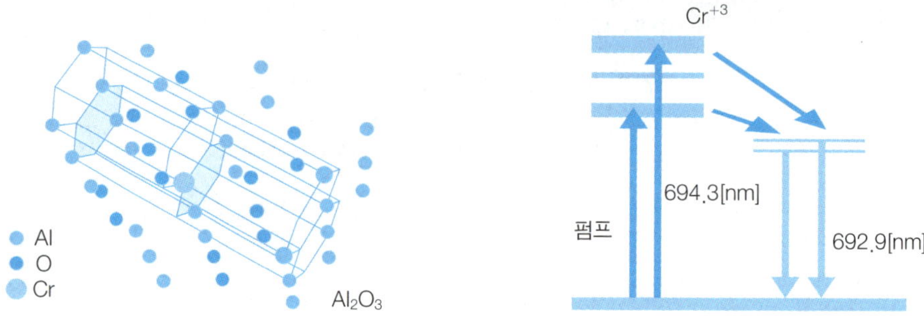

(a) 루비 결정의 모형 (b) 루비의 에너지 준위

그림 1-97 • 루비 레이저의 결정 및 에너지 준위

② 네오디뮴-야그*(Nd-YAG) 레이저

네오디뮴(Nd : Neodymium) 이온을 증폭매질로 사용하며, Nd-YAG, Nd-Glass가 대표적이다. 발진파장은 1,064[μm]이며 Nd 이온에서의 천이가 레이저 발진을 유발하지만 발광특성은 Nd의 에너지 준위에 대한 모재 격자의 영향에 따라 구분된다(그림 1-98).

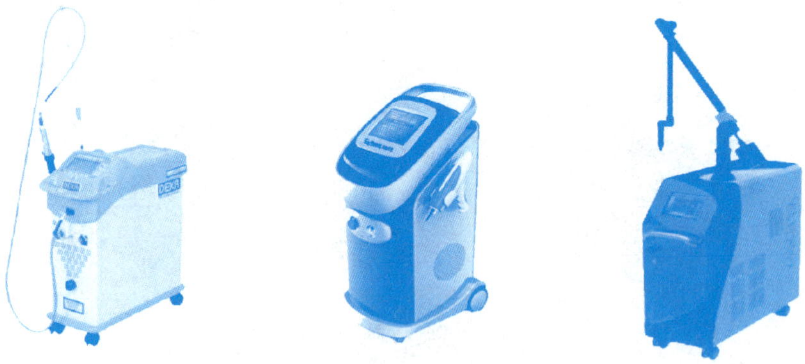

그림 1-98 • 네오디뮴-야그 레이저 기기

* 네오디뮴-야그(Nd-YAG) : 1,064[nm] 또는 1,320[nm] 두 가지 파장을 동시에 선택적으로 사용할 수 있는 최첨단 레이저이며, 침투성이 우수하므로 문신제거, 제모 등에 유효하다.

Nd 레이저의 능동매질은 3중으로 이온화된 Nd이고 결정이나 유리구조속에 결합하며 가장 일반적인 모재는 YAG이지만, 결정을 키우기가 어렵기에 YAG 막대의 길이는 10[cm] 정도로 제한되며 보통 반경은 6~10[mm] 정도이다. 유리를 이용하면 46[cm]까지 길이가 늘어나며, 펄스모드일 때는 직렬로 몇 개의 레이저를 반사시키면 엄청난 파워의 출력을 낸다.

㉠ Nd-YAG 레이저는 Nd^{+3}이온에 의해 생성되는 고체 레이저이다. Nd^{+3}이온은 다양한 주소재와 병합할 수 있는데 대부분 모재로는 Yttrium-Aluminium-Garnet(이트륨-알루미늄-가넷)이라는 일종의 합성보석을 이용한다. 고체 레이저 중 1[μm] 파장의 근적외선 영역에서 발진하는 네오디뮴-야그 레이저는 레이저 이득이 크고 연속 발진하여 높은 출력이 가능하며 열적·기계적 특성이 탁월하여 널리 응용되고 있는 레이저이며, 파장은 대부분 1,064[μm]의 파장을 이용하는 것이 아니라 주파수 변환방법을 이용하여 높은 출력의 가시광선이나 자외선을 이용하며, 연속파 출력은 수 [W]에서 수 [kW]까지 사용 가능하여 물을 통과하여도 수[cm] 전달할 수 있다. 에너지는 조직에 의해 전후로 산란되고 색소에 의해 흡수된다.

㉡ 임상분야에선 환부의 절개 및 마비와 광섬유를 통해 레이저의 전달이 가능하므로 내시경을 이용한 수술 등에 이용되고 있다. 또한 레이저 천공, 과학연구용이나 레이저 용접 같은 산업용, 또는 의료용 등의 다양한 측면에서도 이용되고 있다. 네오디뮴-야그 레이저는 파장을 변환시켜 녹색 레이저 광원을 중요하게 이용하고 있다.

㉢ 네오디뮴-글라스(Nd-Glass) 레이저 : Nd-YAG 레이저와 동일한 Nd 이온을 증폭매체로 이용하지만, 모재로는 결정체가 아닌 광학유리를 이용하며 발진파장은 네오디뮴-야그 레이저와 비슷한 1,060[μm]이다. 광학유리는 다양한 종류가 있으므로 원하는 특성의 유리를 사용하거나 원하는 특성의 유리를 쉽게 선택할 수 있다.

ⓐ 네오디뮴-글라스 레이저의 장점 : 유리에 도핑되는 Nd 이온의 농도가 6[%]로 높아 순간출력이 1,012[W]에 달하는 극초단 펄스레이저가 생성가능하고, 대형, 고출력화가 가능하기 때문에 대표적인 고출력 레이저로 손꼽힌다. 높은 첨두출력의 핵융합 레이저에 이용된다(그림 1-99).

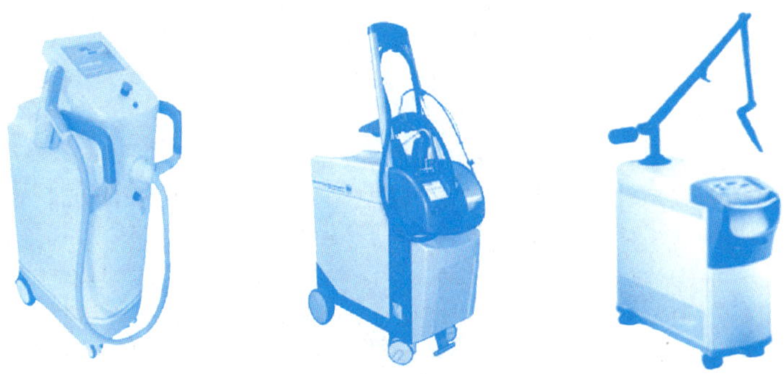

그림 1-99 • 네오디뮴-글라스 레이저 기기

ⓑ 네오디뮴-글라스(Nd-Glass) 레이저의 단점

- 열전도율이 낮아서 연속발진이 불가능하다.
- YAG 레이저보다 펄스 반복도 낮다.

③ 네오디뮴 – 엘프(Nd-YLF) 레이저

㉠ Neodymium(네오디뮴 : Nd^{3+}) : Yttrium*(이트륨), Lithium**(리튬), Fluoride***(불소)

㉡ 모재격자에서 알루미늄이 리튬으로 치환되어 1,047[μm]에서 발진하며, 1,319[μm]에서도 발진이 가능하다(그림 1-100).

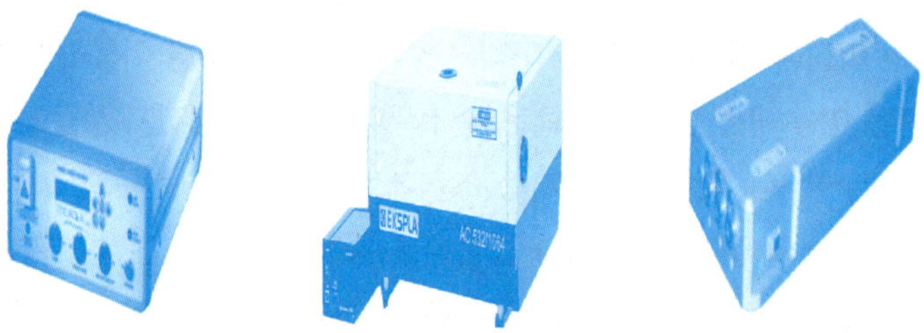

그림 1–100 • 네오디뮴–엘프 레이저 기기

④ 티타늄 – 사파이어(Ti-Sapphire) 레이저

결정을 이용하여 파장가변 티타늄****(titanium)-사파이어 레이저로부터 내부공진기 구조를 이용한 진동수 배가를 수행하였다. 효과적인 진동수 배가를 수행하기 위해서 자체 개발한 파장가변 티타늄-사파이어 레이저를 이용하여 기본파의 중심 파장 및 파장변화에 대한 LBO 결정의 스펙트럼선폭 및 각선폭 등을 측정하였으며, 내부공진기 방법을 이용하여 진동수 배가된 제2 고조파 출력특성 및 파장 가변성 등을 측정하였다.

---

* 이트륨 : 화학원소로 기호는 Y이고 원자번호는 39이다. 은백색을 띠는 전이금속으로 희토류 원소 중 가장 흔하다. 컬러 텔레비전에서 빨간색을 내는 데에 이트륨 화합물이 사용된다. 전연성이 없고 공기 중에서 표면이 산화되기 쉽다. 뜨거운 물에 분해되고 산에는 녹지만 알칼리에는 녹지 않는 특성이 있다.

** 리튬 : 화학원소로 기호는 Li이고 원자번호는 3이고 물에 뜨며, 물과 반응해 수산화리튬과 수소기체를 만든다. 대기 중에서 습기와 반응하기 때문에 바셀린을 칠해서 보관한다.

*** 불소 : 원자번호 9번의 원소로, 원소기호는 F이다. 플루오르(fluorine)로 불리는 강력한 할로겐 원소로서 불소 자체로는 존재하지 않고 자연계에서 화합물의 형태로 존재한다. 지각에는 약 250~750[ppm] 정도의 농도로 존재하여 전체 구성원소 중 13번째로 많으며, 바닷물의 불소 이온농도는 1.2~1.5[ppm] 정도 전체 구성원소 중 12번째로 많다.

**** 티타늄 : 화학원소로 기호는 Ti이고 원자번호는 22이다. 가볍고 단단하고 내부식성이 있는 전이금속 원소로 은백색의 금속 광택이 있다. 티타늄은 철이나 알루미늄의 가볍고 단단한 합금을 만드는데 쓰인다. 또 이산화 티타늄은 흰색 안료의 재료로 페인트 등에 쓰인다. 티타늄은 여러 광물에 널리 분포하는데, 주로 티탄철석과 금홍석에서 얻는다. 두 가지 동소체와 다섯 가지 자연 동위원소로 발견되며 가장 흔한 것은 Ti-48이다. 티타늄의 가장 중요한 성질은 강철처럼 단단하지만 무게는 60[%] 밖에 되지 않는다. 티타늄의 물리적, 화학적 성질은 지르코늄과 비슷하다.

800[nm]의 기본파 파장에서 LBO 결정의 θ방향에 대한 스펙트럼선폭 및 각선폭은 각각 1.54[nm] 및 3.8[nm]로 확인되었다. 또한 내부공진기 구조를 이용한 진동수 배가결과 기본파의 출력이 800[nm]에서 185[mW]일 때, 400[nm]에서 스펙트럼의 반치폭이 0.089[nm]인 5.3[nW]의 제2 고조파 출력을 얻을 수 있었고, 진동수 배가된 출력의 파장 가변영역은 397~403[nm]로 확인되었다(그림 1-101).

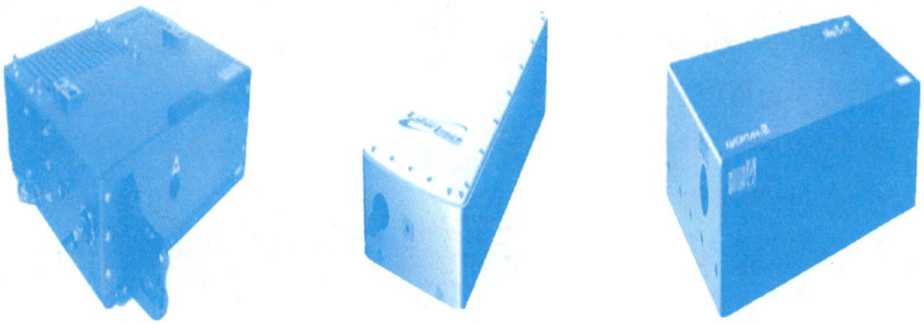

그림 1-101 • 티타늄-사파이어 레이저 기기

⑤ 반도체 레이저

갈륨비소, 인듐갈륨비소인과 같은 반도체로 P형 및 N형을 구성하고 전자와 홀의 재결합을 촉진시켜 유도방출을 만들어낸다(그림 1-102).

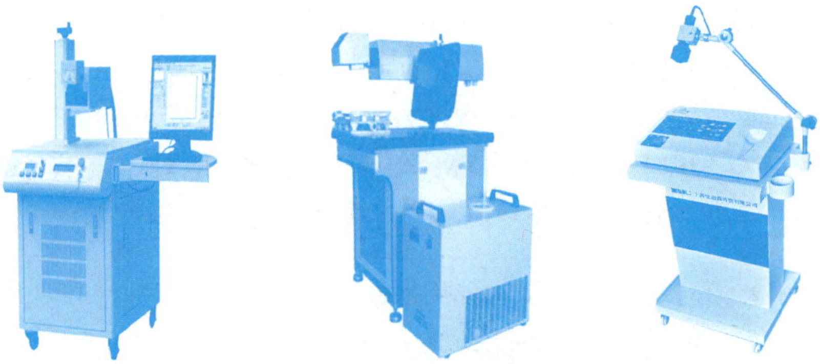

그림 1-102 • 반도체 레이저

(2) 기체 레이저

레이저 발명 초기부터 많은 연구가 진행되어 다수의 레이저 종류가 개발된 것이 기체 레이저이며 원적외선 영역에서 X-선 영역까지 광범위하게 동작할 수 있다. 기체 레이저는 기체의 활성원자 또는 그것을 포함한 혼합기체를 레이저 매질로서 활용하는 것으로 주로 전기방전 또는 전자빔에 의하여 발생한다. 다른 레이저보다 기체 레이저가 매질이 동일하기 때문에 광학적으로 상당한 균일한 고품질의 광속을 검출할 수 있으며 매질의 부피를 자유롭게 조절할 수 있기 때문에 원하는 출력을 얻을 수 있다.

1) 헬륨-네온 레이저

632.8[nm]의 붉은 파장을 가지며, 중성원자인 He(헬륨)가스와 Ne(네온)가스의 혼합기체를 매질로 이용하는 최초의 가스 레이저이다. 그림 1-103(a)는 He-Ne 레이저를 이용한 의료기기이다.

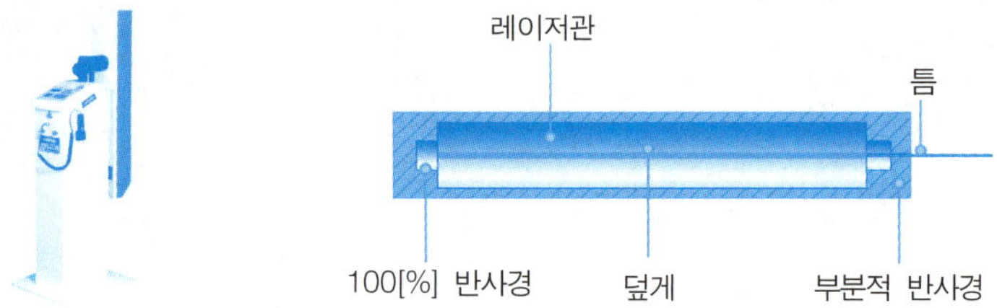

(a) He-Ne 레이저 실물 (b) 헬륨-네온 장치 및 원리도

그림 1-103 • 헬륨-네온 레이저 의료기기

① He-Ne 레이저는 544[nm], 594[nm], 612[nm], 633[nm]의 가시광선과 1,154[nm], 1,804[nm], 381[nm]의 적외선을 낼수 있다. 의료용으로는 붉은색인 633[nm]를 주로 이용하며 단색성이 매우 높다. 그림 1-103(b)는 헬륨-네온 레이저의 장치 및 원리도이다.

② He-Ne 레이저는 주로 간섭(intervention), 회절(diffraction), 굴절(refraction) 등 기초 광학실험용으로 많이 사용되며 0.5~100[mW]까지의 출력을 낼 수 있는 다양한 레이저가 개발되어 있다. 헬륨과 네온의 혼합기체는 레이저의 매질로 이용되고 네온 가스에서 레이저가 발진된다. 그림 1-104는 헬륨-네온 레이저의 원리 및 구조도이다.

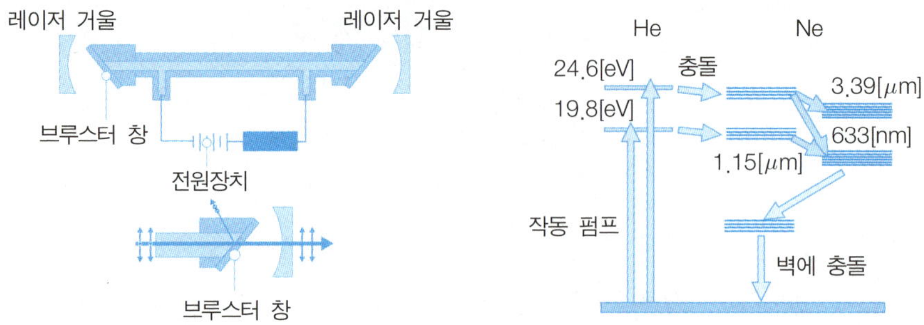

(a) 헬륨-네온 레이저의 원리 (b) 헬륨-네온 레이저의 구조

그림 1-104 • 헬륨-네온 레이저 원리 및 구조

2) 이산화탄소 레이저

1964년 미국의 패텔(Patel)이 이산화탄소(CO_2)가스를 이용하여 처음으로 적외선 레이저 빛의 연속발진에 성공하였다. 그 후 질소가스를 첨가하므로 레이저 장치의 평균출력을 수 [mW]에서 12[W]로 증가시키고 현재 100[kW]의 대형 CO_2 레이저도 개발하였다(그림 1-105).

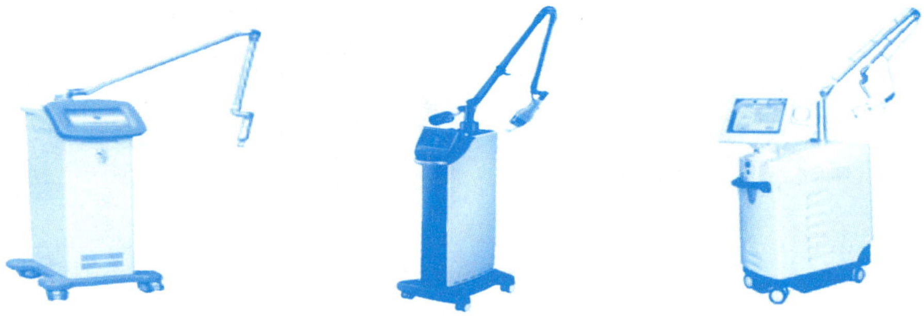

그림 1-105 • 이산화탄소 레이저 기기

① 출력의 증가는 여기된 질소가스가 이산화탄소가스와 충돌하여 질소가 지닌 에너지를 이산화탄소로 전달시킴으로써 이산화탄소 분자의 상위준위 밀도를 증가시키기 때문이다. 즉 여기된 질소는 긴 수명을 가지고 있으며, 질소와 이산화탄소의 여기된 준위들 사이의 에너지가 비슷하기 때문에 이러한 충돌과정은 매우 효율적이다. 그리고 헬륨가스를 첨가함으로써 이산화탄소 분자들은 빠른 속도로 기저준위로 돌아오게 되어 반전 분포를 촉진시켜 레이저 자체의 효율을 높일 수 있게 되었는데 이는 헬륨가스가 일반 공기보다 냉각능력이 약 6~8배 우수하기 때문이다.

② 이산화탄소(CO_2) 레이저 : 고효율, 고출력의 원적외선 레이저이다. 발진파장은 주로 10,600[nm]이나 이보다 낮은 9,600[nm]에서도 용이하게 발진이 된다. 따라서 레이저에 쓰이는 광학 부품은 원적외선 영역에서의 반사(reflection)성 또는 투과(transmission)성이 탁월하여야 하며, 고출력 레이저용 광학에서는 열에 의한 손상을 줄여야 한다.

③ 이산화탄소(CO_2)는 긴 파장이어서 물을 0.3[mm] 밖에 통과하지 못하고 흡수된다. 조직의 절단과 증기화가 이상적이어서 수술 후 통증이 적고 암세포(악성종양세포)를 태워 없애는 데 쓰인다. 표 1-36은 이산화탄소(CO_2) 시스템의 종류이다.

표 1-36 • 이산화탄소 시스템의 종류

냉각방식	여기방식	공진기 형태
저속 축류형	직류 글로우 여기	안정형
고속 축류형	축방향 방전여기형, 횡방향 방전여기형, 분할 방전여기형	링모드
횡류형	고주파 방전여기(무선방전형, RF 방전형)	FAIR 공진기

3) 아르곤(Ar)이온 레이저

수백[mW]~수십[W]의 출력을 내는 가시광 기체 레이저이다(그림 1-106).

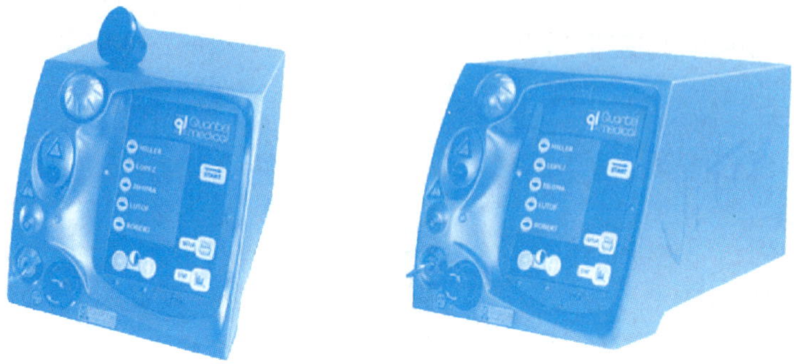

그림 1-106 • 아르곤이온 레이저

① 아르곤이온 레이저는 청색(488.0[nm])과 녹색(514.5[nm])의 2개의 파장에서 강하게 발진된다. 아르곤이온 레이저는 조명효과가 뛰어나서 무대효과에 이용되고, 레이저쇼에도 많이 사용된다. 안과에서는 청색과 녹색의 빛이 망막까지 완전 도달하는 성질을 치료에 이용한다.

② 의료분야에선 에너지가 헤모글로빈(hemoglobin)과 같은 붉은 색소에 잘 흡수되어 지혈이 잘되기 때문에 응고장치에 사용되고 피부치료에도 이용된다.

③ 연구실에서도 아르곤 레이저는 색소 레이저의 여기용으로도 이용되고 있다. 아르곤 원자를 이온화하기 위해서는 많은 에너지가 필요하므로, 아크 방전*(arc discharge)에 의한 여기 방식이 사용되어 높은 열이 발생한다.

㉠ 장점 : 파장은 480~514[nm]로, 물을 3[m] 이상 통과할 수 있다. 광섬유를 통해 전달되어서 내시경과 같이 이용되고 있다.

㉡ 단점 : 아르곤 레이저는 장치가 복잡하고 효율이 낮아 상대적으로 경제성이 낙후되었다.

4) 엑시머 레이저

엑시머(Excimer)는 Excited dimer의 약자로 안정상태에서는 단량체로 존재하는 아르곤과 플루오라이드(불소)가 고전압이 걸려 흥분상태가 되면 다량체로 변하는 것에서 비롯되었다.

* 아크 방전 : 전극 사이에 저전압 대전류(~200[V], ~10[A] 정도)를 흘릴 때 전극이 가열되어 열전자를 방출하며 강렬한 빛을 내는 방전이다. 대기 속의 아크 방전에는 방전로(路)가 호의 모양(aTc)이 되기 때문에 호광(孤光)방전 또는 아크라고도 하며, 기체의 압력이 높고 전류가 수[A] 이상으로 큰 방전은 거의 아크 방전이다.

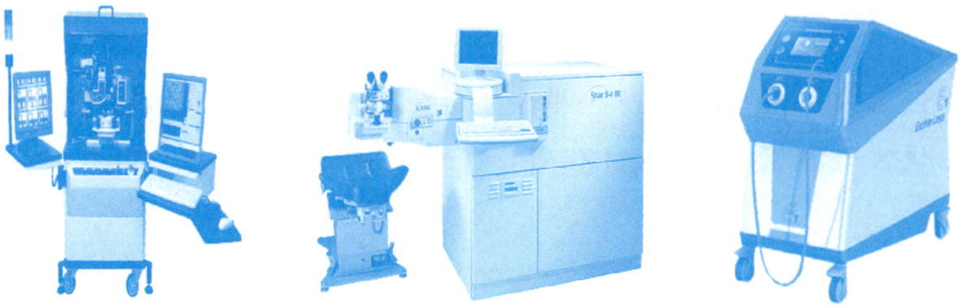

그림 1-107 • 엑시머 레이저

흥분상태의 아르곤 플루오라이드(argon fluoride) 혼합가스는 다시 안정된 상태로 돌아오면서 193[nm] 파장의 원자외선 방출광을 내보내게 되는데 이것이 엑시머 레이저이다(그림 1-107).

엑시머 레이저는 열로 인한 손상이나 충격에 의한 기계적 손상을 주지 않으면서 레이저가 조사된 각막조직의 분자 결합부위만을 파괴시키기 때문에 "Cool Laser"라고도 한다.

뛰어난 조직 절제효과와 연마효과가 있으며, 조직의 변형 없이 컴퓨터 제어에 의해서 필요한 각막부위만을 정확하게 절제 및 연마하여 시력을 교정할 수 있어 레이저 시력교정수술에 주로 쓰인다.

① 엑시머 레이저는 자외선 영역에서 발진하는 대표적 기체 레이저이다. 비록 펄스 형태로 동작하지만 고출력, 고효율이 가능하여 경쟁적으로 연구 개발되고 있다. 엑시머 레이저의 파장이 짧으므로, 엑시머 레이저는 접속 시 그 직경을 매우 작게 할 수 있어 반도체 가공 분야, 산업적으로 재료의 초미세 가공 등에 이용되고 있으며, 공기오염도 측정, 동위원소 분리 등 다양하게 활용되고 있다.

② 엑시머 레이저는 짧은 파장 영역에서 발진하므로 16[M] DRAM이나 64[M] DRAM과 같은 고집적 메모리칩의 생산을 위한 광 리소그래피 광원으로 이용되고 있다.

③ 엑시머 레이저 중 ArF 레이저*(아르곤 불소 레이저)는 안과에서는 근시교정을 위한 각막성형에 이용하고 있고, 세라믹과 같은 물질의 미세가공에 활용되고 있다.

㉠ 치료 : 신경외과에선 마이크로 수술에 활용하고 있다. 엑시머 레이저 이용 시 혈액조사를 했을 때만 혈액을 제거할 수 있다.

㉡ 단점 : 염증부위에서 지혈효과가 없다.

* ArF 레이저 : ArF 레이저의 근시교정방법은 국내에 많이 보급되어 있으나, 구미 선진국에서는 장기적 부작용에 대한 검증이 끝나지 아니하여 아직 시험단계에 있다(엑시머 레이저의 일종).

(3) 액체 레이저

액체 레이저는 물이나 알코올 같은 용매에 유기색소를 녹여서 이를 매질로 이용하고 주로 빛에 의해 여기되는 색소 레이저(dye laser)이다.

1) 색소 레이저

적절한 색소를 교환하여 가시광선 전체 영역에 걸쳐 연속적으로 파장을 가변할 수 있고 넓은 영역에서 파장을 가변할 수 있기 때문에 의료용이나 과학연구용으로 많이 이용된다. 선택적인 광열분해 작용의 원리에 의해 혈관 속에 있는 적혈구, 그 중에서도 헤모글로빈을 파괴시키는 것으로 혈관성 질환의 치료에 흉터를 남기지 않고 탁월한 치료효과를 얻을 수 있다(그림 1-108).

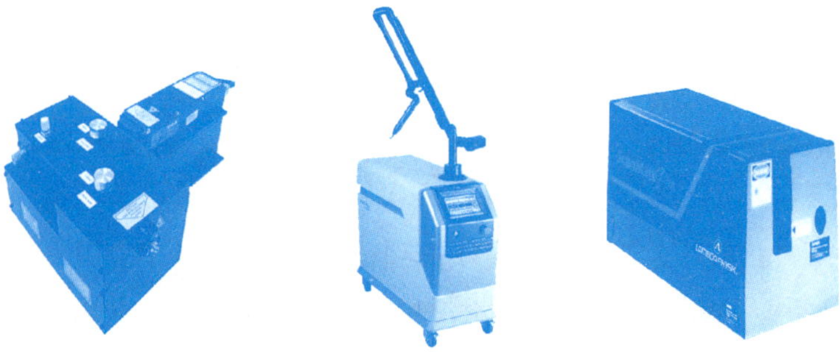

그림 1-108 • 색소 레이저 기기

① 585[nm] 파장의 오렌지색 광선을 내는 색소 레이저는 붉은색 계통의 질환으로 혈관증, 모세혈관확장증, 안면홍조증, 거미반점 치료에 쓰인다.

② 515[nm] 파장의 녹색 광선을 내는 색소 레이저는 검정색 계통의 질환인 갈색모반, 기미, 주근깨 등의 제거를 위한 피부과용 레이저 치료에 쓰인다.

③ 색소 레이저의 특징

㉠ 넓은 영역에서 파장을 가변할 수 있다.

㉡ 다양한 종류의 색소 레이저가 개발되어 있다.

㉢ 색소 레이저에 이용되는 색소를 교환함으로써 전 가시광선 영역을 포함하는 색상에서 레이저의 발진을 얻을 수 있다.

㉣ 반도체를 이용한 반도체 레이저 그리고 자유전자 레이저가 있다.

2) 반도체 레이저

다이오드 레이저라고도 하며 레이저 중 제일 작은 것으로 보통 1[nm] 이하의 크기이다. P형 반도체와 N형 반도체의 접합체인 다이오드로 되어 있으며 P-N접합의 끝은 평행한 평면이다.

만약 면이 평행하지 않거나 평면이 아니면 반도체 레이저가 될 수 없다. 그림 1-109(a)처럼 이 두 면은 매우 큰 굴절률 때문에 반사경의 역할이 가능하다. 그림 1-109(b)는 반도체 레이저(semiconductor laser) 의료기기이다.

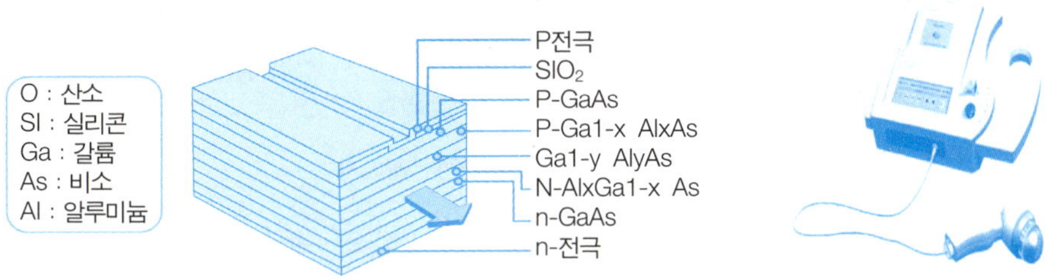

(a) 반도체 레이저의 구성 (b) 반도체 레이저 실물

그림 1-109 • 반도체 레이저의 구성 및 실물

① **반도체 레이저의 장점** : 수[mA]의 전류만 흘리면 레이저가 되기 때문에 광통신, CD 재생장치 등에 이용된다. 체적이 매우 적은 특성이 있고 제조단가가 저렴하고 대량 생산이 용이하며 응답속도가 빠르고 제어하기도 쉽다.

② **반도체 레이저의 단점** : 지향성 및 간섭성이 다른 레이저보다 떨어진다.

③ **반도체 레이저의 재료** : GaAs(비소화갈륨)나 GaAlAS(비소화갈륨 알루미늄) 또는 GaAlAsP(비소화인갈륨 알루미늄) 등이 개발되어 있으며 발진파장은 매질의 종류에 따라 다르나, GaAs(비소화갈륨)인 경우 840[nm]의 적외선이다.

④ 반도체 레이저 재료의 결점은 크기가 매우 작기 때문에 회절효과가 두드러져 지향성이 다른 레이저에 비해 떨어진다.

⑤ 보통 반도체 레이저 빔의 확산각도가 다른 레이저의 빔의 각도보다 훨씬 큰 5~10[°]이다.

3) 자유전자 레이저

전자를 좌우로 진동시키는 교번 자장기(wiggler)는 고에너지 전자발생기, 공진기로 구성되었다. 높은 에너지를 가진 전자들이 자기장의 극성이 규칙적으로 바뀌는 위치를 통과하면서 진동을 하면 제동복사(bremsstrahlung)라고 하는 복사광을 방출한다. 이 복사광이 자유전자 레이저의 공진기를 구성하고 있는 광학계에 의해 교번 자장기 내를 통과하는 고에너지 전자들과 상호작용을 할 수 있고 공진기의 공진조건을 만들어 주면 자유전자 레이저에서도 일반적인 레이저처럼 레이저 발진을 일으킬 수 있다(그림 1-110).

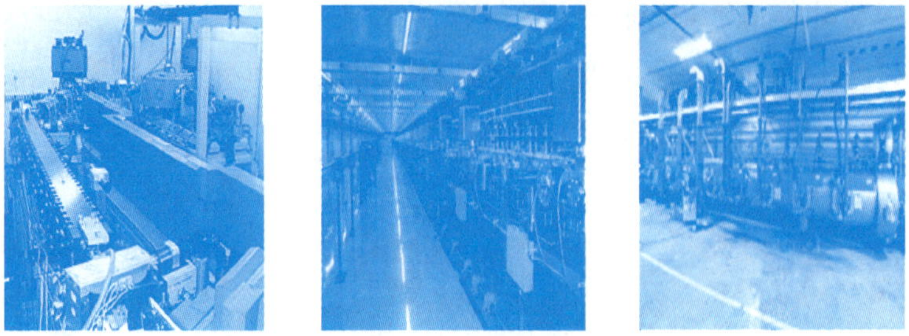

그림 1-110 • 자유전자 레이저

(4) 적외선 레이저

파장 0.8~1,000[μm] 범위의 빛을 발진하는 레이저로 단색성과 강도가 좋다. 대표적인 것으로 파장 0.9[μm]의 갈륨-비소 반도체 레이저, 파장 1.06[μm]의 유리 레이저 및 YAG 레이저, 파장 1.15[μm] 및 3.39[μm]의 헬륨-네온 레이저, 파장 10.6[μm]의 이산화탄소 레이저, 파장 337[μm]의 시안 레이저 등이 있다. 적외선 레이저(infrared ray laser)의 장점으로 출력이 큰 것, 변조하기 쉬운 것 등 특징이 있는 것이 많다(그림 1-111).

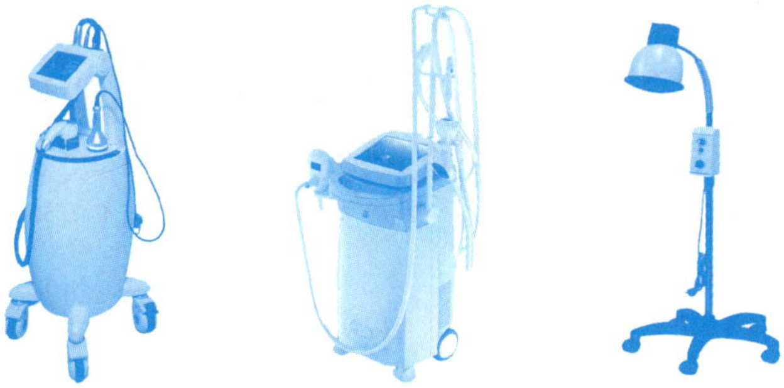

그림 1-111 • 적외선 레이저

6. 레이저의 의료이용

레이저의 이용은 레이저가 발명된 이후 의료부분에선 상당한 연구가 있었지만 다른 응용분야보다 상당히 뒤처져 있으나 현재 새로운 레이저의 개발, 의료이용 기술의 발전, 장비의 개선 등으로 다양한 의학분야에서 폭넓게 이용되고 있다.

(1) 레이저의 의료이용 역사

메이만(Meyiman)의 레이저 발명 이후에 레이저의 이용은 의료에서 큰 기대를 모아 여러 번 의학적으로 연구가 되었으나, 1960년대에는 의학목적에 도달하는 결과를 얻지 못하여 안과를 제외한 임상분야에서는 이용되지 못하고 연구만 계속되어 왔다.

① 이스라엘의 샤론(Sharon)과 카플란(Kaplan)이 1972년 이산화탄소(CO_2)가스 레이저를 외과수술에 이용하기 시작하였고, 이후 미국의 골드만과 이스라엘의 카플란(Kaplan)에 의해서 다양한 방법의 피부수술이 개발되었다. 이산화탄소가스 레이저는 효과적인 절개가 가능하였지만 지혈효과는 기대에 미치지 못하였다. 그러나 네오디뮴-야그(Nd-YAG) 레이저의 발명으로 탁월한 지혈효과가 있다.

② 1978년에 드와이어(Dwyer), 나스(Nath), 프로모간(Fruhmorgon)에 의하여 내시경을 통한 레이저로서 위장관 출혈의 지혈 성공사례가 보고되었다. 기도, 기관지의 종양치료, 위장관 폐색치료에 이용되었으며 또한 소구경 광섬유를 함유한 내시경의 개발로 피경하 내시경에 의한 레이저를 이용한 혈관협착의 치료가 시도되었다.

③ 1970년대 중반에 와서 본격적인 레이저 수술장비의 실용화가 시작되었지만, 1980년대 초까지만 해도 레이저의 이용은 절개된 망막을 고정시키는 것과 같은 몇 가지 특수외과용 도구로만 이용되었다.

④ 1985년 7월에 미국의 드와이어가 소화기 악성종양의 일시적인 치료로서 내시경을 이용한 레이저의 이용을 발표하여 악성 협착증 치료에 일반적인 치료의 길을 열었다.

⑤ 미국의 다이쿠노조(Daikunozo)와 조페(Joffe)가 1985년에 현재까지의 레이저의 문제점을 해결하기 위해 접촉식 프로브를 개발함으로써 외과적 수술에서 Nd-YAG* 레이저만으로도 효과적인 절개와 지혈을 할 수 있게 하여 레이저 이용의 다양화를 마련하였다.

(2) 레이저가 인체 세포조직에 미치는 영향

레이저가 인체에 어떤 작용을 하며, 어떠한 부작용이 있는지 중요하게 고려하여야 한다. 임상치료에 이용되는 레이저는 열작용, 압력작용, 광작용 또는 흡수효과, 전자작용, 혈액응고 작용 등과 같은 효과를 줄 수 있으며 이러한 효과는 세포조직에 영향을 준다.

① 레이저의 열작용 : 레이저빔을 세포에 접촉시키면 높은 에너지 밀도를 얻을 수 있다. 밀도변화에 의하여 인체조직의 미세한 부분에 200~1,000[°C] 이상의 온도상승이 일어난다. 온도상승으로 인하여 세포조직을 고열로 파괴함으로써 정밀한 절단수술이 가능하다.

② 레이저의 압력작용 : 레이저광의 압력은 매우 적은 양이지만 접속점에는 중력가속도**의 100만 배가 되는 큰 가속도가 발생하며 레이저광이 인체에 닿으면 접촉면에 압력을

* YAG : Yttrium(이트륨), Aluminium(알루미늄), Garnet(가넷)의 약자 첫 글자만 따서 명명한다.

** 중력가속도 : 물체가 운동할 때 중력의 작용으로 말미암아 생기는 가속도이다.

준다. 그러므로 레이저의 접속점에서는 순식간에 빛에너지가 열에너지로 전환되는데 순간적으로 세포로부터의 수분증발·팽창, 세포의 파열, 세포막의 파괴 등이 짧은 시간에 일어난다.

③ 레이저의 광(光)작용 : 레이저는 빛으로서의 작용이 있다. 빛은 직진, 굴적, 반사, 간섭, 회절, 산란 외에도 편광 등의 현상이 있는데, 빛의 흡수성은 물질의 화학구조에 긴밀하게 관계된다. 레이저가 세포조직에 흡수되는 인체조직의 색깔이나 빛의 침투 정도에 따라 매우 복잡한 양상을 보인다.

보편적으로 빛은 보색을 나타내는 물질에 최대의 흡수를 보인다. 예로 아르곤 레이저의 녹색(575~500[nm]), 파랑(500~445[nm])은 보색인 붉은색의 세포조직에 흡수가 잘되는 것을 알 수 있다.

인체색소 중에 멜라닌* 색소를 갖는 인체조직이나 멜라닌 색소를 갖는 악성종양에 레이저를 투여하여 조직파괴를 할 수 있는 것은 레이저의 광작용 때문이다. 광작용을 통한 피부과의 레이저 종류별 이용용도는 표 1-37과 같다. 레이저 자체의 살균효과가 있어 2차 감염이 적고 혈액누출이 적어 시야가 깨끗하며, 주위 조직의 열손상이 적어 부종이나 수술 후의 부작용이 적어 널리 이용된다.

표 1-37 • 피부과의 레이저 이용

레이저의 종류	치료범위
색소 레이저(dye laser)	화염상 모반, 혈관확장증, 주사(딸기코), 혈관종, 화장독 및 연고부작용으로 인한 안면홍조, 기타 피부혈관성 병변 등이다.
이산화탄소 레이저 CO_2 Laser(carbon dioxide laser)	색소성 모반, 노인성 반점, 사마귀, 주사, 양성종양의 제거 등이다.
펄스드 에르비움 야그 레이저 (pulsed Er : YAG** laser)	레이저 피부박피술, 눈주위 및 입주위의 주름제거, 여드름, 수두 및 천연두의 흉터 제거, 색소성 모반, 한관종, 사마귀, 지루각화증, 표피모반, 베커모반, 함몰흉터, 선상흉터, 비후성 반흔, 굳은살, 백반(표피이식술) 등이다.
알렉산드라이트 레이저 (Q-switched alexandrite laser)	문신, 오타모반, 주근깨, 흑자, 밀크커피색 반점, 베커모반, 반문상모반 및 기타 색소반이다.

④ 레이저의 혈액응고 작용 : 혈액응고 작용은 빛의 작용 중 상당히 활용도가 크다. 혈액응고 작용을 이용하여 소화관을 비롯한 내부 장기의 지형을 할 수 있다. 종래의 기계적인 메스(scalpel)로서는 곤란하였던 내부 장기의 부분적인 절제술도 레이저의 혈액응고 작용을 이용하여 가능하게 되었다.

* 멜라닌(Melanin) : 동물의 조직 및 피부에 존재하는 갈색 또는 흑색의 색소이다.

** Yttrium-Aluminum-Garnet : 【물리】 야그《이트륨과 산화알루미늄의 합성 가넷》: 보석용 레이저 발진용이다.

(3) 레이저의 의료이용 분야

1) 치료용 레이저

① 레이저 메스(laser scalpel) : 아인슈타인(Albert Einstein)의 이론에 의해 1960년 메이만이 루비를 사용하여 최초로 만들었던 레이저 광선은 동일 파장 · 동일 위상 · 동일 방향이라는 특성을 가진 단색파이며, 진행방향이 정확하게 평행인 여러 빛의 다발이다. 이 레이저는 렌즈를 써서 보통 빛보다 고도로 강하게 초점을 맞출 수 있는 특성을 가진다. 초점의 온도가 수만, 수십만으로 올라가 초점이 맞는 곳은 한 순간에 증발하는 원리를 이용하는 것으로 특히 레이저 메스는 의학 분야의 진단 또는 치료에 사용된다(그림 1-112).

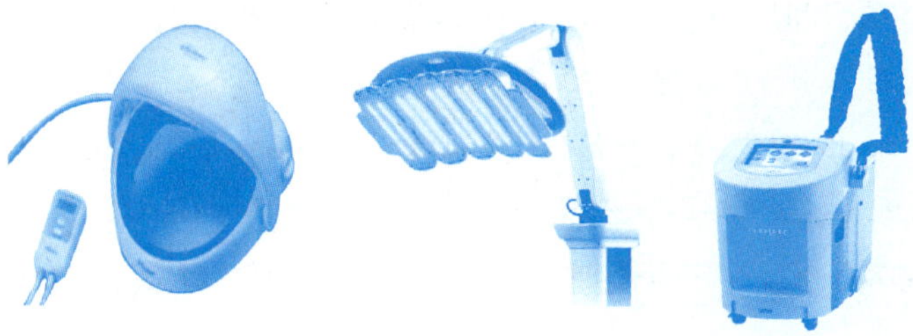

그림 1-112 • 치료용 레이저 기기

㉠ 레이저 광선이 갖는 에너지를 이용해서 절개수술이나 지혈 · 응혈(凝血) 역할을 하는 것이 레이저 메스이다. 레이저 메스에 이용되는 레이저는 아르곤 레이저 · YAG 레이저 · 이산화탄소 레이저 등이며, 출력은 15~100[W]이다. 레이저 메스는 공업용 레이저 가공기와는 달리 출력의 크기보다는 안전성의 확보 때문에 레이저 광선 도광부(導光部)의 실드기술이 가장 중요시된다.

㉡ 레이저 메스는 전기메스에 비해서 초점이 미세하기 때문에 정상세포를 다치지 않고 지혈효과도 커서 뇌 외과수술에서 효과가 크다.

㉢ 위암치료에도 효과가 있으며, 그 밖에 안과에서 망막 내 혈전증수술 등의 치료, 펄스 레이저 메스, 망막 광응고장치, 연속파 레이저 메스, 광섬유 레이저 메스 등에 사용된다.

② 인체용 레이저 용접기 : 충치치료기기, 뼈용접용 등에 사용한다.

③ 레이저 쇄석기 : 요로결석용 레이저 쇄석기 등에 사용한다.

④ 인체용 레이저 자극기 : 침구술에서 자극용, 창상치료 촉진용, 종양변성용 등에 사용한다.

⑤ 감각보조용 레이저 장치 : 맹인용 레이저 지팡이, 홀로그램 안경 등에 사용한다.

⑥ 살균용 레이저 조사기 : 하수처리용 등에 사용한다.

2) 진단용 레이저

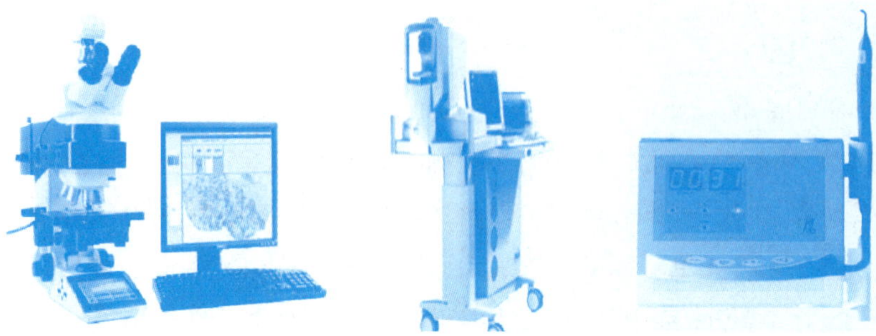

그림 1-113 • 진단용 레이저 기기

① 레이저 흐름측정법(laser flow microphotometry) : 세포형광 측정법(cytofluorometry), 세포분류기(cell sorter) 등에 사용한다(그림 1-113).

② 분광분석용 : 레이저 발광분광분석, 혈액 산소포화도 측정, 숨을 내쉬는 중 알코올 검사, 온라인 혈액성분동정 등에 사용한다.

③ 레이저 간섭계 : 청각기 진동검사, 레이저 청진기, 변형검출, 망막해상력 측정 등에 사용한다.

④ 영상처리 : 혈구판별, 세포진용 등에 사용한다.

⑤ 레이저 도플러 유속계 : 망막혈관류계, 혈류 프로필계측 등에 사용한다.

⑥ 레이저 홀로그래피 : 안전 카메라 등에 사용한다.

⑦ 레이저 도플러 : 항원-항체반응 검출용 등에 사용한다.

⑧ 조명용 : 레이저광 투과조명 등에 사용한다.

⑨ 레이저 산란 : 전자 영동도 계측, 현탁계 등에 사용한다.

⑩ 자극역치 측정기 : 통각계, 온감계 등에 사용한다.

⑪ 레이저 분광, 초음파 홀로그래피, 레이저 현미경, 안구굴절 이상 검출용 등에 사용한다.

(4) 레이저의 기타 사용

① 입체시각용 홀로그래피, 인공광합성 등에 사용한다.

② 의료정보, 영상전송, 효소부활, 세포증식부활 등에 사용한다.

③ 레이저 용접(의치용 합금) 등과 레이저 구멍뚫기(봉합침) 등에 사용한다.

④ 마이크로-이레디에이터(micro-irradiator) 등에 사용한다.

⑤ 마이크로-스티뮬레이터(micro-stimulator) 등에 사용한다.

(5) 레이저 장비의 조건

① 소형화, 경량화이어야 한다.
② 동작제어가 간단하고 오동작을 감지하여야 한다.
③ 조사시간의 폭의 가변성이어야 한다.
④ 높은 자유도를 가지는 유연한 머니퓰레이터*(manipulator)이어야 한다.
⑤ 비접촉 진행으로 인체 절개 깊이의 측정 지시장치가 필요하다.
⑥ 조직의 기화로 인한 가스의 흡입 및 배기장치가 필요하다.

(6) 레이저 메스

레이저 방사 에너지를 급격하게 열로 변환시켜 물의 끓는점 이상의 온도로 순간적으로 상승되므로 조직이 절단되는 데 이용된다. 아르곤, 탄산가스 및 Nd-YAG 레이저의 연속파를 주로 이용하고, 외과수술용 메스로서 활용되고 있다(그림 1-114).

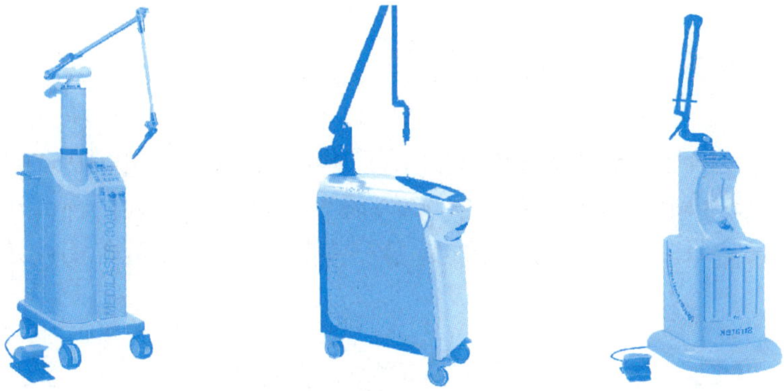

그림 1-114 • 레이저 메스

레이저 빔을 극소광점에 집중시킬 수 있고, 초점이 미세하기 때문에 정상세포를 상하게 하지 않고 지혈효과도 커서 뇌 또는 내이(귀) 등 복잡한 구조의 장기수술이 가능하게 되었고 아주 작고 복잡한 외과수술은 레이저에 의해 가능하게 되었다.

위암치료에도 효과가 있을 것으로 보고 현재 연구가 진행 중이다. 그 밖에 안과에서 망막 내 혈전증 수술 등의 치료에도 이용된다.

* 머니퓰레이터 : 팔이나 손의 동작과 유사하게 움직이도록 만들어진 것이다.

(7) 레이저 메스의 특징

작은 혈관이나 모세혈관은 절개되는 동시에 열에 의해 자연스럽게 응결되어 서로 밀착하게 된다. 응결되는 현상으로 자동적인 지혈작용이 일어나 출혈없는 수술이 가능하게 되며 수혈량도 최소로 줄일 수 있다.

① 수술 도중에 계속적인 지혈작용을 하지 않아도 되고 수술부위의 출혈을 제거하는 시간이 필요 없기 때문에 수술시간이 줄어든다.
② 미세혈관들이 많은 장기부위는 기존의 메스로는 수술시 지혈할 수 없었기 때문에 일부 절개나 제거가 어려웠던 수술도 가능해졌다.
③ 레이저 메스*를 이용하면 절개에 의해 파괴되는 세포층의 두께가 매우 얇아서 회복시간이 단축되고 수술 후 통증이 줄어든다.
④ 환부를 응고시키면서 제거하기 때문에 자동으로 살균이 되어 감염을 막아준다.
⑤ 전기자극을 이용하는 것이므로 측정기기나 인공 심박동기 등에 전기적인 영향이 없으며 전기쇼크 등의 위험이 없다.

7. 레이저의 안전

레이저로 인한 상해는 피부와 눈으로 구분할 수 있다. 레이저빔은 피부표면에만 일부 흡수된다. 레이저 빔이 눈의 수정체에 입사되면 망막을 태워 시력을 잃게 할 수 있다. 레이저 기기 주변에는 '레이저 위험' 등으로 쉽게 알 수 있는 표시를 하고 출력이 큰 레이저는 경보기 등을 설치해야 한다.

* 레이저 메스 : 레이저 광선의 열에너지를 이용한 수술용 칼이다. 보통의 칼보다 출혈 없이 더 예리하게 환부를 자를 수 있다.

14 의료용 산소발생기

실내 공기 중의 산소를 분리 및 압축하여 호흡곤란 및 산소결핍 증세를 보이는 천식환자나 각종 호흡기 질환자 등에게 고농도의 산소호흡을 할 수 있도록 해주는 의료기기이다. 현재 산소발생기의 대부분은 부화막방식 또는 PSA 방식을 주로 사용하고 있다. 공기 중에는 대개 질소가 78[%], 산소가 21[%], 이산화탄소 등 기타 1[%]로 구성되어 있다. 물론 장소에 따라서 그 비중이 차이가 있다(그림 1-115).

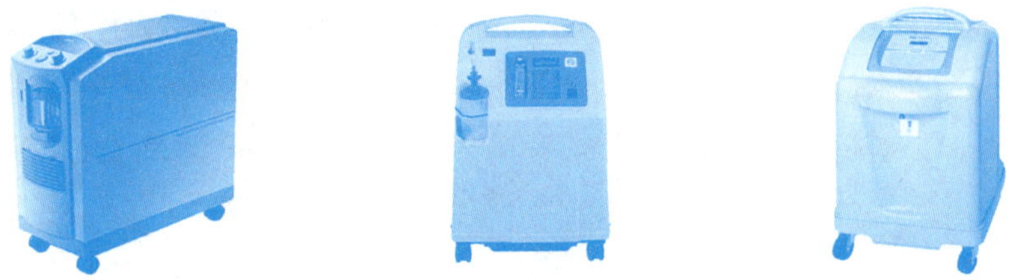

그림 1-115 • 의료용 산소발생기

1. 산소발생기의 원리

산소발생기는 흡착제를 이용하여 산소나 질소를 분리 생산하는 방식으로 쉽고 안전하게 제조할 수 있다. Air Blower, Cooler, 2/3-Tower, 진공 펌프 등으로 구성되어 있고, 흡착탑을 통과한 공기가 수분, 탄산가스, 액화수소, 기타 불순물이 제거되어 산소/질소만 분리된다. 동작원리는 다음과 같다.

(1) 산소분리

대기는 산소 20[%], 질소 80[%]로 구성되어 있으며, Air Compressor/Blower에 의해 유입된 공기는 흡착제(M/S)를 통과하면서 질소는 흡착되고 산소는 그대로 통과하여 저장되거나 사용된다. 흡착탑이 질소로 가득차면 주기적으로 재생(flushing)하여야 하며, 2/3-Tower를 사용하여 흡착, 재생을 반복한다.

(2) 질소분리

시스템은 산소분리와 같으나, 흡착제는 M/S대신 CMS를 사용하여 작은 산소분자는 흡착되고, 큰 질소분자는 그대로 통과한다는 점이 다르다.

2. 의료용 산소발생기의 종류

(1) 부화막방식

질소와 산소의 질량의 차이를 이용 막을 통과하는 시간차에 따라 산소를 선택적으로 분리하는 방식으로 30[%]~40[%] 정도 산소순도의 산소발생기에 주로 사용하고 있다.

(2) PSA(Pressure Swing Adsorption) 공정

대기의 공기를 제올라이트*라는 흡착제를 이용하여 질소와 산소로 분리하는 기술이다. PSA 방식은 대기에서 산소를 물리적으로 추출한다는 점과 24시간 연속해서 산소를 공급할 수 있는 점에서 기존의 충전식공급 방식차이가 있다. 공기를 제올라이트가 채워진 흡착탑에 넣고 압력을 높이면 제올라이트는 흡착선택도가 높은 질소를 흡착하게 되고 이때 산소를 선택적으로 분리한다. 이와 같은 흡착과 탈착에 의한 재생과정의 반복에 의해 산소를 연속적으로 생성한다(그림 1-116).

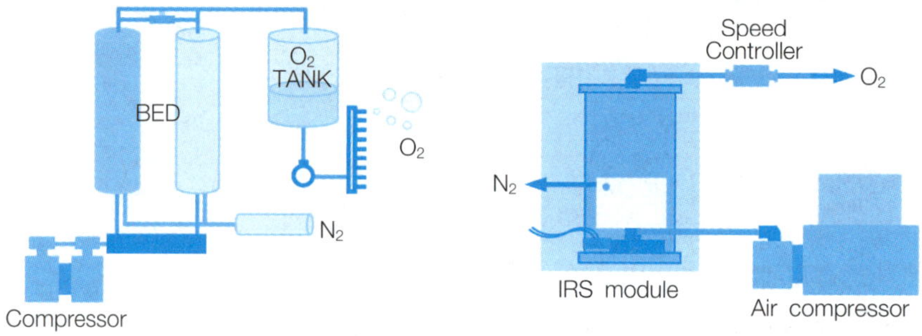

(a) PSA 방식 (b) IRS 방식

그림 1-116 • PSA 방식과 IRS 방식

(3) IRS(Independent Rinse & Storage) 방식

산소 분리과정은 질소 세정과 산소저장이 독립적으로 이루어진다. 이는 기존의 압력순환 흡착공정을 획기적으로 개선한 것으로서, 높은 효율에 비해 구조가 간단하고 부피가 작은 장점이 있다.

* 제올라이트 : 알칼리 및 알칼리토금속의 규산 알루미늄 수화물인 광물을 총칭하는 것으로 색깔은 무색 투명하거나 백색 반투명하다. 비석이라고도 하며 종류는 많으나 함수량이 많은 점, 결정의 성질, 산상 등에 공통성이 있다.

15 의약품주입기

의약품주입기(infusion instruments)는 사용에 따라 의약품주입 펌프, 체외형 인슐린 주입기, 조영제주입기 등의 품목으로 나누고 있다.

1. 의약품주입기 품목에 따른 정의

① 의약품주입 펌프(infusion pump) : "의료기기 품목 및 품목별 등급에 관한 규정"에 의하면 품목 코드 A79010.01으로서 2등급으로 분류하며 "약액을 환자에게 일정하게 주입하는 기구"로 정의한다.

② 체외형 인슐린 주입기(insulin infusion pump) : "의료기기 품목 및 품목별 등급에 관한 규정"에 의하면 품목 코드 A79050.01으로서 4등급으로 분류하며 "당뇨병 치료를 위해서 체외에서 자동적으로 인슐린을 주입해 혈당치를 조정하는 장치"로 정의한다.

③ 조영제주입기(medical use freezing device) : "의료기기 품목 및 품목별 등급에 관한 규정"에 의하면 품목 코드 A79060.01으로서 2등급으로 분류하며 "화상진단 시 혈관 등으로 조영제를 주입하는 장치로서 양과 속도를 조절할 수 있는 장치"로 정의한다.

2. 의약품주입기 원리

인체에 약물을 주입할 수 있을 뿐 아니라 일정한 자극을 주고, 콜라겐 효소의 인위적 생성을 유도하는 것을 이용하여 시술한다. Air를 이용하여 강한 힘, 빠른 속도로 9개의 미세한 바늘(31G)을 인체에 찌르는 방식으로, 표피층을 상하지 않게 하여 손상이 적으면서 침으로 피부 진피층을 자극하여 주름, 흉터 등의 회복을 촉진시켜 준다. 공압 시스템을 이용한 의약품주입기로 보톡스 필러, 통증주사, 태반주사 등 모든 약물을 Air 방식 주입기로 빠른 속도로 저통증주사가 가능하다. 사용범위는 눈가나 입가의 주름개선, 기미, 여드름 자국, 흉터, 울퉁불퉁한 피부, 촉촉하고 생기있는 피부, 두피, 출산 후 튼살 등이다(그림 1-117).

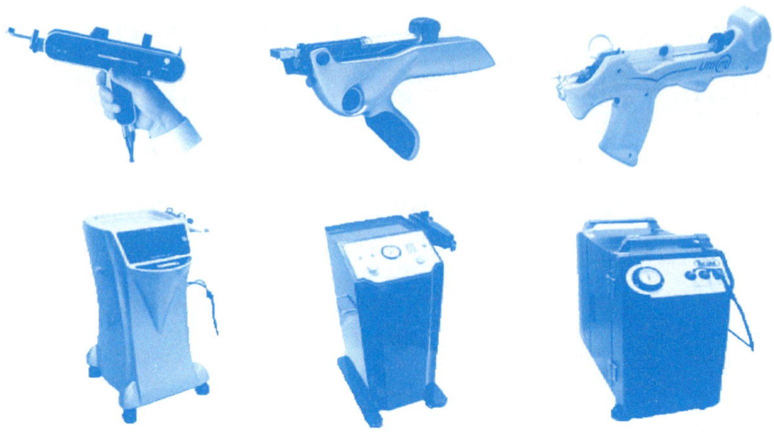

그림 1-117 • 의약품 자동주입기

16 인공신장기

인공신장기의 경우 신장의 기능이 현저히 저하된 환자에게 사용되는 장치이다. 신장은 체내에 생긴 노폐물을 배설하는데, 이 기능이 저하되면 혈중에 혈중요소질소, 크레아티닌 같은 여러 물질들이 축적되어 빈혈·무력감·식욕부진·고혈압, 심하면 구토·출혈·호흡곤란 등이 일어나 생명의 유지가 불가능하게 된다.

1. 인공신장기의 정의

체내에서 생성된 노폐물을 걸러 배설하는 역할을 하는 것이 신장이다. 그러나 기능이 떨어지면 혈액 속에 독성물질이 싸여 식욕부진, 무력감(impotentness feeling), 고혈압(hypertension), 빈혈(poverty) 등과 같은 증상이 나타나고 심해지면 출혈, 호흡곤란, 구토 등이 일어나 생명이 위험해진다. 이때 수분, 염분 및 여러 노폐물을 혈액에서 제거할 수 있는 인공신장기(hemodialysis)를 이용한다(그림 1-118).

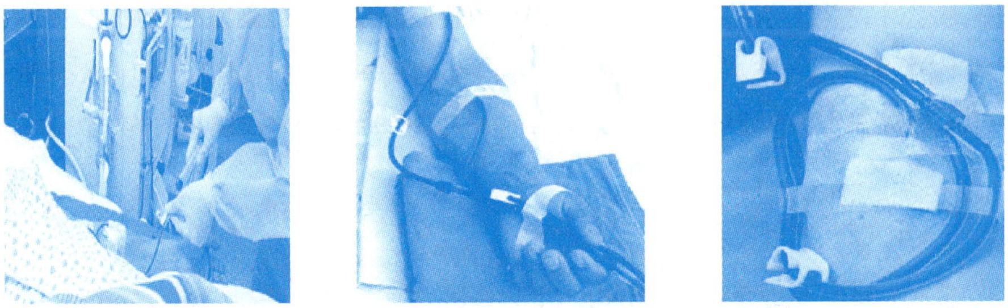

그림 1-118 • 인공신장 운영

(1) 인공신장기의 기원

1913년에 아벨(Abel)이 인공신장을 동물을 대상으로 연구하였고, 콜프는 1943년에 셀로판지로 반투막(semipermeable membrane)을 만들어 환자에게 처음 사용하였다. 전해질 용액은 정상인의 혈액과 비슷하기 때문에 투석액으로 이용하면 셀로판 반투막을 통해 노폐물이 걸러져 환자 혈액이 정상화하는 원리이다. 콜프의 실험 이후 여러 종류의 합성물질로 만든 반투막이 개발되었고 반투막의 형태도 다양해졌으며, 투석액과 혈액을 적당하게 순환시키고 부종 증세가 있는 환자의 인체에서 적당량의 수분을 제거할 수 있는 전자장치와 기계도 개발하였다.

(2) 인공신장기의 개발

인공신장의 개발 초기는 급성신부전(acute renal failure)에만 이용되었으나 현재는 주로 만성신부전(chronic renal failure)과 같이 장시간에도 이용되고 있다. 그러나 인공신장을 이용한 혈액투석요법도 완전치 못하여 투석을 하였어도 독성물질의 수치가 정상인보다 상당히 높아 식이요법을 엄격히 시행해야 하고, 또 여러 합병증이 발병할 가능성도 크다. 그러나 인체의 장기를 화학적 · 기계적 기기로 교체할 수 있다는 희망을 인공신장이 가져다 주었으며, 또한 다른 인공장기의 개발에 많은 자극을 주었다.

① 인공신장기의 의미 : 액에서 노폐물을 걸러내는 장치이다. 우선 신선한 투석액을 투석막까지 보내야 하는데 그 힘이 압축공기에서 나오는 압력이다. 즉 공기에 압력을 가하여 부피를 줄인 압축공기는 밸브를 열어주면 빠른 속도로 나오면서 투석액을 밀게 된다.

② 인공신장기의 내부 기체 : 이산화탄소는 무거운 기체에 속하므로, 압축공기를 이용해 신선한 투석액에 압력을 가할 때 아래쪽으로 가라앉게 하기 위함이다. 이를테면 정맥에 연결된 관을 통해 동맥에 연결된 관을 거쳐 혈액 펌프를 통해 투석막으로 가서 투석액 두 용기에서 압축공기 혹은 이산화탄소를 통해 투석막에서 걸러내어 다시 역류하여 정맥에 다시 원상태로 돌아오는 원리이다. 인공신장기는 바로 혈액을 몸 밖으로 꺼내서 인공신장기 안에서 노폐물을 투석시킨 후 다시 우리의 몸 속으로 혈액을 넣어주면 된다.

③ 인공신장기 연결 : 혈관을 찾기 쉬운 손에서 동맥을 찾고 손에서 정맥을 찾아서 동맥과 정맥 사이에 인공신장기를 넣어주면 된다. 이때 동맥에 연결하는 이유는 심장에서 나오는 혈관에 연결하면 심장에서 나오는 힘에 의해서 혈액이 인공신장기로 들어갈 수 있기 때문이다.

(3) 신장의 기능

신장은 체내에 생긴 노폐물을 배설한다. 이 기능이 저하되면 혈중에 혈중요소질소*(BUN), 크레아티닌 같은 여러 물질들이 축적되어 빈혈 · 무력감 · 식욕부진 · 고혈압, 심하면 구토 · 출혈 · 호흡곤란 등이 일어나 생명의 유지가 불가능하게 된다. 이때 인공신장기를 사용하면 수분 · 염분 및 여러 노폐물을 혈액으로부터 제거해준다.

2. 인공신장기의 구성

(1) 교환기

교환기(exchanger)는 투석기라고도 하며 이러한 투석기(dialyzer)는 인공신장기로 혈액부분과 연결되는 2개의 연결부위와 투석액 부분과 연결되는 2개의 연결부위가 있다. 최근에는 섬관형 투석기를 많이 이용하며, 플라스틱 원통 안에 속이 빈 가는 섬유신장기들이 수천 개씩 있는데 이곳으로 혈액이 통과하여 투석액과 접촉하면서 노폐물, 과다한 전해질, 수분이 혈액에서 투석액 쪽으로 이동하게 된다.

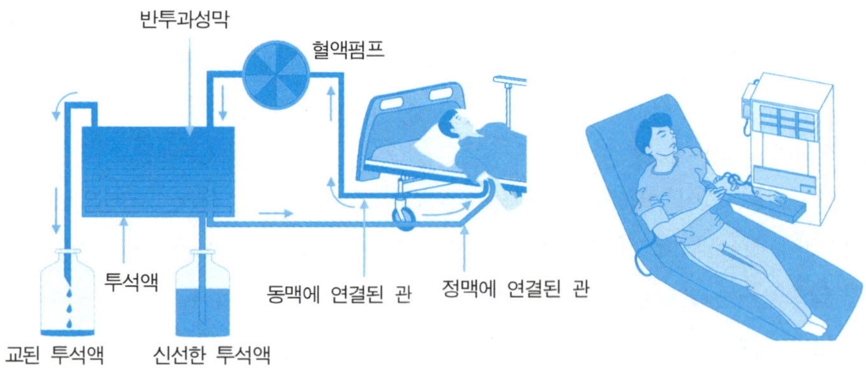

그림 1-119 • 인공신장기 구조

* 혈중요소질소 : 혈액 내에 있는 요소질소의 양을 측정하는 것이다. 소변검사로 확인할 수 있으며, 소변 중 질소(N)가 얼마나 있는지를 나타내는 것으로 일반적으로 신장 기능의 지표로 많이 사용된다.

인공신장기는 그림 1-119와 같이 투석액이 들어 있는 공간과 환자의 혈액이 담겨 있는 공간이 반투막을 사이에 두고 분리되어 있으며, 혈액 펌프와 관을 통해 환자에게 연결되어 있다.

(2) 교환기의 종류

인공신장기에는 투석액이 들어있는 공간과 환자의 혈액이 담겨 있는 공간이 반투막을 사이에 두고 분리되어 있다. 혈액 펌프와 관을 통해 환자에게 연결되어 있다. 이러한 인공신장기의 구조 중에서 투석액을 바꿔주는 역할을 하는 교환기의 종류에는 기본적으로 세 가지가 있다. 이러한 인공신장기의 구조 중에서 투석액을 바꿔주는 역할을 하는 교환기의 종류에는 다음과 같은 3가지가 있다(그림 1-120).

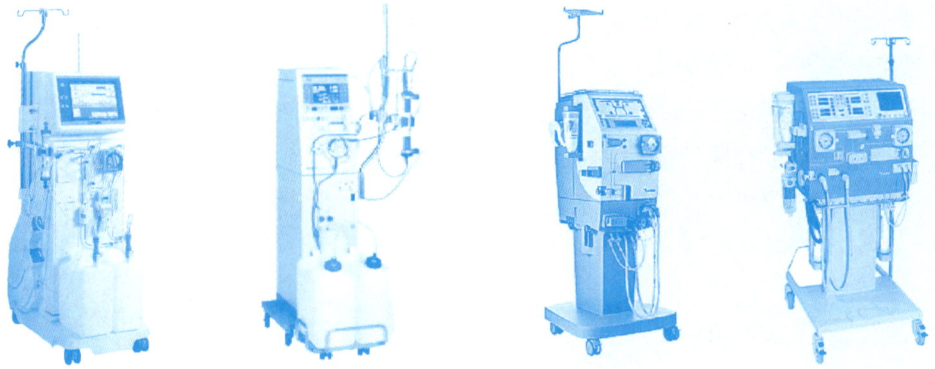

그림 1-120 • 인공신장기의 교환기 종류

1) 코일 투석기(coil dialyzer)

반투과성막의 특성을 갖는 물질을 코일처럼 감아 투석액과 혈액이 나선형 사이에서 순환하도록 하는 장치이다. 현재 가장 많이 사용되는 형태이다. 단점으로는 질량운송을 위하여 유효면적을 넓히려면 상당히 긴 코일이 필요하고, 코일이 길어지면 혈액이 흐르는데 대한 저항이 매우 커지게 된다.

2) 평행판 투석기(plate dialyzer)

여러 층의 평행판 구조로 반투과성막의 특성이 있는 물질을 판의 모양대로 놓고 각각의 판 사이로 투석액과 혈액이 순서대로 순환되도록 하는 장치이다. 이것은 다층 평행판 커패시터와 비슷하게 만들고 판을 반투과성막의 성질을 가지는 물질로 만든다. 건너뛰면서 한 쌍의 판 사이로 혈액이 순환되고, 그 중간의 판 사이로 투석물이 순환된다. 따라서 각 판은 혈액과 투석물 사이에서 막의 역할을 하고, 혈액은 표면적 대 부피의 비율을 최대로 유지하면서 흐르게 된다.

3) 공동섬유 투석기(hollow-fiber dialyzer)

길이가 150[mm] 정도이고 안지름이 0.2[mm] 정도의 속이 뚫린 가는 섬유가닥을 10,000~15,000개 정도를 묶어 안쪽으로는 혈액이 흐르고 바깥쪽으로는 투석액이 둘러싸고 있으며 섬유의 벽이 반투과성 막의 역할을 한다. 혈액이 각 섬유의 안으로 흐르고, 섬유의 바깥 주위는 투석물에 싸여있다. 섬유의 벽이 반투과성막의 역할을 한다. 교환이 원활히 이루어지도록 투석물을 펌프를 사용하고 섬유의 바깥 공간으로 공급한다.

3. 인공신장기의 사용 및 역사

인공신장기를 사용하면 수분 · 염분 및 여러 노폐물을 혈액으로부터 제거해 준다. 1913년 아벨 등에 의하여 동물에 시도되었는데, 그들은 콜로디온*관을 이용하여 관내에는 혈액이, 관외에는 투석액이 통과하게 하였다.

1943년 콜프는 셀로판지로 반투막을 만들어 처음으로 환자에게 사용하였다. 투석액으로 정상인의 혈액과 비슷한 전해질용액을 사용하면 셀로판 반투막을 통하여 노폐물이 확산되어 환자의 혈액이 정상화된다. 콜프 후에 여러 가지 합성물질의 반투막이 개발되고, 반투막의 모양도 코일형·평판형·모세관형 등으로 고안되었다.

1) 인공신장기 순환과정

혈액이 체외에서 반투막과 접촉하는 동안에 응고되지 않도록 헤파린(heparin)이란 약제가 개발되어 신체에서 다량의 혈액을 빼내어 투석 후 돌려줄 수 있는 동정맥루**를 팔에 만드는 방법이 크게 기여하였다. 그리고 혈액 및 투석액을 적절하게 순환시키고, 부종이 있는 신체로부터 적당량의 수분을 제거할 수 있는 기계 및 전자장치가 개발되었다.

* 콜로디온 : 니트로셀룰로오스(피로크실렌) 4[g]을 에테르와 알코올의 혼합액에 녹여 100[ml]로 한 것으로 방부효과 및 보호효과가 있어 붕대재료에 사용된다.

** 동정맥루 : 모세관, 동정맥문합지를 통하지 않고 동맥과 정맥이 이상단락한 것이다. 대부분은 외상성이나 일부 선천성, 염증, 동맥류파열에 의한 것 등이 있다. 선천성인 것은 많은 교통지를 가지고 있는 것이 특징으로 사지에 생긴 경우, 환지의 비대, 연장을 보는 일이 많다. 후천성의 것은 1개의 교통지 밖에 없는 것이 많고, 루부에 연속성 잡음이 청취되고 진전이 감지된다. 루가 크고, 더구나 심장에 가까운 곳에 생길수록, 단락량이 많고, 장기간 계속하면 심비대, 심부전을 초래하는 일이 있다. 만성신부전환자 등에서 혈액투석을 하는 경우에는 인공적으로 루를 작성한다.

2) 인공신장기의 혈액투석요법

인공신장기를 이용하여 혈액투석요법을 받고 있는 환자수는 기하급수적으로 증가하였고, 생존을 전혀 기대할 수 없는 어려운 지경에서 연 90[%] 이상의 생존율을 나타내었으며, 많은 환자들이 다시 사회와 가정으로 복귀하였다. 그러나 혈액투석요법에도 아직 여러 문제점이 남아 있다(그림 2-121).

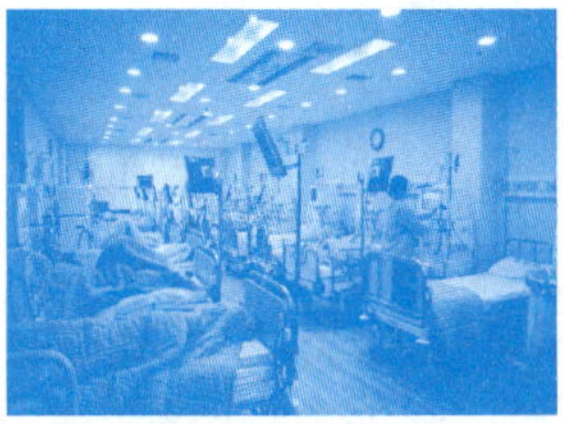
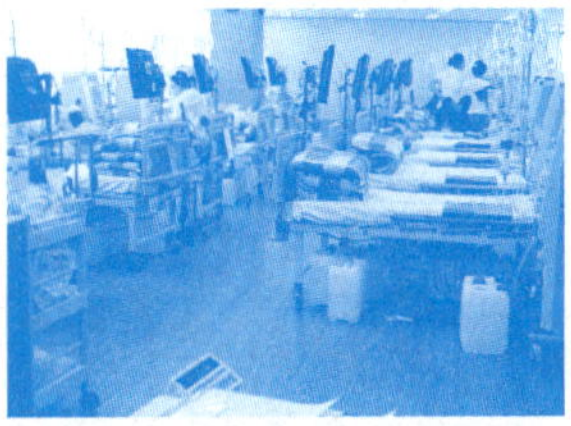
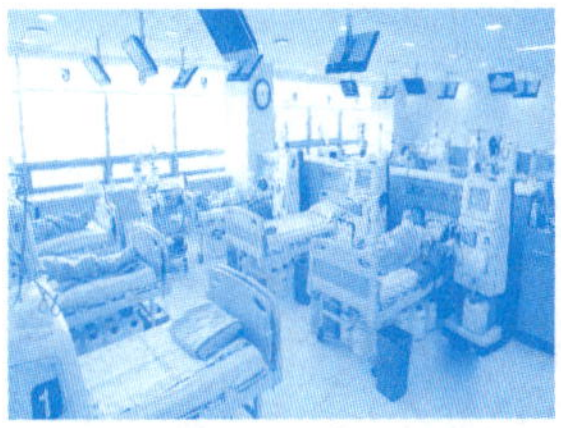

그림 1-121 • 인공신장실 내부 모습

치료가 완전하지 못하여 매회 5시간씩, 매주 3회의 투석요법에도 불구하고 요독소의 지수인 번(BUN)이나 혈청 크레아티닌치는 정상인의 것보다 훨씬 높다. 따라서 식이요법을 엄격히 시행해야 하며 빈혈 · 체력약화 · 성욕감퇴를 초래한다. 투석요법이 완전하지 못하면 고혈압 · 심장비대 · 골조직약화, 중추 및 말초신경질환, 근육질환 등의 합병증이 생길 염려가 있고 감염에도 약하며, 상기도 및 폐결핵, B형 간염에 걸릴 염려도 높아진다.

투석요법은 환자에게 필요한 만큼 생명유지에 절대적인 것이고, 기계에 의존하므로 많은 정신적 부담을 느끼며, 소모품 및 치료비로 인하여 비용이 많이 든다. 주 3회의 치료이므로 혈중물질 농도와 혈동역학적으로 기복이 심하다. 인공신장기는 몸의 크기만큼 커서 아직 휴대용이 개발되지 못하고 있다.

4. 혈액투석

(1) 혈액투석의 합병증

저혈압, 근경련, 흉통과 부정맥, 발열과 오한, 투석불균형증후군, 투석 중 고혈압 오심과 구토가 있다. 저혈압의 경우 과도한 혈액량 감소로 인해 매우 흔하다. 보통 투석하는 동안에 혈장량에 비해 많은 양의 수분이 제거되었음을 주로 나타내준다.

투석 중 혈액량의 유지는 주위 조직으로부터 혈관내로의 바른 재보충에 달려 있다. 혈액량이 감소되면 심장으로 유입되는 혈액량도 감소되고 심박출량도 감소되어 혈압이 떨어지게 된다.

1) 초여과 조절장치 사용의 오류

이상적으로 수분제거율은 투석하는 동안 일정하게 유지되어야 한다. 초여과 조절기가 사용되지 않으면 수분제거율은 투석막을 지나는 압력의 변화에 따라 기복이 있을 수 있다. 그래서 일시적으로 빠른 속도로 수분이 제거될 수 있고, 혈액량의 급격한 감소와 저혈압을 일으킬 수 있다. 초여과 조절기가 있는 것이 가장 좋지만, 없을 때는 수분의 투과력이 매우 낮은 투석막을 사용함으로써 피할 수 없는 투석압의 기복으로 인한 수분제거율의 변화를 적게 할 수 있다.

2) 건체중 이하로 과도한 초여과

환자의 건체중에 가까울수록 주위 조직으로부터 혈관 내 재보충 속도는 감소한다. 어떤 환자는 투석 간 체중증가가 거의 없거나 전혀 없는 경우도 있다. 이때 수분제거를 하면 투석 중이나 후에 저혈압이 와서 경련, 어지러움증, 쇠약감, 몹시 지친 느낌 등이 올 수 있다.

3) Na가 부적절하게 낮은 투석액의 사용

혈장보다 투석액의 Na(나트륨) 수치가 낮을 때 투석기로부터 체내로 들어온 혈액은 주위 조직의 수분의 농도보다 낮다. 평형을 유지하기 위해 수분이 혈관을 빠져 나가 혈액량이 급격히 감소한다. 이런 현상은 혈장 Na 수치가 가장 급격히 떨어지는 투석 초기에 가장 두드러지게 나타난다. 이는 투석액의 Na 수치가 혈장치보다 높거나 같게 하면 된다. 만약 Na 수치가 낮은 투석액을 사용해야 한다면 투석초기에는 혈액량의 삼투성 감소를 보상하기 위해 초여과율을 감소시켜야 한다.

(2) 혈관수축 감소

혈액량이 감소할 때 정맥과 세동맥의 수축은 혈압을 유지하는 데 매우 중요하다. 총 혈액의 80[%] 이상이 정맥에 있으므로 정맥혈관의 수축은 혈액량이 감소했을 때 심장유입량과 심박출량을 유지하는 데 도움이 된다. 심장유입량이 감속되었을 때 심장박동의 증가는 심박출량에 별로 영향을 주지 못한다. 세동맥의 수축은 심박출량이 감소했을 때 혈압을 유지하는 데 도움이 된다. 혈액량의 감소가 투석 중 저혈압의 가장 중요한 원인이지만, 다음과 같은 상황으로 혈관수축이 안될 때 중요하다.

1) 항고혈압제

항고혈압제는 혈관수축이 안되게 하며, 투석하는 동안에도 지속될 수 있으므로 고혈압 환자는 투석당일에는 투석이 끝날 때까지 약을 복용하지 않도록 한다.

2) 정상온도 투석액의 사용

정상적으로 투석액 온도는 38[℃]를 유지한다. 투석환자들은 대개 체온이 약간 낮다. 정확한 이유는 알수 없지만 체온은 흔히 투석하는 동안에 약간 오른다. 완전한 난방은 혈관이완을 상당히 자극하고 결국은 동맥과 정맥을 다 이완시킨다. 좀 더 차가운 투석액(34~36[℃])의 사용은 온도로 야기되는 혈관확장을 예방하여 투석 중의 저혈압 발생을 감소시킬 수 있다. 그러나 실제로는 차가운 투석액으로 투석을 시작한 환자는 흔히 추위와 떨림으로 불편함을 느낀다.

3) 초산염 투석액의 사용

초산염은 혈관확장제로 알려져 있으며 일반적으로 투석하는 동안 혈장 초산치는 3~10[mm]이다. 투석하는 동안 특히 여자와 당뇨환자의 경우 저혈압을 자주 경험하는데 중탄산염으로 바꾸어 투석하면 현저히 개선되는 경우가 상당하다. 또한 고효율 투석 시에도 저혈압을 일으키는 원인으로 알려져 있다.

4) 음식물 섭취

투석하는 동안 음식물을 섭취하면 혈압이 더 떨어질 수 있다. 음식물 섭취로 인한 영향은 적어도 2시간 지속될 수 있다. 투석하는 동안 혈압이 떨어지는 경향이 있는 환자는 투석 직전이나 투석하는 동안 음식을 먹지 않는 것이 현명할 것이다.

5) 조직 허혈

헤마토크리트[HCT]가 20~25[%] 이하로 낮을 때 투석 중 저혈압이 잘 올 수 있다. 에리스로포이에틴*(erythropoietin)이 사용된 이후 저혈압이 올 정도로 빈혈이 있는 환자는 적다. 수혈을 해서 투석전 HCT를 25~30[%]로 올려주면 좋을 수 있다.

6) 자율신경병증

혈액량이 감소할 때 세동맥 수축의 장애로 혈압을 유지하는 능력이 감소한다. 특히 당뇨병 환자에서 흔하다.

(3) 심장과 관련된 저혈압

정상 심장보상 기전인 심박수 증가와 일회 박출량 증가의 장애로 인해 심장유입량이 감소하거나 총 말초혈관저항이 조금 감소하면 저혈압이 특히 잘 생기는 경향이 있다.

* 에리스로포이에틴 : 백색의 분말 또는 덩어리로 신장에서 생산되는 당단백 호르몬이며, 우유와 염소젖에 많이 포함되어 있다. 빈혈의 예방 개선에 효과가 있으며, 허혈성 신증과 시스플라틴(cisplatin) 및 겐타마이신(gentamicin) 신독성의 예방 및 치료에 효과가 있다.

1) 심박동수 증가 장애

베타-차단제 투여, 요독성 자율신경병증, 노화가 있다.

2) 심박출량 증가 장애

좌심실비대, 노화, 고혈압, 죽상동맥경화증, 심근석회화, 판막질환이다.

5. 혈액투석의 정의

혈액투석은 투석기를 이용하여 혈액으로부터 노폐물을 걸러주고 인체 내의 전해질 균형을 유지하며 과잉의 수분을 제거하는 방법이다. 혈액투석을 받기 위해서는 혈관에 투석치료를 위한 통로를 만들어야 한다. 이것은 외과적 수술을 통해 주로 전박(아래팔)의 동맥과 정맥혈관을 연결해서 혈관을 점점 굵게 만드는 것으로 이 굵어진 혈관을 동정맥루라고 한다. 동정맥루가 충분히 굵어지면(약 6주 이상 소요) 주사바늘을 이곳에 삽입하여 투석기와 연결한 후 투석치료가 시작된다. 혈관이 발달하지 않은 사람들은 인공혈관을 이용해 누관을 만들 수 있다. 만약 동정맥루를 만들기 전에 혈액투석을 해야 하는 급한 상황에서는 플라스틱관을 어깨부분의 큰 혈관이나 서혜부 정맥에 넣어야 투석이 가능하다. 어깨부분의 큰 혈관에 넣은 관은 2주에서 한 달 정도 이용할 수 있다(그림 1-122).

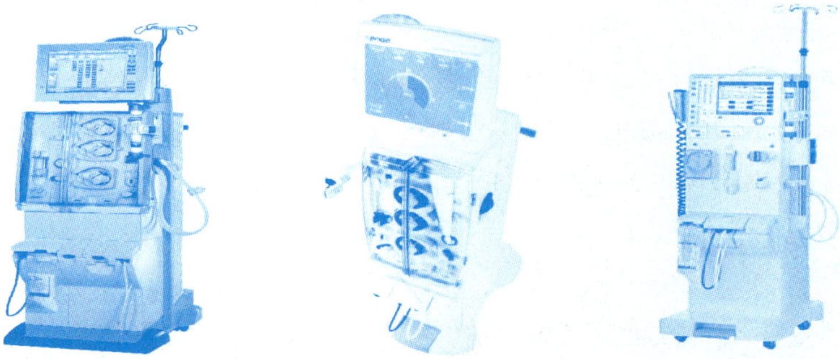

그림 1-122 • 혈액투석기

(1) 혈액투석기의 기능

환자의 혈액을 투석기(인공신장기)를 통과시켜 혈액을 걸러 낸 다음, 이 혈액을 환자의 혈관에 다시 넣어주는 방법으로 말기 신부전환자에 사용되는 투석요법이다.

환자의 혈액에서 너무 많은 물과 단백질 대사의 결과로 발생한 질소함유성 노폐물을 제거하고, 혈장의 산·염기의 평형과 전해질 농도가 개선되도록 구성된 용액에 투석막으로 만든 관을 넣고, 이 관 속에 환자의 혈액 일부를 순환시킴으로써 주요한 신기능을 대행시키는 것으로 이것을 수행하는 장치를 투석기(인공신장)라고 한다.

(2) 혈액투석방법

혈액투석을 하려면 혈관에 투석치료를 위한 통로를 만들어야 한다. 즉, 환자로부터 동맥혈을 끌어내어 인공신장의 회로에 연결하고 투석된 혈액을 재차 환자에게 되돌려줄 수 있는 장소를 정맥쪽에 설치해야 한다.

1) 동정맥루 시술법

수술로 동정맥루가 굵어지면 주사바늘을 삽입, 투석기와 연결한 후에 투석치료가 시작되며 최근에 많이 사용되는 시술법이다. 또 투석기에는 코일형, 평판형, 중공사형의 3종류가 있으며, 이 중 중공사형이 가장 많이 사용된다.

2) 혈액여과법

혈액여과법의 경우 혈액 속의 요독물질을 수분과 함께 여과하고, 그 대신 전해질 수용액을 4시간에 걸쳐서 20[L]의 속도로 보충해 준다. 혈액투석법보다 편하지만 치료비가 더 든다. 장기반복성 복막투석요법의 경우 복막을 반투막으로 이용한 것인데, 지름 5[mm]의 유연성 관을 통해 투석액 2[L]를 복강에 넣었다가 6시간 후에 빼내면 거기에서 나오는 용액에 노폐물이 있게 마련이다. 특수한 기술 · 장비 · 전기 · 수도시설이 필요 없고, 휴대용이라는 장점이 있는 반면, 복막염과 관이 막히는 등의 문제점이 있다.

(3) 혈액의 출입방법

플라스틱으로 만든 투관을 동맥 · 정맥에 삽입한 스크리브너션트를 사용하는 외션트법, 동맥 · 정맥을 문합(吻合)하여 확대시킨 정맥에 투석할 때마다 천자(穿刺)하는 내션트법, 이식혈관을 사용하는 방법의 3가지가 있다. 특히 내션트법의 경우 외과적 수술을 통해 동맥과 정맥혈관을 연결, 혈관을 굵게 만들어 투석이 가능하게 하는데 이때 굵어진 혈관을 동정맥루라고 한다.

(4) 혈액투석 설치요령

혈액투석을 하려면 혈관에 투석치료를 위한 통로를 만들어야 한다. 즉, 환자로부터 동맥혈을 끌어내어 인공신장의 회로에 연결하고 투석된 혈액을 재차 환자에게 되돌려줄 수 있는 장소를 정맥쪽에 설치해야 한다.

6. 혈액투석의 장점

환자가 병원에 정기적으로 내진하기 때문에 다른 환자나 치료진과 진찰 치료하기 때문에 병의 진행 등에 대해 체크할 수 있어 안전하다(그림 1-123).

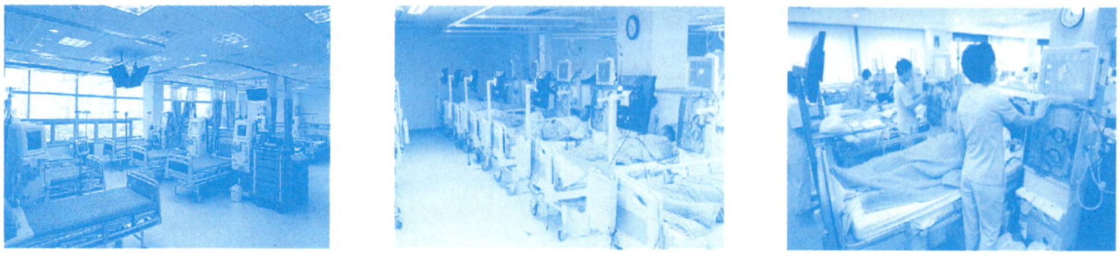

그림 1-123 • 혈액투석실의 내부모습

① 매일 치료하지 않고 주 2~3회 치료로 충분하다.
② 집에 특별한 도구가 필요 없으며 동정맥루 수술 후에는 인체에 카테터를 달고 다니지 않아도 된다.
③ 환자의 상태를 직접 보고 즉시 조취를 취할 수 있는 점과 혈액 화학검사상 이상을 빠른 시간 내에 교정할 수 있다. 이렇게 환자의 상태를 보고 즉시 판단할 수 있는 중요한 자료들로는 투석 때마다 받는 진찰소견과 필요할 때 곧바로 시행할 수 있는 혈액검사 등이다.
④ 일반적으로 매달 혹은 수개월 마다 정기적으로 시행하는 검사를 통해서 환자분들의 건강상태를 객관적으로 평가할 수 있다.

7. 혈액투석의 단점

고정된 스케줄에 맞춰 주 2~3회 투석실에 가야 하는 번거로움이 있다(그림 1-124).
① 기계에 의존해야 하며 치료할 때마다 주사를 맞아야 한다.

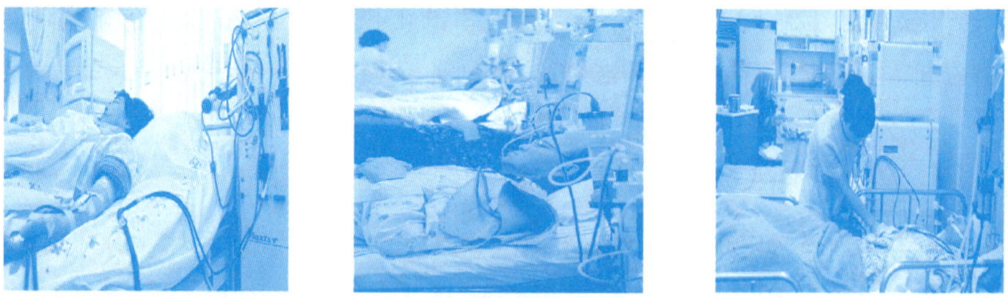

그림 1-124 • 환자 혈액투석모습

② 투석과 투석 사이에 쌓인 노폐물을 몇 시간에 걸쳐 빼므로 투석 후 피곤하거나 허약감을 느낄 수 있다.

③ 주 2~3회만 투석하게 되므로 식사나 수분의 제한이 심하다.

8. 혈액투석의 원리

투석에서 용질의 제거는 확산과 대류에 의해 이루어지고 체액제거는 초여과에 의하여 이루어진다. 혈액투석은 항응고 처리된 혈액과 투석액이 반투성막을 사이에 두고 서로 반대쪽으로 흐르는 과정에서 확산에 의해 이루어진다. 셀로판막과 같은 반투성막은 혈구나 단백질과 같은 고분자물질은 통과시키지 못하고 저분자 물질이나 이온을 통과시킬 수 있는 막으로 요소나 크레아틴 등과 같은 노폐물이 확산에 의해 농도경사를 따라 투석액 속으로 빠져나오게 된다.

(1) 확 산

확산(diffusion)은 혈액과 투석액 사이에 반투막을 두고 요소나 칼륨 같은 용질이 이동하는 것으로 반투막 면적 및 투과성, 혈액과 투석액 사이의 농도차 및 유속, 분자크기 등으로 좌우된다.

1) 확산청소율

어떤 물질이 투석막을 사이에 두고 농도차에 의해서 이동하는 현상을 확산이라고 하는데, 이런 투석막을 통한 용질의 이동은 투석막의 구멍의 크기에 비례하고, 용질의 크기에 반비례한다. 일반적인 혈액투석에서는 주된 구동력이 농도차에 의해서 용질의 이동이 생기는 것이며, 이를 확산청소율이라 한다. 농도차 이외에 용질의 이동을 결정하는 인자로는 투석막의 성질이 중요한데 여기에는 투석막의 표면적 및 투석막에 내재하는 확산능 등이 있다. 확산능은 투석막의 성분, 구멍의 크기 및 용매의 온도 등에 영향을 받는다. 거기다가 반투과성막을 경계로 요독물질의 농도가 높은 혈액에서 요독물질이 없는 투석액 쪽으로 요독물질이 이동한다.

2) 확산상태의 경로

확산상태의 주로 경로와 절차로는 투석기를 통해 미루어 볼 때 투석기는 환자 혈액이 지나가는 부분과 투석액이 지나가는 두 부분으로 구성되어 있다. 얇은 막(반투막)이 이 사이에 있으며 이 막의 미세한 구멍을 통해 노폐물과 과다한 수분이 혈액으로부터 투석액으로 빠져나가고 혈액세포와 단백질과 같은 우리 몸에 필요한 성분들은 크기 때문에 구멍을 통과하지 못하고 그대로 남게 된다.

3) 확산상태의 보충

신체에서 부족한 성분(칼슘, 당분 등)들은 투석액에 넣어주면 투석액으로부터 혈액으로 보충된다. 즉, 반투막을 경계로 한쪽에는 노폐물이 축적된 환자의 혈액과 다른 한편에는 정상인의 세포외액과 조성이 비슷한 투석액을 서로 반대 방향으로 흐르도록 하여 혈액 내에 축적된 요소와 다른 노폐물을 포함한 용질을 농도 차이에 의한 확산에 의해 제거하고 정수압의 차이를 만들어 혈장을 한외 여과시켜 혈장 내의 과다한 수분을 제거하는 원리를 이용하고 있다.

(2) 대 류

반투막을 통해 체액이 이동할 때 상당량의 용질이 용매끌기라고 하는 마찰력에 의해 움직이는 것으로 보통의 혈액투석으로는 대류(convection)에 의한 용질 이동은 적지만 초여과율이 높은 고유량 투석기에서는 그 역할이 크다.

(3) 초여과

미세한 구멍이 있는 얇은 반투막을 매개로 그 미세 구멍을 이용해 실행하는 여과이다. 여과작용은 액체를 가압 또는 흡인하여 진행시키고, 물이나 낮은 분자의 이온을 통과시켜 고분자를 분리한다. 한외 여과라고도 하며 기름과 물의 분리, 단백질의 농축, 효소의 분리및 정제 등에 사용된다(그림 1-125).

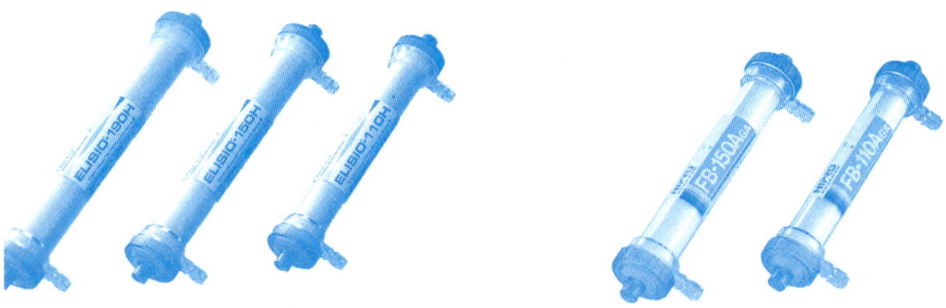

그림 1-125 • 초여과기

1) 혈액구획의 결정

혈액구획에 양압을 걸고 투석액 구획에 음압을 걸어 이것의 합이 막간 정수압을 형성한다. 따라서 일정한 막간 정수압에서 일정 시간동안 제거할 수 있는 수분량을 투석기 초여과계수라고 할 때 초여과율은 초여과계수와 막간 정수압, 투석시간 등에 의해 결정된다.

2) 투석과 여과

혈액투석은 확산과 초여과가 동시에 이루어지고, 순차적 초여과-혈액투석은 초여과만 먼저 시행하고 혈액투석은 그 다음에 시행하는 것이고, 혈액여과는 초여과된 체액을 수액으로 보충하는 것이며, 혈액투석여과는 혈액투석과 혈액여과를 합친 것이다.

3) 고효율 투석방법

고효율 투석방법인 혈액투석 여과법은 일반 혈액투석에서 제거가 어려운 중분자독소를 효율적으로 제거한다. 고효율 투석은 기존 방법과 달리 미생물 오염도가 거의 없는 20[L] 이상의 초여과수를 투석장치에 함께 투입해 기존 방법으로는 약 절반 정도밖에 걸러내지 못했던 '베타 2 마이크로글로불린'을 대부분 제거한다. 따라서 빈혈, 가려움증, 불안감, 불면증, 말초신경장애, 식욕부진 등이 호전된 사례가 많다. 고효율 투석방법인 혈액투석 여과법은 무엇보다 장기투석 환자의 삶의 질을 개선하는 방법이다.

(4) 확산과 초여과에서의 임상 적용

1) 확 산

① 투석기의 청소율 : 투석의 효율을 계산하기 위해서는 투석 전후의 혈액 뇨소치와 혈류를 고려한다. 즉 투석 전 후의 뇨소치가 각각 100[mg/dl], 30[mg/dl]이라면 URR(Urea Reduction Ratio)은 70[%], 즉 0.7이고 동정맥루의 혈류가 분당 200[ml]이면 0.7×200=140[ml/min]의 청소율이 산정된다. 그러나 혈액은 혈장과 같이 수분으로만 되어 있는 것이 아니고 적혈구와 혼합되어 있으므로 노폐물의 혈장치와는 차이가 있다. 뇨소와 같이 혈장이나 적혈구를 자유롭게 이동하는 물질은 큰 영향이 없으나, 이보다 분자량이 큰 물질은 적혈구에는 자유롭게 들어가지 못하므로 헤마토크릿*(hematocrit)을 고려하지 않으면 실제의 투석률보다 높게 산정된다.

㉠ 청소의 효과율 : 투석기의 효과와 기능을 더 잘 나타내기 위해 어떤 노폐물이 혈액 내에서 제거되는 백분율에 투석기를 통과하는 혈류속도를 곱하여 매 분마다 노폐물이 완전히 제거되는 혈액량을 구한다.

예 BUN치가 100[mg/dl]에서 30[mg/dl]로 감소한 것은 70[%]가 감소한 것이다. 혈류속도가 200[ml/min]이면 요소가 전부 제거된 혈액량은 0.7×200=140[ml/min]이다. 이를 청소율이라 한다.

㉡ 노폐물 농도 : 청소율은 투석기로 들어오는 노폐물의 농도와는 관계가 없다. 즉, 들어오는 요소농도가 50[mg/dl]이면 나가는 혈액의 요소농도는 70[%]가 감소한 15[ml/dl]

* 헤마토크릿 : 전체 혈액에 대한 적혈구의 용적율로 빈혈의 진단에 중요하다. 일반적으로 빈혈 시 낮은 값을 나타낸다.

이다. 요소청소율은 여전히 (50−15/50)×200=140[ml/min]이다.

㉢ 전술청소율 : 전술청소율에서는 혈액을 단순한 액체로 취급했으나 그렇지는 않다. Hct가 30[%]일 때 혈류가 200[ml/min]인 것은 실제로 혈장유속은 140[ml/min], 적혈구유속은 60[ml/min]이다. 투석기 입구와 출구에서 측정한 것은 어떤 노폐물에 대한 혈장치이다. 요소는 적혈구의 존재가 별로 문제가 되지 않는다. 요소는 적혈구의 안과 밖으로 빨리 확산되기 때문에 투석기 출구에서 측정한 혈장과 적혈구 내의 수치는 거의 비슷하다.

㉣ 전혈청소율 : 크레아티닌이나 인산같은 다른 많은 물질들은 혈장과 적혈구 사이에 빨리 평형을 이루지 못하기 때문에 문제가 더 복잡하다. 이런 물질들은 혈장과 적혈구 내의 농도가 서로 다르다. 이런 물질에 대해 혈장치를 이용하여 전혈청소율을 산출하는 방법은 투석 중의 제거율에 접근하는 좋은 방법이 아니다. 투석기에서 나오는 혈액은 투석기로 들어가는 혈액보다 노폐물의 농도가 낮다. 요소가 혈액에서 제거되는 비율은 약 70[%]정도인데 투석기 입구에서의 BUN치가 100[mg/dl]이면 출구에서는 30[mg/dl]이다. 그러나 이것만으로는 투석기가 하는 일을 잘 나타내지 못한다. 혈류가 느리면 요소는 극히 소량만 제거된다.

㉤ 투석기의 혈장치 : 투석기 입구와 출구에서 측정한 것은 어떤 노폐물에 대한 혈장치이다. 요소는 적혈구의 존재가 별로 문제가 되지 않는다. 요소는 적혈구의 안과 밖으로 빨리 확산되기 때문에 투석기 출구에서 측정한 혈장과 적혈구 내의 수치는 거의 비슷하다.

㉥ 혈액수분 요소청소율 : 요소는 적혈구와 혈장의 물에 용해되어 있다. 혈장은 약 93[%] (단백질 농도에 좌우된다.), 적혈구는 약 72[%]가 물이다. 그러나 약간의 요소는 적혈구의 수분이 아닌 부분에 속하기 때문에 적혈구양의 80[%]와 같은 양에 요소가 용해되어 있다.

Hct가 30[%], 혈류속도가 200[ml/min]일 때 요소에 대한 효과적인 혈액수분 유속의 계산은 다음과 같이 적용할 수 있다.

- 전혈유속=200[ml/min], Hct=30[%]
- 혈장유속=200×(1−0.30)=140[ml/min]
- 혈장 수분유속=0.93×140=130[ml/min]
- 적혈구 유속=200×0.30=60[ml/min]
- 적혈구 수분유속=0.80×60=48[ml/min]
- 혈액 수분유속=혈장 수분유속+적혈구 수분유속=130+43=173[ml/min]

혈액수분에 대한 교정은 1회의 투석으로 요소가 얼마나 제거되었는가를 계산하기 위해 투석기 청소율을 사용할 때 중요하다. 일반적으로 혈액수분교정을 하지 않으면 요소제거양이 약 12[%] 정도 과대평가된다.

② 혈액청소율에 영향을 주는 요인 : **혈류속도, 투석액 흐름의 속도, 투석기 효율이다.**

㉠ 혈류속도의 영향 : 혈액청소율은 혈류속도가 증가함에 따라 증가하지만 양자의 관계는 곡선이다. 혈류속도가 200[ml/min]일 때 투석기 출구에서 BUN치는 30[mg/dl], 제거율은 70[%]이지만, 혈류속도를 300[ml/min]로 하면 BUN치는 40[mg/dl] 정도로 제거율은 60[%] 정도이며 청소율은 300×0.6=180[ml/min]이다. 이처럼 **혈류속도가 50[%] 증가해도 청소율은 140에서 180으로 35[%] 증가한다.** 정상체격인 성인의 혈류속도는 보통 200~300[ml/min]로 맞춘다. 투석시간을 짧게 하기 위해 초고효율 투석기를 사용하고 혈류속도를 600[ml/min] 정도 올리기도 한다.

㉡ 투석액 유속의 영향 : **투석액 흐름의 속도가 빨라지면 혈액에서 투석액으로 요소가 확산되는 효율이 증가하지만 그 영향은 보통 크지 않다.** 투석액 속도는 보통 500[ml/min]로 한다. 투석액 속도를 800[ml/min]로 하면 고효율 투석기를 사용할 때와 혈류속도를 350[ml/min]이상으로 할 때 요소청소율은 약 5~10[%] 증가한다.

㉢ 투석기의 효율성의 영향 : **얇고 표면적이 넓으며 구멍이 큰 막으로 혈액과 투석액과의 접촉을 최대화한 고효율 투석기는 저효율 투석기보다 노폐물을 더 많이 제거한다.** 혈류속도가 200[ml/min]일 때 고효율 투석기의 입구쪽 BUN이 100[mg/dl]이면 출구쪽 BUN은 5[mg/dl] 밖에 안된다. 제거율은 95[%]로서 투석기 요소청소율은 0.95×200=190[ml/dl]이다.

㉣ 요소제거의 효율 : 효율의 경우 요소를 제거하는 투석기의 효율은 항수 KoA(mass transfer urea coefficient)**라는 표현으로 기술한다.** 이 항수는 혈류속도와 청소율의 상관관계를 나타내는 곡선의 모양과 높이를 결정한다. 보통 효율투석기의 인 비트로 KoA는 300~500이며, 고효율 투석기는 700 이상이다. **투석기의 효율을 알고 혈류속도(Q_B)와 투석액속도(Q_D)가 주어지면 혈액수분 요소청소율(K_W)을 예측할 수 있다.**

KoA가 400인 저효율 투석기를 사용하면 Q_B를 200에서 400으로 올려도 혈액수분 청소율(K_W)은 136에서 170으로 25[%] 증가할 뿐이다. 그러나 KoA가 800인 고효율 투석기를 사용하면 160에서 225로 40[%] 증가한다.

㉤ 분자량의 영향 : **분자량이 큰 용질들은 용액에서 느린 속도로 움직이기 때문에 막을 통한 확산이 미미하다.** 결과적으로 분자량이 60인 요소는 제거율이 70[%]이지만, 분자량이 113인 크레아틴은 50[%] 정도이다.

크레아틴 청소율은 단지 0.5×200=100 [ml/min]이다.

분자량이 1355인 Vit.B12는 제거율이 25[%], 청소율이 50[ml/min]인바, 투석 한계점에 일찍 도달하여 혈류속도를 200 이상으로 올려도 그 효과는 매우 적다(새로운 고효율 투석기에서는 혈류속도가 더 높을 때까지 청소율도 증가한다). 재순환의 영향의 투석기 입구쪽의 요소농도가 감소되어 효과적인 요소청소율이 감소한다.

2) 초여과

① 수분제거의 필요성 : 투석 중 초여과는 투석간에 섭취한 수분이나 음식물의 대사에 의해 축적된 수분을 제거하기 위한 것이다. 전형적으로 주 3회 투석하는 환자는 투석간에 체중이 1~4[kg](대부분 수분) 증가한다. 이것은 3~4시간 투석하는 동안에 제거되어야 한다. 갑작스런 수분과다 환자들은 더 빨리 수분을 제거해야 한다. 보통 0.5~1.5[L/hour]의 초여과가 필요하다.

② 투석기의 수압 : 투석기 내의 수압은 보통 투석하는 동안 투석기의 혈액부분은 양압으로 50~100[mmHg]이다. 투석기로부터 혈액이 나오는데 부분적으로 막혀있거나 혈류속도가 매우 빠르면 250[mmHg]까지 올라갈 수도 있다. 투석액 부분은 보통 음압이며, 집게로 투석액 주입선을 부분적으로 폐쇄하고 투석액 배출선에 펌프를 장치하여 −450[mmHg]까지 낮출 수 있다. 대부분의 투석기는 투석액 부분에도 양압을 발생시킬 수 있으므로 막통과압(TMP)을 0~500[mmHg]까지 쉽게 조절할 수 있다. 막통과압이 500[mmHg]이상이면 투석기가 파열될 수 있으므로 그 이상은 올리지 않아야 한다.

③ 초여과 상수 : 초여과 상수(KUF)로부터 초여과율 계산의 경우 대부분 투석기의 KUF는 2.0~8.0이며 고투과성 투석기는 50까지 올릴 수 있다. 4시간 투석으로 2[kg]을 빼려면 먼저 투석을 끝낼 때 투석기에서 혈액을 씻어낼 생리식염수 약 300[ml]와 투석하는 동안 섭취할 물 약 100[ml]를 더한다. 4시간동안에 2.4[L], 즉 시간당 600[ml]를 제거하면 된다. 만일 KUF가 2.0인 투석기라면 600/2=300[mHg]의 경막압력(Transmembrane Pressure : TMP)이 필요하다. KUF를 알면 필요한 막압력을 산정할 수 있다. 그러나 현재 사용하고 있는 대부분의 혈액투석기는 원하는 초여과량을 맞추어 놓으면 자동으로 작동하게 되어 있다.

9. 항응고제

혈액응고를 저해하는 물질로서 생리적인 것과 병적인 것이 있으며 일반적으로 4종류로 분류한다.

① 혈액에 첨가함으로써 응고를 저지하는 항응혈제가 있다. 주로 옥살산염, 시트르산염으로 이들은 Ca^{2+}과 결합하여 응고를 저지한다. 그 밖에 이온교환수지, 에틸렌디아민테트라아세트산*(EDTA) 등을 사용한다.

② 혈액에 존재하는 활성형 혈액응고인자에 대한 혈액의 생리적 항응혈소로서, 트롬빈 등 여러 혈액응고인자의 작용을 저지하는 항트롬빈 Ⅲ 및 그것들과 특이적으로 결합하는 헤파린 등이 있다.

③ 병적상태에서 후천적으로 출현하여 가역적, 비가역적으로 혈액응고인자의 활성을 억제하는 항응혈물질이다. 제Ⅷ인자에 대한 저지물질이 알려져 있는데 이것은 일종의 항체라고 생각하고 있으며 혈우병환자에게 수혈을 한 후 만들어진다. 그 밖에 제Ⅸ인자, 제Ⅴ인자, 제Ⅶ인자, 제XⅢ인자에 대한 항체가 알려져 있다. 또한 자가면역질환환자에서는 특이적 또는 비특이적 항응혈물질에 의한 혈액응고 장애를 나타내는 경우가 있다.

④ 경구 투여에 의해 응혈인자의 활성을 저해하는 항응혈약제이다. 쿠마린* 계(예 : 와파린), 인단디온계 등의 약제를 경구 투여하면 비타민 K의 환원을 저해함으로써 간세포에서 비타민K 의존성 응혈인자인 제Ⅱ인자, 제Ⅶ인자, 제Ⅸ인자, 제X인자들의 합성을 저하시킨다.

(1) 항응고제 투여절차

표 1-38 • 항응고제 인자와 분자량

인자명	분자량	혈장 내 농도[μg/mL]	저해활성화 응고인자
안티트롬빈 Ⅲ	55000	250	트롬빈 · Xa/ 외
헤파린보조인자 Ⅱ	72000	100	트롬빈
α1 안티트립신	50000	3000	XIa/ · APC 외
C1저해제	104000	250	XIIa/ · Xia/ 외
단백질C저해제	57000	5	APC · 칼리크레인 외
α2 거대글로불린	720000	2000	Xia/ 이외 거의 모두
TFPI	32000	0.1	Xa/ · VIIa/

① 혈관통로가 준비되면 준비된 혈액투석 라인에 연결한다(표 1-38).

② 헤파린을 투여한다.

③ 헤파린이 섞인 혈액과 투석액이 반투막을 사이에 두고 서로 반대 방향으로 흐른다.

④ 투석액은 염분, 칼륨, 칼슘, 염화마그네슘, 당을 섞은 고순도 용액이다. 중탄산이나 아세테

* 에틸렌디아민테트라아세트산 : 4개의 카복실산염과 2개의 아민기를 매개로 하여 금속과 결합하는 무색의 결정성 가루이다. 거의 모든 금속이온과 수용성 킬레이트를 만드는 특징을 갖고 있어 분석화학에서 널리 응용되고 있다.

* 쿠마린 : 헤테로고리계열에 속하는 유기화합물로서 외관상 무색 결정이다. 통카콩의 방향성분으로 향료로 사용된다.

이트 등도 적절한 [PH]를 조절하기 위해 투가한다.

⑤ 확산을 이용하여 전해질이나 대사산물 혹은 산염기 물질 등이 혈액에서 제거되거나 보충되어진다.

⑥ 혈액 내의 과잉수분이 제거된다(초여과 : ultrafiltration).

⑦ ④, ⑤, ⑥과정을 거친 혈액은 혈관통로를 통해 환자의 신체 속으로 다시 들어가게 된다.

(2) 항응고제의 영향

항응고제는 피의 응고를 억제하는 약으로 이미 응고된 혈액덩어리가 더 이상 커지지 않게 하면서 새로운 혈액응고가 일어나는 것도 방지하게 된다. 그러나 혈액응고는 부상 시 피의 과다 출혈을 방지하는 몸에 중요한 방어수단으로 작은 상처에도 피가 멎지 않고 지속적인 출혈이 일어날 경우 과다누출로 인해 사망에까지 이르게 된다.

문제는 부상이 없는데도 응고가 일어나는 것으로 응고의 크기나 위치에 따라 심장마비나 중풍을 비롯한 여러 장애를 일으킬 수 있게 된다.

1) 와파린

와파린의 경우에는 비타민 K에 따라 차이가 나겠지만 혈액응고요소를 억제시키므로 심장마비 후나 심부정맥혈전증이 있는 환자의 재발성 혈액응고를 줄여주게 된다.

2) 헤파린

헤파린은 응고에 중요한 혈액요소인 트롬빈의 활동을 억제시켜 항응고 효과를 보게 한다. 헤파린의 새로운 형태인 저분자 헤파린은 헤파린의 효과를 보다 확실히 알 수 있게 한다. 와파린과 헤파린 모두 개인간에 차이는 있지만 출혈의 위험을 가지고 있기에 약을 복용한 후에도 부작용을 줄이기 위한 적절한 평가가 정기적으로 이루어져야 한다.

3) 항응고제 복용자

항응고제 복용자들의 경우 최소한 1개월에 1회는 정기적으로 INR을 모니터링해야 한다. 복용하는 약물에 변화가 있거나 새로운 환경에 처한 경우는 1주일에 1회 모니터링을 해야 복용자의 병세를 개선할 수 있다. 하지만 현실적으로 2~3개월에 한 번씩 모니터링을 하는 경우가 많은데, 더 자주 검사를 할 수 있는 환경조성을 위해 복용자와 의료진 모두의 적극적인 노력이 필요할 정도로 관심을 많이 가질 정도로 부작용이나 인체에 유해할 수 있기 때문이다.

10. 투석액전달 시스템

투석액전달 시스템(dialyzer deliver system)은 여러 가지 용질을 물에 섞어서 혈액과 상호작용을 노폐물과 과잉 수분을 제거하면서 필요한 전해질은 보충하고 유지시켜줄 수 있도록 조성된 투석액이 필요하며, 투석액은 적당량을 미리 만들어 투석실에 펌프로 공급하거나 많은 양의 투석액이 필요할 때는 물과 농축용액을 섞으면서 자동으로 농도를 맞추기도 한다. 농도는 혈장액과 비슷하며, 혈액투석 시 200~300[ml/min]의 많은 혈류량을 유지하기 위한 혈관통로가 필요하다. 단위시간당 충분한 혈액을 공급할 수 있어야 하며 다시 정맥으로 유입가능하고 반복 사용할 수 있어야 한다.

(1) 일시적인 접근방법

쇄골하정맥, 내경정맥, 대퇴정맥에 카테터를 삽입하는 방법이며 기흉, 혈흉, 부정맥, 감염, 출혈의 합병증이 생길 수 있다.

(2) 영구적인 접근방법

동정맥루와 합성이식물질이나 자기혈관을 이식하는 동정맥이식이 있다.

1) 동정맥루

동맥과 정맥이 연결되면 압력이 센 동맥혈이 정맥 내로 흘러들어가 정맥혈관을 울혈시키고 굵어지게 하여 투석 시 사용할 수 있게 된다. 수술 후 성숙될 때까지 1~2개월 기다렸다가 사용하며, 수술로 인해 심하게 손이 붓거나 국소빈혈, 출혈, 혈전증, 동정맥류, 감염 등의 합병증이 있다.

2) 동정맥이식

인조혈관을 당뇨 또는 심한 동맥경화로 인해 적절한 동정맥루 형성이 어려운 대상자, 비만, 혈관이 가늘고 깊은 위치에 있는 여성, 노령자 등에게 사용하는 방법이다.

3) 영구적 카테터

동정맥루나 인조혈관이식술이 어려운 경우 내경정맥이나 쇄골하정맥에 삽입한다.

4) 혈관통로의 합병증

① 감염이 일어나며 카테터의 혈전이 일어난다.

② 동맥류 혹은 가동맥류가 일어난다.

③ 중심정맥 등의 혈전이나 협착이 일어나며 손의 허혈이 일어난다.

11. 복막투석

(1) 복막투석의 정의

혈액투석과 더불어 말기 신부전증 환자에게 시행되는 신대체요법의 하나로 환자 자신의 복막을 이용하여 투석하는 방법이다. 이를 위해 환자의 복부에 특수 제조된 부드러운 관을 삽입하며 이 관을 통해 투석액을 주입하고 배액함으로써 체내 노폐물과 수분 등을 제거한다. 혈액은 복강주위의 혈관 내에 그대로 있으면서 과다한 수분과 노폐물은 혈액으로부터 걸러지게 된다. 투석과정이 끝나면 투석액은 관을 통해 몸 밖으로 나가게 된다.

(2) 복막투석의 방법

복강에 삽입한 카테터로 관류액(1.5～2L)을 약 10분간 주입하고 60~90분간 체액(滯液)시킨 뒤에 배액(排液)한다. 이것이 1회의 치료이고 이것을 10~15회 되풀이하는 것이다. 전에는 1명의 환자에게 시행할 수 있는 복막투석의 치료 횟수는 많아야 50～60회로 한정되어 있었으나, 요즘에는 개량된 부드러운 카테터를 사용하게 되므로 혈관의 상태가 나빠 혈액투석을 할 수 없는 만성 신부전 환자에게도 장기간에 걸쳐서 반복 시행할 수 있게 되었고, 자동 복막투석장치도 개발되었다.

이 방법에는 간헐적 복막투석법(IAPD)과 지속적 외래 복막투석법(CAPD)으로 나뉜다. 혈액투석과 비교하면 특별한 장치가 필요 없고 항응고제가 필요 없을 뿐 아니라 비용도 적게 든다. 요독증상 물질의 제거효율도 높고 물·전해질의 조정에도 뛰어난 효과가 있다. 결점은 조작이 번거롭고 장시간 걸리며, 단백질 누출이 있고 복막염에 걸릴 우려가 있다.

(3) 복막투석의 원리

복막은 복강을 둘러싸서 뱃속의 장기를 보호하는 얇은 막으로 안에 많은 수의 모세혈관을 포함하고 있으며 표면적이 2[m^2]에 달하는 넓은 막이다. 이러한 복막은 수백만 개의 작은 구멍을 가지고 있는 반투과성막으로 혈액 내 노폐물과 수분은 구멍을 통과하나, 단백질이나 혈액세포는 통과시키지 않는 선택적 투과막이며 투석액이 복강 내로 주입되면 확산과 삼투압을 통해 혈액 내의 노폐물과 여분의 수분이 혈액에서 투석액 쪽으로 당겨지게 되는 것이다(그림 1-126).

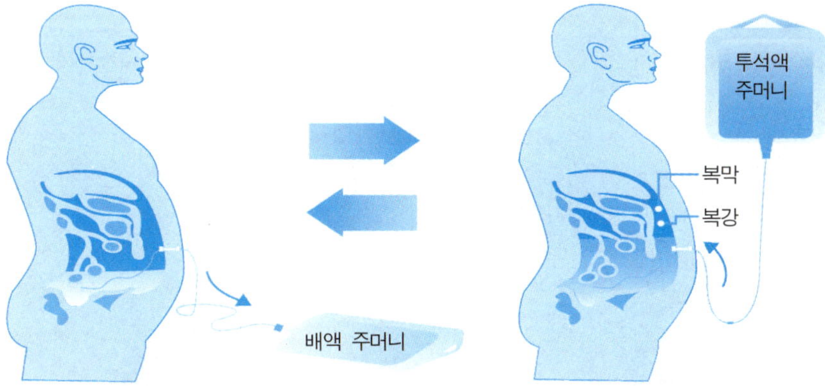

(a) 투석액을 배출시키고 새 투석액으로 교환

(b) 투석액 주입 후 혈액과 평형을 이룰 때까지 방치(4~8시간)

그림 1-126 • 복막투석의 원리

우리가 녹차를 찻잔 속에 넣을 경우 찻잔 안의 물이 차에서 우러나오는 차 잎으로 색이 변하듯이 복강안에 깨끗한 투석액을 넣으면 우리 몸의 혈액에 있는 노폐물들이 복막의 미세한 구멍을 통해 퍼져 나오는 원리, 즉 확산과정으로 노폐물이 혈액으로부터 제거가 된다. 확산이 되는 속도는 노폐물의 크기와 농도차에 따라 다르다. 수분제거의 경우 복막투석액에는 당분이 들어 있어 당분이 수분을 자연스럽게 당겨내어 복강으로 모아 오는 과정을 삼투라고 한다.

삼투과정에서 몸에 쌓여 있던 수분이 복막의 아주 미세한 구멍을 통해 제거된다. 이때 혈구는 크기가 커서 반투과성막을 통과하지 못하지만 혈액 내 수분은 투석액에 포함된 포도당에 의해 투석액 내로 이동되며 이 과정을 초여과라고 한다. 초여과가 완료되면 과잉수분이 투석액 내에 빠져 나가 있는 상태이므로 투석액을 교환하여야 한다.

(4) 복막투석의 종류

1) 지속적 외래 복막투석(CAPD)

직장이나 학교 같은 곳에서 일상생활을 하는 동안 기계에 의존하지 않고 환자 자신이 직접 투석을 시행하는 방법이다. Bag 안에 들어 있는 투석액은 관을 통해 복강 내로 중력에 의해 들어가서 4~5시간 정도 머문 후 다시 Bag 속으로 투석액을 내보낸 후 버린다. 이것은 24시간 동안 3~4번 시행된다. 한번 교환 시에 약 30~40분이 소요되고 투석액이 복강 내에 있는 동안 환자는 직장이나 집에서 일을 할 수 있다(그림 1-127).

① 만성신부전 환자 대상 : 만성 신부전 환자에게 체액과 전해질의 불균형을 교정하기 위해 신체 내 복막을 이용하여 혈액 내 노폐물 및 수분을 제거하는 체내 투석방법인 복막투석을 위한 도관을 삽입하는 시술이다.

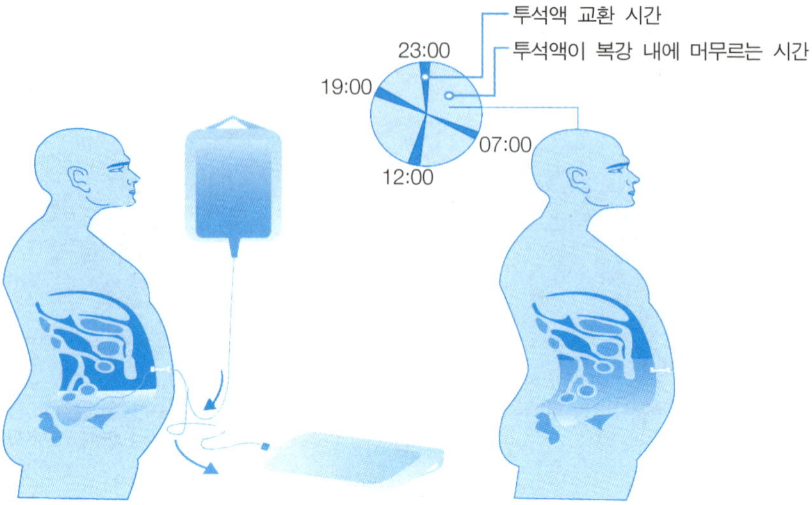

그림 1-127 • 지속적 외래 복막투석

② 경제활동 환자 대상 : 직장이나 학교 같은 곳에서 일상생활을 하는 동안 기계에 의존하지 않고 환자자신이 직접 투석을 시행하는 방법이다. 포장팩 속에 들어있는 투석액은 도관을 통해 복강 내로 중력에 의해 들어간다. 투석액은 복강 내에 머물게 되며 4~5시간 후 다시 포장 팩으로 투석액을 내보낸 후 버린다. 이것은 24시간동안 3번에서 4번 시행되어 한 번 교환 시에는 약 30~40분이 소요되고 투석액이 복강 내에 있는 동안 환자는 직장이나 집에서 일을 할 수 있다.

③ 복막투석 절차 : 영구 카테터를 복막에 이식하여 이 카테터의 안쪽 커프에 섬유질이 자라서 자리를 잡고 고정되어 이것은 후에 누출을 최소화한다. 카테터의 외부 끝에는 연결관을 부착되고, 관의 원위부는 투석액이 들어있는 멸균 플라스틱 주머니와 연결된다. 투석액을 어깨 높이로 올려 중력에 의해 복막강 안으로 주입한다.

④ 투석 단계 : 4~6시간 동안 체내에 정체시키고 정체가 끝나면 배액시킨다. 이는 중력에 의해 이루어져 카테터의 기능이 정상적이면 여과된 수분과 2[L]의 투석액이 배액되는데는 10~20분이 걸린다. 배액이 다 되면 새로운 투석액을 무균적으로 연결하여 과정을 반복한다. 수면을 방해하지 않게 하루에 4~5회 교환한다. 대부분의 환자는 복강안에 투석액이 있다는 것을 점차 의식하지 않게 된다.

⑤ 투석의 장점 : 신체적, 심리적 자유감이 독립심이 있어서 좀 더 자유로운 식이와 수분섭취가 가능하다. 비교적 단순하고 사용하기 쉽다. 요독증의 조절이 잘 된다.

⑥ 투석에 따른 주요 증상 : 대장이나 장이 카테터 주위를 감싸므로 폐색이 나타날 수 있다. 환자 교육도 절대적으로 필요하여 장기적인 치료로서 지속적 외래 복막투석의 성공은 반복

되는 복막염의 예방에 달려 있다. 다음으로 주머니 교환 시 철저한 무균법을 사용하여 주머니나 관에 손상이나 새는 곳이 없는지 살핀다. 주머니 교환을 거르면 신부전 조절이 잘 안 될 수 있다. 약간의 체중증가가 있을 수 있어서 투석액에는 많은 양의 포도당이 함유되어 있어 칼로리 섭취가 늘어난다. 복막염의 증상과 증후를 보고하여 혼탁한 복막액, 복통과 압통, 권태, 발열이 있다.

2) 간헐적 복막투석(IPD)

낮 동안만 투석을 하는 주간 복막투석법과 주 2~3회 병원에 와서 복막투석기계를 사용하여 투석을 하는 방법, 밤에만 기계를 이용하여 투석을 하고 낮 동안에는 정상 생활을 하는 야간 복막투석법이 있다(그림 1-128).

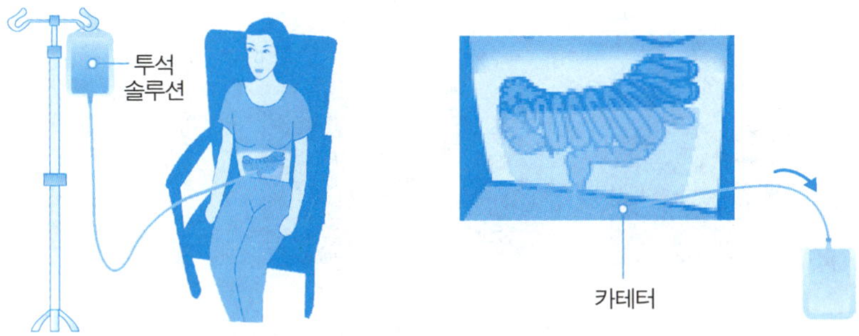

(a) 주입 (b) 배출

그림 1-128 • 간헐적 복막투석

① 야간복막투석 : CCPD와 동일하게 밤동안 순환기에 연결하여 7~8회로 회수를 늘려 교환하여 아침에는 용액을 복강 내에 저류시키지 않은 채 Cycler와 분리시킨다. 즉 낮 동안 복강은 비어 있는 상태로 있게 된다. 낮 동안만 하는 주간 복막투석법과 주 2~3회 병원에 와서 기계를 이용하여 투석을 하는 방법, 밤에만 기계를 이용해 투석하고 낮 동안에는 정상 생활을 하는 야간 복막투석방법이 있다.

② 복막투석의 의학적 사례 : 의학적 사례에 따라 무엇보다도 당뇨병 환자에게 지속적 자가 복막투석과 간헐적 복막투석이 혈액투석에 비해 독립성을 주기 때문에 많이 사용된다. 또한 투석액에 인슐린을 첨가할 수 있기 때문에 혈당조절에 도움을 주며 인슐린 주사가 불필요하다. 복막투석의 가장 큰 위험은 감염과 복막염이다.

③ 혈액투석의 조절 : 혈액투석은 환자의 심혈관계에 주는 부담이 크고 환자의 생활을 침해하므로 세심한 사정을 거쳐 결정한다. 혈액투석에 쓰이는 항응고제가 수술 후 출혈가능성을 높이기 때문에 안구수술을 받으려고 할 때는 복막투석으로 바꾸고 고혈압을 조절

해야 한다. 최근 몇 년 동안 당뇨병 환자의 신장이식 성공률이 증가하고 있는데, 정상 신장에서와 같이 이식받은 신장도 이식 후 고혈당이 계속 되면 결국 신장이 손상된다. 그러므로 신장을 이식한 후 장기적인 치료효과를 위해서는 자주 혈당을 검사하고 이에 따라 인슐린량을 조절해야 한다.

3) 지속적 주기적 복막투석(CCPD)

투석원리는 지속적 외래 복막투석과 비슷하나 투석이 기계를 이용하여 자동적으로 이루어지는 점이 다르다. 주로 집에서 밤 사이에 한 시간 30분 간격 정도로 계속 투석이 이루어지며 낮 동안에는 투석액이 복강 내에 있어서 투석액을 교환하지 않는다. 그러나 값이 비싼 장비가 필요하므로 경제적 부담이 있다(그림 1-129).

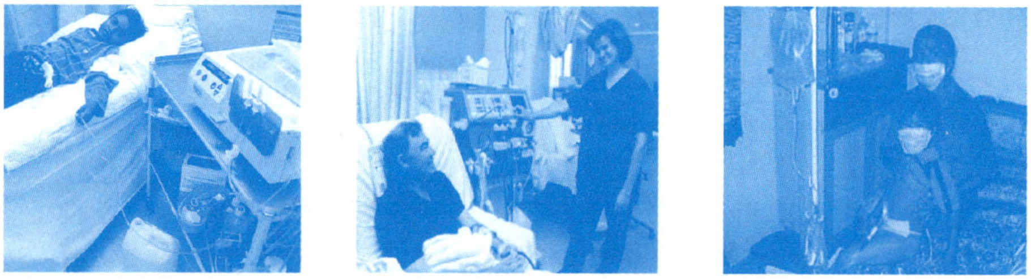

그림 1-129 • 지속적 주기적 복막투석

투석액 교환조작을 수동으로 하는 방법과 기계로 하는 자동으로 하는 복막투석이 있다. 수동으로 하는 방법은 약 2[L] 의 투석액을 수동적으로 교환하는 방법이다. 수동 투석 가운데 지속적 외래복막투석(CAPD) 방식은 6시간마다 주기적으로 투석액을 교환하지만 뱃속에는 항상 투석액이 들어 있는 방식이다.

4) 기계 자동 복막투석(APD)

투석액 교환을 환자가 잠들어 있는 사이에 기계가 정해진 시간마다 교환해 주는 방식이다. 자동복막투석은 야간에 기계가 정해진 프로그램에 따라 자동적으로 2시간 정도 간격으로 투석액을 교환하여 밤사이에 총 3~5회 투석액을 교환한다.

포도당을 기본으로 하여 여러 가지 체액과 비슷한 농도의 나트륨, 칼슘 등의 전해질과 pH를 안정적으로 유지해 주는 완충제(buffer) 등이 포함되어 있다. 포도당이 함유된 투석액 외에도 아이코덱스트린이나 아미노산을 기본으로 하는 투석용액도 있다.

12. 복막투석의 장점

① 요독증의 조절이 용이하며 혈압조절이 쉽다.
② 빈혈이 있는 환자에게서 영양상태의 호전을 기대할 수 있다.
③ 말초신경염이 혈액투석에 의해 호전된다.
④ 식사제한을 하지 않으므로 영양상태가 양호하며 시간과 경비가 절약된다.
⑤ 환자가 더 쾌적함을 느끼며 생존율 및 사회복귀에 유리하다.

13. 복막투석의 단점

① 인체에 카테터(관)를 달고 있어야 하므로 복막이 외부로부터 세균침입에 대해 방어기구가 거의 없어 복막염에 감염된다.
② 혈액투석에 비해 꽤 큰 물질도 통과시키기에 혈중의 단백질, 비타민 등이 소실된다.
③ 포도당이 체내에 흡수되기 때문에 비만이나 고지혈증의 위험이 크다(표 1-39).

표 1-39 • 지속적 복막투석방법

연결	배액	주입	체류
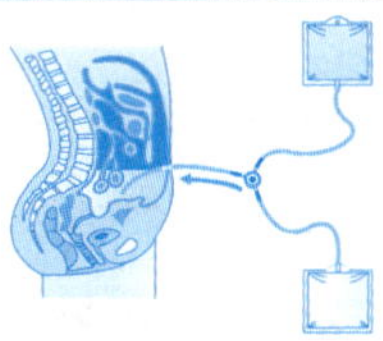	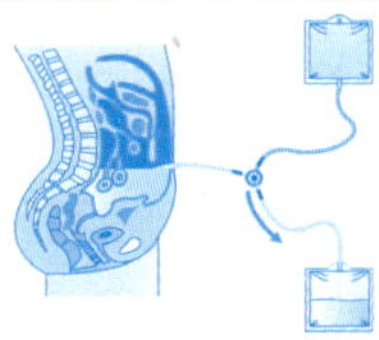	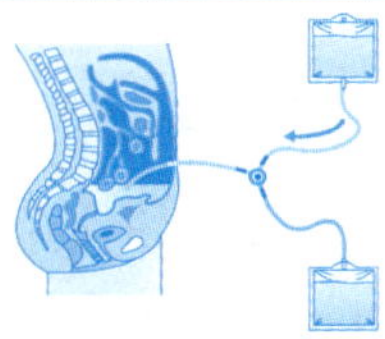	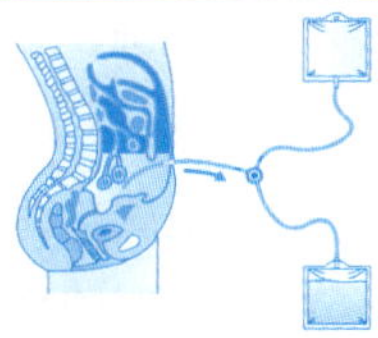
투석액백을 자기 몸의 연결관과 연결한다.	관을 통하여 복강 내의 노폐물이 섞인 투석액을 몸 밖으로 배출하는 것으로 빈 백을 관에 연결하여 몸보다 낮게 놓으면 중력에 의해 자동 배출이 되며 보통 15~20분 정도 소요된다.	새 투석액을 관에 연결하여 복강 내 채우는 것으로 백을 몸보다 높게 위치시키면 중력에 의해 들어가게 되며 보통 5분에서 10분 정도 걸린다.	투석액백을 분리하고 소독캡으로 주입관을 막는다. 몸 안에 주입된 투석액을 담고 있는 상태로 이 시간을 통해 투석이 이루어지며 하루 4번 투석할 경우 약 4~6시간 정도가 적당하다.

(1) 일상생활의 적용

일상생활은 자유롭지만 매일 4회 청결한 환경에서 투석액을 갈아주어야 하는 번거로움이 있다. 연결구를 통해 균이 들어가는 경우 복막에 염증이 생겨 고생할 수도 있다. 욕조에 몸을 푹 담그고 하는 목욕을 하면 연결구와 살이 닿는 부위에 물이 젖어 들어 염증이 올 수 있으므로 간단한 사워만 가능하다. 20[cm] 정도의 연결구는 옷으로 잘 가려지기는 하지만 항상 몸에 달려 있어서 불편하다. 그러나 복막투석이 더 적합할 경우 철저한 위생적 방법이 필요하므로 손떨림이 없고 시력도 좋아야 한다. 전에 복부수술을 한 경험이 있는 사람은 복강이 좁아져서 복막투석이 적합하지 않다.

(2) 주의사항

신장수술 경험자는 가능하되 단 철저한 위생상태가 아니면 복막투석의 단점을 부각시켜 위험을 초래시킨다. 가급적 습기나 담배연기가 없는 곳이라면 직장, 학교, 여행 중의 숙소라도 가능하다. 교환하는 동안은 외부인의 출입을 막고 마스크를 쓰며 철저히 위생적인 환경을 유지해 주어야 한다.

1) 후유증

감염이 되면 복막염으로 고생하기 때문에 그리고 집에 혼자 있는 시간이 많기 때문에 우울증에 걸리기 쉽다. 또 2000[cc]정도의 약물을 복부에 담고 있어야 하기 때문에 신체의 정도에 따라 부담스러울 수 있어서 환자의 신체와 환경상태에 따라 결정해야 한다.

2) 소아투석

환자와 보호자의 선호도, 환자의 체격환자나 가족의 사정과 투석센터의 여건에 따라 어느 한 가지를 선택하게 되는데 많은 소아-청소년이 복막투석을 더 많이 선택한다는 것이다. 그것은 어린 소아가 혈액투석을 하는데 기술적인 어려움이 많고 학령기 소아-청소년에게는 혈액투석을 위한 잦은 병원 방문이 학업을 비롯한 일상생활에 더 지장을 주기 때문이다. 복막투석은 심기능과 잔여 신기능 보존에 유리한 점도 있다. 복강 내 도관을 삽입하여 신체상의 변화가 오고 복막염의 가능성이 있어서 혈액투석에 비해 복막을 통한 단백질 소실이 크다.

(3) 복막투석의 식이요법

혈액투석보다는 복막투석을 받는 경우에 식사제한이 적지만 적절한 식이요법은 복막투석액 교환, 투약과 함께 환자의 건강을 유지시키는데 매우 중요한 역할을 한다. 좋은 영양상태를 유지하는 것은 건강한 투석생활을 유지하게 해줄 뿐 아니라 복막염 등 감염에 대한 저항력을 길러준다.

식이요법의 권장사항으로 건강한 생활을 위하여 매일 규칙적인 식사습관을 갖도록 노력하는 것이 필수적이다. 복막투석을 하는 경우에 필요한 열량은 1일 30[cal/kg] 정도인데, 효과적인 열량섭취를 위하여 담당 영양사와 식단을 검토, 조정하는 것이 바람직하다.

① 단백질 : 성장, 근육의 생성 및 조직의 재생에 꼭 필요한 영양소이다. 그러나 단백질은 분해되

면 노폐물을 생성하며, 신장에서 제대로 노폐물의 배설이 일어나지 못하는 신부전증 환자는 체내에 축적된다. 복막투석을 시행하면 이와 같은 노폐물이 제거되지만, 동시에 양질의 단백질도 함께 복막을 통하여 소실된다. 그러므로, 복막투석 환자는 혈액투석과는 달리 적당한 양의 양질의 단백질을 골고루, 매 식사 때마다 섭취해야 이 손실을 보충할 수 있다. 양질의 단백질은 달걀, 생선, 닭고기, 돼지고기와 소고기 등에 함유된 단백질이며 채소와 곡류에 들어있는 단백질은 양질의 단백질이 아니다. 하루 평균 단백질섭취 권장량은 체중 1[kg]당 1.2~1.5[g]이지만 복막염이 생기게 되면 더 많은 양의 단백질을 복막을 통해 손실하게 되므로 더 많은 양의 단백질이 필요하게 된다. 그때에는 담당 영양사의 상담을 받아야 한다.

② 칼륨 : 신장이 손상을 받으면 제일 문제가 되는 성분 중의 하나가 칼륨이다. 칼륨은 모든 세포 중 특히 심장, 근육, 신경세포 자극에 중요한 역할을 하는 물질로서 너무 높거나 낮으면 생명의 위험을 가져올 수 있어서 주의를 요한다. 투석환자에서는 대부분 신장에서 칼륨의 배설이 제대로 일어나지 못해서 혈중 칼륨농도가 높아지게 되므로, 칼륨이 높은 음식을 제한해야 한다. 그러나 제한하는 정도는 복막투석의 경우 혈액투석보다 심하지 않아서 조금만 조심하면 잘 조정이 될 수 있다.

칼륨이 높은 식품으로는 양질의 단백류인 우유와 유제품(아이스크림, 요구르트), 두유, 어육류군, 과일 야채 등이 있으나 체내에서 필요한 단백질을 보충해야 하기 때문에 어육류군은 제한하지 않는 것이 좋다. 그래서 칼륨이 높은 야채나 과일을 제한하는 것이 바람직하다. 칼륨이 높은 야채나 과일은 감자, 고구마, 고춧잎, 부추, 산채, 쑥갓, 시금치, 열무 등 녹색야채류와 야채주스 등, 과일로는 바나나, 살구, 오렌지, 메론, 복숭아와 곶감, 건포도 등의 견과류가 있다. 그 밖에 잡곡, 콩류, 은행, 잣, 땅콩 등의 곡류군과 기타로는 코코아, 쵸코렛, 저염소금, 된장, 청국장, 감자칩 등에도 다량의 칼륨이 들어 있다. 야채는 삶은 후 삶은 물을 버리고 조리하면 상당히 칼륨 함유량을 떨어뜨릴 수 있다.

③ 나트륨 : 염분의 주성분으로 모든 식품에 있고 체내의 수분 균형을 조정하는데 중요한 역할을 하며, 체중의 변화나 혈압과 매우 밀접한 관계가 있다. 필요량은 개인에 따라 다소 차이가 있지만, 복막투석 환자는 하루에 2~4[g] 정도로서 소금이나 간장의 양으로는 하루 5~10[g]이 된다. 짠 음식을 즐겨 찾는 우리나라에서 복막투석 환자는 다행히도 나트륨의 제한이 비교적 없는 편이지만, 급격한 체중증가가 있거나 혈압이 높아지면 나트륨을 제한해야 된다. 나트륨이 많이 들어있는 식품으로는 염장 어육류, 훈제품, 건어류, 젓갈, 김치, 간장, 된장, 고추장, 화학조미료 및 라면 등을 들 수 있다.

④ 칼슘과 인 : 뼈의 주성분인 무기질이다. 인은 모든 식품에 들어 있다. 특히 우유, 유제품과 두유에 다량 들어 있다. 그러나 만성 신부전증 환자의 신장은 불필요한 인을 제거할

수 없으므로, 체내에 인이 축적되어 농도가 높아지면 뼛속의 칼슘이 빠져나와 균형을 이루게 된다. 이 때문에 결국 뼈가 약화되는 병, 즉 신성골이영양증이 유발된다. 따라서 뼈를 잘 보호하려면 인 섭취를 줄여야 한다.

인의 함유량이 높은 식품으로는 우유, 아이스크림, 요구르트, 치즈 등의 유제품, 현미, 잡곡, 두류, 녹두, 코코아, 콜라, 땅콩, 쵸코렛, 호박씨, 해바라기씨 및 어육류 등이 있으나, 어육류는 양질의 단백질의 공급원이므로 어육류를 줄이는 대신 다른 인이 많이 들어있는 식품을 제한하는 것이 바람직하다. 우유의 하루 권장량은 120[cc](1/2컵)이다. 식이요법만으로 인 조절이 되지 않으면 암포젤, 탄산칼슘 같은 인결합제를 사용하는데 인결합제는 식사 중에 사용해야 효과가 좋다.

⑤ 비타민과 무기질 : 투석을 받으면 체내 수용성 비타민이 투석액을 통해 빠져나가므로, 각종 수용성 비타민이 많은 음식을 골고루 먹는 것이 바람직하다. 그러나 식사만으로 충분한 양을 공급할 수가 없기 때문에 복합비타민제, 엽산을 추가로 복용해야 한다.

⑥ 지방과 콜레스테롤 : 부적절한 식사뿐 아니라 복막을 통해 흡수되는 당에 의해서도 혈액 내의 중성지방이나 콜레스테롤치가 상승하는 수가 흔히 있다. 이런 경우에는 심장이나 혈관질환이 합병될 수 있기 때문에 지방이나 콜레스테롤의 섭취량을 줄이는 것이 좋다. 고콜레스테롤 혈증이 있는 경우에 피하여야 할 지방의 함유량이 높은 식품은 튀김, 삼겹살, 베이컨, 계란프라이 등이다. 그러나 식사만으로 잘 조절이 되지 않는 경우에는 약제를 사용하기도 한다.

14. 전자제어장치

전해질(electrolyte) 농도측정, 투석액 혈액누출감지, 혈액온도유지, 기포검출 등에 사용된다. 용질이 전해질로 구성되어 있기 때문에 전해질의 농도는 임피던스 기법을 사용하여 측정한다. 혼합실 내에서 투석물의 전도성을 측정하면 투석물이 투석실로 들어가기 전에 농도의 이상을 검출할 수 있다. 혈액투석기와 산소공급 펌프에서 공통적으로 발견할 수 있는 문제점은 환자의 몸속으로 다시 들어가는 혈액 속에 기포가 있어서는 안 된다. 기포는 공기색전을 초래하여 생명에 지장을 줄 수도 있다. 따라서 혈액이 환자의 몸속으로 다시 들어가기 전에 기포검출기를 통과시켜야 한다. 기포가 검출되면 투석기를 작동하는 기사가 문제를 해결할 때까지 혈액 펌프의 작동을 중단시킨다.

17 인큐베이터

보육기는 체중 2[kg] 이하의 미숙아 및 치아노제*, 호흡장애 등의 이상 증세를 보이는 신생아를 수용하는 산소공급기가 달린 격리 보온기기(保溫機器)이며 인큐베이터(incubator)라고도 한다. 대부분 무색투명하고 두꺼운 플라스틱제를 사용하는데 보육기 안에 미숙아를 밖에서 관찰할 수 있도록 하기 위함이다.

1. 인큐베이터의 종류

인큐베이터는 온도, 습도 그리고 통풍을 조절할 투명한 공간과 주변장치를 포함한다. 인큐베이터는 일정한 온도를 유지해야만 한다. 온도편차가 발생하면 인체조직의 손상을 가져오게 되므로 온도편차가 크지 않아야 하며, 인큐베이터에서 열제어는 온도조절장치에 의해 자동으로 유지·제어된다. 신생아 복부에서 피부온도와 인큐베이터 실내의 공기온도는 24시간 동안 계속해서 모니터링되며 온도조절이 자동으로 된다. 미숙아는 외부의 온도변화에 따라 체온이 안정되지 않으므로, 뚜껑을 자주 여는 일은 미숙아에게는 바람직하지 못하므로 폐쇄식 보육기를 사용하여 되도록 일정 온도를 유지하고 체온변화를 적게 하려는 것이다. 산소는 치아노제나 호흡장애가 있을 때 공급하는데, 미숙아의 증세에 따라 다르지만 대체적으로 산소는 40[%] 이하, 습도는 60[%] 정도, 온도는 30[°C] 정도가 적당하다. 그러므로 보육기는 일정한 온도의 유지와 청결에 주의하여 사용하여야 한다.

미숙아는 자신의 체온을 조절할 수 있는 능력이 없기 때문에 주위의 온도를 높여 주어 미숙아 체온을 알맞게 조절해 주어야 한다.

주위온도를 일정 범위 내에 유지시켜 주면 산소요구량이 줄어든다. 특히 미숙아에게 꼭 필요한 이유는 조산아의 허파는 정상적으로 태어난 아이의 허파보다 산소를 공급하는 능력이 떨어지기 때문에 호흡계에 문제가 많이 생길 수 있기 때문이다. 따라서 보육기 내의 온도를 일정 범위 내에 유지시켜 준다(그림 1-130).

① 폐쇄식 보육기 : 외부의 공기가 필터를 통해서 들어오는 강제 환기식으로서, 둥글고 작은 창으로 손을 넣어 조작하도록 되어 있다. 일반적으로 사용되는 보육기이다.

---

* 치아노제 : 피부나 점막 등에서 보통 불그스름하게 보이는 부분. 특히 구순(口脣 : 입술), 조상(爪傷 : 손톱으로 덮인 부분), 귀, 뺨 등이 남자색(藍紫色)으로 변하여 보이는 상태이다.

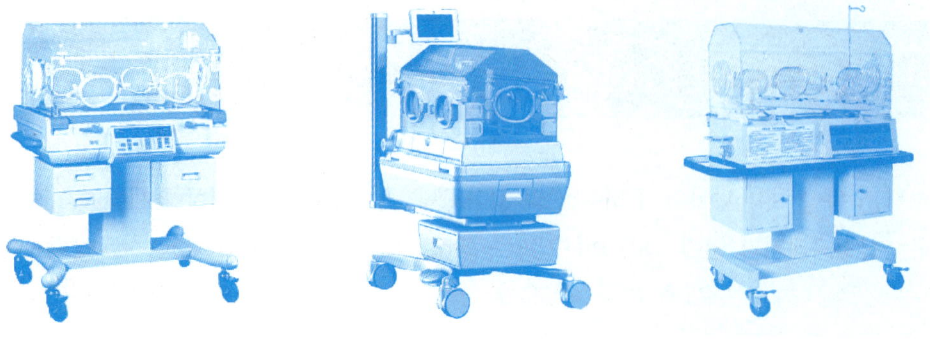

그림 1-130 • 보육기

② 개방식 보육기 : 뚜껑을 열어서 조작하게 되어 있기 때문에 보육기 안의 온도가 불안정하므로 널리 사용되지 않는다.

2. 인큐베이터의 온도조절

신생아를 보육기 안에 놓고 일정한 온도를 유지시켜 주기 위하여 외부로부터 유입되는 공기의 온도를 조절한다. 온도제어는 비례제어 방식을 이용한다. 공급되는 공기의 온도에 의해 서미스터 저항이 달라지고 이 서미스터 저항을 원하는 온도에 해당하는 저항값과 비교한다.

보육기에 들어가는 공기의 온도가 설정온도보다 낮으면 히터의 공급전력을 높여 주어 온도 차이를 없애도록 한다. 비례제어 방식을 이용할 때에는 히터에 공급하는 전력의 양이 실제 보육기 온도와 설정온도와의 차이와 비례한다. 즉, 보육기 온도가 설정온도에 가까이 가면 공급전력의 양이 줄어든다. 비례제어 방식을 함으로써 보다 정확한 제어가 가능하고 설정온도에서의 초과량을 줄일 수 있다(그림 1-131).

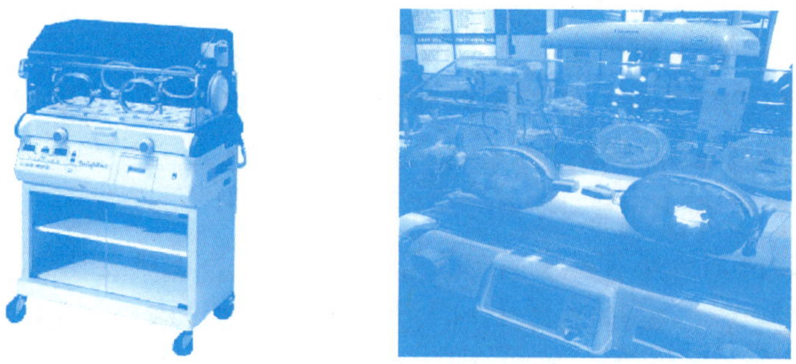

(a) 인큐베이터의 온도조절 전 (b) 인큐베이터의 온도조절 후

그림 1-131 • 온도조절이 가능한 인큐베이터

공기의 온도를 직접 조절하는 대신에 어떤 보육기는 아기의 피부온도를 측정하여 온도제어에 이용한다. 아기의 피부에 서미스터를 붙이고, 제어기를 이용하여 피부온도가 일정온도를 유지하도록 한다. 피부온도가 설정온도보다 낮으면 온도차이에 비례하여 보육기로 들어가는 공기에 열을 가한다.

보육기에 달린 간단한 경보장치를 통해서 보육기의 온도가 너무 올라가면 의료진에게 알려준다. 만약 보육기 내의 온도가 설정한 범위를 초과하면 온도에 의하여 작동되는 스위치가 알람을 울리게 한다. 바이메탈(bimetal)에 의해 작동하는 스위치가 버저(buzzer)에 연결되어 온도가 변화면 작동하여 정확도가 높다. 응급 시 위급상황에선 회로가 전원으로부터 모터에 공급되는 전력을 순간 제어하여 과도한 온도상승을 막아준다.

복사는 신생아들의 체온을 뺏는 큰 원인 중 하나이다. 출산예정 시에 정상 분만한 신생아뿐만 아니라 미숙아도 의사진단 시 필요한 검사를 하거나, 응급상황일 때 특별한 조치를 취하기 위해, 또는 측정 장치를 몸에 부착시키기거나 다양한 치료를 위해 신생아의 옷을 벗김으로써 몸의 대부분이 외부공기에 노출된다. 이럴 경우 온도가 올라간 공기의 대류작용(convention movement)으로 온도를 유지하는 보육기에 신생아를 두는 것이 좋지 않을 수도 있다. 이런 이유로 복사가열기(radiant heater)가 부착된 보육기가 만들어졌다.

(1) 복사가열기

아기의 상단 쪽에 복사가열기를 위치시키고 아기 주위에 벽을 만들어 세워 굴러 떨어지지 않게 한다. 의료진이 아기를 자유롭게 검진할 수 있도록 다른 장치는 설치하지 않으며, 복사가열기는 가열된 공기의 대류작용으로 온도를 유지해야 하기 때문에 아기를 만지고자 할 때 뚜껑을 열지 않고 암 포트(arm port)를 이용해야 한다는 점이 다른 보육기와 다르다.

복사가열기의 열을 방출하는 부분은 보편적으로 전열기와 같은 저항이 큰 코일 등을 사용한다. 열 부분 위에 표면이 매우 매끄러운 금속반사경을 씌우고 아기가 누워 있는 부분에 열을 모이도록 한다. 일반적으로 비례제어기(proportional controller)를 사용하여 발열부분으로 흐른 전류가 적당히 조절되어 아기의 체온이 적당하게 유지되고, 과열현상이 일어나지 않게 한다.

(2) 비례제어기

외부에 노출된 아기의 복부나 가슴에 서미스터(thermistor)를 부착하여 체온을 측정한다. 서미스터 자체도 복사열에 의해 가열되면 체온측정에 오류가 올 수 있으므로 서미스터를 붙일 때 복사열을 반사할 수 있는 매끄러운 금속이 포함된 거품 패드로 만든 특수 테이프를 이용한다. 이 특수 테이프는 거품이 열의 전도를 막아주고, 표면이 매끄러워 복사열이 서미스터 자체를 가열하는 효과를 줄여주고, 서미스터의 위치를 고정하는 역할을 한다.

(3) 무호흡감지기

미숙아뿐만 아니라 정상 분만한 태아라도 종종 호흡곤란 또는 기타 이상증상이 나타날 때도 있다. 아기들은 때때로 숨을 쉬지 않는데, 이럴 경우 생명이 위험할 수도 있다. 이럴 때 보육기벽을 두드리거나 아기의 발바닥을 살짝 때려 주면 보편적으로 다시 숨을 쉬기 시작한다. 따라서 아기가 무호흡 증상을 보일 때면 즉시 감지하여 의료진에게 알려 응급조치를 할 수 있도록 하는 것이 중요하다.

현재 여러 종류의 무호흡감지기(apnea monitor)가 개발 이용되고 있다. 무호흡감지기는 아기의 움직임을 감지하는 패드(pad), 복부 임피던스(abdomen impedance), 또는 호흡작용, 아기 가슴의 움직임 등 환자상황을 감지하여 미리 설정된 범위를 초과하면 경보가 울리도록 한다.

18 자가조절진통펌프

환자제어 진통제(Patient Controlled Analgesia : PCA) 펌프는 병원에서 뿐만이 아니라 간혹 가정에서 사용되는 통증 관리장치인데, 가정에서 사용하는 경우 극히 드물지만 요양환자들의 경우 가정에서 필요할 수 있기 때문에 환자의 생명을 연장하거나 섭식을 하지 못하므로 링거를 통해 영양분을 충분히 공급하거나 원활하게 조절할 수 있도록 역할을 해주는 장치가 바로 환자제어 진통제 펌프라 한다.

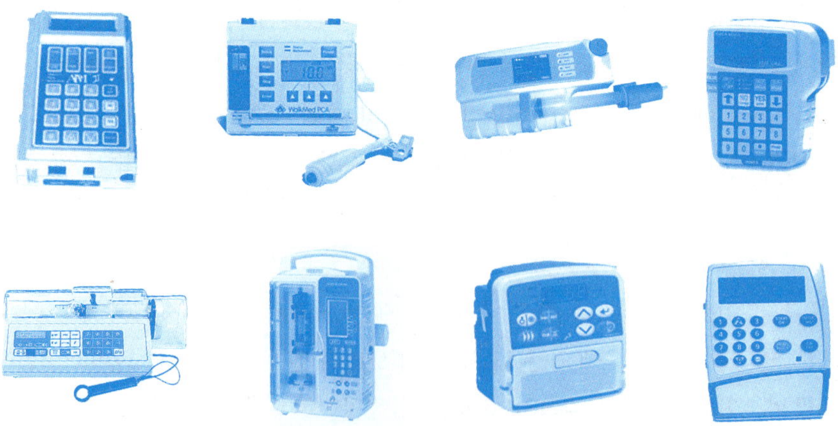

그림 1-132 • 자가조절진통펌프

PCA 펌프에서 나온 정맥 라인은, 즉 일반적으로 보통 메인 IV 라인에 첨부되어 있지만 이것은 통증 펌프, IV(Intravenous) 펌프에서 분리가 되어 환자에게 링거를 통해 원활하게 공급할 수 있는 체계가 구축되어 있어 자동방식으로 조절이 가능하도록 되어 있다. 그림 1-132는 자가조절진통펌프의 종류이다.

1. 자가조절진통펌프의 이해

환자제어 진통제 펌프는 진통제의 지속적인 주입을 전달하거나 공급하기 위해 설정이 가능하도록 설계되어 있다. 또한 환자가 제어진통제 펌프의 조작 버튼을 작동시킬 경우에만 진통제를 제공할 수 있도록 설정할 수 있다. 가령 고통을 완화하기 위해 모르핀 성분이 들어있는 향정신성 의약품(수술이나 치료가 불가한 경우)을 다량으로 복용에 대한 필요가 있을 경우에는 진통제 펌프 장치는 지속적인 주입을 전달하기 위해 프로그래밍할 수 있으며, 환자는 진통제의 추가 투여에 필요한 때 버튼을 눌러서 조절할 수 있다(그림 1-133).

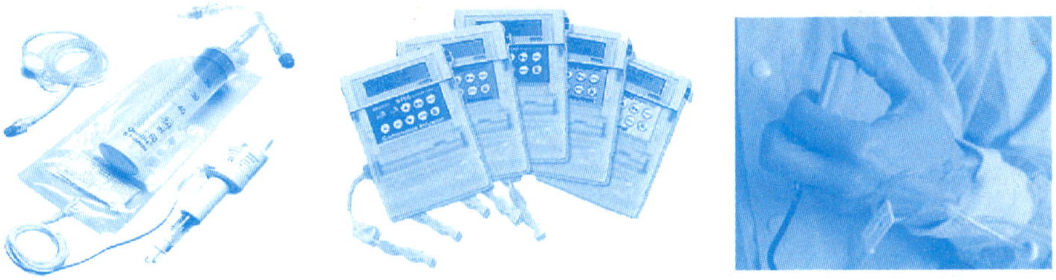

그림 1-133 • 자가통증조절장치

PCA 펌프는 종종 장폐색 치료에 따른 통증조절에 사용되며, 암이나 치료가 원활하지 않는 만성질환 환자나 건강하다고 자신할 정도로 신체조건을 갖춘 사람도 사용할 수 있도록 설계되어서 개량되었다. 의사가 할 수 있는 것은 직접 하는 것보다는 환자가 자유롭게 사용할 수 있도록 장려해주고 제어진통제 펌프에 공급할 수 있는 양을 조절하거나 고정시키는 것은 의사의 조언과 지시에 따라 환자가 실행하면 되고 진통제의 양을 결정하도록 설정해 놓을 수 있다. 이 펌프는 환자에게 너무 많은 진통제를 주는 것을 방지하기 위해 프로그래밍할 수 있는 타이밍 장치가 있다.

환자가 필요로 할 때 언제든지 환자 자신에게 고통을 줄여주고 환자에게 필요한 약을 제공하거나 공급해주는 간호사가 필요 없을 정도로 조작이 쉽다. 더 나아가 환자가 깨어있거나 환자가 수술하는 동안에도 PCA 펌프는 자동적으로 작동이 가능도록 프로그래밍 체계가 잡혀져 있고 환자가 고통을 느낄 때 손에 닿을 수 있도록 거리와 간격을 맞출 수 있으며, 단말기에 있는 버튼만 누르면 손쉽게 동작이 가능하도록 조작이 원활하다.

PCA 펌프는 정맥과 연결된 팔에 있는 튜브의 길이에 상관없이 링거가 아래로 향하여 환자에게 공급받도록 프로그래밍 체계가 되어 있다.

기존 치료방법인 링거를 공급하여 정맥주사에 꽂아 공급할 수 있는 일반적인 방법보다는 환자 자신이나 의사의 소견에 따라 공급량을 적절히 조절하거나 제어가 필요할 때 환자는 즉시 진통제를 투여하고 신속하게 공급할 수 있도록 제공해 준다. 환자가 빠르게 회복할 수 있는 진전이 될 경우 즉시 확인이 가능하도록 병원에서 실제로 체험하는 것보다 가정에서나 아니면 환자들을 격리할 수 있는 공간이나 장소에서도 활용 가능하다.

환자제어 진통제(PCA)는 PCA 펌프와 프로그래밍 체계가 구축되어 있는 시스템은 환자가 정맥주사(IV) 펌프에 연결된 버튼을 누르면 진통제 양을 조절하거나 공급할 수 있도록 관리를 원활히 제어할 수 있다. 버튼을 누를 때마다 펌프는 진통제의 공급상태가 정상인지 비정상인지 판별하여 공급해준다. 의사의 경우 환자나 환자의 신체크기, 나이, 진단에 따라 공급량을 결정하게 될 것이고 환자가 공급량이 지나치거나 과용 및 오용도 방지할 수 있도록 조절할 수 있다.

2. 자가조절진통펌프의 종류 및 시술방법

(1) 종 류

1) 정맥 통증자가조절장치

아편양제제가 주로 투여되며 필요에 따라 진토제(구토를 억제하는 약)가 함께 투여되기도 한다. 그 외에 보조제로 비스테로이드성 진통소염제와 α-2 작동제(clonidine)가 투여된다.

2) 경막외강 내 통증자가조절장치

아편양제제가 주로 투여되고 필요에 따라 국소 마취제가 투여된다. 국소 마취제만 단독 투여되기도 한다. 보조제로 비스테로이드성 진통소염제와 α-2 작동제가 함께 투여된다.

(2) 시술방법

1) 정맥 통증자가조절장치

환자의 정맥로(정맥 내 주사)에 연결하면 간단히 설치할 수 있다.

2) 경막외강 통증자가조절장치

마취통증의학과 의사가 약물이 주입되는 카테터를 경막외강 내에 무균적으로 설치한 후 연결한다. 경막외강 내 카테터를 거치하는 과정은 그림 1-134와 같다.

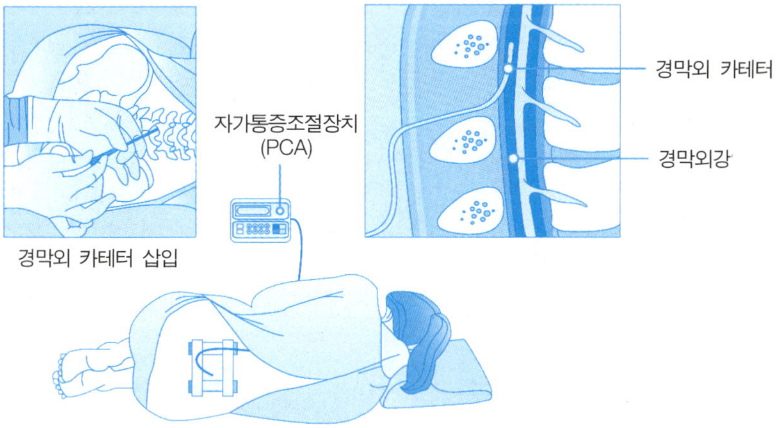

그림 1-134 • 경막외강 자가통증조절장치 거치를 위한 카테터 설치

① 우선 카테터를 꽂기에 적합한 체위를 취한다. 환자가 침대 끝에 앉아 있거나 옆으로 눕고 마취통증의학과 의사의 요구에 따라 다리를 가슴까지 올리고 머리를 숙인다.
② 거치할 위치를 무균 소독한다.
③ 카테터를 거치한다.
④ 통증자가조절장치를 경막외강에 거치된 카테터와 연결한다.

19 자기장 자극치료기

1. 자기장 자극치료기의 이해

인위적으로 자기장을 발생시키는 효과를 발휘하여 해당 신체의 각 부위별로 신경세포 및 근육을 자극하여 각종 질병을 치료하는 기기이다. 자기장은 특징적으로 신체에 가까이 할 경우 전류를 유도하여 유도전류를 생성하게 하는데 이는 전류를 인체에 직접 주입하는 것과 같은 효과를 가지면서 주입 전류와는 달리 주입 시의 저항부분이 전혀 발생하지 않아서 신체 피부, 지방, 뼈까지 효율적인 전류전달이 가능하다(그림 1-135).

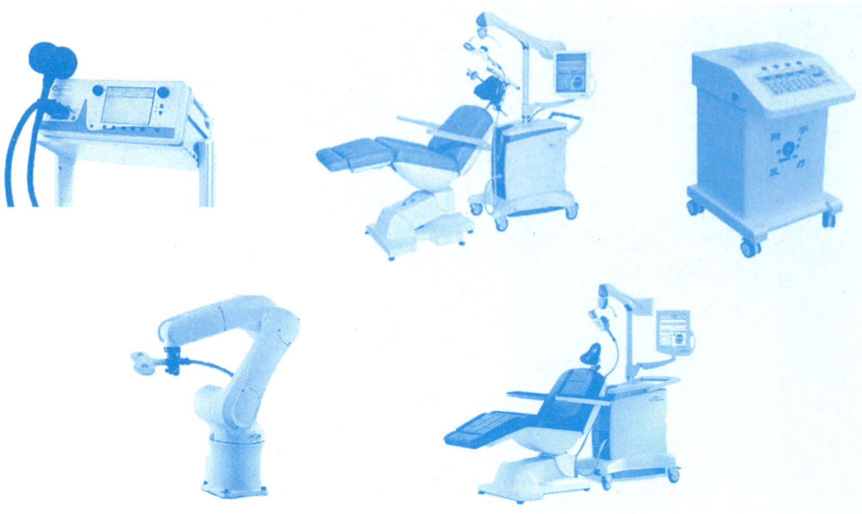

그림 1-135 • 자기장 자극치료기

2. 자기장 자극치료기의 구성

전원발생부, 자기장발생부, 출력조정부로 구성되어 있으며 자기장 자극치료기의 작동원리는 우선 자기장을 유도하는 자기 유도코일에 수천[A]의 고전류를 흘려주면 앙페르의 오른나사법칙에 의해 코일에 자기장이 유도된다. 이렇게 유도된 자기장 코일을 인체에 접근시키면 패러데이법칙(Faraday's law)의 원리로 인체 내부에 전류가 유도되고 유도된 전류가 근육 내 신경조직을 자극하여 근육의 수축, 이완을 유도하거나 각종 세포를 자극함으로써 세포를 활성화시킨다.

자기장 자극치료기는 피부나 조직 손상이 없는 자기장을 이용할 뿐만 아니라 통증 없이 인체 깊숙한 부위로 침투가 가능하기 때문에 신경조직이나 근력조직 등을 자극하여 치료할 수 있다. 주로 요실금, 전립선, 요통, 퇴행성관절염, 오십견과 같은 노인성 질환 치료에 사용하며 혈액순환 개선을 통한 노인성 치매나 뇌졸중, 파킨슨병, 간질 등 여러 신경정신과적 질환 치료에도 이용할 수 있다.

자기장 치료기의 원리로는 인체와 같이 자기장이 잘 투과하는 도체에 순간적으로 강력한 펄스형 자기장을 투과시키면 와전류가 발생하고, 이렇게 유도된 생체전류는 전기 생리학적인 기전에 의해 인체의 각 조직에 효과를 나타낸다. 또한 근육조직의 경우 근조직에 연결된 운동신경이 자극되어 근수축효과를 나타내며, 감각신경, 혈관, 골조직 등에도 전기 생리학적 효과를 나타낸다. 자기장은 인체에 무해할 뿐만 아니라 인체 깊숙이 침투하여 신경조직 및 근력조직에 충격을 가할 수 있고 세포를 활성화시킬 수 있어 치료효과가 아주 우수하다. 따라서 현재 펄스형 자기장을 이용한 치료기가 세계적으로 각광을 받고 널리 사용되고 있다.

자기장 치료기의 적용분야로는 신경학과, 간질학과, 호흡기학과, 안과와 외상학과, 정형외과에 적용되며, 자기장 치료기의 적응과 우수성 면에서 면밀히 분석하면 신경 및 근육재활과 IMS(Intramuscular Stimulator), TPI(Trigger Point Injection)와 병행하여 오십견, 수근관 증후군과 경추염좌와 수액탈출증, 추간판 탈출증, 급성 만성요통과 퇴행성관절염과 인대손상과 건염 및 말초신경손상 및 신경근 자극과 혈액순환 개선 및 TMS(Transcranial Magnetic Stimulator)에 의한 스트레스 치료(우울증) 및 간질치료와 뇌질환(뇌졸중), 요실금에 효과가 있다. 또한 자기장 레이저 복합치료가 가능하면서 레이저와 LED가 자기장 프로브에 부착되어 치료효율을 높여서 맨 처음 자기장 치료기가 선보이고 나서 기능면에서 많이 향상되고 호환되었다.

20 재활치료 장비

1. 추나 테이블

추나요법은 오랫동안 올바르지 않은 자세로 생활하게 되면 척추와 골반이 비뚤어지게 되는데 인체의 근육이나 뼈, 관절들이 정상 위치에서 벗어나 비뚤어지게 되면 뼈를 둘러싸고 있는 혈관이나 인대, 근육, 신경 등이 붓게 되어 순환이 되지 않아 통증을 일으키게 되고 디스크가 한쪽으로 밀려나오면서 주위 신경을 압박하여 디스크 등의 여러 가지 척추질환이 유발된다(그림 1-136).

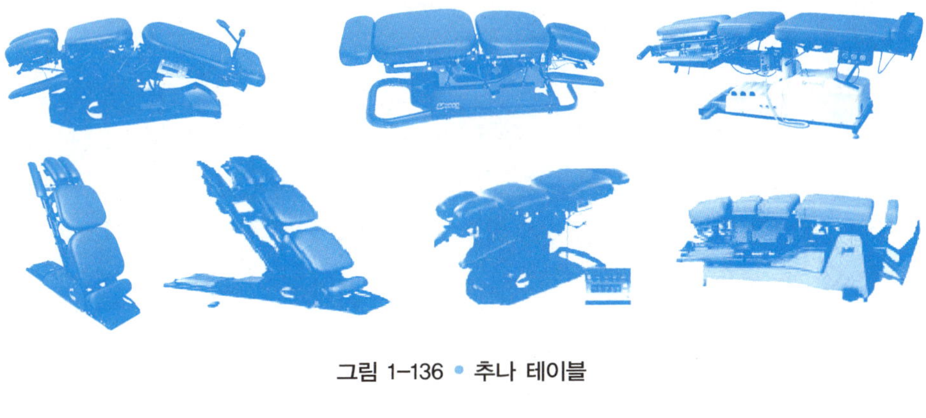

그림 1-136 • 추나 테이블

추나요법은 비정상적인 뼈와 관절, 근육 등을 밀고, 당겨 교정하여 정상위치로 환원케 하는 견인치료법이다. 이 추나요법과 기중기의 원리를 이용하여 적은 힘으로 큰 힘을 발생시키는 카이로프랙틱*의 원리를 결합시켜 뼈를 비롯한 관절과 근육의 이상은 물론이고 경락과 기혈의 소통을 원활하게 해주는 종합치료장비이다.

2. 골반근육강화기

골반근육강화기(pelvic muscle enstrengthening system)는 자기장을 발생시키는 도포용 의자(applicator-chair)부분과 본체의 제어기구(controller-main body)로 구성된다. 눈으로 보기에는 단순한 의자처럼 생긴 부분이 곧 자기장을 발생시키는 코어(core) 및 핵심부품으로 이루어진 도포용 도구(applicator)이고, 그 옆에 네모난 상자처럼 보이는 것이 제어부인 제어장치이다. 도포용 도구의 중앙부에는 타원형의 홈이 있는데 큰 지름이 약 20[cm], 작은 지름이 약 10[cm]인 타원형의 홈이며, 이곳으로부터 자기장 신호(magnetic pulse)가 나온다(그림 1-137).

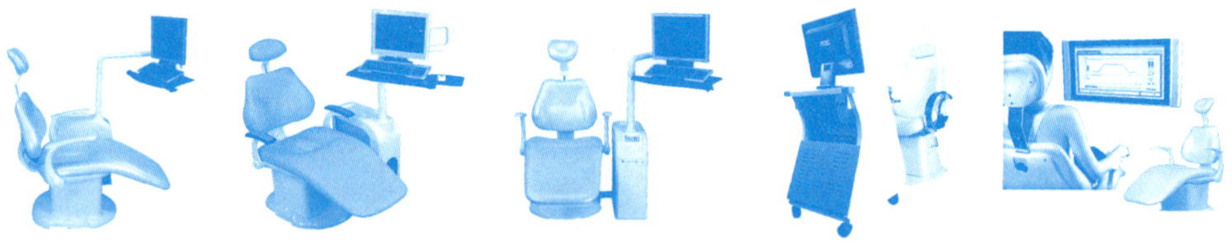

그림 1-137 • 골반근육강화기

특이한 사항은 이곳을 통하여 나오는 자기장 신호의 강도는 타원의 중간지점이 가장 세며 가장자리(focusing)로 갈수록 세기가 약해지는데, 이는 발생한 자기장 신호를 한 곳에 집중시킬 수 있는 핵심부 설계에 의해 가능한 기술이다.

치료 시 환자(요실금)는 회음부를 타원형의 중간(자석이 가장 센 곳)에 위치시키며, 이때 환자로 하여금 스스로 몸을 움직여, 그곳에 회음부를 위치시키도록 반드시 주문해야 한다. 제어장치(controller)는 치료시간, 치료주파수, 치료횟수 등을 입력한 특별한 카드를 통해 작동되는데, 이는 장비의 오용 · 과용을 막기 위함이다. 이 카드에는 상기한 치료계획서(protocols)가 모두 입력되어 있어서 적응 중에 맞는 카드를 선택하여 제어장치에 꽂기만 하면 작동준비는 완료된다. 제어장치 앞면에 부착되어 있는 LED 패널에 작동순서가 표시(display)되며 그대로 따라 하기만 하면 된다.

* 카이로프랙틱 : 1895년에 미국의 팔머 박사가 창안한 것이다. 서양의학적 관점의 약물과 주사제를 쓰지 않고 맨손을 사용해 뼈와 관절 등의 자연치유력을 도모한다는 점에서 추나요법과 유사하다. 카이로는 '손', 프랙틱은 '치료하다'는 뜻이다.

3. 롤링베드

롤링베드(rolling bed)는 수평·수직운동을 추가하여 지압효과와 마사지 효과를 동시에 일으켜 치료효과를 극대화할 수 있도록 베드형으로 설계된 장비로 온열기능과 신체부위에 따라 부위를 조절할 수 있는 기능 등이 있다(그림 1-138).

그림 1-138 • 롤링베드

4. 골반교정기

골반교정기(pelvic proofreading system)는 압력 센서와 빛 감지 센서가 장착되어 있어 체형에 맞는 힙사이즈를 감지하여 에어 주입량을 자동 조절하여 체형 및 힙사이즈에 관계없이 일정한 공기압으로 골반운동이 진행되어 엉덩이 및 하체비만, 요실금, 허벅지사이가 벌어진 'O'자형 다리, 요통, 생리통 및 생리불순, 하복부 비만에 개선을 준다(그림 1-139).

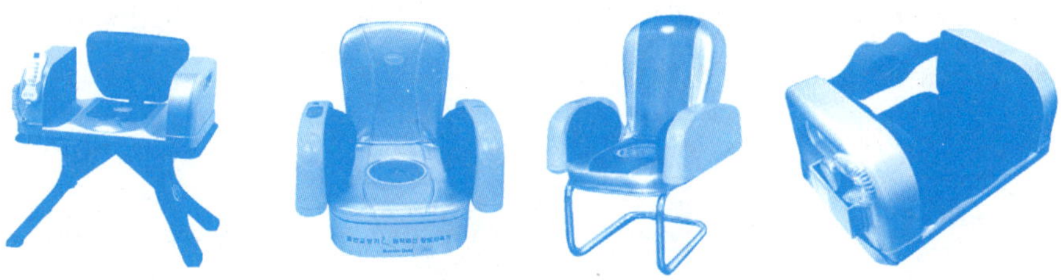

그림 1-139 • 골반교정기

5. 운동치료기

요추디스크, 좌골신경통, 만성요통, 직립형요추, 측만증, 요부염좌, 요추변위성을 재활이나 치료하기 위한 기기이다(그림 1-140).

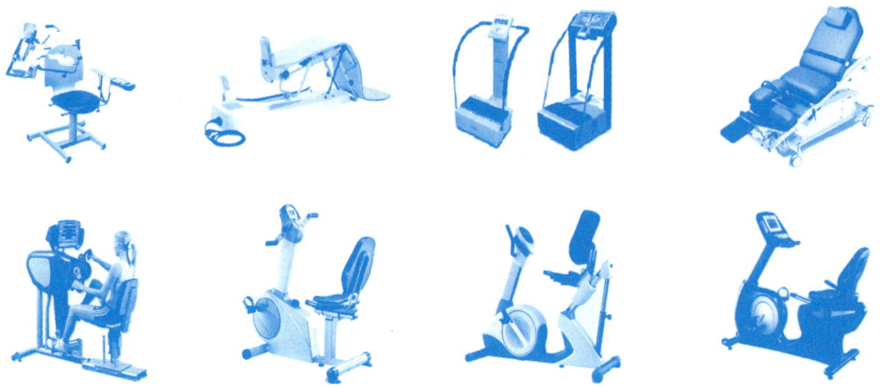

그림 1-140 • 운동치료기

6. 발마사지기

발마사지기(foot massage machine)는 발바닥이나 발의 반사구(아픈 부위) 및 종아리부위를 지압하고 마사지하기에 적합한 기능과 마사지시 정회전, 역회전 및 마사지 강도조절을 자동화하여 사용하기 편리하게 만든 것이다. 발마사지기의 특징은 발의 반사구에 적당한 자극을 주거나 만지거나 하는 동작을 통해 신경반사 작용과 혈액순환원리를 이용하여 직접 그 장기와 관련된 부위에 자극을 주는 것으로 각 기관과 장기의 정상적인 기능을 회복시키거나 기분이 좋아지고 긴장이 풀리며 전신의 통증이나 피로가 제거되어 건강을 증진시킬 뿐 아니라 질병의 치료 및 회복에도 도움을 준다(그림 1-141).

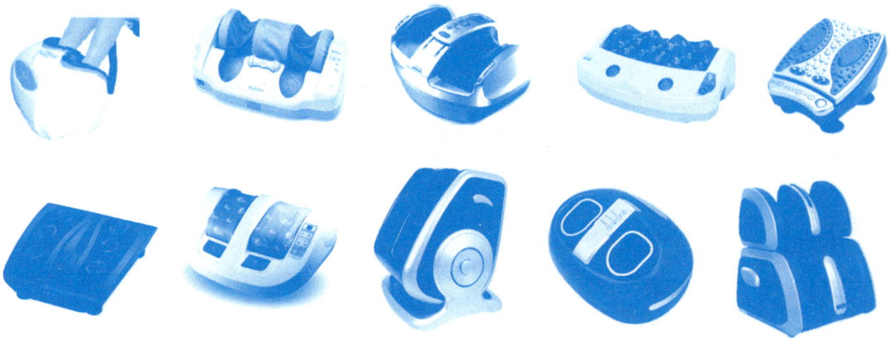

그림 1-141 • 발마사지기

7. 수압 물리치료기

(1) 건식타입의 수치료기

물에 의한 인체의 통증치료(pain reduction)에는 물이 직접 몸에 닿고 수압 마사지를 받을 수 있는 습식타입의 수치료기와 물이 직접 몸에 닿지 않고도 수압을 통해 마사지 받을 수 있는 건식타입의 두 가지 방법이 있다. 최근 수치료의 새로운 효과 및 저자극성의 탁월함이 입증되면서 많은 관심이 증폭되고 있다(그림 1-142).

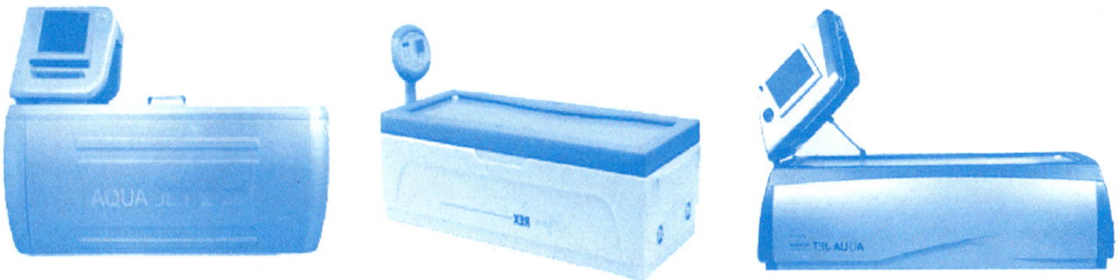

그림 1-142 • 국내 건식타입 수치료기
(수압 물리치료기 : hydro-therapeutic equipment)

건식타입의 수치료기(dry hydro-therapeutic equipment)는 방수매트 위에 누운 사용자의 신체 각 부위에 일정 수압의 물을 골고루 분사시켜 지압효과로 인한 혈액순환 및 신진대사를 촉진시킬 수 있도록 분사유닛의 위치를 선택적으로 조정할 수 있도록 한 수압을 이용한 치료기이다. 거동이 불편한 신체장애인 또는 환자 등이 방수매트 위에 누운 상태에서 방수매트 하부에 수압을 토출시키는 펌프 구동에 의해 소정의 수압을 제공하는 분사유닛의 위치를 자동으로 조작하여 사용이 편리하다(그림 1-143).

① 건식타입의 수치료기 기술 : 인체 혈관의 혈액이송 시 신체의 각종 노폐물이 혈류흐름을 저해하는 요소로 작용하게 되어 혈액순환을 방해하며, 이로 인해 혈액순환이 양호하지 못할 경우 각종 신진대사가 원활하지 못할 뿐만 아니라 각 신체부위의 통증을 유발된다. 이 경우 환자의 혈액순환을 촉진시키도록 물리치료를 받거나 지압 등을 해주는 치료기이다.

② 건식타입의 수치료기 용도 : 수압을 이용한 물리치료 및 피부미용, 비만관리 등에 폭넓게 사용되는 건식수압 마사지기이다.

③ 건식타입의 수치료기 특징 : 혈액순환, 빠른 신진대사 촉진, 신체적/정신적 이완작용, 신속하고 효과적인 스트레스 해소능력, 간편한 피부 및 비만관리 등에 적용된다.

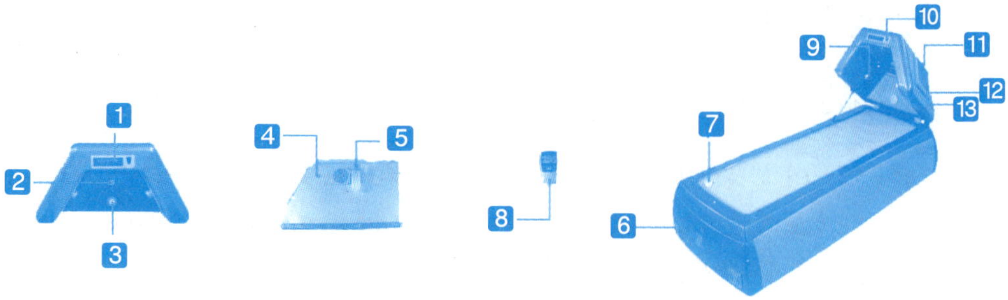

그림 1-143 • 건식타입의 수치료기 각 부의 명칭

1 CD-ROM : 미디어 재생용
2 산소배출구 : 산소가 배출되는 토출구
3 컬러테라피 : 컬러 LED 장착
4 전원 버튼 : 메인 전원 버튼
5 아로마테라피 : 아로마 오일이 들어 있는 용기
6 냉각팬 : 온도상승 시 가동하여 열기를 식히는 팬
7 공기 밸브 : 물과 공기를 넣고 빼는 밸브
8 리모콘 : 무선 리모콘
9 스피커 : 미디어가 재생되는 스피커
10 리모콘 수신부
11 조작부 : 터치스크린 방식의 조작부
12 헤드제어 버튼 : 헤드를 자동으로 여닫을 때 사용하는 버튼
13 모니터 전원 버튼 : ON/OFF 버튼

④ 건식타입 수치료기의 물기둥(rotational vibration injection)방식으로 스포츠 마사지에 가장 근접한 방식을 구현하여 짧은 시간 내에 마사지 효과를 극대화시켜 준다(그림 1-144).

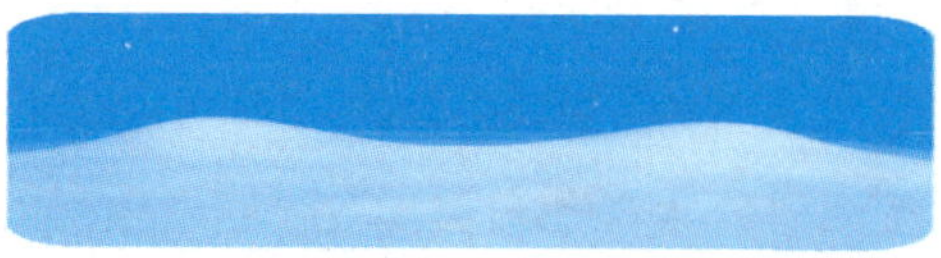

그림 1-144 • 건식타입 수치료기의 물기둥

(2) 습식타입의 수치료기

습식타입(moist type)의 수치료기(hydro-therapeutic equipment)는 신체부위별 마사지 젯을 사용하여 신체 각 부의 구석구석까지 수압마사지 치료를 받을 수 있는 스파(spa)시스템으로서 정수, 입욕, 살균, 세정, 온열 등의 기능을 특징으로 한다(표 1-40).

표 1-40 • 국내외 건식타입 수치료기 기술에 대한 비교

품 명	Aqua-jet(국산)	Hydro-jet(독일)	Aqua-pt(미국)
관련 사진	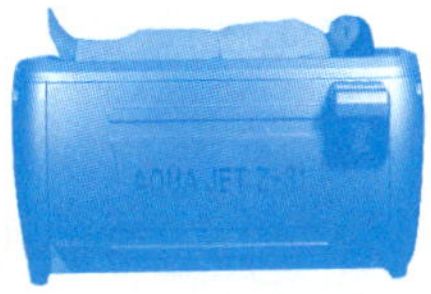	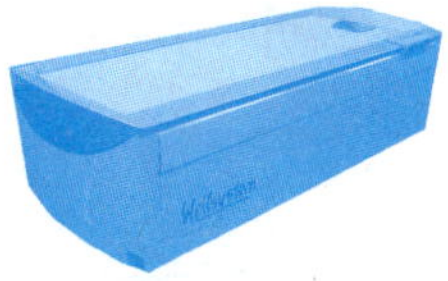	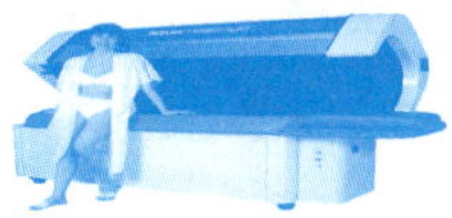
제어방식	터치스크린 방식	수동 버튼 방식	수동 버튼 방식
멀티미디어 기능	음악치료 및 PC의 모든 기능을 가지고 있다.	없음	없음
산소발생기	순도 90[%] 이상의 산소를 배출하는 산소발생기 장착	없음	없음
분사방식	2Way 진동 겸용 회전분사 방식으로 스포츠 마사지에 가장 근접한 방식을 구현한다.	갈 지(之)자로 지그재그로 움직이는 방식이다.	일(一) 자로 움직이는 단순한 방식이다.
	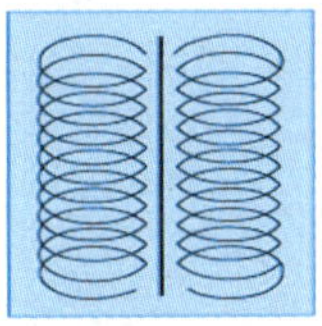	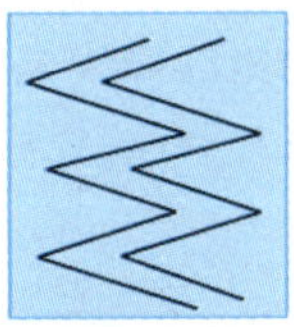	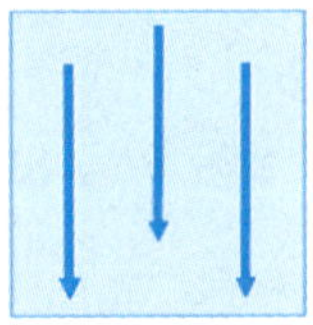

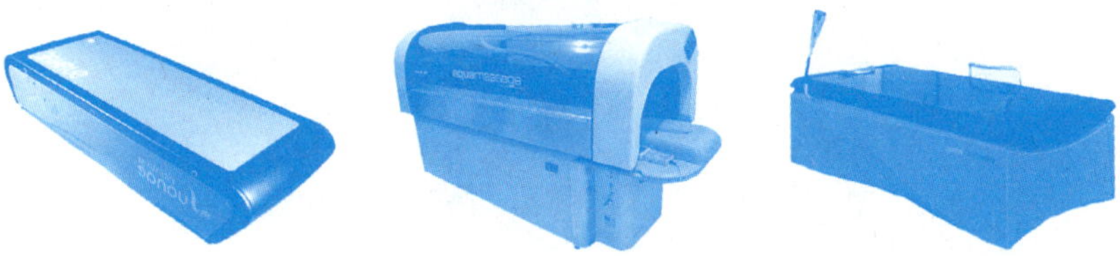

그림 1-145 • 국외 습식타입 수치료기

① 다단계 여과정수 시스템이며 고효율 히팅 시스템이다.
② 필터에 의한 물의 욕조 내 유입 전 정수장치이다.
③ 필터에 의한 욕조 내 물에 대한 지속적 정수장치이다.
④ 살균정수 시스템으로 오랜 기간 쾌적한 입욕이 가능하다.
⑤ 물속 이온들에 의한 살균 시스템이 있다.
⑥ 오존발생장치에 의한 오존의 오염물질 지속적 중화작용을 한다.

(3) 치료기의 특징 및 효능

1) 습식타입의 수치료기 분사방식

분사방식(jet system)은 분사구 그림 1-146의 A(대차)가 욕조 내부의 레일을 따라 이동하며 물줄기 파형을 만들어 내는 것이다.

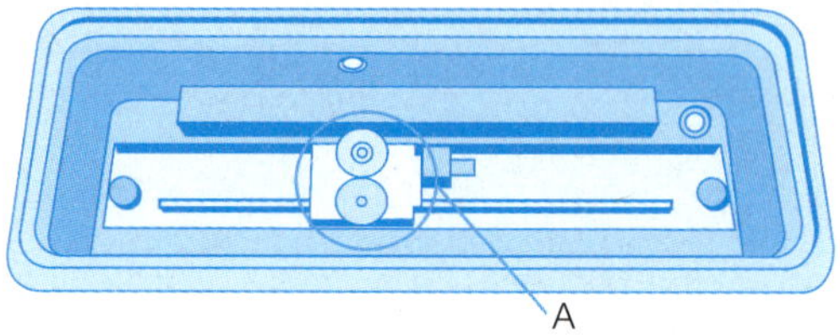

그림 1-146 • 욕조 내부의 분사구

이러한 분사방식은 'A'의 이동속도 및 회전속도의 변화에 따라 여러 가지 방식을 구현해 낸다. 구동축과 회전축 분리방식을 통하여 여러 가지 **파형 및 분사** Section을 만들고 **제자리회전**(구동축 정지, 회전축 이동), **제자리정지**(구동축 정지, 회전축 정지) 등 **구동축과 이동축에 동력 차이를 주어 이동 모드를 다양화할** 수 있다(그림 1-147).

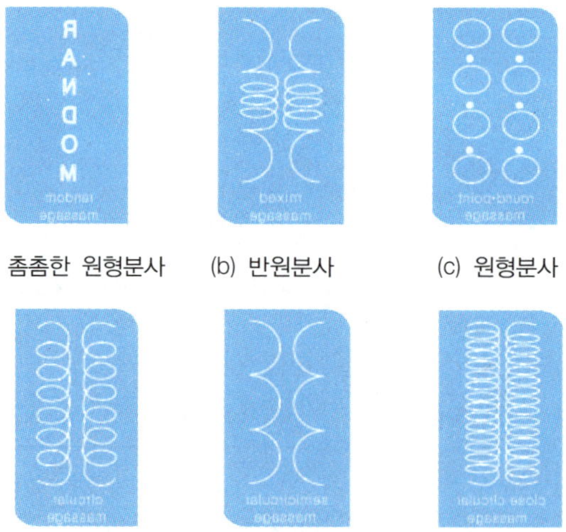

(a) 촘촘한 원형분사 (b) 반원분사 (c) 원형분사

(d) 운전·정지분사 (e) 복합분사 (f) 랜덤분사

그림 1-147 • 습식타입의 수치료기 분사 모드

2) 건식타입 수치료기의 종류 및 특징

표 1-41 • 건식타입 수치료기의 종류 및 특징

1	사진자료	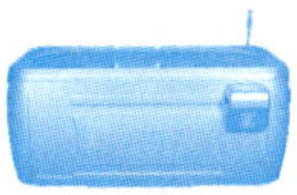	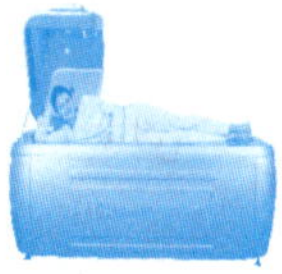	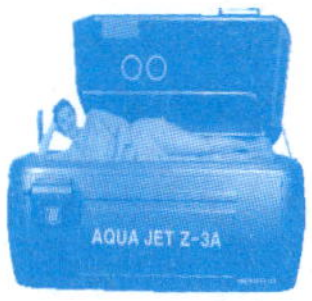	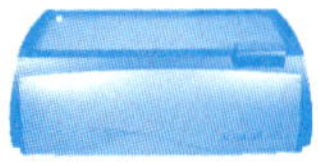	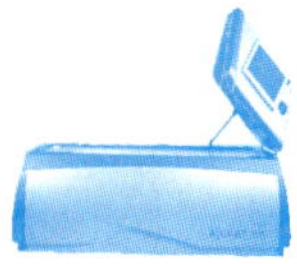
2	Size (L×W×H)	2196×966 ×657	2196×966 ×1107	2196×966 ×1107	2420×1000 ×1020	2420×1000 ×570
3	Water Volume(L)	420(L)	420(L)	420(L)	400(L)	400(L)
4	시트 규격	1909×620	1909×620	1909×620	2100×634	2100×634
5	사용수(水)	수돗물	수돗물	수돗물	수돗물	수돗물
6	분사압력	5.5[kgf/cm^2]	5.5[kgf/v]	5.5[kgf/cm^2]	6.3[kgf/cm^2]	6.3[kgf/cm^2]
7	무게	108[kg]	130[kg]	130[kg]	145[kg]	120[kg]
8	온도설정	25~45[°C] (10단계)	25~45[°C] (10단계)	25~45[°C] (10단계)	25~45[°C] (10단계)	25~45[°C] (10단계)
9	제어방식	터치패널 방식	터치스크린 방식	터치패널 방식	터치패널 방식	터치스크린 방식
10	멀티미디어 기능	없음	PC 기능장착 자연의 소리 및 명상음악을 통한 음악 치료병행/ 산소발생기 및 아로마 요법	없음	없음	PC 기능장착 자연의 소리 및 명상음악을 통한 음악 치료병행/ 산소발생기 및 아로마요법
11	기타	없음	산소발생기	IR(원적외선) 등 장착, 반신욕 효과를 누림/편리한 리모콘 기능	자동 리모콘	산소발생기/헤드 자동개폐/자동 리모콘/컬러 테라피
12	분사방식	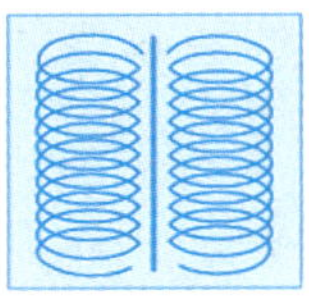	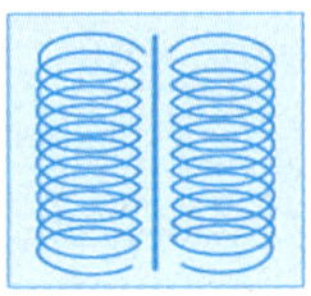	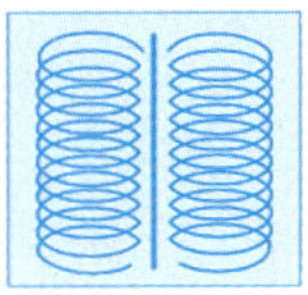	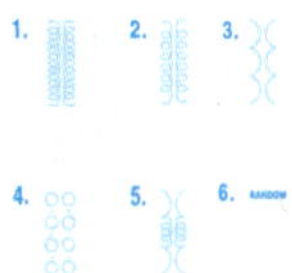	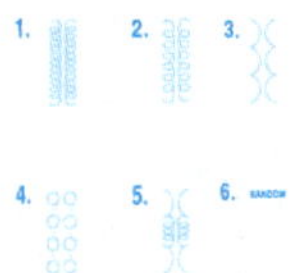

3) 건식타입 수치료기의 효능

① 수치료기와 재활의학 : 수치료기는 수요법과 마사지의 여러 가지 기법을 두루 겸비한 기기로 재활과 물리치료에 사용된다(표 1-41).

㉠ 수요법 : 따뜻한 물에 환부나 전신을 침수하는 것, 가볍게 치료적 운동도 할 수 있

으며 수압을 이용한 마사지도 포함된다. 물의 온도는 목적에 따라 냉수, 온수, 미지근한 물을 사용할 수 있다.

㉡ 수요법의 원리 및 방법 : 수요법의 시행은 주로 풀(pool)을 이용하는데 물의 온도는 33~36[℃] 정도이며 이 온도는 혈액의 흐름을 증대시키는 최적의 범위이다. 치료는 환자의 상태에 알맞은 운동들로 구성되어 있다. 일반적으로 환자는 불가능하고 고통스러웠던 일련의 움직임이 물속에서는 전혀 문제가 되지 않는다는 사실에 일단은 심리적인 안정을 가지며, 적절한 온도의 풀에서 약해지고 손상된 근육을 재훈련 시키고 강화해 주며 또 굳어진 관절을 부드럽게 풀어주는 등의 운동을 하게 된다.

- 보통 15~30분간에 걸쳐 한 과정을 마치면 환자는 혈압, 심장박동, 그리고 호흡을 정상으로 돌리기 위해 약 20분 가량 휴식을 취해야 한다.
- 총체적인 치료시간이나 운동량, 방법 등은 환자의 상태에 따라 적절하게 조절하게 된다. 또한 집에서의 목욕, 샤워, 팩, 또는 습포의 형태로 몸의 특정부위에 더운물, 찬물 또는 찬물과 더운물을 교대로 적용시키는 것도 수치료의 일련의 과정에 포함된다.
- 더운물을 사용하면 근육의 이완과 정신의 안정에 도움이 되며 고통도 경감된다. 더운물은 혈관을 확장시켜 혈액순환을 향상시키고 몸의 자연치유력을 강화시키며 증대된 혈액의 흐름을 통해서 노폐물의 제거를 촉진시킨다.
- 찬물을 사용하면 초기에 외부혈관의 수축으로 인해 내부의 혈관에서 수축된 만큼 혈액의 흐름이 증가된다. 이후에 찬물 사용을 중지하거나 찬물 팩을 제거하면 혈관은 다시 확장되어서 피부의 혈액흐름은 증가하게 된다.
- 더운물과 찬물을 교대로 사용하면 혈액순환을 촉진시킬 수 있다. 반복되는 확장과 수축은 혈관의 확장과 수축이 반복되면서 혈관에 문제가 있는 인체부위에 한층 증대된 혈액흐름을 증가시켜 질환의 경감에 도움을 준다.
- 온천에서 받는 치료과정은 목욕 및 운동뿐 아니라 갖가지 무기질이 녹아있는 물을 마시는 것도 포함된다.

㉢ 마사지의 기법 : 스포츠 체육, 재활치료에서 물과 관련된 치료교육 등이 다양하게 이루어지고 있듯이 물에 의한 치료는 근육에 무리한 지장 없이 관절염이나 요통환자에게 따뜻한 물의 부력, 수온, 수압을 이용하여 경직된 근육을 풀어 주고 근력을 강화시켜주며, 관절의 가동범위를 넓혀 준다. 수요법의 효능은 부상의 위험을 예방해 주는 역할을 하며 칼로리를 소멸시켜 체중의 감소도 가져오기 때문에 관절환자, 요통환자, 마비환자, 비만인, 노약자에게 적합한 운동으로 권유되고 있다(표 1-42).

표 1-42 • 마사지의 기법

경찰법(쓰다듬기)	손바닥, 네 손가락, 엄지손가락 등을 이용하여 피부를 가볍게 누르면서 율동적으로 원위부 → 근위부로 향하여 구심성으로 크게 쓰다듬는다.
유날법(주무르기)	경찰법보다 더 심부의 마사지이다. 양 손가락, 손바닥을 사용한다. 지름을 약간 크게 하여 시계회전 방향과 반대방향으로 강하게 문지른다.
마찰법(문지르기)	엄지나 손가락 끝으로 원모양으로 깊고 등글게 문질러 표면조직을 자극하는 방법이다.
경타법(두드리기)	양손을 컵 모양으로 약간 구부려 둥글게 하여 빠르게 교대로 두드림(clapping, cupping). 호흡기 문제가 있는 대상자에게 좋다.
진동법	피부 위에 손을 얹고 강하고 빠르게 심부조직을 계속 흔들어 주는 동작. 손상부위에 직접 마사지한다.

② 수치료기의 치료범위

㉠ 재활이나 물리치료를 요하는 환자, 변비, 만성설사 및 장무력* 환자

㉡ 혈압강하를 요하는 환자, 갱년기장애 및 성인병 예방을 요하는 환자

㉢ 비만증 환자, 출산 후 통증제거 및 산후조리환자, 중풍환자(중풍 및 마비)

㉣ 혈액순환 및 신진대사 촉진이 필요한 환자

㉤ 만성적인 전신피로 및 스트레스성 환자

㉥ 무기력, 운동부족의 성인병 환자나 노이로제 및 불면증, 불안증 환자

㉦ 불규칙한 운동에 의한 근육 및 관절경직 환자

㉧ 허리부터 발끝까지 저리고 아픈 통증 환자

㉨ 각종 디스크, 요통, 신경통, 관절통 환자

(4) 원적외선의 특징

태양광선 중 5.6~1000[μm] 파장대의 복사열선이다. 특히 8~11[μm] 사이의 원적외선이 물체 깊숙이 흡수되면 활성화 에너지로 변하여 특히 생물의 활동력을 증진시키는 역할을 한다. 따라서 우리 몸에 원적외선이 공명 흡수되면 세포(분자)의 운동을 활성화시키므로 생체리듬을 왕성하게 일으켜 항상 몸에 활력을 넘치게 해준다. '생육광선' 또는 '신비의 빛'이라 하는 원적외선은 온열, 숙성, 자성, 건습, 중화, 공명작용 등 그 뛰어난 효능이 과학적으로 입증되고 있다(그림 1-148).

* 장무력 : 심한 변비로 인하여 변을 보지 못하는 상태이다.

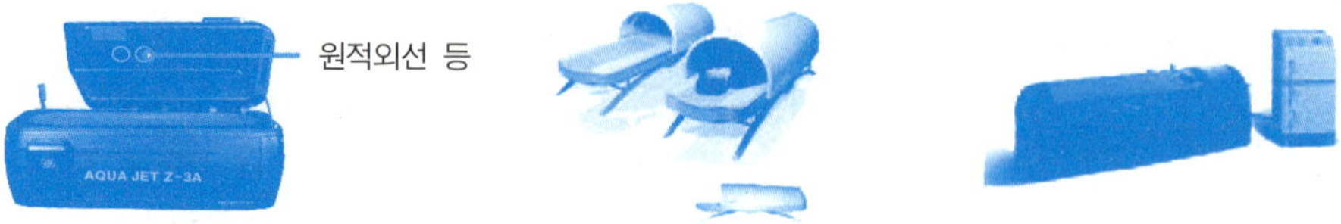

그림 1-148 • 원적외선 수치료기

(5) 수치료기와 대체의학

1) 음악요법

① 음악요법 : 인간의 생리와 심리에 미치는 음악의 기능적 효과를, 심신의 건강을 위해 심리요법에 응용하는 일이다. 고대 그리스신화와 구약성서에서도 음악을 질병치료에 활용한 예가 있다. 주술의사가 인간의 심신에 깃든 병마를, 소리를 이용한 주술로 쫓아냈다는 음악요법의 전통은 세계 각처에서 찾아볼 수 있다. 오늘날 서양지역을 중심으로 한 음악요법은 제2차 세계대전을 고비로 하여 일어난 과학주의요법으로 전쟁에 의한 심신장애를 극복하기 위하여 개발된 것이다. 정신의학과 정신신체의학의 심리적 분야에서 이른바 인간형성에까지 널리 미치며, 활동범위도 정신병원에서 특수교육시설, 비행(非行)관계시설, 노인시설 및 스트레스가 많은 직장으로 확대되고 있다.

② 음악요법의 방법 : 단조로운 작업장이나 대합실에서 스트레스를 완화하기 위한 배경음악의 사용, 자폐아에 대한 리듬 자극반응의 활성화, 좋아하는 악기로 즉흥연주 유발, 자기표현의 실현을 시도하게 하는 표현요법, 합주를 통하여 집단소속감 · 역할의식 등을 환기하는 합주식 커뮤니케이션법, 언어 · 신체 운동장애를 연구하는 갱생의학에의 응용 등이 있다. 건식타입 수치료기에 음악요법을 적용하여 대체의학의 효과를 증가시킨다.

2) 향기요법

① 향기요법(aroma therapy)은 향식물에서 호르몬 성분인 정유(essential oil)를 이용하여 흡입, 마사지, 목욕 등의 방법으로 정신적 · 신체적 각종 질병을 치료하고 건강의 유지와 증진까지 도모하는 우수한 자연요법 중의 하나이다. Aroma therapy란 Aroma(향)와 Therapy(치료)의 합성어로 식물에서 추출한 방향성 오일인 Essencial oil(정유)을 이용하여 질병을 예방하고 치료하며 건강의 유지증진을 도모하는 자연의학의 한 형태이다(그림 1-149).

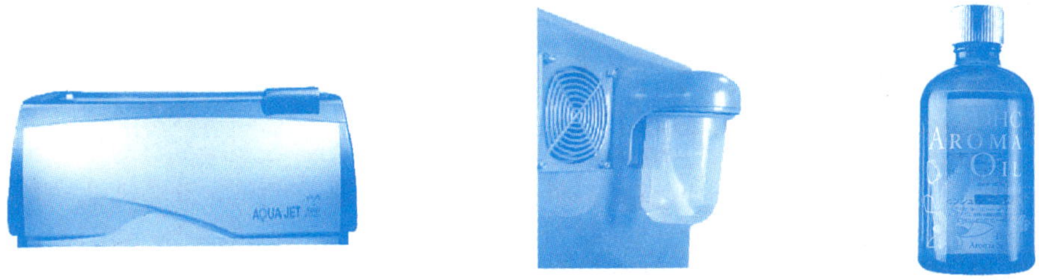

(a) 아로마 장착 (b) 수치료기에 장착 (c) 아로마 오일수

그림 1-149 • 향기요법

② **향기요법의 방법** : 향기요법은 크게 한방약재(꽃향기나 잎향기 이용)를 정제해서 코로 냄새를 맡거나 목욕물에 약초를 섞어 피부와 코점막을 통해 흡수케 하는 치료방법이다. 이밖에도 말린 약초를 주머니나 복대에 차고 다니거나 약초를 끓여서 병에 넣고 냄새를 맡는 방법 등도 있으며, 수치료기에 장착된 산소발생기 및 아로마 요법장치를 통하여 쉽게 향기요법을 접할 수도 있다. 치료효과도 불면증, 우울증, 피부병, 월경통 등에 좋은 반응을 나타내고 있다. 특히 위장 질환자가 감기에 걸렸을 경우 약을 복용하지 않고 흡입하는 치료법으로 위장점막을 보호하고 치료효과도 탁월하다. 코의 점막을 통해 향을 흡입하므로 비염, 축농증, 기관지염도 크게 호전된다.

③ **향기요법의 원리** : 치료원리는 공기를 매개체로 해서 작은 향입자들이 코로 흡입되어 뇌로 전달되고 각각의 향입자들은 다른 모양을 하고 그 모양에 따라 각기 다른 자극을 뇌에 전달한다. 그리하여 두뇌의 변연계에 전달된 방향입자는 분석이 이루어진 후 진정, 긴장완화, 자극, 행복감 등의 효과를 지닌 신경화학물질을 생성하여 건강을 유지해준다. 또 향입자는 매우 작아 모공, 땀샘을 통해 피부에 흡수, 모세혈관을 타고 전신을 순환하며 짧게는 몇 시간에서 길게는 며칠 동안 머물면서 치료에 도움을 준다.

④ 정유의 종류와 작용

㉠ 최상 기색(top note) : 가장 빠르게 작용한다. 효능이 가장 빠르고 강하며 가장 빠르게 증발한다. 정신과 신체에 가장 자극적이며 강한 활동력이 있다. 귤(mandarin), 레몬(lemon), 유칼리나무향(eucalyptus) 등이 있다.

㉡ 중간 기색(middle note) : 보통 정도의 작용과 증발력을 갖고 있다. 신체의 일반적인 대사기능에 영향을 준다. 카모마일(camomile), 사이프러스(cypress), 주니퍼(juniper), 라벤더(lavender), 로즈마리(rosemary) 등이 있다.

㉢ 기본 기색(base note) : 제일 느린 증발력, 진정작용과 이완작용을 한다. 자스민(jasmine), 장미(rose), 백단(sandalwood) 등이 있다.

3) 색치료

색치료(color therapy)는 모든 종류의 **색채 스펙트럼**을 이용해 병을 치유하는 대체의학의 한 분야이다. 색상에 따라 적용범위가 다르며 의학 분야에서는 색 치료를 이용해 질병을 치료했다는 많은 과학적 연구결과들이 입증되어 오늘날 전 세계의 병원, 치료센터, 미용관리센터들이 **색채요법**을 사용하고 있다(표 1-43).

표 1-43 • 색치료

색 상	효 과	
Green	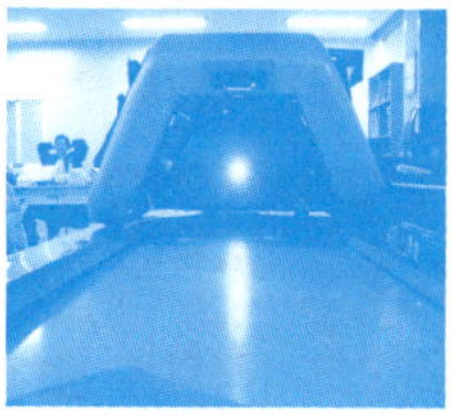	녹색은 스트레스 해소, 집중력 강화, 안정, 혈액순환 등에 도움이 된다. 심리적으로 자극을 주지 않기 때문에 신경과 근육의 긴장을 완화시켜 주고 마음을 평온하게 해주는 색상, 집중해서 일해야 할 때 그린 컬러를 선택한다.
Yellow & Orange	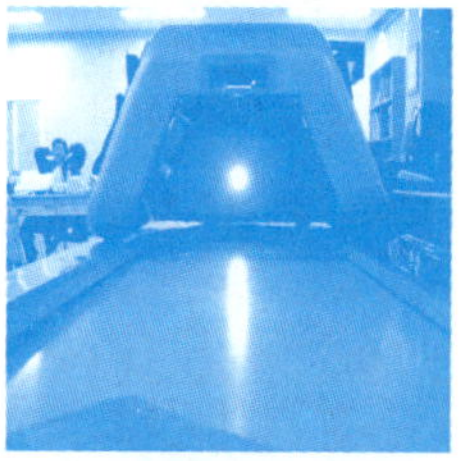	노란색은 우울하거나 초조한 기분을 없애준다.아이가 밥을 잘 먹지 않을 때 옐로와 오렌지로 주방을 꾸미면 식욕이 높아진다고 하며, 욕실에 노란색 타일을 활용하거나 노란색 타월을 걸어두면 마음이 밝아지고 변비 해소에도 도움이 된다. 이 밖에 노란색은 당뇨, 소화불량, 신장질환 등에 효과적이며 오렌지 색상은 호흡기 질환, 갑상선 기능장애, 의욕저하 등에 치료효과가 뛰어나다.
Pink & Violet	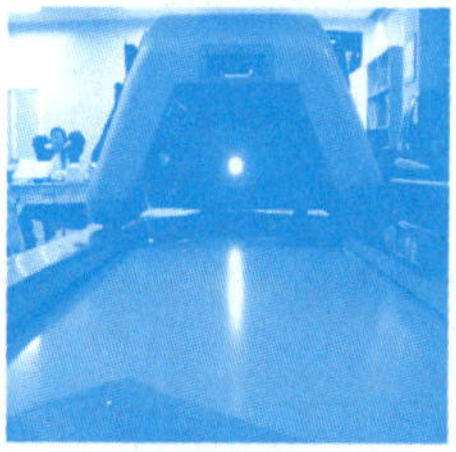	마음을 안정시켜 주는 핑크색. 1980년 교도소 내의 폭력으로 고심하던 미국에서는 당시 회색이었던 교도소 내부를 핑크색으로 바꾸자 폭력사고가 눈에 띄게 줄어들었다고 한다. 편안함과 안정감을 주는 핑크색은 따뜻하고 화사해 거실에 활용하면 좋다. 우아한 느낌의 보라색은 식욕을 저하시키는 역할을 하기 때문에 다이어트에 도움이 되며 심장활동을 편안하게 해준다. 불면증이 있다면 침구와 소품을 보라색으로 선택할 것. 편안한 휴식과 숙면을 취할 수 있도록 도와준다.
Blue	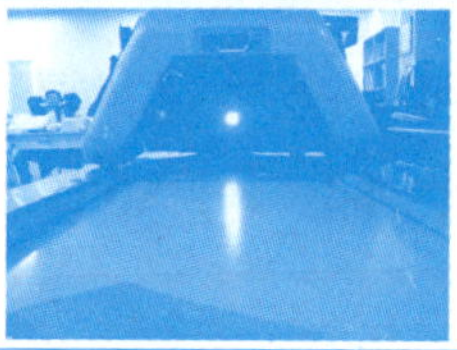	파란색은 긴장이나 불안감을 가라앉히고 알레르기 및 피부개선, 피부회복 등에 효과적인 것으로 알려져 있다. 색채 병리학에서 파란색은 두통, 신경성 고혈압, 불면증, 신경통, 히스테리 등의 치료에 사용된다. 마음을 차분히 가라앉히고 집중력이 향상되기를 원한다면 파란색을 접하면 된다.

(6) 수치료기 제작 및 기술활용

수치료기의 경우 물리치료장비 중에서 인체에 가장 부드럽고 편안한 느낌이며, 물리치료장비 중 롤링베드 및 안마의자의 경우 일반가정의 5[%]가 가정 내에서 사용하고 있으며, 건식타입 수치료기는 병원 의원뿐만 아니라 개인이나 가정용 의료기기로 사용된다(표 1-44).

표 1-44 • 건식타입 수치료기 사용

구 분	주요 사용
의료기기산업	한의원, 정형외과, 신경외과, 내과, 산부인과, 통증클리닉, 재활클리닉, 물리치료실, 보건소, 비만클리닉, 환자대기실
실버산업	실버센터, 요양원, 양로원, 사회복지관, 주민자치단체
스파산업	찜질방, 수영장, 사우나, 뷰티숍
기타	재활복지대학, 대기업 복지관, 아파트 모델하우스, 호텔, 골프장, 산후조리원, 헬스장

21 적외선 조사기

태양광선 중에 눈에 보이지 않는 파장(780~1000[nm])이 가장 긴 광선인 적외선(infrared radiation)은 모든 생명체의 생육과정에 있어 절대적인 광선이다. 적외선 조사기(infrared spectrometer)는 피부 속 깊이(약 40[mm]) 침투하여 피하심층의 온도를 상승시켜 미세혈관의 확장과 혈액순환을 촉진하여 혈액량과 산소량을 충분히 공급시키는 인체에 유익한 적외선을 조달하는 치료기이다(그림 1-150).

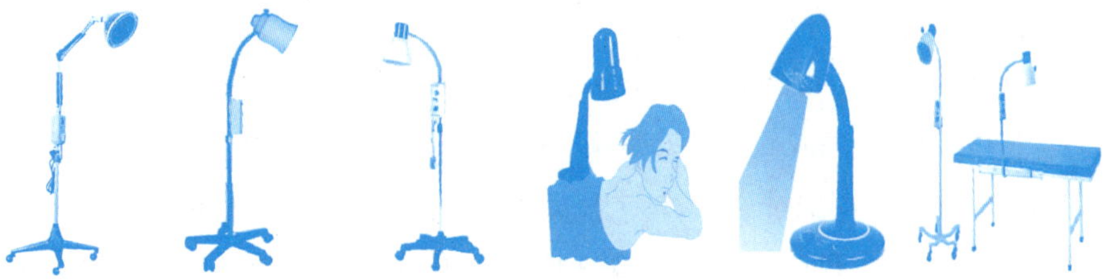

그림 1-150 • 적외선 조사기

1. 적외선 조사기의 효과

① 항균 및 소염작용, 면역력강화, 항알레르기작용
② 혈액정화 및 혈액순환 촉진작용, 세포재생작용
③ 인체에너지 생성작용, 부종의 조기진정작용
④ 자율신경계 조율작용, 노폐물배설 및 비만해소작용

2. 적외선 조사기의 유의점

안구건조증에는 일반적으로 사용하지 않는 것이 좋으며, 일단 적외선 자체가 눈에 나쁜 영향을 줄 수 있으므로 눈쪽은 피해서 사용하거나 얼굴에 사용할 때에는 눈을 안대로 가리고 사용하는 것이 좋다. 만약, 귀에 염증이 있어서 염증치료를 목적으로 사용하는 것이라면 사용을 중지해야 한다. 적외선의 온열자극은 염증을 심하게 할 수 있기 때문이다. 그렇기에 절대로 염증부위에는 사용을 해서는 안된다. 주로 냉감을 느끼는 부위(손, 발, 복부)에 따뜻한 자극을 주거나 어깨, 허리, 무릎부위의 시리고 아픈 부위에 사용해야 한다.

22 전기자극

인체의 장기는 그 기능의 일부가 상실되었을 때 보상기능이 있으며, 특히 중추신경계의 손상은 신경가소성*(neural plasticity)이 신속하게 이루어지기 때문에 상실된 기능을 어느 정도 보상할 수 있다. 그러나 교통사고, 뇌졸증으로 인하여 중추신경계의 손상에 의한 운동 및 감각의 장해, 근위축, 무혈성괴사 등이 초래되었을 때 신경가소성만을 기대한다는 것은 어려운 일이며, 약물치료, 신경이식술 또는 여러 가지 물리치료법을 이용하지만 그 효과는 기대하기 곤란하다. 따라서 최근에는 상부운동신경계의 손상을 갖는 사지마비, 편마비 또는 측마비 등의 환자에서 운동기능을 복원시키기 위한 전기자극법이 개발되고 있다.

생물전기가 1790년경 Galvani에 의하여 처음 소개된 이래 19세기 말부터 전기가 치료의 목적으로 사용되기 시작하였다. 심장의 기능을 보조하는 심박조율기(cardiacpacemaker), 또는 정신과 영역에서 사용되는 전기충격요법 등이 대표적이며, 현재는 생물전기현상을 응용하여 인공안구, 인공청각장치, 인공성대 등 많은 인공장기를 개발하고 있다. 또한, 중추신경손상에 의한 사지마비환자는 마비된 근의 지배신경을 전기자극으로 흥분시킴으로써, 수동적인 근수축을 초래하여 근위축을 방지하고 수축력을 증가시키는 치료적 전기자극기(Therapeutic Electrical Stimulation : TES)와 전기자극에 의하여 수동적인 동작을 초래하여 독립적으로 일상생활을 가능케 하는 기능적 전기자극(Function Electrical Stimulation : FES)이 연구되고 있다.

* 신경가소성 : 뇌 안의 수많은 시냅스 간의 전달효율이 장기적으로 변한다는 것이다. 인간의 두뇌가 경험에 의해 변화되는 능력이다. 즉, 뇌가 성형적이고 순응성이 있다.

1. 기능적 전기자극의 기본원리

마비된 근의 운동기능을 수동적으로 수행시키기 위하여 각 동작에 대한 외부의 명령을 마비근의 지배신경에 전달하여 근을 수축시키는 방법으로 구성은 프로그램이 내장된 자극기와 자극기로부터의 자극을 신경에 전달하는 전극이다. 어떠한 동작을 수행하고자 할 때, 예를 들면 컵을 잡는 동작을 수행하기 위해서는 정상인 이 동작 시 관여하는 근들의 근전도를 구한다. 이때는 각 근의 활동(수축)성에 대한 강약의 정도와 각 극이 동원되는 시간간격을 중점적으로 분석한다. 그 후 이러한 정상자료를 전기자극기에 입력시켜서 그 환자에 적합한 자극강도를 설정한다. 이와 같이 일상생활에 필수적인 몇 가지 기본동작을 자극기에 입력하여 필요에 따라서 동작의 종류를 선택하면 그 동작을 수행할 수 있는 전기자극이 환자에게 전달된다(그림 1-151).

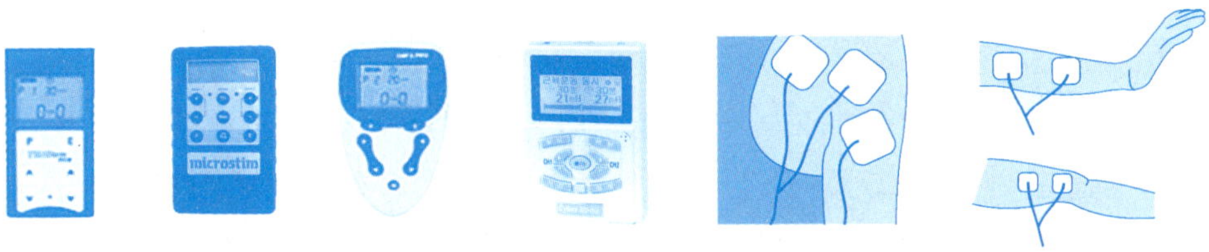

그림 1-151 • 기능적 전기자극 치료기

2. 전기자극 치료기 안전의 개요

(1) 전압 및 전류

IEC 60601-1 Ed.3에서 '전압' 및 '전류'라는 용어를 사용하고 있는 경우 교류, 직류 혹은 합성전압 또는 전류의 실효값(rms : root-mean-square)을 의미한다.

(2) 충전상태

IEC 60601-1 Ed.3에서 충전상태는 "그 부분과 대지 또는 그 부분과 동일기기의 다른 접촉 가능 부분과의 사이를 접속하였을 때 흐르는 전류가 허용누설전류를 넘을 가능성이 있는 부분의 상태"로 규정하고 있다.

이것은 의료기기가 보통의 상태(공구 등을 사용하여 의료기기의 케이스를 열지 않은 상태)에서 인체와 접촉될 수 있는 금속 부분에 접촉이 되는 경우, 감전될 가능성이 있는 부분의 상태이다. 이 경우, 교류 50[Hz] 또는 60[Hz]에서 **생체표피**(피부)의 감전에 대한 생체의 반응은 여자나 어린아이에게는 다소 다르지만, 정상 남자에게는 표 1-45의(주파수 60[Hz], 통전시간 1초, 전류값 : 실효값)반응이 발생하는데 이것을 **매크로 쇼크**(macro shock)라 한다.

표 1-45 • 매크로 쇼크

허용전류	증 상	비고
61[mA]	찌르르 느낀다(전류감지 최소한계값)	볼수전류
5[mA]	손발이 강하게 느끼지만 참을 수 있는 최대전류	
10~20[mA]	자력으로 이탈할 수 있는 한계(이탈한계전류 : Let-go 전류)	
50[mA]	고통(통증, 기절, 심장, 호흡기계의 흥분)	
100[mA~3A]	심장세동의 발생 (심실세동)	
6[A] 이상	대전류에 의한 화상(지속적 심장수축, 호흡정지, 3도화상)	

(3) 장착부

장착부(applied part)는 환자에게 진단, 치료, 감시 등을 목적으로 환자에게 접촉되거나 접촉할 필요가 있는 부분 이다. 심전계나 뇌파계 및 심전도 모니터에 사용하는 전극, 전기수술기(전기메스)의 대응판이나 메스 끝, 전극 등과 같이 환자에게 접촉되는 부분(환자 코드 및 유도 코드를 포함한다)을 장착부라 한다.

또한, 인공심폐회로나 혈액투석장치의 혈액회로 송혈(반혈), 탈혈부 및 수액 펌프에 부착한 점적 세트와 같은 체내에 삽입하는 부분도 장착부에 포함된다. 즉, 장착부는 인체에 접촉되는 기기의 모든 부분이다.

(4) F형 절연 장착부

F형 절연(플로팅) 장착부(F-Type Isolated Floating Applied Part : 일반적으로 'F형 장착부'라고 한다)는 외부로부터 의도하지 않은 전압(예 상용전원 220[V])이 환자의 장착부에 가해지더라도 환자에게 있어 매크로 쇼크나 마이크로 쇼크 같은 전기적 위험전류가 흘러 들어가지 않도록 안전대책이 된 장착부이며 '플로팅 장착부(회로)'라고 한다.

심전계의 경우 환자에게 직접 접촉하는 입력부를 구조상 전원부에서 플로팅 회로에 의해 분리시켜서 누설전류가 잘 흐르지 못하는 회로로 되어 있는 경우가 일반적이다.

의료용 전기기기의 누설전류의 정도에 따른 분류(형별분류)에서는 환자누설전류를 제한하기 위하여 플로팅 장착부(방식)를 이용한다. 이 경우 표피에만 적용하는 플로팅 장착부를 가진 것을 BF형 기기라 하며, 직접 심장에 적용할 수 있는 플로팅 장착부를 가진 것을 CF형 기기라 한다.

(5) 신호입력(출력)부

신호입력(출력)부(signal input[output] part)는 **다른 기기로부터의 전기신호를 받거나**(입력신호), **보내거나 하는**(출력신호) **부분이다.**

컴퓨터의 디스플레이나 기록기 등과 같이 다른 기기에서(로) 처리된 전기신호를 받는(보내는) 부분, 또는 데이터 처리를 위하여 그 전기신호를 받는(보내는) 부분이다.

(6) 외 장

외장(enclosure)은 기기의 전기회로 등을 수용하는 외부의 **금속 케이스**(절연도료로 덮여 있는 경우도 있다) 또는 **플라스틱 케이스**나 조작을 위하여 필요한 노브 또는 핸들 부분과 모든 플라스틱 케이스나 절연도료로 덮여 있는 경우의 전기적 안전성 시험(외장누설전류 측정 시) 시 규정치수(20×10[cm] 이상)의 금속박을 붙인 부분도 외장으로 간주한다.

(7) 전원부

전원부(main part) 및 **내부전원**(internal electrical power source)은 기기에 상용전원(교류 110[V] : 220[V])을 공급하기 위해 접속하는 부분으로서 보호접지선은 전원부에서 제외된다. 또한 내부전원은 기기를 작동시키기 위하여 필요한 전력을 제공하기 위하여 그 기기에 조립되는 전원으로서, 일반적으로 충전용 또는 비충전용 배터리이다.

(8) 누전설류

의료기기의 전기적 안전성을 시험하는데 가장 기본적인 항목으로 누설전류(연속)의 측정이 있다. **누설전류는 절연재료의 표면이나 내부를 통하여 흐르는 의료기기의 기능과는 전혀 관계가 없는 전류이다.**

IEC 60601-1 Ed.3에서는 누설전류를 **연속누설전류**(continuous leakage currents)로 표현하는데, 여기에서 누설은 어느 특정 순간의 값이 아닌 50[ms] 이상 지속되는 누설전류이기 때문에 50[ms] 이하의 순간적인 누설전류는 측정대상에서 제외된다.

전기를 사용하는 의료기기의 누설전류는 주로 전원회로에서 유출되며, 전원 1차측의 **저항성 누설 임피던스나 용량성 누설 임피던스로** 구성되는 누설 임피던스를 사이에 두고 2차측 전원이나 외장 또는 케이스, 그것과 접근한 배선부로 흘러나온다(표 1-46, 47).

표 1-46 • 연속누설전류 및 환자누설전류의 허용값(단위 : [μA])

전류	상태	구분	b형		bf형		cf형	
			정상상태	단일고장	정상상태	단일고장	정상상태	단일고장
환자측정전류	일반사용상태	d.c.	10	50	10	50	10	50
		a.c	100	500	100	500	10	50
환자누설전류	접지상태의 환자연결	d.c.	10	50	10	50	10	50
		a.c	100	500	100	500	10	50
	외부 SIP/SOP에 의헤 발생	d.c.	10	50	10	50	10	50
		a.c	100	500	100	500	10	50
총 환자누설전류[1)]	동일한유형의 응용부품과 같이 연결	d.c.	50	100	50	100	50	100
		a.c	500	1000	500	1000	50	100
	외부 SIP/SOP에 의헤 발생	d.c.	50	100	50	100	50	100
		a.c	500	1000	500	1000	50	100

1) 총 환자누설전류 값은 여러 응용 부품을 갖는 장비에만 적용된다.

표 1-47 • 특별시험상태에서 환자누설전류의 허용값(단위 : [μA])

전 류	상 태	B형	BF형	CF형
환자누설전류	F형 응용부품의 외부전력에 대한 환자누설전류	적용불가	5000	50
	방어적접지가 되지 않은 금속접근부분에 의한 외부전압	500	500	-
총 환자누설전류[1)]	F형 응용부품의 외부전력에 대한 환자누설전류	적용불가	5000	100
	방어적접지가 되지 않은 금속접근부분에 의한 외부전압	1000	1000	-

1) 총 환자누설전류 값은 여러 응용 부품을 갖는 장비에만 적용된다.

1) 접지누설전류

접지누설전류(earth leakage current)는 전원부로부터 절연의 내부 또는 표면을 통하여 보호접지선에 흐르는 전류이기 때문에, 측정은 보호접지가 있는 1급기기만 해당된다. 즉, 접지누설전류는 보호접지선(전원 코드 내의 어스선)을 통하여 건물 내 전원설비 측의 접지단자로 흘러 대지로 흘러가는 전류이며, 접지누설전류는 다른 환자누설전류나 외장누설전류와 달리 정상상태에서는 환자나 의료진에게 직접 흐르는 일은 없다. 그러나 보호접지선이 단선되거나 건물 내 전원설비의 접지상태가 불완전하면 환자나 의료진에게 감전이 될 수 있다.

2) 외장누설전류

외장누설전류(enclosure leakage current)는 외장은 장착부가 아닌 보호접지하지 않은 외장이며, 정상적인 사용 시(정상상태) 의료진 또는 환자가 접촉할 수 있는 외장 또는 외장의 부분에서 보호접지선 이외에 외부의 도전접속(conductive connection)을 통해 대지 또는 그 외장 외의 다른 부분으로 흐르는 전류이다. 또한 플라스틱제 케이스로 절연된 외장을 갖는 의료기기의 경우 전원부와 케이스 사이에서의 용량성 결합에 의해 외장에 누설전류가 흐르는 경우도 있다.

3) 환자누설전류

환자누설전류(patient leakage current)는 장착부에서 환자를 경유하여 대지로 흐르거나 또는 외부의 전원에 의해 환자에게 뜻하지 않은 전압이 나타난 것에 기인하여 환자로부터 f형 장착부를 경유하여 대지로 흐르는 전류이며, 환자누설전류는 3종류(I, II, III)로 분류되고 있다.

① 환자누설전류 I : 일반적으로 환자누설전류 측정의 가장 기본이 되는 것으로서 환자장착부(전극, 전기메스의 메스 끝 등)에서 환자를 사이에 두고 대지로 흐르는 누설전류이다.

② 환자누설전류 II : 다른 기기로부터의 신호를 받는 입력부나 다른 기기에 신호를 보내는 출력부를 가진 의료기기에서 신호입출력부에 전원전압(220[V])이 가해졌을 때, 기기의 내부를 통하여 장착부에서 환자를 사이에 두고 대지로 흐르는 전류이다. 이 누설전류는 신호입출력부에 접속한 다른 기기 전원부의 절연파손 또는 단락에 의해 입출력의 신호케이블에 220[V]가 흘러 들어갔을 때 발생한다.

③ 환자누설전류 III : 실제 의료현장에서는 한 사람의 환자에 대하여 여러 개의 의료기기를 동시에 치료용으로 사용하는 수가 많고, 특히 환자의 상태가 중증이 될수록 많은 의료기기를 동시에 사용하게 된다. 이런 경우, 사용하고 있는 한쪽의 의료기기에서 절연파괴나 열화가 발생하면, 그 의료기기의 장착부를 통해 다른 쪽의 의료기기의 F형 장착부에 전압이 인가되고, 또 이것이 환자를 통해 절연 파괴된 의료기기의 내부로 흘러 들어가서 내부회로나 외장, 보호접지선을 두고 대지로 흐르는 누설전류이다.

4) 환자측정전류

환자측정전류(patient auxiliary leakage current)는 정상적인 사용 시 장착부 간에 환자를 사이에 두고 흐르는 생리적인 효과를 의도하지 않는 전류이다.

심전도 모니터의 경우, 심전도와 동시에 심전도 전극을 이용하여 호흡에 의해 생기는 전극 간 임피던스의 변화에서 호흡현상(모니터상에서는 호흡파형으로 표시) 포착을 위해 사용하는 전류(50[kHz], 100~200[MA] 정도)이며, 전기 메스나 페이스메이커 등과 같이 치료효과를 목적으로 한 전류는 아니다. 또한, 전기충격의 관점에서 보면 직류는 교류(50~60[Hz])에 비해 안전하다고 알려졌지만, 생체(전해질 용액)에 직류전류가 흐르게 되면 전기분해에 의해 강알칼리성이나 유해한 가스가 발생하여 화재를 일으킬 위험성이 있어 교류보다 허용값을 엄격히 제한한다.

5) 정상상태 및 단일고장상태

① 정상상태(normal condition) : 안전상 위험에 대한 보호를 위해 준비된 모든 수단이 완전한 상태 즉, 기기가 정상적으로 작동하고 있고 단일고장이 없는 상태이다.

② 단일고장상태 : iec 60601-1 ed.3에서는 단일고장상태(single fault condition)를 "기기에 갖추어진 안전상 위험에 대한 보호수단의 하나가 고장나거나 또는 외부에 하나의 이상상태가 존재하는 상태"로 규정하고 있다. 일반적으로 의료기기는 어떤 고장발생 시 환자 및 의료종사자에 대한 위해를 방지하기 위하여 이중의 안전대책이 되어 있는 것이 대부분인데, 이 안전대책(보호수단) 중의 하나가 고장나거나 또는 외부에 하나의 이상상태(abnormal condition)가 있는 경우를 단일고장상태라 한다. 의료기기 규격에서는 다음과 같은 상태를 규정하고 있다.

㉠ 보호접지의 단선 및 하나의 전원도선의 단선

㉡ F형 장착부에 외부전압이 나타날 때 및 신호입력부 또는 신호출력부에 외부전압이 나타날 때

㉢ 산소와 가연성 마취 가스 또는 아산화질소와 가연성 마취 가스의 외장으로부터의 누설

㉣ 액체의 누출 및 위험이 발생할 가능성이 있는 전기제품, 기계부품의 사고 및 온도제한기의 사고

이러한 하나의 단일고장상태가 또 다른 하나의 단일고장상태를 필연적으로 유발할 경우에는 이 두 가지 고장을 하나의 단일고장상태로 생각한다.

6) 테스트를 위한 기본환경

① 측정 시험환경 : 신뢰성이 높은 정확한 측정, 시험결과와 측정자의 안정성 확보는 기기의 안전성 시험에서의 가장 중요한 사항이다. 그러기 위해서는 측정, 시험현장의 작업환경을 정리할 필요가 있다.

IEC 60601-1 Ed.3에서 시험은 주위온도가 10~40[°C], 상대습도는 30~75[%], 기압은 700~1060[hPa] 조건에서 실시하며 시험 중에 바람, 주위온도 변화 등에 의해 시험결과에 뚜렷한 영향을 미치지 않는 환경에서 실시한다고 규정하고 있는데, 이것은 일반적으로 보통의 실내에서 충분히 대응할 수 있는 범위이다. 또한, "시험의 재현성 및 정확성" 등을 위해

IEC 60601-1 Ed.3에서 권고하는 바람직한 시험환경 기상조건은 온도([°C]) : 23±2, 상대습도[%] : 60±15, 기압 : 860~1060[hpa]이다. 추가적으로 IEC 규격에서는 수냉식 기기의 유입구에서의 수온을 25[°C] 이하로 규정하고 있다.

② 접지설비 : 기기의 측정, 시험에서는 접지설비가 반드시 필요하다. IEC 규격에서 측정, 시험을 위한 접지단자의 접지저항값에 대해 특별한 규정은 없으나, 접지저항 100[Ω] 이하의 접지가 바람직하며, 되도록 다른 전기기기 등과 격리된 독립된 접지설비가 좋다.

③ 측정자 등의 보호, 절연 : 시험을 위한 시료는 시험대 위에 절연되어 있어야 한다. 시험대 표면이 도전체이면 시험대를 통하여 뜻밖에 회로가 형성하게 되어 측정실수를 일으킬 수 있다. 또한, 내전압시험의 고전압 인가 시 사고로 이어질 가능성도 있으므로 시험대 위는 고무 매트를 깔아서 측정자를 고전압에 의한 위험으로부터 보호하여야 한다.

④ 안전에 관한 시험조건 : 기기에 가변부분이 있는 것은 그 안전상 가장 불리한 조건이 되도록 조정하고, 교환하는 부품을 가진 기기는 안전상 가장 불리한 조건이 되는 부품을 부착하며, 또한 두 개 이상의 구성부분을 가진 기기는 그 시험항목에 대하여 안전상 가장 불리한 조합으로 시험한다. 그리고 각종 누설전류 및 환자측정전류는 측정조건을 바꿔서 측정한 값 중 최대값으로 하고 전원입력의 전류 또는 전력은 기기의 정상작동상태에서의 최대값으로 한다. 이처럼 기기의 안전성 시험은 항상 안전의 측면에 서서 기기의 불리한 조건에서 시험을 하는 것이 기본이다.

⑤ 시험용 전원 : 시험에 사용하는 전원은 그 시험의 기본이 되는 것이므로 정확하고 안정되어 있어야 한다.

IEC 60601-1에서 요구하고 있는 시험용 전원은 교류 1,000[V], 직류 1,500[V] 또는 피크값 1,500[V] 미만의 모든 전압의 오차는 지정값의 2[%] 이하, 이러한 전압 이상에서는 3[%] 이하이어야 한다. 또한, 전원주파수의 변동은 정격주파수가 100[Hz] 이하일 때는 1[Hz] 이내, 100[Hz]를 넘을 때는 그 정격 주파수의 1[%] 이내이어야 한다.

⑥ 내전압 시험기 : 고전압의 전원입력을 사용하는 기기를 제외하고 대부분의 의료용 전기기기의 전원입력은 250[V]까지이며, 이 경우 기기에 대한 내전압 시험전압은 4,000[V] 이하이므로 내전압 시험기의 출력전압은 4,000[V]까지로 충분하다. 출력용량은 50[VA] 이상이 바람직하고 출력인가전압의 정확도는 최대값의 2.5[%] 이내 또는 이것과 동등한 시험기를 사용한다. 고전압을 다루므로, 특히 전기적 안전성을 고려한 장치이어야 하며, 취급이 쉬우며, 시험 중에는 최대한 손을 대지 않고 시험종료와 동시에 인가전압이 OFF(꺼짐)되도록 하며, 그리고 방전을 자동적으로 하는 등 안전성이 우수한 시험기를 선택하여야 한다.

일반적인 내전압 시험기에는 IEC 60601-1 Ed.3에서 규정하고 있지 않은 제한전류(cut-off current)를 설정할 수 있도록 되어 있는데, 이것은 시료의 심각한 파괴나 조작자의 안전을 위한 것으로서, 절연파괴현상을 감지하여 인가전압을 바로 중지시키는 역할을 한다.

3. 내전압 시험기 작동원리 및 이론

(1) 내전압(또는 내압) 시험

전기적으로 접촉되어 있지 않은 두 개의 도체 사이에 높은 전압을 인가해 견딜 수 있는가를 시험해 보는 것이다. 떨어져 있는 두 개의 도체 사이에 모두 내전압 시험을 해볼 이유는 없다.

두 개의 도체가 가까이 있는 중에 그 중 한 도체(또는 전선)에 전기가 인입되어 있고 또 다른 한 도체가 노출되어 인체에 접촉될 수 있는 경우, 또는 접지되어 있을 경우에만 내전압 시험이 필요하게 된다. 두 개의 전선 사이나 적어도 한 개의 도체에 전기가 인입되어 있어 그 두 도체가 서로 접촉되거나 그 사이의 절연의 파손이나 불량으로 인해서 누전이 되면 위험하거나, 또는 감전이 될 위험이 있을 때 내전압 시험(electrical safety test)이 필요하다.

1) 내전압 시험목적

내전압 시험의 목적은 모터나 트랜스포머, 릴레이, 발전기, 차량용 부품과 가전제품(냉장고, 세탁기, 전기밥솥 등)에서 비충전부(접지될 수 있거나 사람의 손이 닿는 외부 금속체)와 충전부(전기인입선) 사이에, 모터에서는 권선과 코어 사이, 트랜스에서는 1차 코일과 코어 사이, 1차 코일과 2차 코일 사이, 2차 코일과 코어 사이에 일정한 전압을 인가하여 견딜 수 있는가를 확인해 보는 것이다.

이와 같은 시험을 통해 절연의 완벽성 여부, 파손위험 여부, 이물질 개입, 또는 비정상적인 근접 부위가 있는지를 미리 알아보아 제품의 전기적 안전성, 품질을 확인한다.

2) 내전압 시험방법

내전압 시험을 하기 위해서는 그림 1-152와 같이 시험해 보고자 하는 부위(미리 떨어져 있는 두 개의 도체 사이, 그림 1-152에서는 트랜스의 1차 코일과 코어 사이)에 외부에서 전압을 인가해 보고, 이때 흐르는 누설전류를 전류계로 읽어 누설전류가 정상값 이상 흐를 경우 기기의 이상이 있을 것이라 판단하고 불량으로 판정하는 방식이다.

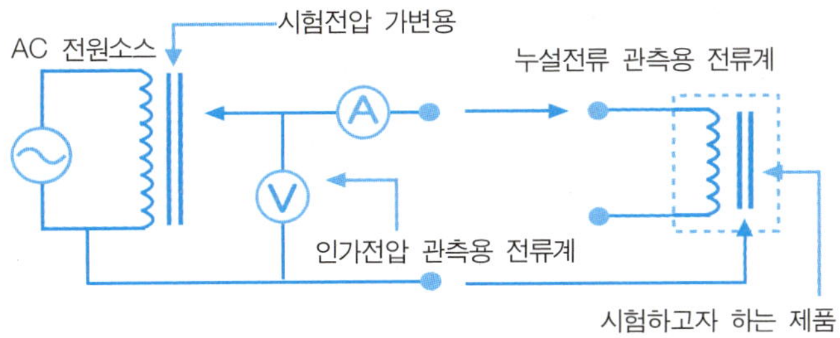

그림 1-152 • 내전압 시험방법

그런데 내전압 시험에 인가하는 전압은 AC(교류)이다. 내전압 시험은 **절연저항 시험**(insulation test)과는 다르다. 절연저항 시험은 누전 여부를 시험하는 것으로 시험에는 DC(직류)전압(500[V], 또는 1000[V])이 사용되며, 시험결과를 [MΩ]으로 나타내어 **누전 여부**(감전 가능성 여부)를 알아보는 것이나, **내전압 시험은 AC 전압을 이용, 제품의 누전 여부뿐만 아니라 외부의 어느 정도 전기적 충격에도 견딜 수 있는지를 미리 시험해 보아 품질보증과 함께 수명보장, 안전성 보장을** 한다.

3) 내전압 시험원리

모든 제품의 품질 시험방법에는 **충격시험**(stress)과 **수명시험**(aging)의 두 가지가 있다.

① **충격시험** : 사용조건보다 훨씬 가혹한 조건으로 제품을 시험해 보는 방법으로, 시험시간이 짧아 전 제품을 검사할 수 있는 **전수검사**(total inspection) 방법을 통하여 내전압 시험을 하는데 가혹한 조건으로 인하여 검사 중 제품이 파괴되는 수도 있다.

② **수명시험** : 사용조건과 동일하거나 또는 조금 더 열악한 환경에서 장시간 동작시켜 보아 **제품의 품질, 안전성, 수명** 등을 측정하고 확인해 보는 방법이다. 그리하여 충격시험에는 아주 오랜 시간이 걸려 제품 모두를 시험해 볼 수 없기 때문에 Sampling 검사를 하게 된다.

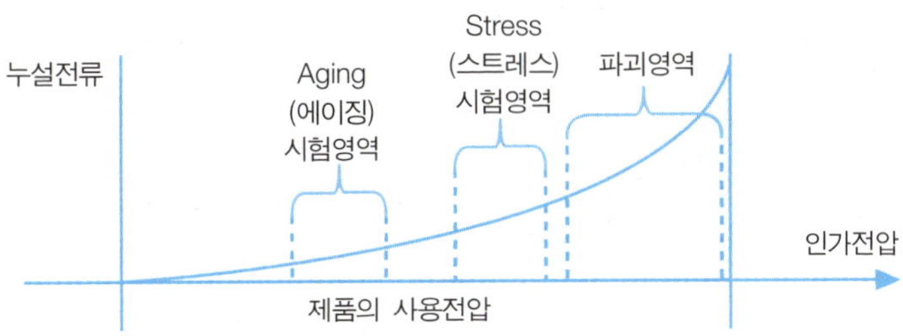

제품의 파괴점(브레이크 다운 포인트 : break down point)

그림 1-153 • 내전압 시험전압점

그림 1-153과 같이 내압시험 역시 시험전압을 조금씩 증가해 나가면 누설전류도 처음에는 전압증가에 비례하나, 임의의 점 이상부터 전류의 증가분은 전압의 증가분보다 더 많아지기 시작하고 이보다 더 전압을 증가하면 어느 점에서 제품이 파괴되는데 이 점을 브레이크 다운 포인트(break down point)이라고 한다. 물론 이 점을 한번 넘어선 제품은 원상태로 회복되지 않는다.

4) 내압시험의 특성

내압시험 시 인가전압을 조금씩 증가함에 따라 누설전류가 증가하는 이유는 모든 내압시험 중인 제품에 부유용량(stray capacitance)이 있기 때문이다(그림 1-154).

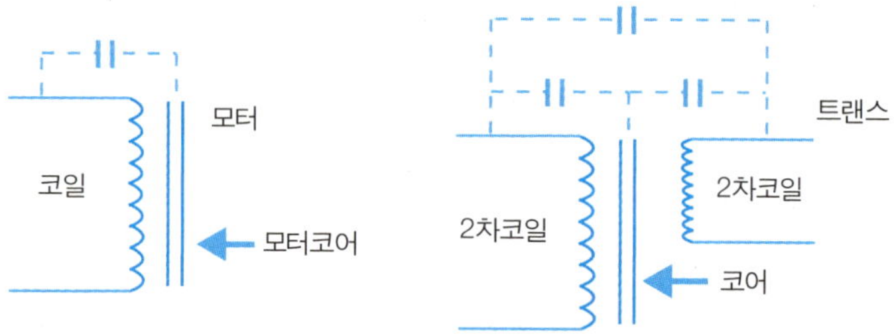

그림 1-154 • 내압시험 중인 부유용량

① 모든 전기제품의 두 개의 시험하고자 하는 도체 사이에는 제조자의 의사와 상관없이 대전상태에 있으므로 용량성을 지니며, 시험전압이 AC 교류이므로 이 용량성에 의한 전압증가에 따른 전류증가가 일어난다는 것이다. 실험한 결과값에 따라서 부유용량의 크기(여기서는 [pF])에 따른 시험전류증가의 정도는 표 1-48과 같다.

표 1-48 • 용량과 인가전압에 따른 누설전류(단위[mA], 인가전압은 AC, 60[Hz])

인가전압[kV] 용량[pF]	0.5	1	1.5	2	2.5	3	3.5	4	4.5	5
100[pF]	0.01	0.05	0.08	0.11	0.15	0.18	0.22	0.25	0.29	0.33
200[pF]	0.04	0.11	0.17	0.25	0.32	0.42	0.51	0.61	0.71	0.81
500[pF]	0.10	0.22	0.35	0.5	0.66	0.82	0.93	1.13	1.29	1.45
1,000[pF]	0.20	0.46	0.75	1.06	1.34	1.61	1.85	2.06	2.26	2.43
2,000[pF]	0.40	0.90	1.45	2.02	2.56	3.06	3.33	3.93	4.29	4.46
5,000[pF]	1.05	2.37	3.62	4.78	5.77	6.6	7.33	7.94	8.46	8.95

② 표 1-49와 같이 내압시험을 위해 시험제품에 AC 교류전압을 인가해 보는 경우, 시험 시의 누설전류는 시험제품의 부유용량의 크기에 비례한다.

내압시험에 사용되는 전압이 AC 교류(50~60[Hz], 상용전원 주파수와 같다)이기 때문이다.

③ 내압시험기에 시험품을 연결하지 않은 채 고압 리드선만을 연결해 두어도 케이블선 자체에서 부유용량을 가지고 있어 누설전류가 흐르게 된다. 표 1-49는 내압시험기에 5[m] 길이의 케이블만을 연결해 두었을 때의 내압기 출력전압 증가에 따른 누설전류량을 측정한 값이다.

표 1-49 • 내압시험기에 5[m] 케이블만을 연결했을 때의 인가전압에 따른 누설전류량[mA]

인가전압[kV]	0.50	1.00	1.50	2.00	2.50	3.00	3.50	4.00	4.50	5.00
누설전류[mA]	0.04	0.11	0.17	0.24	0.30	0.36	0.43	0.49	0.56	0.65

한편, 그림 1-155는 모터류와 몇 가지 트랜스에서의 부유용량을 직접 측정해 본 값들이다.

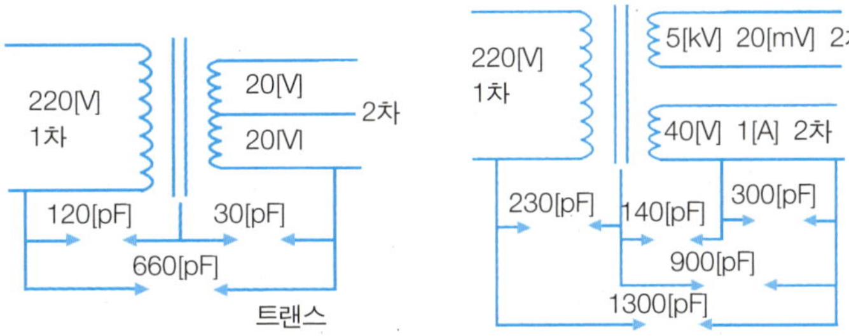

그림 1-155 • 모터류와 트랜스의 부유용량 측정

㉠ 220[V] 1 : 8마력 유도 모터의 고정자에서 코일(coil)과 코어(core) 사이의 용량 320[pF]

㉡ 220[V] 1 : 4마력 유도모터의 고정자에서 코일과 코어 사이의 용량 520[pF]

㉢ 12[V] 차량용 윈도우 와이퍼 모터의 코일과 케이스(case) 사이의 용량 180[pF]

㉣ 12[V] 차량용 송풍기(blower) 모터에서 아마추어 코일과 케이스 사이의 용량 510[pF]

㉤ 12[V] 차량용 송풍기 모터에서 고정자와 코일과 케이스 사이의 용량 550[pF]

㉥ 일반 상용 주파수용 220[V]용 소형 트랜스(50[W])에서의 1차 코일, 코어, 2차 코일 사이의 부유용량

㉦ 220[V] 20[W] 용량의 납땜인두에서 히터와 외함 사이의 용량 55[pF]

㉧ 일반 상용 주파수용 220[V], 1[kW]용 2차 5[kV]용 중형 트랜스에서의 각 부위별 부유용량

④ 모든 전기전자제품은 제조자의 의사에 관계없이 얼마간의 부유용량(stray capacitance)을 지니게 되어 있고, 내전압 시험 중에 흐르는 누설전류의 양은 일차적으로 이러한 부유용량에 의해 결정된다. 여기서 내전압 시험 시 양·부를 판정하는 기준으로 누설전류량의

많고 적음이 적용되는 방식이 매우 일정치 않다.

⑤ 내압시험은 임의의 시험제품이 일반 표준제품의 평균값보다 누설전류가 현저히 많을 경우 또는 적을 경우 이상이 있다는 추측에서 불량으로 판정하게 되는 간접적인 시험방법이다.

⑥ 누설전류의 증가원인으로는 아래와 같은 것들이 있다.

㉠ 절연물의 파손

㉡ Corona 또는 Spark의 발생

㉢ 다른 종류의 시험

㉣ 이물질 개입

㉤ 비정상적인 근접부위

위의 항목 중 ㉡과 같이 코로나 또는 스파크가 발생하면 누설전류가 급속히 증가하게 되는데, 이와 같은 불량은 시험제품이 사용자의 기준 전압에 견딜 수 있어야 한다. 마땅히 견고성, 수명보장성의 리스트에서 불량으로 분류되어야 한다.

⑦ 표 1-50은 직접 어느 모터(220[V]용 1 : 4마력, 유도 모터) 3개를 고정자 코일과 코어 사이에 내전압 시험을 해본 결과이다.

㉠ Motor 1 : 3.5[kV]에서 아크 소리, 4[kV] 이상에서 냄새 발생

표 1-50 • 모터의 고정자 코일과 코어 사이에 파손되기까지의 내전압 시험을 진행한 결과와 누설전류[mA]

인가전압(kV) 모터	0.5	1	1.5	2	2.5	3	3.5	4	4.5	5
Motor 1	0.14	0.30	0.46	0.79	1.09	1.58	2.18	2.71	3.48	파손
Motor 2	0.15	0.30	0.48	0.80	1.25	3.20	파손			
Motor 3	0.10	0.23	0.36	0.52	0.70	1.28	파손			

㉡ Motor 2 : 3.5[kV]에서 아크와 냄새 발생

㉢ Motor 3 : 2.5[kV]에서 아크와 냄새 발생

표 1-50과 같이 내압시험 진행 중에 파손이 되지 않는 범위 내에서의 누설전류 증가는 일반적으로 인가전압에 비례한다. 파괴점에 다다르면 누설전류가 갑자기 증가(코로나 발생)하고 더욱 시험전압을 올리면 스파크가 발생하면서 파손된다(break down). 그리고 한 번 파괴된 시험제품은 다시 본래의 양품으로 돌아오지 않는다. 그래서 내압시험 전압설정은 당연하게 파손점보다 낮아야 되고, 이와 반대로 내압시험 요구전압이 높다면 시험품의 내압시험전압에 견디는 한계점이 더 높게 설계되어야 한다. 일반적인 내압시험전압과 누설전류 파괴점의 관계는 그림 1-156과 같다.

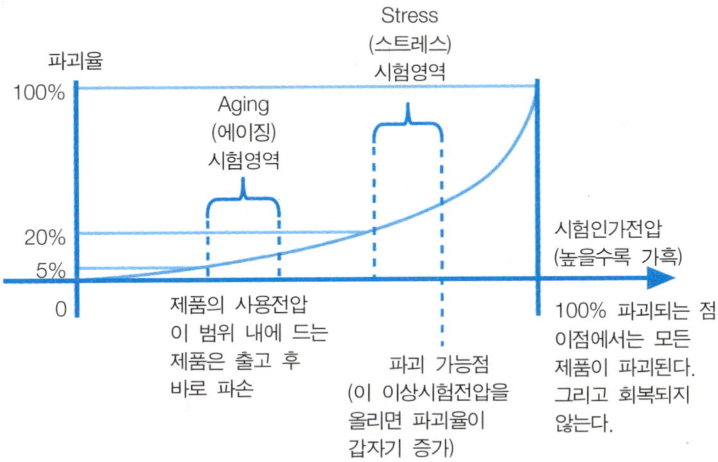

그림 1-156 • 내압시험전압과 누설전류 파괴점

⑧ 내압시험은 Stress 시험이므로 제품이 **시험 중 파손되는** 수도 있다. 내압시험전압 범위 설정은 파괴 가능점이나 그 이하 점에 있어야 한다. 그림 1-156에서는 내압시험 중에 파손되는 제품이 20[%] 정도로 되어 있으나, **실제상황에서는 1[%] 이하가 되어야 손실을 제대로 줄일 수 있다.** 또한 내압시험전압은 높을수록 세밀한 시험이 이루어지므로 시험 중에 파손을 줄이기 위해서는 품질을 높여야 한다.

5) 몇 볼트의 전압으로 내압시험을 할 것인가

제품에 따른 시험전압 설정은 법규에 의해 문서로 규정되어 있다. 그러나 사용자가 어떻게 시험해 주기를 요구하기도 한다. 여기서 **내압시험을 몇 [V]의 전압으로 인가해야 할지를 결정하는 식이 내전압 시험전압 공식이며,** 미국공업협회의 권장공식으로 경험상의 법칙(rule of thumb)에서 얻어진 것으로(불변의 법칙 아니다) 다음 식과 같다.

$$\text{내전압 시험전압} : E_t = (E_o \times 2) + 1000[\text{V}]$$

여기서 E_t는 시험전압, E_o는 시험제품의 사용전압 또는 최고 출력전압, 즉 E_t는 시험품의 사용전압을 2배 한 값에 다시 1000[V]를 더해서 구한다.

220[V]용 모터에서 코일과 코어(외함) 사이에 시행되어야 할 전압은 $E_t = (2 \times 220[\text{V}]) + 1000[\text{V}] = 1440[\text{V}]$가 되어 1440[V]로 시험하라는 것이다. 단, 이 전압으로 1분간 시험을 해야 한다. 이와 같이 위의 식에 따르면 어떠한 사용전압의 제품도 최소한 1000[V] 이상의 전압으로 내압시험을 하여야 한다.

한국전기용품 안전관리협회의 기준에 의하면 트랜스류에서의 내압시험전압은 표 1-51과 같다.

표 1-51 • 트랜스류의 내압시험전압

사용전압의 구분	내압시험전압(교류)
30[V] 이하	500[V]
30~150[V]	1000[V]
150~300[V]	1500[V]
300~1000[V] 이하	변압기 2차측 전압(제일 높은 측)의 2배에 1000[V]를 더한 값
1000[V] 초과 3000[V] 이하	2차측 전압의 1.5배에 500[V]를 더한 값(3000[V] 미만일 경우에는 3000[V])
3000[V] 초과	변압기 2차측 전압의 1.5배(5000[V] 미만일 경우 5000[V]로)

6) 내전압시험 판정방법

내압시험 결과는 시험과정에서 Spark가 발생하지 않는 한 **대부분의 누설전류량은 시험기기의 부유용량에 의해 결정된다**. 그래서 누설전류가 특이하게 적거나 유난히 많은 기기는 뭔가 문제가 있다는 점에서 **'불량'으로 분류**하게 된다. 물론 **아크나 스파크가 발생하면 누설전류는 기하급수적으로 증가**하므로 불량이라는 걸 알 수 있다. 한편, 내압시험전압 설정에는 규정이 있으나, 어떻게 합격·불합격 판정을 내려야 할지에 관해서는 어떠한 규정도 없다. **누설전류의 양은 시험품의 특성에 따라 다르기 때문이다**. 즉, 똑같은 합격의 부류에 속할지라도 어떤 제품은 누설전류가 0.1[mA] 정도이지만 대형 모터에 따라서는 합격인 경우에도 누설전류가 100[mA]를 넘을 수도 있다.

① 첫 번째로 합격의 평균 누설전류를 구한다. 누설전류에 의해 제품의 합격·불합격을 판정하기 위해서는 무엇보다 양품 여러 개를 시험해 보아 누설전류량에 따른 그래프를 구한다. 이는 양품의 평균 누설전류값을 구해 놓지 않고서는 어떤 제품도 내압시험 합격판정을 할 수 없기 때문이다. 그리하여 그림 1-157과 같은 그래프가 나온다. 수량이 제일 많은 곳의 누설전류를 평균전류로 잡는다. 아니면 전체 수량의 평균전류값을 구해도 된다.

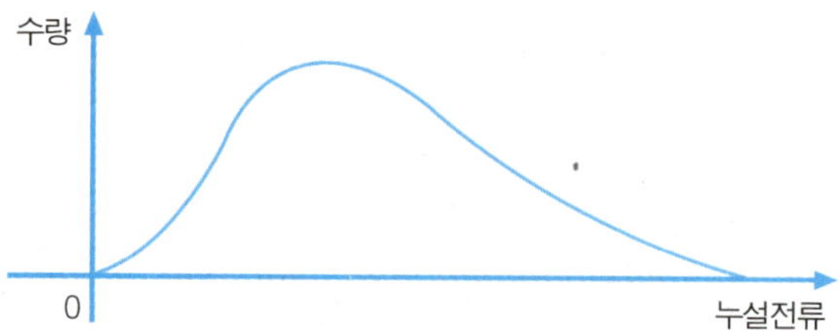

그림 1-157 • 누설전류량에 따른 그래프

② 불합격 판정 범위를 정한다. 평균 누설전류값의 2배 이상, 또는 3배 이상일 때는 무언가 의심되므로 불합격 판정하겠다는 규정을 정한다. 이 규정은 생산자가 정해야 하며 외부에서 간여할 수 없다. 다만, 많은 곳에서 불합격 기준을 합격 평균전류값(정상)의 '2배, 또는 3배 이상'으로 정하고 있다(그림 1-158).

㉠ 내압시험은 규정상 1분간 시행하도록 되어 있다(기준상). 그러나 모든 제품을 1분간씩 시험할 수는 없으므로 1분간 시험하는 시험전압의 1.2배로 1초간 시험하기도 한다(단, 이는 편리성을 위한 방편일 뿐 규정은 아니다).

㉡ 대부분의 내압시험에서 불량기준은 누설전류가 많을 때만 불합격으로 판정한다. 만일 어떤 기기의 누설전류가 양품의 평균값보다 작을 때 역시 불량이다.

㉢ 시험기기에 따라서는 부유용량이 많은 기기에서는 시험이 끝난 후에도 시험전압이 충전되어 있는 경우가 있다. 이런 경우 시험 전원선을 제거했더라도 손에 닿으면 엄청난 전기충격을 받을 수도 있다. 이러한 문제는 내압시험기의 제조 방식에서 해결할 수 있다.

③ 일반적인 기기의 시험에서는(코일과 코어, 또는 외함 사이) 코일의 어느 한쪽 인덕턴스(inductance)가 아주 많은 제품(코일의 횟수가 많은 제품 : 네온트랜스나 구형 이그니션 코일 등)에서는 내압시험 시 코일의 양쪽 끝(시작과 끝) 두 가닥을 묶어 이곳에 내압시험기의 고압단자를 연결해 시험해야 한다. 연결하지 않으면 많은 인덕턴스에 의한 영향으로 내압시험이 완벽하게 이루어지지 않을 수도 있다.

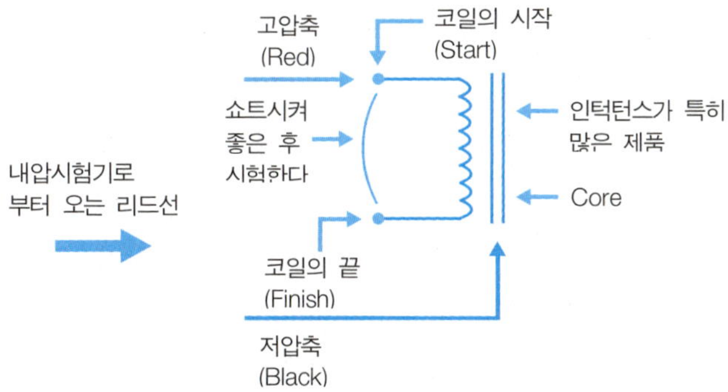

그림 1-158 • 내압시험기의 고압단자 시험

4. 매크로 쇼크와 마이크로 쇼크의 이론

생체의 계층구조에서 전류의 주된 생체작용은 수동적인 전기특성의 저항손실에 의한 조직의 발열, 변성, 파괴와 주로 세포나 조직의 단계에서 생체에 작용하여 능동적인 전기특성의 활동전위 발생에 수반하는 현상이다. 그 외에 아주 미약한 전류의 장기작용으로서, 상처나 뼈의 발육이나 치료를 앞당기며 생체기능을 활발하게 하는 효과가 있다.

(1) 매크로 쇼크

일반적으로 매크로 쇼크(macro shock)의 전류값이 체중과 관계가 있고, 동물에 있어서는 체중이 많은 동물일수록 전류값이 높다(말은 예외). 인간에 대한 심장정지의 실험은 인도적인 문제로 인하여 불가능하지만, 동물의 시험결과에서 추정하여 약 100~200[mA]라고 추측하고 있다.

① 전류값은 인가되는 전류의 주파수에 따라 다르다. 50~60[Hz]의 상용 교류주파수가 가장 전격을 받기 쉬워 위험하다. 그러나 직류와 상용 교류의 어느 전류가 더 위험한가에 대해서는 아직까지 이론과 학설이 많다. 하지만 실효값으로 표시된 교류전류의 최대값은 $\sqrt{2}$ 배인 것을 꼭 기억해야만 한다.

② 주파수의 상승과 같이 감지전류는 크기 때문에 안전하게 된다고 생각할 수 있다. 주파수 의존성 그래프는 다른 전격, 즉 이탈전류나 매크로 쇼크 및 마이크로 쇼크에 의한 심실세동의 발생에 있어서도 종축의 크기를 변경하는 것만으로 적용할 수 있다.

③ 근이나 신경, 특별히 심근에 전기자극이 더해져 전격이라는 능동적인 현상이 일어나는 과정에서는 세포의 막 전위가 외부에서의 전류에 의해 역치로서 정해지는 일정한 값만 정지전위에서 탈분극의 방향으로 강제적으로 변경되어야 한다.

④ 형질막(세포막)은 콘덴서의 성질을 보여 주기 때문에, 이것을 통해 흐르는 교류전류 I에 의하여 막의 양면 사이에 밀접한 관련이 되는 전압$(1/j\omega C)$은 I로 되어 주파수 $f(=\omega/2\pi)$에 반비례한다.

⑤ 교류전류(세포막에 일정한 전압을 유지하기 위한)는 주파수에 비례하여 커지는 것을 생각할 수 있다. 하지만 100[Hz] 이하의 낮은 주파수에서는 막의 컨덕턴스 부분을 무시할 수 없게 되기 때문에 그래프의 경사가 완만하게 되어 직류를 향하여 일정치로 묶는다. 이상의 전격의 메커니즘은 근이나 신경에서 같고, 최소 감지전류 이외에 관해서도 완벽하게 공통적이며, 통전전류 중 일정한 정도의 비율의 전류가 전격에 흐르는가가 차이점이다. 따라서 생체조직의 수동적 전기특성에 의해 전격의 주파수 의존성은 설명된다.

⑥ 콘덴서에는 직류가 흐르지 않고 높은 주파수의 교류일수록 잘 흐른다고 하는 것만으로는 고주파수의 교류 쪽이 역으로 위험하다고 생각하기 쉽기 때문에 안전에 주의할 필요가 있다.

(2) 마이크로 쇼크

마이크로 쇼크(micro shock)는 100[μA]라는 인간이 느낄 수 없는 상당히 낮은 전류에서 일어나기 때문에 의료시설에서 마이크로 쇼크의 위험이 있는 경우에는 각별한 주의가 필요하다.

① 심박동의 주기 중 심전도에서 T파가 관측되는 기간은 수공기라 하여 전격이 가해지면 쉽사리 심실세동으로 넘어간다. 이 같은 경우에 적용되는 ME기기*는 누설전류가 이 수치의 1 : 10 이하, 즉 10[μA] 이하일 때이고, 이것을 기초로 안전기준이 마련되어 있다.

② 세동을 일으켜 심장이 정지한 경우에는 심장에 극히 큰 전류를 순간적으로 인가함에 따라 제세동을 하여 심박동을 회복하는 것이 가능하다. 세동은 외란에 의해 심장의 제어계가 혼란한 상태에 빠져 질서 있는 동작을 할 수 없게 된 상태로, 심근 하나하나가 수축을 되풀이하여 펌프의 동작을 할 수 없는 상태이다. 이 경우, 심근 전체를 일단 자극하여 모두를 불응기에 이르게 하면 혼란상태가 해소된다.

(3) 전기자극기의 특성

자극강도, 자극주파수 및 펄스폭으로 구성된 구형파 자극을 이용하여 자극강도 변조체제(Amplitude Modulation : AM), 주파수 변조체제(Frequency Modulation : FM) 및 펄스폭 변조체제(Pulse Width Modulation : PWM) 등이 있다. 그러나 보통은 주파수와 펄스폭을 일정하게 고정하고 자극강도를 변화시키는 자극강도 변조체제가 많이 사용되고 있다. 이 때 주파수는 20[Hz], 펄스폭은 0.2[ms]를 이용하지만 근의 특성에 따라서 차이가 있다. 또한 자극강도는 0~15[V]의 범위 내에서 조절한다. 이러한 기본특성에 첨가하여 이 자극기는 여러 가지 동작에 대한 프로그램을 내장할 수 있어야 하며, 또한 간단하게 자극강도 등의 프로그램을 변경시킬 수 있어야 한다. 그리고 휴대용으로 가지고 다닐 수 있도록 간편해야 한다.

(4) 전극의 특성

전극은 자극기로부터의 신호를 체내에 전달하는 역할을 하는 것으로 영구적 또는 반영구적으로 체내에 삽입되어 있기 때문에 체내에서 이물질 반응이 없어야 하고, 부식되지 않아야 하며 부러지지 않고 잘 구부러질 수 있는 특성을 가져야 한다.

(5) 전극의 삽입방법 및 자극기와 연결

마비된 근만을 선택적으로 지배하는 신경의 운동점을 찾은 후 국소마취 하에서 주사침을 이용하여 전극을 운동점에 삽입한다. 이 때 전극의 끝 부위는 테플론**(teflon) 피복을 제거하여 전류가 신경에 잘 전달되도록 한다.

* ME기기 : 의공학을 기반으로 만들어진 기기로 기초의학 연구의 측정기기, 임상의학에서의 검사, 진단, 치료 등의 지원기기이며, 최근에는 의료관리시스템 등에도 응용하게 되었다. 구체적인 ME기기로는 생리기능을 측정하는 심전계, 동맥압감시장치, 인공호흡기 등이 있다.

** 테플론 : 고강도 재질이며 유전율이 낮아 고주파 특성이 우수하다.

이처럼 마비된 각 근의 운동점에 전극을 삽입한 후 전극들을 피하를 통하여 일정한 부위로 출구를 만들어 외부로 노출시킨 후 자극기와 연결할 수 있는 연결장치를 마련한다. 그 후 필요에 따라서 자극기를 전극에 연결시키기도 하고, 필요 없을 경우 자극기를 분리한다.

(6) 적응증

① Extremites(수축) : paraplegia(하반신마비), hemiplegia(편측마비), quadreplegia(사지마비)

② Respiratory(호흡기) system : paralyzed respiratory muscles(호흡근 마비)

③ Urinary(비뇨기) system : micturition disorder(배뇨장애)

④ Reproductive(생식) system : impotence(발기부전, 성기능장애)

⑤ Evagination(자궁의 함입/내반 또는 팽출/외반)

⑥ Cerebral palsy(외성마비)

⑦ Idiopathic scoliosis(척추측만증)

⑧ Anal prolapse(탈항 : 항문탈출)

(7) 문제점

① IrreVersible change of joint structure by inadequate stimulation : 불충분한 자극에 의한 관절의 반영구적인 변화

② Closed loop feedback system : 폐쇄 루프 피드백 시스템

③ Improvement of fine controlled motion : 제한된 움직임의 미세 조정향상

(8) 세계적 동향

기능적 전기자극에 대한 연구는 현재 초보적인 학문이지만 국제학회가 설립되어 1999년 8월에 일본에서 제 4차 학술대회를 가졌다. 학술대회에서는 보다 효율적인 전기자극 시스템의 개발과 전극의 개발, 그리고 효과적인 자극을 위한 기초의학적 연구가 발표되었다. 그리고 국내에서는 1998년 9월 원광대학교에서 제 8차 한일 심포지움을 마쳤으며, 이를 바탕으로 1999년 국제학회장에서 Asia Pacific FES Society를 결성하여 2000년에 제1차 학술대회를 개최하기로 하였다. 원광대학교에서는 뇌졸중, 척수손상 등의 환자에서 마비된 사지의 운동기능을 복원하기 위한 시술이 진행 중이며, 최근 산업자원부의 지원에 의하여 뇌졸중 환자의 보행을 보조하기 위한 자극기를 개발하여 상품화되었다.

(9) 전기자극의 효과

① 신체적인 장애의 완화와 회복을 극대화한다.
② 뇌졸중(중풍)환자의 속하수증 치료 및 운동기능을 복원시킨다.
③ 교통사고, 산업재해 등에 의한 마비환자의 재활치료 및 운동기능을 복원시킨다.
④ 마비근육을 활성화시켜 근육 재교육, 필요한 근육만을 선택적으로 수축함으로써 근위축 방지 및 경련의 완화, 비정상적인 근육경련 등을 치료한다.
⑤ 국소적 형행증진, 근육의 증진, 불용성 근위축의 완화 및 회복시킨다.
⑥ 피부의 무형성괴사 욕창의 예방을 돕는다.
⑦ 관절의 가동력 증대, 감각기능의 회복 및 통증완화 등 중추신경장애를 가진 환자의 감각·지각력을 증가시키고, 신경마비환자의 자발적 조절을 위한 재교육적인 효과를 갖는다.

23 전기자극장치

1. 전기자극장치의 정의

전기자극치료는 인체에 전류를 직접 흐르게 함으로써 유용한 생리적 반응을 유발시켜 질병을 치료하는 것을 전기치료라고 한다.

(1) 의료용 전기자극장치

의료용 전기자극장치는 평류전기, 감응전기, 교류전기의 세 가지가 쓰인다.

① 평류전기 : 직류전기와 같은 종류로서 건전지나 축전지 등을 이용하거나, 콘덴서에 축전시켜 일정한 전압을 유지하여 소정의 전류를 가진 전기를 일정한 방향으로 흘리는 것이다. 이른바 단형파로서 치료용일 때는 4.5~45[V], 0.1~10[mA]의 전류가 신경이나 근육에 흐른다. 양극은 지각, 운동신경의 흥분을 가라앉히는 데에 효과가 있고, 진동, 신경의 목적으로 쓰이며, 음극은 마비된 부위를 자극하므로 신경마비 등에 사용된다.
② 감응전기 : 감응코일을 써서 전력의 경우와 같이 전류를 빨리 단속시키면서 변화 있는 전류를 통하게 하는 것이며, 단속적인 고주파인 2~10[mA]를 치료용으로 쓴다.
③ 교류전기 : 저주파 전류, 중주파 전류, 고주파 전류가 포함되어 의료에 이용되고 있다.

(2) 전류흐름에 따른 분류

① 직류전류(Direct Current : DC) : 전자의 흐름이 변하지 않고 계속 한 방향으로 흐르며 전류의 크기도 항상 일정한 전류이다. 임상적 목적에 따라 의용평류치료, 이온도입치료에 사용하는 연속직류전류(Continuous Direct Current : CDC)와 탈신경근의 전기자극치료(Electric Stimulation Therapy : EST), 전기진단에 사용하는 단속직류전류(Interrupted Direct Current : IDC)로 나뉜다.

② 교류전류(Alternating Current : AC) : 전자의 흐르는 방향과 전류의 크기가 일정한 주기에 따라 연속적으로 바뀌는 전류이다. 교류전류는 그 특성에 따라 정현파 전류(sinusoidal current), 감응전류(faradic current), 가시전류(spike current), 간섭전류(interferential current), 러시안 전류(russian current), 고주파 전류 등으로 나뉜다.

(3) 주파수에 따른 분류

① 저주파 전류(Low Frequency Current : LFC) : 주파수가 1[Hz]~1[kHz]까지의 전류이며 전기자극치료(Electrical Stimulation Therapy : EST), 기능적 전기자극치료(Functional Electrical Stimulation : FES), 경피신경 전기자극치료(Transcutaneous Electrical Nerve Simulation : TENS) 등에 이용한다.

② 중주파 전류(Middle Frequency Current : MFC) : 주파수가 1[kHz] 이상~10[kHz]까지의 전류이며 간섭전류치료, 러시안 전류치료 등에 사용한다.

③ 고주파 전류(High Frequency Current : HFC) : 주파수가 100[kHz] 이상인 전류이며 심부열치료(medical diathermy)에 사용하는데 Shortwave의 주파수는 10~100[MHz]이며, 마이크로웨이브의 주파수는 300~3000[MHz] 정도이다.

(4) 전압 또는 전류의 크기에 의한 분류

① 저전압 전류 : 전압이 100[V] 이하인 전류를 저전압 전류라고 하며 직류전류, 저주파 전류, 중주파 전류가 있다.

② 고전압 전류 : 전압이 수백 [V] 이상인 전원으로부터 발생한 전류로 고전압 맥동전류, 고주파 전류 등이 있다.

(5) 전류강도에 의한 분류

① 미세전류(micro amperage current) : 전류강도가 1[mA](1000[μA]) 이하이다.

② 저전류(low amperage current) : 전류강도가 1~30[mA]이다.

③ 고전류(high amperage current) : 전류강도가 500~2000[mA]이다.

(6) 열의 전달방법에 의한 분류

① 전도(conduction) : 두 물체가 접촉해서 분자의 운동이 전달되어 열이 이동하는 현상이다(초욕, 온습포, 회전욕 등).

② 대류(convection) : 액체나 기체 상태의 분자가 직접 이동하면서 열이 이동하는 방법이다(증기욕, 사우나탕 등).

③ 복사(radiation) : 물질 도움없이 열이 직접 이동하는 현상이다(열등, 적외선 등).

2. 전기자극장치의 특성

전기진단 및 전기치료 장비들은 전기자극기와 자극용 전극을 사용하여 인체조직에 전기흐름을 유발한다. 여러 가지 구성요소들은 일반적으로 전기자극기로 사용되어 전기진단 및 전기치료 장비로 적용된다. 이러한 것들은 신호발생기와 전기자극 조절용 회로로 구성되어 있다. 흥분된 조직의 생리학적인 특성이 특정부분에 치료적 적용을 위해 자극매개변수를 선택한다. 진폭과 주파수가 같은 전기적 자극변수들은 흥분된 조직들이 활성화될 수 있도록 적절하게 선택한다.

3. 전기자극장치의 구성

치료용 전기자극은 전원장치로부터 직류나 교류전원을 신호발생기에 공급함으로써 생성된다. 이러한 신호발생기는 기본적으로 전원공급회로, 발진회로, 출력증폭회로로 구성되어 있다.

전기자극치료기들은 전원공급장치에 의한 자극과는 다르다. 따라서 변압기, 정류기, 여과기, 조절기로 구성된 장치들을 이용해서 전원공급장치에 의해 제공된 전류를 치료용으로 우리 몸에 유익하도록 변환시켜야 한다.

(1) 신호발생기의 전원공급

① 변압기 : 전류공급으로부터 전자유도 현상을 통하여 제공된 교류전류를 승압이나 강압하여 사용하는 장치이다. 이는 전원공급에 의하여 제공된 전압을 변압기로 인체조직에 효과적이고 안전한 자극을 위하여 적절한 수준으로 변환시켜준다.

② 정류기 : 주기적으로 양과 음 두 가지 방향으로 변화하는 교류전류를 한 가지 방향만 갖는 직류전류로 변환시키는 장치로서, 전원이 공급된 교류파형을 직류파형으로 변환하여 이온

도입에 적용하거나 단상파형으로 변환하여 전기적으로 말초신경 섬유가 활성화되게 한다.

③ 여과기 : 특정 교류주파수를 차단함으로써 다른 교류주파수를 통과시켜 전기자극을 발생하도록 하는 장치이다.

④ 조절기 : 전류가 지속적으로 흐르게 하여 전류의 흐름이 일정하게 유지되도록 조절하는 장치이다.

(2) 신호발생기의 발진기 회로

치료적 회로의 주파수 특성을 조절할 수 있는 역할을 함으로써 주파수, 전동시간, 순환주기, 상승 및 붕괴시간 등을 조절할 수 있게 된다.

(3) 신호발생기의 증폭기의 출력회로

입력신호의 에너지를 증가시켜 출력측에 큰 에너지의 변화로 출력하는 장치로서 반파의 전류, 전압 등의 강도를 최종적으로 조절, 증폭시킨다. 특정범위 안의 전극에서는 조직의 임피던스 변화는 고려하지 않는다.

4. 전기자극치료기의 형태

치료 또는 진단을 위한 전기자극치료기들은 외부전원의 종류와 환자에게 제공되는 전기신호의 형태, 치료적 또는 진단의 목적에 따라 형태가 다르다.

① 정전류 자극기와 정전압 자극기가 치료용으로 사용되기 위해서는 정전압 자극기 보다는 정전류 자극기가 더 바람직하다. 이는 정전류에 의한 자극을 이용할 경우 인체조직을 통과할 때 임피던스에 일어나는 변화에 의해서 전류의 흐름이 영향을 받지 않고 일정하게 유지되기 때문이다.

㉠ 정전류 자극기(constant current stimulator) : 특정한 범위에 한해서 조직의 임피던스와 무관하게 전류가 동일한 진폭으로 흐르도록 하는 장치이다.

㉡ 정전압 자극기(constant voltage stimulator) : 특정 조직의 임피던스의 범위에 한해서 무관하게 전압이 일정하게 유지되어 공급하는 장치이다. 표 1-52는 정전류와 정전압의 저항변화를 나타내었다.

표 1-52 • 정전류와 정전압의 저항변화

저항변화		정전류 자극기	정전압 자극기
저항감소	전류	고정	증가
	전압	감소	고정
	전력	감소	증가
저항증가	전류	고정	감소
	전압	증가	고정
	전력	증가	감소

② 휴대용(직류) 전원 자극기와 코드 전선(교류) 전원용 자극기

㉠ **휴대용 자극기** : 치료목적의 자극기들은 낮은 전력이 요구되기 때문에 전원으로 건전지를 사용하여 환자가 움직일 때 사용하기 편리하다. 그러나 전원용량이 작기 때문에 수시로 건전지를 교체해야 한다.

㉡ **전선용 자극기** : 가정에서 쓰이는 전기(교류)를 전원으로 이용하며, 코드 전선전원용 자극기는 출력이 일정하며 흔히 전기진단용 장치에 많이 사용된다.

5. 간섭전류치료기

두 개 혹은 그 이상의 서로 다른 중주파 전류를 인체의 동일 지점 혹은 일련의 지점에서 교차통전시켰을 때 간섭현상으로 새로운 저주파 전류가 발생한다. 신경, 근육계를 자극하는 치료로 저주파, 간섭파, 중주파, ENDOSONO 치료, 직류치료 등 다양한 타입의 전류를 사용, 통증관리, 부종치료, 근육강화 등의 목적으로 사용된다. 즉, 간섭파 전류(Interferential Current : IC)를 이용하여 전기치료하는 방법을 간섭전류치료(Interferental Current Therapy : ICT)라고 한다(그림 1-159).

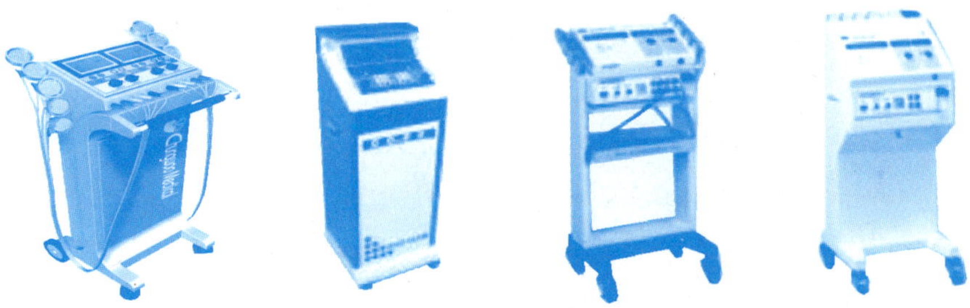

그림 1-159 • 간섭전류치료기

(1) 간섭전류치료기의 개요

간섭파를 이용한 치료법은 1950년 Nemec에 의해 처음으로 소개되었다. 간섭파의 치료의 목적은 피부저항을 최소화하면서 심부조직을 효과적으로 전기자극하는 데 있다. 먼저 간섭파를 이해하려면 맥놀이 파동의 전파 및 중첩, 간섭 등에 대해서 알아야 한다.

(2) 간섭파 전류(Interferential Current : IC)

피부저항이 거의 없을 정도의 높은 주파수(약 4[kHz])의 서로 다른 중주파를 교차시키면 두 주파수의 차이만큼 새로운 주파수 파형이 발생하며 보통 저주파 치료기보다 자극감각이 부드러우며, 피부 근육조직 깊이 침투하여 근육골격계의 만성질환에 효과가 있다.

(3) 간섭전류치료기(Interferential Current Therapy : ICT)

신경근육계를 치료하고 통증완화 등의 효과가 있다. 즉, 서로 다른 중주파(약 4[kHz])를 교차시킬 때 인체 안에서 만들어지는 파형이다. 네멕(nemec)이 가장 먼저 발견하였고 이를 네멕 간섭이라고 한다. 이러한 파형을 대각선으로 교차시키면 흔히 발생하는 크로버 형태의 간섭 파형이 몸 안에서 만들어지게 되며, 높은 주파수는 피부저항이 적기 때문에 상대적으로 많은 전류를 인체 내에 효과적으로 보낼 수 있는 것이다. 또한 인체 내에서 발생하는 간섭파로 치료하기 때문에 경피신경만을 자극하는 일반 저주파 치료기보다 침투깊이가 더욱 깊으며 더욱 넓은 부위를 자극할 수 있다.

1) 간섭전류치료기의 생리적 효과

① 자율신경계 작용이 감소하며 직경이 큰 감각 신경섬유가 자극한다.
② 정상적인 운동신경자극으로 근수축을 유발한다.
③ 혈관확장에 의한 국소 및 원격 혈류량을 증진한다.
④ 대사과정을 촉진하고 세포막의 투과성이 변경된다.

2) 간섭전류치료기의 치료적 효과

① 유해성 자극전달을 억제함으로써 진통효과가 있다.
② 운동신경 및 근육을 직접 자극하여 근수축을 유발한다.
③ 말초순환증진에 따른 혈류량이 증가한다.
④ 정맥과 림프액 순환증진으로 인한 부종 및 혈종을 흡수한다.
⑤ 염증을 완화시키며, 창상치유과정이 촉진하며, 요실금이 완화된다.

(4) 간섭전류치료기의 치료

주파수 신호를 디지털로 발생시킴으로써 신호발생의 정확도를 높이고, 주파수 신호를 병변에 따라 치료시간에 대해 프로그램화하여 치료효과를 높인다. 마이크로프로세서 제어를 이용하여 손상된 인대, 근육, 건통 연부조직의 재생과 통증제거를 위해 지금까지 사용되어 온 전기치료와는 달리 Micom에 의해 제어되는 전기파가 인체조직에 대한 세포전달로 근육 및 연부조직의 치유와 마비된 신경을 자극하여 급성·만성통증을 제거하며, 특히 만성의 고질적인 디스크성 요통, 운동부족으로 인한 관절통증, 수술 후의 근력강화에 탁월한 효과를 보이고 있다.

① 근골격계 손상 및 질환 환자에게 사용한다.
② 신경계 손상 및 질환 환자에게 사용한다.
③ 순환계 질환 환자에게 사용한다.
④ 피부질환 및 대상포진 환자에게 사용한다.
⑤ 급성, 만성통증환자에게 사용한다.

(5) 간섭전류치료기의 사용 시 주의사항

① 급성 심부정맥 혈전증 및 급성 혈전성 정맥염 환자에게는 사용하지 않는다.
② 심박조절기를 착용한 환자에게는 사용하지 않는다.
③ 감염성 질환, 피부질환 환자에게는 사용하지 않는다.
④ 임신부의 복부 환자에게는 사용하지 않는다.

(6) 간섭파 치료기

CPU에 의한 자동 프로그램이 장착되어 디지털 제어에 의한 부드러운 자극을 위한 고정파형을 기준으로 하여 간섭파의 주파수를 다양하게 변화시킬 수 있게 프로그램화되어 있다. 또한 치료 시 안전장치로 제로스타트 방식과 최대의 전류세기보다 큰 전류가 환부에 흐르는 것을 방지하는 과전류 방지회로 및 섹션부를 보호하기 위한 수분방지회로 등을 채택하여 안전하게 치료할 수 있게 한다.

6. 고주파 치료기

심부열을 발생하여 인체 내·외부를 관리하는 장비로서 비만, 노화방지 등 건강과 삶의 본질을 향상시킬 수 있는 의료장비이다. 건강에 대한 관심이 높아짐에 따라 다이어트에도 식품, 의료기기, 운동기구 등 다양한 아이템이 개발되었으나 가장 인기를 끌고 있는 것이 고주파를 이용한 체지방 분해방식이며, 특히 고주파를 이용한 체지방 분해기술은 불규칙한 생활과 음주가 잦은 20~30대의 직장여성들에게 호응을 얻고 있다. 고주파 시술의 가장 큰 장점으로는 운동이나 식이요법으로 관리를 하기 어려운 직장인들의 경우 간편한 시술만으로 큰 효과를 볼 수 있다. 고주파 치료기는 비만, 셀룰라이트 제거, 탈모 및 통증치료 등 다양한 분야에 활용되고 있다(그림 1-160).

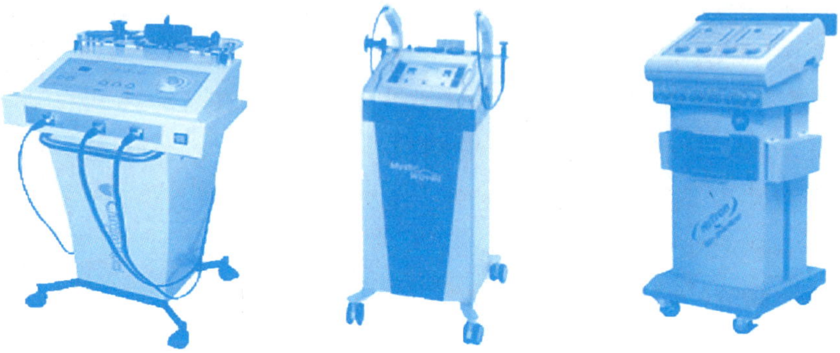

그림 1-160 • 고주파 치료기

7. 극초단파 치료기

극초단파(microwave diathermy)는 고주파에 속하며, 주파수가 300~3000 또는 30000[MHz], 파장이 1[cm]에서 1[m]인 전자기파로 단파와 적외선 사이의 주파수 범위이나 극초단파 심부투열치료에는 2450[MHz](12.25[cm]), 915[MHz](33[cm]), 433.92[MHz](69[cm])를 사용하고 이 중 2450[MHz]를 가장 많이 사용한다. 인체의 각 조직을 거의 균등하게 가열하여 효과가 크고 지속성이 좋은 치료기기이다. 초점 조절이 가능하며, 단파에 비해 근육, 혈액 수분이 많은 부위에 흡수량이 많은 반면 지방에 흡수가 적다. 경계면에서는 반사되며, 근육조직이나 심부조직에는 흡수가 많고 골조직에서 흡수가 적다. 이 온열효과로 인해 치료부위에 혈류가 증대되어 신진대사가 촉진된다(그림 1-161).

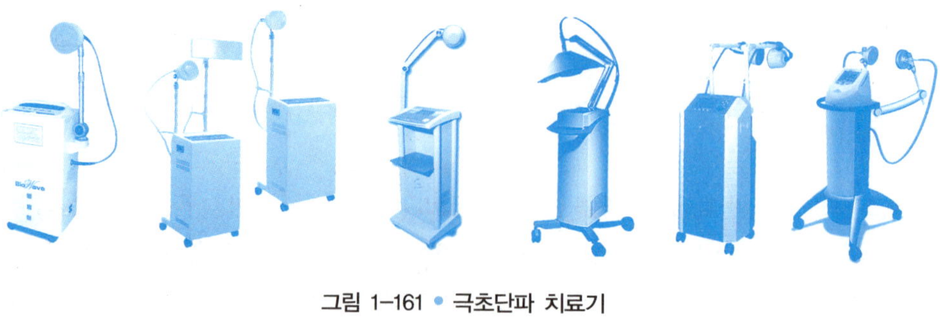

그림 1-161 • 극초단파 치료기

(1) 극초단파 치료기의 특징

① 빔을 형성하며 초점을 집속하여 한 곳으로 모은다.
② 근육 및 혈액과 같이 수분을 많이 함유한 조직에서 많이 흡수한다.
③ 심부조직을 선택적으로 가열하며 주파수가 낮을수록 침투깊이가 깊다.

(2) 극초단파 치료기의 치료효과

① 혈류량을 증진시키며 섬유성 교원조직의 신장력이 증가한다.
② 항상 치유를 촉진하며 악성종양의 열치료를 한다.
③ 관절강직이 현저히 감소하며 진통작용, 근경축을 완화한다.
④ 만성염증의 화해촉진, 만성감염의 치유를 촉진한다.

(3) 극초단파 치료기의 활용

① 연부조직을 구축하며 통증 및 근경축을 동반하는 질환에 사용한다.
② 강한 열을 활액 관절에 적용할 경우 관절 류마티스에 사용한다.
③ 혈류량의 증가와 혈액순환 촉진으로 인한 아급성* 및 만성 염증질환에 사용한다.

(4) 극초단파 치료기의 사용 시 주의사항

① 악성종양, 허혈성 조직의 환자는 사용을 금한다.
② 젖은 붕대 및 부착된 테이프, 습기가 있는 상처표면에는 사용을 금한다.
③ 금속 이식물 또는 누출된 부위에는 사용을 금한다.
④ 성장하는 뼈, 출혈부위, 결핵성 관절, 눈, 최근의 방사선치료, 열과민성 환자에게는 사용을 금한다.

8. SSP

침을 이용하지 않고 침치료와 똑같은 효과를 기대할 수 있는 '저주파 경혈 표면자극요법'이다. 전기통전성을 높이기 위해 은으로 도금한 삼각 원뿔모양인 SSP(Silver Spike Point therapy) 전극을 경혈점 표면에 놓고 흡착시켜 저주파 전기를 통전하는 치료기기이다. 이용법이 간편하여 매우 용이하고, 환자에게 주는 고통이 적기 때문에 어린이들이나 과민증 환자를 대상으로 치료하기 좋고 장기간 반복해도 합병증과 부작용이 없다(그림 1-162).

* 아급성 : 급성과 만성급성의 중간 성질이다.

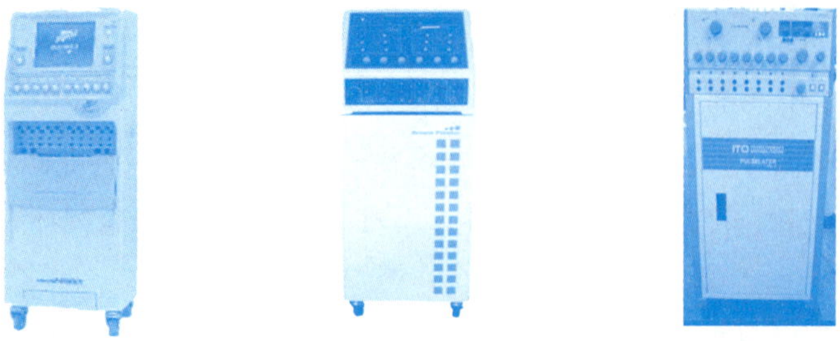

그림 1-162 • SSP

(1) SSP의 특성

① 전류 : 저전압 맥동전류를 사용하는 정전류 자극기를 사용한다.
② 파형 : 이상 비대칭 가시파나 이상 비대칭 직사각형파를 사용한다.
③ 맥동빈도 : 1~200[PPS]나 1~999[PPS]까지 다양하다.
④ 맥동기간 : 50~150[μs]를 사용한다.

(2) SSP 전극

은으로 도금한 삼각 원뿔 모양의 전극으로 원뿔을 중심으로 원반위의 전선연결 부위는 원통모양으로 만들고 원뿔의 뾰족한 끝을 피부에 접촉하고, 침이랑 비슷한 자극효과를 얻기 위해서 반창고 등으로 고정을 한다. SSP 전극의 종류로 표준 SSP 전극, 작은 크기의 와이용 SSP 전극, 진공상태로 피부에 밀착하는 흡입식 SSP 전극이 있다.

(3) SSP의 치료효과

진통효과, 마취효과, 순환증진효과, 항염효과, 치유촉진효과, 마사지효과, 마비개선효과, 전기침의 생리학적 효과 등이 있다.

(4) SSP의 활용

① 수술 시 마취에 사용하며 통증완화 및 염좌, 골절 등에 사용한다.
② 변비, 설사, 식욕부진, 불면증 등이 있다.
③ 젖분비촉진, 월경통, 방광염, 입덧 등에 사용한다.

(5) SSP 사용 시 주의사항

① 심박조율기 이용 환자, 심장질환 환자 등에 사용에 주의한다.

② 열동반 질환, 피부염으로 전극부착이 힘들 경우 사용에 주의한다.
③ 임신초기, 혈전증 환자 등의 사용에 주의한다.

9. 기능성 전기자극치료기

전극을 환자가 참을 수 있는 강도로 자극하여 근수축을 유발시켜서 중추신경계 환자의 재활에 사용하는 기기이며, 기능성 전기자극치료기(FES) 치료효과는 그림 1-163과 같다.

① 관절가동범위를 증진하며 근력을 증강한다.
② 신경마비환자의 자발적인 조절을 위한 재교육적 효과가 있다.
③ 중추신경장애를 가진 환자의 감각지각력이 증가한다.

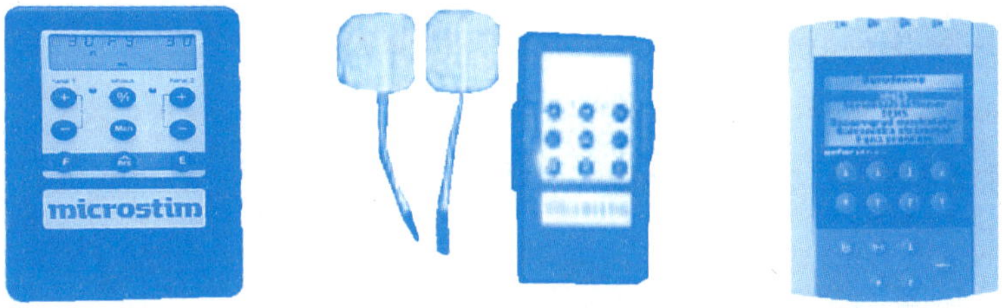

그림 1-163 • 기능성 전기자극치료기

10. 신경 · 근 전기자극치료기

전기자극치료는 전기적으로 근육이나 신경을 자극함으로써 근수축을 유도해내는 치료기기로서 신경지배가 비정상적인 탈신경근인 경우에는 근위축 발생을 예방하거나 진행속도를 늦추고 신장성 감소방지, 근육이 마비되어 있는 동안 근수축 감각유지를 위해 사용한다(그림 1-164).

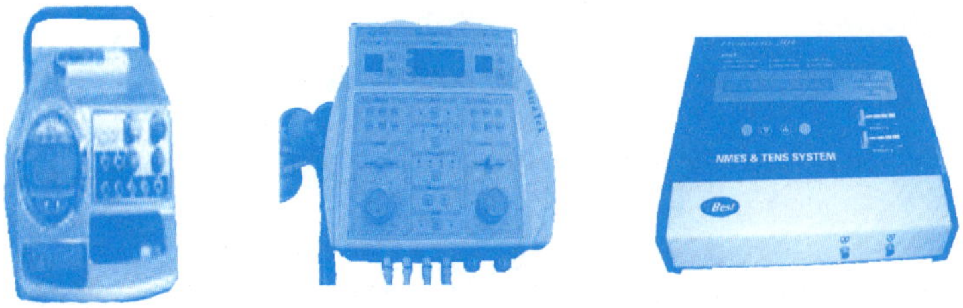

그림 1-164 • 신경 · 근 전기자극치료기

(1) 신경 · 근 전기자극치료기의 치료효과

① 탈신경근의 전기자극효과가 있다.
② 신경지배근의 전기자극효과가 있다.

(2) 신경 · 근 전기자극치료기의 활용

① 근육마비 등에 사용하며 경련성을 완화할 수 있다.
② 관절운동범위를 유지할 수 있으며 조절할 수 있으며 근을 재교육할 수 있다.
③ 배뇨장애을 제거할 수 있으며 척추측만증을 치료할 수 있다.

(3) 신경 · 근 전기자극치료기의 사용 시 주의사항

① 부종환자, 피부손상환자에게는 사용을 금한다.
② 악성종양환자에게는 사용을 금한다.
③ 감각마비 부위환자, 결핵환자에게는 사용을 금한다.

11. 저주파 치료기

전자기파의 주파수에 의한 분류로서 고주파 주파수 범위에 들지 않는 낮은 주파수이며 보통 10[kHz] 이하이다(그림 1-165).

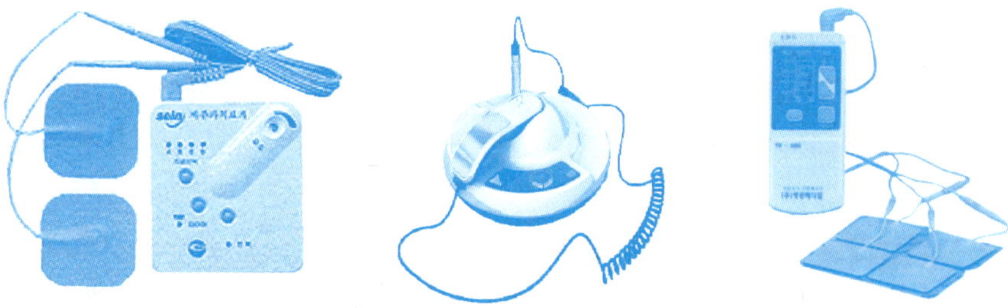

그림 1-165 • 저주파 치료기

① 저주파에서는 전자기파의 공간방사, 유전체손실, 피층효과가 작으며 측정기술이 충분히 확립되어 있다.
② 주파수를 1~10[Hz]의 전기자극을 줄 때, 즉 작은 도자로 큰 자극을 줄 때 수축성 구조의 치료에 주안점을 두어야 한다. 0.1[Hz]는 기부스 등을 오랜 시간했을 때 3[Hz]는 근육 재활교육을 시키거나 근육을 풀어줄 때 엔돌핀(endorphine) 분비가 가장 많은 주파수이다.
③ 주파수를 이용해 지방을 제거하면서 탄력을 유지시켜 주는 비수술적인 방법으로 지방을

분해하고 신진대사를 원활히 해주며 피부재생효과도 있다.

④ 정부위의 지방이나 근육에 자극을 주므로 조직액을 제거하거나 감소시키고 혈액순환을 촉진시켜서 지방을 배출한다. 단백질의 일종인 콜라겐을 합성시켜주며 산성도의 밸런스를 조절해 주는 화학적 효과와 세포활성화와 피부탄력을 증가시키는 물리적인 효과 등을 나타낸다. 따라서 팔, 복부, 엉덩이, 허벅지, 눈두덩이, 이중 턱부위의 지방감소에도 효과를 거둘 수 있다.

⑤ 저주파 관리의 특징 : 시술시간은 30여분이고 시술주기는 주 2~3회이다.

⑥ 저주파 치료기의 시술방법 : 저주파로 피하지방층을 자극해 지방분해를 촉진시키는 방법이 있다.

⑦ 저주파 치료의 효과 : 통증의 진정작용으로 아픔을 신속히 가라앉힌다. 신경통, 류마티즘, 두통, 위경련, 기타 통증을 수반한 질병에 효과가 있다. 특히 신경조직의 진정 및 고무작용, 혈액촉진, 모든 분비선의 기능을 조정, 흡수력을 좋게 한다.

12. 초음파 기기

진동주파수가 17~20[kHz] 이상인 불가청 진동음파를 이용하여 치료하는 기기로서 교류전류를 발생시키는 심부열 치료기로 음파의 형태이기 때문에 금속삽입물이 인체조직 내에 있을 경우에도 사용이 가능하다. 초음파 치료는 0.5~5[MHz], 대개 1[MHz] 내외의 초음파를 사용하여 치료한다(그림 1-166).

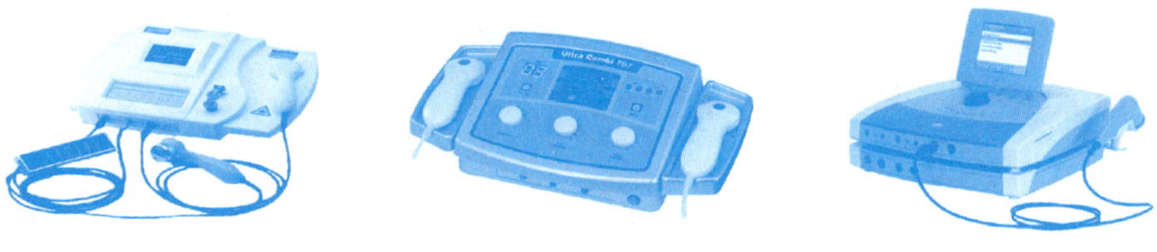

그림 1-166 • 초음파 치료기

(1) 초음파의 흡수

조직에 초음파를 적용하면 조직의 분자에서 초음파 에너지를 흡수하여 열에너지로 전환시킨다.

① 초음파 에너지 흡수는 조직의 음향 임피던스, 전파속도, 조직의 밀도, 주파수, 단백질, 지방, 수분함량, 입사각, 반사, 굴절 등에 영향을 받는다.

② 구조단백질의 함량이 높을수록 뼈, 관절낭이 같은 교원조직의 함량이 많을수록 흡수가 많다.

③ 주파수가 높고 파장이 짧을수록 흡수량이 증가하지만 멀리 전파되는 에너지의 양은 줄어들게 된다.

(2) 초음파 기기의 구성

① **전원공급회로** : 완파장 정류기와 여과기로 이루어져 있으며 진동회로에 안정된 출력을 공급한다.

② **진동회로** : 50~60[Hz]의 교류전류를 고주파 전류로 바꾸고 500[V] 또는 그 이상의 고전압 전류로 만들어 동축케이블을 통해 변환기의 금속전극에 전달한다.

③ 변환기 초음파를 발생하는 부위로 변환기의 압전재료에 고주파 교류전류가 전달되면 압전재료가 변형되면서 **압축과 비압축이 반복적으로** 일어나 전극판의 두께가 1~2[μm] 정도 변화하여 진동을 발생시킨다. **변환기의 면적은 방산각과 반비례**한다. 종류로는 Transducer, Applicator, Sound head, Probe 등이 있다.

(3) 초음파의 발생

① **압전효과**(piezo) : 기계적인 자극을 주면(압축과 비압축) (+), (−)전하가 생겨 전류가 발생한다.

② **역압전효과** : 전기적인 자극을 주면 기계적인 진동이 발생한다.

③ 초음파의 전파 매개물질

㉠ **물** : 쉽게 구할 수 있으나 변환기를 유연하게 움직일 수 없다.

㉡ **오일과 수성 파라핀** : 적당한 점성, 조직과 저항이 맞지 않아 국소부위 가열의 원인이 된다.

㉢ **글리세롤** : 점성, 피부에 대한 친화성이 있다.

㉣ **초음파용 겔** : 가장 많이 이용한다.

(4) 초음파 기기의 치료효과

① **관절구축, 유착, 반흔조직의 신장이 이루어진다.**

② **관절의 강직이 감소하며 통증 및 근경축이 완화된다.**

③ **칼슘침착의 흡수를 돕고 골절을 치유한다.**

④ **염증수복 및 치유를 촉진하며 살균효과가 있다.**

(5) 초음파 기기의 활용

① **관절구축 및 유착** : **고정, 외상, 류마티스성 관절염, 퇴행성 관절염, 근육단축, 섬유증, 피부질환**에 의한 구축 및 반흔조직 등에 사용한다.

② **관절강직, 말초혈관장애 등에 이용한다.**

③ **통증 및 근경축을 동반하는 질환** : 어깨의 통증이나 요통, 근막통증증후군 등의 근골격계 통증, 대상포진, 교감신경 기능장애에 의한 통증, 신경통 등의 신경계 통증 등에 사용한다.

④ **급성 및 만성 염증성질환과 창상** : 점액낭염, 건염, 건초염, 관절주위염 등의 염증성질환, 염좌, 혈종, 종창, 부종 등에 사용한다.

(6) 초음파 기기의 사용 시 주의사항

① 심박조절기를 사용하는 경우 사용하지 않는다.

② 눈, 뇌와 척수에 사용하지 않으며 급성감염에 사용하지 않는다.

③ 생식기관 및 복부기관, 임신부의 자궁 등에 사용하지 않는다.

④ 악성종양이나 결핵, 말초순환장애 부위에 사용하지 않는다.

13. 방광자극기와 전극의 위치

방광조절기능을 상실한 환자의 경우 요도의 괄약근이나 방광을 관장하는 척추신경에 전극을 부착하고, 외부에 전기자극을 주어 원하는 때에 배뇨(urination)할 수 있게 해주며, 소변실금(urinary incontinence) 환자의 치료 시 이용된다. 방광자극기(bladder stimulator)는 심박조율기보다 고전력이 필요하여 경피성(transcutaneous)의 자극기법으로 이용된다(그림 1-167).

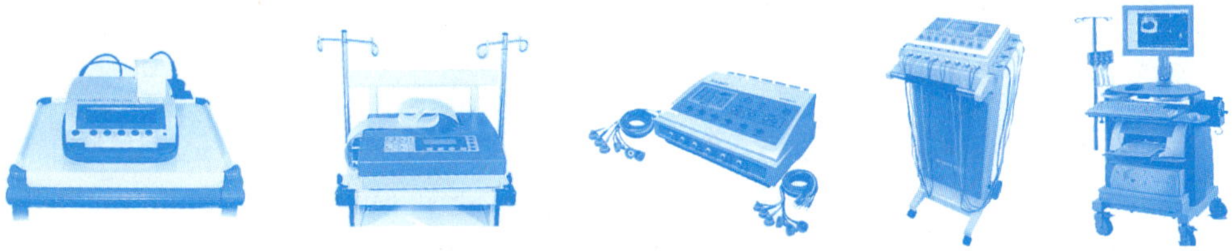

그림 1-167 • 방광자극기

방광자극기의 작용의 경우 전극 위치의 경우 괄약근 혹은 괄약근을 관장하는 신경부착 및 자극 시 요도 수축압력이 최대인 지점으로 위치를 지정한다. 자극 펄스의 형태는 최저 및 최대 20~100개/초, 펄스폭(0.5~5[ms])으로 구성된다. 신경에 부착할 경우에는 폭(100~400[μs]), 평균 전류 ~수[kW](펄스인가 시)로 되어 있다.

외과적 수술 없이 치료하는 기술개발을 하여 여자의 경우 자궁에 페서리를 이용하거나, 남자의 경우 전극을 부착한 플러그를 항문에 삽입하여 요도의 괄약근을 자극한다. 배설기능을 상실한 환자가 배설하여 경피성 자극을 이용한다. 요실금을 막기 위해 지속적으로 장시간 인가시켜야 할 경우도 있다.

(1) 제1기 초기 방광자극기

전립선비대증이 시작되는 단계로서 취침 도중에 화장실을 가기 위해 깨는 횟수가 많아진다. 다른 때보다 소변이 자주 마렵지만 막상 배뇨하려 하면 나오지 않아 곤란을 겪게 된다. 또 소변이 점점 가늘어지고 힘이 없다.

(2) 제2의 잔뇨기

소변을 보고 나서도 금세 다시 마려워지고 시원한 느낌이 들지 않는다. 이때는 방광에 소변이 남아 있는 잔뇨 증상이 가장 주된 특징이다. 잔뇨기에는 초기방광자극기보다 요도가 심하게 압박되어 아무리 힘을 주어도 소변 줄기는 가늘고 양도 적으며 잔뇨감이 항상 남는다. 제2기가 되면 전립선이 더욱 커져 방광이 압력을 받아 방광 내부에 주름이 생긴다. 이때는 전립선비대증이 많이 진전된 상태라 할 수 있다.

(3) 제3기 만성요폐기

더 이상 좁아질 곳이 없을 만큼 요도가 좁아져 소변이 방울방울 끊어져서 떨어진다. 소변을 본 뒤 느껴지는 잔뇨감도 훨씬 커져 방광에 항상 소변이 차 있게 된다. 결국 방광근육이 확장되고 수축력은 계속 줄어 들어 소변이 자신의 의지와 상관없이 흘러나오는 요폐현상이 나타난다. 심하면 요독증에 걸릴 수도 있다. 요독증은 소변이 방광을 지나 배뇨되지 못하고 신장으로 거슬러 올라오는 현상이다. 여기서 악화되면 수뇨관증이나 수신증에 걸릴 수 있고 신부전증으로 발전되기도 한다.

14. 통증제거기

통증이 있는 피부, 말초 및 척추신경 뒷부분에 전기자극 혹은 기계적으로(침술) 자극을 가하여 진통효과를 유발하는 장치이다(그림 1-168).

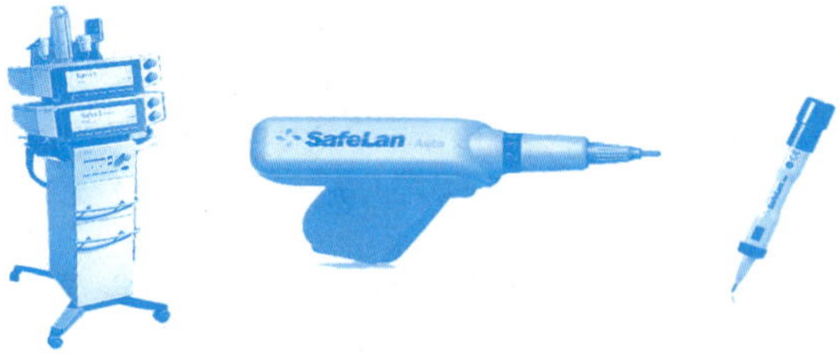

그림 1-168 • 통증제거기

통증제거기(pain suppression)의 경우 통증이 있는 해당 신체부위에 전기자극을 가하여 진통효과를 유발시켜 해당부위의 종양이나 특정 피부의 불필요한 표피나 흉터부위를 제거하는데 많이 쓰인다. 통증제거기의 경우 시술이나 치료할 때 통증을 억제하고 편안하고 안정적으로 통증이 없는 상태로 시술이나 치료할 때 해당부위를 통증이나 자극 없이 제거할 때 널리 쓰이고 있다.

(1) 제거방법

통증제거기는 약물치료를 하여 통증을 제거하는 것이 아니라 수술적 치료를 통해 통증을 완화시켜 관절내시경을 이용하는 수술로 병의 원인을 제거함으로써 통증을 개선하고 있다.

(2) 통증제거기의 용도

통증제거기는 다양한 용도로 사용하고 있어서 치료목적도 분명 있지만 미용이나 성형목적으로 사용하는 경우로 상당한 쓰임새가 있다.

여성의 경우 여름에 제모로 고민하게 되면 밀거나, 뽑거나, 또는 영구적으로 제모를 없앨 수 있도록 통증제거기를 이용하여 수술을 받는 경우가 많다.

1) 제모크림(의약품)

제모크림은 영구적이지 않고 반영구적이라 제거하기 위해 기계적인 방법이나 의학적인 방법을 활용하여 제거를 하는데, 바로 미용이나 성형목적으로 제거기를 쓰이기도 한다. 모근제거기는 '통증 완화' 기능으로 눈길을 끄는데, 단순히 뽑기만 한다면 족집게와 왁스를 이용한 전통적인 제모방법보다 나을게 없기도 하다. 모근제거기는 피부를 차갑게 하거나 레이저를 이용해 통증을 완화하는 기술을 갖추고 있다.

2) 레이저 방식 제거(시술용)

레이저 방식의 모근제거기의 경우 레이저가 제모의 멜라닌 색소에 열에너지로 전달되어 모근을 파괴하는 원리로 통증을 최소화한다. 터치 센서로 작동되지만 부주의로 인해 레이저가 눈에 들어가면 위험하므로 주의를 요한다. 또한 검은색에만 반응하기에 겨드랑이나 다리털이 노란 색 등으로 염색되어 있다면 원래 색으로 되돌린 뒤 사용하는 것이 효과적인 만큼 제거기의 용도가 다양해서 소비가 있을 것이다.

수술목적은 내시경 내에 통증완화제를 투약하여 신경을 억제하여 수술을 원활하게 진행시키고, 그리고 치과치료 시 신경치료나 충치에 따른 발치나 인공치아를 치아가 없는 부위에 접합시술할 때도 제거기를 사용하기도 한다.

그 외에 제거기는 보풀제거기, 먼지제거기, 기타 생활용품 가운데 제거기는 각양각색으로 다양하고 매우 많다. 최근 성형이나 미용목적에서 여드름이나 제모, 주름제거 등 수술용 기기나 의료기기 또는 약물투약용으로 출시된 제거기가 상당한 만큼 주목과 관심을 많이 받고 있다.

3) 통증제거기의 문제점

제거기 사용의 시작은 관절염 제거기와 수술 시 내시경에 통증완화물질을 투약하여 신경을 억제하는 것과 같이 일상에서 흔하게 사용하는 목적의 제거기였다.

요즈음은 성형과 미용목적으로 상업화 되어 있는 제거기가 많이 출시되고 있다. 더 나아가 제거기에 관련된 무수한 제품들이 시장에 출시되었으나, 통증치료에 대한 불안감과 부담감이 커 만족하지 못하는 경우도 있다.

4) 통증 관련 질환

통증에 관련된 질병들 중 근막통증증후군(myofascial pain syndrome)이라는 질병이 있으나, 친숙하거나 흔한 질병은 아니다. 근막동통증후군은 발통점증후군(trigger point syndrome)이라고도 하며 근육(muscle)과 근육을 싸고 있는 근막(fascia, 筋膜)의 병소(病所)에서 기인하는 통증증후군의 일종이다.

우리 몸이 건강한 상태에서는 어느 특정부위에 압통(壓通)이 생기지 않지만, 임상적으로 여러 가지 요인에 의해서 골격근(骨格筋) 내에 발통점이라고 하는 외부의 자극에 대한 과민부위가 생기고, 장력이 형성되며 이 불필요한 장력은 근막(근육을 싸고 있는 막)의 운동력을 떨어뜨리게 되므로, 근막 주위의 신경, 혈관, 근육 또는 다른 신체부위의 생리학적 움직임에 영향을 주게 되고, 결국은 몸의 활동력을 떨어뜨리고 자세까지도 영향을 준다.

발통점이 자극되었을 때 각 발통점의 위치에 따라 특정 부위에 재현되는 연관통(referred pain)을 특징으로 한다. 발생원인은 컴퓨터 사용자가 늘어나면서 어깨통증을 호소하는 환자들이 늘어나는 추세이다.

최근의 한 조사에서는 하루에 6시간 이상 컴퓨터 자판을 만지는 전화교환원의 경우 15[%] 안팎이 어깨 및 주위 근육통증이 꾸준히 발생하는 근막동통증후군으로 진단되고 있다. 어깨나 뒷목 등의 근육이 딱딱하게 뭉쳐져서 통증이 나타나는 이유는 어깨 주위의 근육이 쉬지 못하고 오랜 시간 긴장되어서 근육에 영양분과 산소가 부족해져서 발생하게 된다.

근막동통증후근은 이와 같이 주로 어깨주위, 등, 허리의 근육에 자주 발생하는데 주된 원인은 일상 생활속에서 잘못된 습관으로 인한 나쁜 자세에서 오게 된다. 오랫동안 안 좋은 자세로 컴퓨터 모니터를 바라보거나 팔꿈치를 팔걸이에 대지 않고 쭉 편 자세로 자판이나 마우스를 많이 사용하면 어깨 근육을 긴장시켜 뒷목이나 어깨에 통증을 느끼게 되며, 이것이 오랜 시간 지속될 때 바로 근막동통증후군으로 이어진다. 따라서 이 증상을 소홀히 관리하면 통증발생 부위가 넓어질 뿐 아니라 만성적인 통증으로 이어질 수 있다. 컴퓨터로 인해 오는 증상을 컴퓨터 증후군(Video Display Terminal Syndrom : VDT)이다.

5) 통증 이외의 질환

통증뿐 아니라 근수축, 운동범위 감소, 근육약화 및 자율신경계 증상 등도 동반될 수 있다. 만성화되면 일반적인 치료에는 잘 치료되지 않아 근육이나 근막 속에서 통증을 유발하는데 이는 국소적으로 손상이나 자극 혹은 염증이 있는 조직이다. 더 나아가 증상이 악화되었을 경우 근육이나 근막 손상의 장기화가 초래되고 근육 내 흉터가 만들어지는데, 딱딱한 띠 모양으로 만져질 수 있다. 또한 통증유발점을 압박하여 심한 통증을 느낀다. 누르는 부위뿐만 아니라 멀리 떨어진 부위에도 통증(연관통)이나 이상증상이 나타나며 계속 자극되면 통증으로 움직이지 못한다.

6) 통증 발병원인

잘못된 자세로 오래 일할 때, 잠잘 때, 디스크나 다른 원인들에 의해 목이나 등, 팔에 있는 근육들이 긴장하거나 손상을 받게 되면, 근육에 통증유발점이 생겨 근근막통증증후군의 증상들이 일어난다.

7) 통증 재발요인

지속적인 긴장, 스트레스, 운동부족, 나쁜 자세 등(근육 경련 초래), 일이나 운동으로 반복적인 움직임에 의한 과도한 손상(테니스엘보, 야구 투수나 골프 손상, 사무직에서의 목통증), 척수신경 자극(디스크 : 목, 어깨, 등, 골반, 다리 등의 근육이 수축됨), 사고로 인한 손상(추락, 교통사고 혹은 근육이나 인대 손상을 가져오는 급격한 움직임 등), 호르몬 혹은 내분비장애(갑상선 호르몬이나 에스트로겐 생성저하) 등으로 인하여 재발될 수 있다.

8) 통증치료법

통증유발점 주사가 가장 효과적인 치료법이다. 아울러 약물요법, 운동요법, 물리치료, 생활습관 개선 및 자세교정 등의 적극적인 치료가 필요하여 통증치료기와 연관되어 있는 약물이나 기기를 도입하여 치료를 실시하여 이런 경우도 통증치료기가 쓰인다.

통증제거기는 시술이나 치료 시 통증을 억제하고 편안하게 하며 안정적으로 통증이 없는 상태로 시술하거나 해당부위의 통증을 자극없이 제거할 때 널리 쓰이고 있다.

류마티스 관절염의 경우 환자들의 고통이 극심할 때 제거기를 활용하여 수술이나 이와 관련된 치료를 병행하여 장비를 활용한다. 대개 관절염 증상의 경우 관절에 통증이 있고 눌러 보면 통증이 더 심해진다. 관절에 물이 차서 관절이 붓는 증상이 생기기도 하면서, 평상시 일어나면 관절과 전신이 뻣뻣하고 경직된 느낌이 든다. 이러한 증상들이 1시간 이상 지속되어 손이나 발의 작은 관절에 관절염이 대칭적으로 침범하여 3개 이상의 관절에서 나타나기도 하는 특정질환이다.

수술적 치료를 통해 통증을 완화시켜 관절내시경을 이용하는 수술로 병의 원인을 제거함으로써 통증완화기와 함께 통증을 개선하고 있다.

15. 통증치료기

통증치료기(pain therapy system)는 통증이 있는 부위에 전기적인 자극을 주입시켜 그 기능을 상실한 세포들을 분해하여 새로운 세포의 생성장려 및 세포의 운동을 증가시키고, 자율신경의 전도에 간섭함으로써 통증을 완화시켜 주는 장치이다. 통증치료의 대상으로는 근골격계 질환과 디스크 질환 등의 요부 및 경부통, 퇴행성관절염, 류마티스 관절염, 오십견, 염좌, 근막통증증후근, 근육통, 골절 후 근약화, 경직과 강직으로 인한 근위축의 감소 환자 등이 있다(그림 1-169).

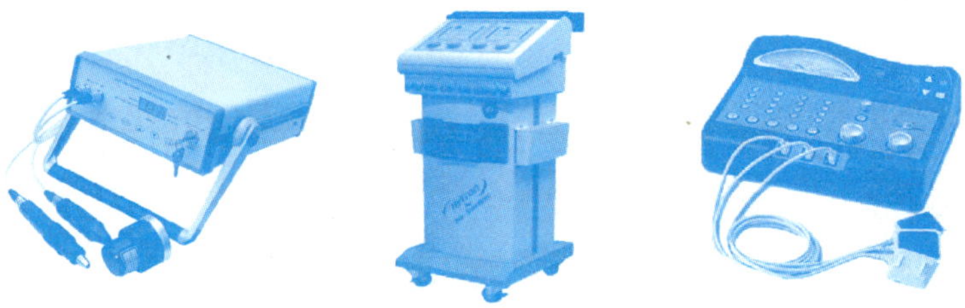

그림 1-169 • 통증치료기

16. 전기근육자극기

기능적 전기자극 시스템으로 골격 근육의 기능을 회복할 수 있다. 근육을 전기자극하여 물리치료 시 근육의 수축능력을 검사하고 근육의 수축기능이 상실되었을 때 운동치료 효과를 얻을 수 있다. 또, 신경손상 시 근육 대신 사용되고 있다(그림 1-170).

환자의 질환별, 증상별, 회복단계별로 알맞은 다양한 파라미터의 적용으로 더욱 효과적인 치료를 할 수 있다. 근육의 피로도를 최소화할 수 있는 다양한 제어조절 모드로 24시간 연속 치료가 가능하다.

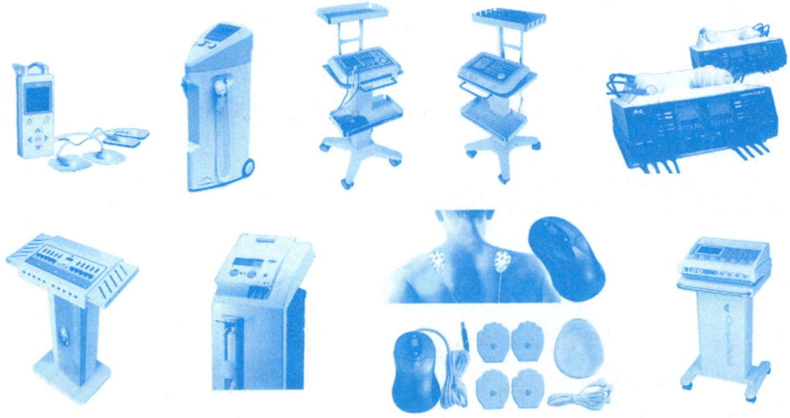

그림 1-170 • 전기근육자극기의 종류

(1) 자극을 가했을 경우의 반응

편마비환자를 위한 기립, 보행훈련을 하고 중풍환자의 견관절 탈구 시의 치료 및 예방하고 근위축방지, 지연, 강화, 기타 기능적 훈련을 위한 질환에 이용한다. 거기다가 패치를 이용하여 전기자극을 가한다.

패치를 원하는 근육에 붙이고 마우스로 조작을 하면 패치가 붙어있는 근육에 전기자극이 가해지면서 근육이 수축하게 된다. 그렇게 원하는 부분의 근육을 키울 수 있는 전기자극 운동법이다(그림 1-171).

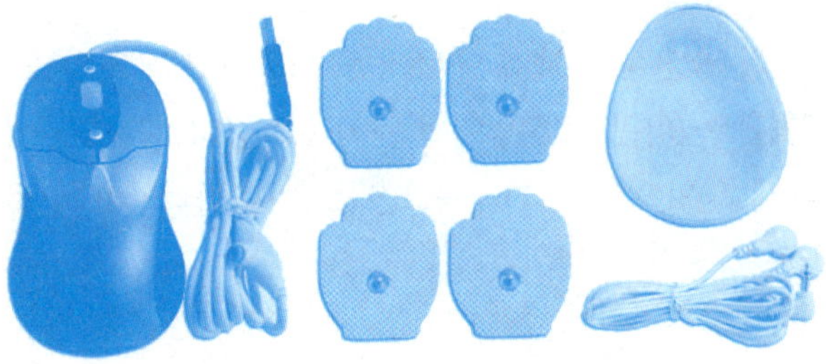

그림 1-171 • 전기자극 패치

(2) 전기자극의 원리

신경들이 보통은 서로 떨어져 있기 때문에 신경망은 신경에 있는 시냅스 종말을 통해 자극을 전달한다. 시냅스 전 세포막이 신경전달물질들을 저장된 소낭들로부터 신경들 사이의 시냅스로 방출하면 이것이 시냅스 후 세포막(자극을 이어받을 신경의 세포막)에 있는 수용체들을 자극해서 다음 신경이나 근육세포막의 수용체 등에 자극을 전달하게 된다.

1) 지방전기자극기

각 섬유조직의 운동이 단지 근육 축대 운동에만 의존하여 움직이는 것이 아닌 근육운동의 축을 중심으로 가볍게 순환해가면서 근육조직과 근육세포를 동시에 압박과 조임의 운동과정을 수행하도록 하므로 비만의 문제를 해결하여 줄 뿐만 아니라 근육에 탄력을 주어 탄력있는 몸매의 형성에 도움이 된다.

2) 전기자극의 흡수

기기의 자극으로 수축되는 근육이 주위의 지방조직으로부터 수축에 필요한 에너지를 흡수한다는 것은 이미 과학적으로 입증되어 있다. 간단히 피부에 자극을 주는 경우만으로도 피하지방조직의 지방이 가진 칼로리를 소비하게 된다. 그와 동시에 주위 조직을 압착하는 효과에 의해 조직의 체액과 노폐물의 순환을 촉진함으로써 불필요한 수분과 노폐물이 신장을 거쳐 소변으로 배출되는 정상적인 신체 정화기능을 증진시키게 되는 것이다.

3) 전기자극의 효과

근육운동을 활성화함으로써 더 빨리 효과적으로 탄력있고 맵시있는 몸매를 형성하게 되는 역할을 하게 된다. 전기자극으로 근육을 수축, 이완시켜 운동효과가 있으며 근육량이 증가한다. 다양한 주파수 변화로 피부저항을 최소화해 효과적인 비만치료가 된다. 또한, 생체 유사전류로 기초대사량 상승, 노폐물배출, 체중감량이 쉬운 체질로 개선시킨다.

4) 파동에너지 효과

미세한 파동에너지가 세포를 진동시켜 에너지를 소모시키고 지방세포의 크기를 작게 한다. 진동운동을 통해 모세혈관, 임파관, 특정부위의 근기능을 높여 체질개선에 도움이 된다. 전류가 지방세포를 자극해 셀이 원활해지고 카테콜아민*을 방출한다. 표피에 전기자극을 줌으로써 피부탄력을 증가시킨다.

5) 중 · 저주파 요법

인체에 미약한 전기(중 · 저주파)를 통하게 하여 그 자극으로 근육을 직접 운동시켜 근육량 증강을 일어나게 하여 기초신진대사량을 높이는 역할을 한다. 또한 지방세포에 직접 자극을 하여 세포수 감소와 크기를 줄인다.

---

* 카테콜아민 : 아드레날린, 노드아드레날린, 도파민, 세로토닌 등 방향족 아미노산에서 생성하는 아민류를 총칭한다. 부신수질이나 뇌, 신경 등에서 분비하는 호르몬이다.

6) 저주파 요법의 혈액순환

혈액순환을 촉진시켜 인체 내의 온도를 상승시켜 에너지 소모량을 늘리고, 피부를 자극하여 탄력있는 몸매를 만들며, 또한 대장운동 방향으로 인위적으로 운동을 시켜 숙변제거 및 장운동을 원활하게 하여 변비와 같은 질병을 치료할 수도 있다.

(3) 전기자극기의 모드

전기자극기의 경우 사용자의 보행에 따른 발바닥과 접촉면 사이의 압력변화를 통하여 보행상태를 감지하며, 그에 따른 검출신호를 제어할 수단으로 보행 감지수단과 여러 개의 기능이 있는 전기자극 모드, 치료용 전기자극 모드, 근육피로의 회복을 위한 마사지 모드 중 사용자가 요구하는 모드를 선택할 수 있는 모드 선택수단이 있다.

여러 개의 기능에 대응되는 각각의 전기자극 패턴을 미리 저장해 두고, 앞의 모드 선택수단의 출력신호에 따라 해당 패턴의 스위칭 제어신호를 출력하는 제어수단과 입력전원을 일정 레벨 이상의 직류전압으로 변환한다. 제어수단에서 출력되는 스위칭 제어신호에 따른 직류전압을 변환하여 해당 패턴의 전기자극 파형을 출력하는 출력수단이 있다. 그 출력수단으로부터 출력되는 전기자극 파형이나 마사지 출력을 환자의 해당 근육부위에 전달해 주는 전극으로 구성되어 있는 휴대형 전기자극기이다.

(4) 전기자극 치료기술

전기자극기의 경우 하지 또는 상지 부분의 신경계 마비 환자 등을 대상으로 마비된 근육의 감각이나 운동기능을 복원시키기 위해 표피전극형 전기자극요법으로 치료를 한다. 이는 해당 근육의 복성에 알맞은 전기자극의 형태를 선택적으로 결정하는 것이 가능하고, 전기적인 마사지 기능을 발휘할 수 있는 전기자극 치료기술에 관한 것이다.

17. 인공와우

내이(속귀)에 분포되어 있는 순감각신경인 청신경은 이상이 없으나 중이와 내이에서 소리를 감지하는 소리감지 기구에 이상이 있는 경우 내이의 고실계(scala tympani)에 여러 개의 전극을 삽입하여 달팽이관의 중심을 따라 내이의 와우곽(cochlear) 중심을 따라 전류가 흘러 전기적인 자극을 주어 어느 수준의 청력을 회복시키는 것이다. 외부장치인 신호처리장치와 마이크로폰에 의해 자극신호가 주어진다. 인공와우(청각보조)장치는 체내에 이식되어 있는 내부장치(internal unit)와 외부장치(external unit)로 구성된다(그림 1-172).

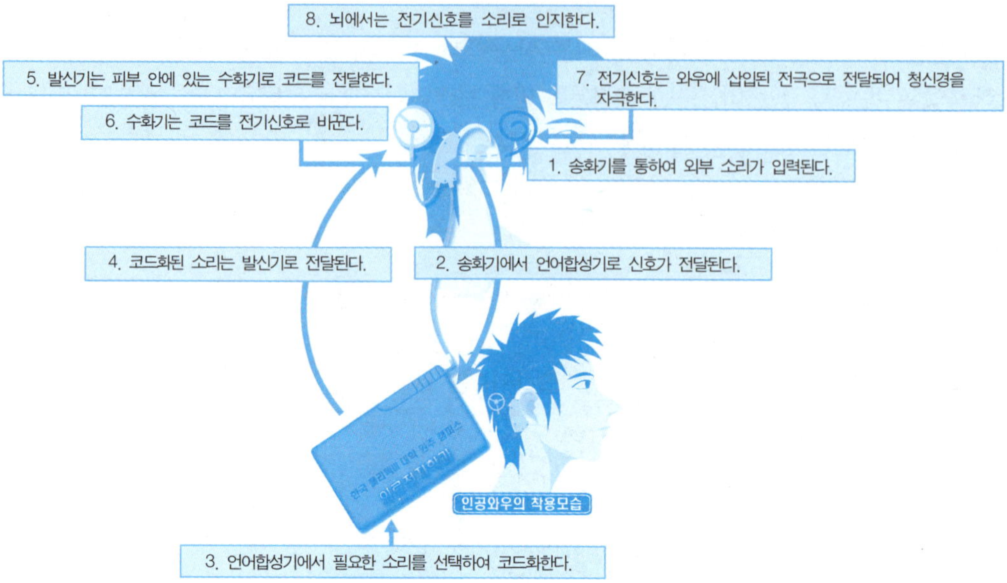

그림 1-172 • 인공와우의 원리

24 척추디스크 치료기

무중력 상태에서 활동하고 돌아온 NASA 우주인들의 척추디스크 간격이 넓어지고 요통 및 신경통이 없어졌다는 사실에 착안하여 척추환자를 통증 없이 치료하는 첨단 의료기기이다(그림 1-173).

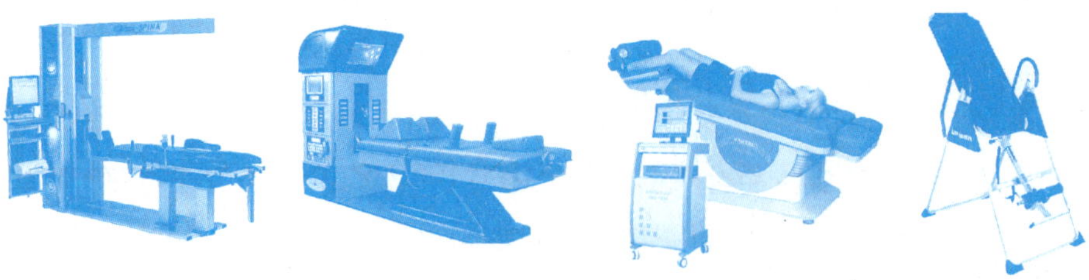

그림 1-173 • 척추디스크 치료기(spine disk treatment)

① 척추의 자세이상 등의 부정렬 상태에서 발생되는 질환을 치료하기 위해 우선, 환자의 척추관절 각도를 분석하여 치료, 각도를 산출하고 그 다음은 근육의 생체전기신호를 측정, 분석하고 척추와 관련된 신경, 근육의 상태와 기능을 파악하고 그 결과를 정량적 수치로

제어 시스템에 종합적으로 실시간으로 제공한다.

② 척추교정은 약물이나 수술을 사용하지 않고, 신경, 근골격계를 복합적으로 다루는 치료이다. 척추의 후관절에 관절 운동범위를 약간 넘도록 고속, 저강도의 자극을 가하여 후관절을 늘려주면 후관절의 비정상적인 배열을 교정할 수 있다. 이를 통해 척추의 비정상적인 배열을 교정하고 신경이 눌리는 부분을 풀어줄 수 있다.
척추교정기는 물리치료와 재활의학에 도움을 주는 부분이며, 물리요법학(physiatry), 물리요법(physicaltherapy), 재활의학(rehabilitation medicine)이라고 한다.

1. 재활의학

만성장애를 치료하고 운동과 같은 물리적인 방법을 통해 장애자에게 정상기능을 회복시켜주는 의학의 한 전문분야이다. 또한 신체의 운동기능에 영향을 미치는 통증이나 병 때문에 장애를 가진 사람을 사회로 복귀시키는 데 목적이 있다.

따라서 재활의학은 장애를 가진 환자를 편안하고 생산적인 삶으로 되돌아가게 도와주는 하나의 수단이다.

① 수백 년 전부터 사람들은 질병을 치료하는 데 온천이나 태양광선과 같은 자연적인 물리요법을 이용해왔는데 물리요법이 의학의 한 전문분야로 자리잡은 것은 제1차 세계대전 후의 일이다. 재활의학이 크게 발전하게 된 까닭은 마비의 유행과 2차례에 걸친 세계대전으로 많은 젊은이들이 심한 불구가 된 데 있다. 제2차 세계대전 동안 부상당한 군인들을 재활시키려는 미국인 의사 하워드 A. 러스크의 노력으로 재활의학의 위치가 확고히 확립되었다.

② 골절, 화상, 결핵, 요통, 중풍, 신경 및 척수손상, 당뇨병, 선천성기형, 관절염, 시력 및 언어장애 등 다양한 질환의 치료에 사용되고 있다. 재활의학은 정형외과와 가장 밀접한 관계가 있으나 그밖에도 거의 모든 의학 분야에서 이용되고 있다. 재활의학을 전문으로 하는 의사를 재활의학전문의라고 한다.

2. 재활의학의 목적

통증을 없애주고 힘이나 가동성(可動性)과 같은 기능을 향상시키거나 유지해주며, 일상생활에 필요한 기본적인 동작을 가장 효과적으로 해나갈 수 있는 방법을 훈련시키고, 신체 각 부분의 기능을 평가하는 데 있다.

여기에 사용되는 검사로는 근력측정, 관절의 운동범위 측정, 호흡량측정, 근육의 공조(共助)능력 측정 등이 있다. 가장 많이 사용되는 치료법은 열, 마사지, 운동, 전기자극, 기능훈련 등이 있다.

① 1970년대부터는 정신적인 상담과 작업요법 등 여러 가지 치료법이 더해져 장애자에게 가능한 좋은 삶을 제공해 왔다. 열은 일반적으로 혈액순환을 좋게 하고 통증을 없애주기 위해 사용되는데 적외선 램프나 단파 복사열, 고주파 전자방사선을 이용한 투열요법(透熱療法), 건조하거나 습한 모포를 사용하거나 더운 물을 이용한 고온욕(高溫浴)이 있으며, 초음파를 이용하기도 한다. 그리고 마사지는 혈액순환을 도와주고 통증을 없애주며 근육의 긴장을 풀어준다.

② 운동요법은 종류도 가장 많고 또 가장 많이 이용되는데 관절의 운동범위를 넓혀주고 근육의 힘을 향상시키며, 여러 근육이 서로 조화를 이루면서 수축과 이완을 하게 해주는 3가지 목적이 있다. 경직이나 마비에 대한 치료 외에도 운동요법은 폐질환이 있는 환자의 호흡을 도와주고, 혈액순환을 좋게 하며, 긴장되어 있는 근육을 풀어주고, 비뚤어진 자세를 교정하는 데도 이용된다.

3. 과학기술을 이용한 재활의학

20세기 후반에 들어와서는 하반신마비나 사지마비, 기타 심한 운동기능장애 환자의 재활에 과학기술이 사용되고 있다.

개인용 소형 컴퓨터는 척수손상 때문에 뇌로부터 오는 신경전달이 해당 근육까지 도달하지 못하는 환자에게 정확하게 조절된 전기자극을 직접 해당 근육에 줄 수 있게 되었으며, 정교한 프로그램에 의해 해당 근육이 다른 근육들과 조화를 이루며 수축할 수 있게 해 바로 서거나 앉고 걷는 동작은 물론 손을 사용하는 것과 같은 정교한 동작도 가능하게 해준다.

① 과학기술을 이용한 재활의학 장치는 아직 실험단계에 있고 제작 및 사용비용도 비싸지만 신경손상 환자의 팔다리를 움직이게 하는 데 있어서 가장 희망적인 방법 중 하나이다. 이것보다는 조금 못하지만 입과 턱을 움직여 작동할 수 있는 특수장치를 부착한 휠체어도 있다.

   비디오 장치를 단 로봇 팔은 환자의 집에서 환자가 말로 하는 명령을 받아 수행하는데 컵에 물을 따른다든지 선반에서 책을 꺼내는 등의 간단한 집안일을 할 수 있다.

② 기능훈련은 장애자에게 일상적인 활동을 가장 안전하고 효과적으로 할 수 있는 방법을 가르치는데 목발이나 보조기, 의수나 의족을 사용하는 법을 가르치기도 하며, 한 손만으로 집안일을 하고 뻣뻣하게 굳은 다리로 대중 교통수단을 타고 내리는 방법도 가르쳐 준다. 이런 것을 배우는 데는 때때로 많은 시간이 걸리기도 하며, 단추를 채우고 숟가락을 손에 쥐고 전화 다이얼을 돌리기 위해서는 특별히 고안된 장치를 이용해야 할 때도 있다.

25 체외충격파 쇄석기

체외충격파 쇄석술(Extracorporeal Shock Wave Lithotripsy : ESWL)은 체외충격파 쇄석기를 통해 발생한 초음파의 기계적인 효과를 이용하여 고에너지 충격파의 파괴력을 이용하여 요로계 결석 또는 신장(콩팥) 내 결석을 짧은 시간 내에 미세한 가루로 분해하여 자연배출시키는 방법이다.

1. 체외충격파 쇄석기의 종류와 임상적용

1980년 처음으로 임상에 이용된 체외충격파 쇄석술은 안전하고 간편하며 비침습적이어서 요석의 일차적인 치료방법 중 하나로 널리 이용되고 있다. 현재 사용되는 체외충격파 쇄석기는 충격파 발생장치, 충격파 전달매체 및 결석의 위치측정장치(X-선 촬영장치) 3부분으로 구성되어 있고, 충격파 발생장치에 따라 전기수압식, 전자기식, 압전기 배열방식 등으로 나눈다(그림 1-174).

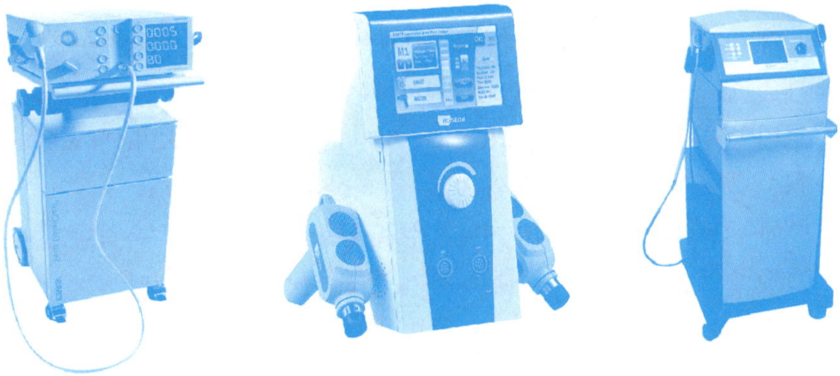

그림 1-174 • 체외충격파 장비

쇄석술 후 요석의 배출정도는 요석의 크기와 위치, 구성성분과 신장의 기능 및 해부학적인 구조, 환자의 연령 및 신체활동 정도에 따라 다르며, 치료성적은 3~20[mm] 크기의 결석의 경우 대체적으로 86~94[%]로 보고되고 있다. 방사선이나 초음파 등을 이용하여 결석의 위치를 정확히 확인한 후 충격파를 결석에 집중되도록 맞추어 시술이 시작되는데, 시술 중 '딱딱'하는 충격파 발생소리가 난다. 대개 2000회 내외의 충격파를 발생시켜 결석을 깨뜨리는데 시술 소요시간은 1시간 내외이다.

(1) 체외충격파 쇄석술의 적용

1) 신결석 및 상하부 요로결석 제거

이 장비를 이용하면 종래의 관혈적 절석술로 인한 장기간의 입원, 출혈, 감염 및 신손상 등의 합병증을 피할 수 있고 상부 요로결석뿐만 아니라 하부 요로결석에도 시술이 가능하며 성공률도 매우 높다. 체외충격파 쇄석술은 결석제거에 비수술적인 방법을 사용하면서도 치료효과는 아주 높고 부작용이나 합병증은 작은 안전한 방법이다.

2) 체외충격파 쇄석술의 금기

① 임산부, 요로감염, 결석하부 요로폐색
② 출혈성 소인 또는 항응고제나 혈전용해제(아스피린) 복용자
③ 심장박동기를 설치한 사람
④ 신결석 중 결석의 크기가 2~2.5[cm] 이상인 경우(상대적 금기)

(2) 체외충격파 쇄석술 전 준비사항

① 고혈압 약이나 당뇨병 약의 경우에는 상관없지만 그 외 복용약이 있을 경우에는 의사나 외래 간호사, 또는 시술 전 담당자에게 알려준다.
② 시술 당일 아침식사는 하지 말고, 물도 먹지 않는 것이 좋으며, 당뇨환자가 금식하는 경우에는 쇄석 예약 전 간호사와 따로 상의한다.
③ 시술 중에는 팔다리를 움직인다거나, 기침, 심호흡 등의 돌이 움직일만한 행동은 하면 안되고, 통증이 생기더라도 절대로 배에 힘을 주어서는 안된다.

(3) 체외충격파 쇄석술 후 관리

① 잘게 부서진 결석이 잘 배출되도록 하기 위해서 최대한 물을 많이 마시는 것이 좋다.
② 시술 후 2~3일 동안 소변을 볼 때 피가 섞여 나올 수 있지만 물을 많이 먹으면 대개 없어지며 크게 걱정할 필요는 없다. 복통 등의 위장관 부작용이 나타날 수 있으나 흔하지는 않다.
③ 시술 후 2~3일 동안 용기에 소변을 받아서 헌 스타킹이나 천으로 소변을 걸러 돌 부스러기를 수집하고 이를 다음 외래 진료일에 가져와야 한다. 이것으로 결석의 성분을 분석하여 앞으로 치료 및 예방에 참고자료로 사용한다. 또 소변을 볼 때 돌가루가 빠져나갔는지를 관찰하여야 한다.
④ 결석이 아주 클 때에는 모래알처럼 잘게 부숴진 결석이 배출되지 않고 요관의 아래쪽에 쌓여서 '결석로(結石路)'라고 하는 폐색상태를 초래하여 통증이나 고열 등의 부작용

이 생길 수 있다. 이 때는 적절한 치료가 필요한 응급상황이므로 지체 없이 병원을 방문해야 한다.

(4) 체외충격파 쇄석술 시 알아야 할 내용

① 초회의 시술로 결석이 분쇄 안 될 경우 수일 후 재시술할 수 있다.
② 요관결석인 경우에는 신결석 보다 성공률이 낮으며 특히 결석이 골반골과 겹친 부위에 있는 경우는 시술이 불가능하고 결석이 한 곳에 오래 머물러 요관에 감입된 경우에는 치료율이 낮다.
③ 합병증은 육안적 혈뇨, 측복부통증, 요관폐색, 발열, 오심, 구토, 결석로, 신주위혈종, 패혈증 등이 있다.

(5) 의사의 상담이 필요한 경우

결석이 배출되지 않고 요관의 아래쪽에 쌓여서 폐색상태가 초래되어 통증이나 고열 등이 생긴 경우이다.

(6) 치료방법

마취나 입원이 거의 필요 없는 것은 물론 안전하고 용이하며 효과적인 치료법이다. 성공률은 대개 90[%] 이상이다. 체외충격파 쇄석술의 시행을 피해야 하는 경우로는 요석 하방의 요로가 막혀 있거나(폐색), 출혈성 경향이 교정되지 않은 경우 임산부 등을 들 수 있다. 수술이나 마취가 필요 없고 외래에서 간단한 전 처치만으로 비교적 통증 없이 시술할 수 있다.

빠른 시간(30~40분) 내 시술을 마칠 수 있고 장기요양과 같은 입원이 필요하지 않는다. 시술 후 약 1시간 정도면 곧 정상활동이 가능할 정도로 치료가 용이하여 결석이 재발할 경우 손쉽게 반복치료를 할 수 있다. 후유증 및 합병증은 극히 드물어 임산부 및 심한 출혈성 질환을 제외한 거의 모든 환자에게 안전하게 시술할 수 있고 그림 1-175와 같다.

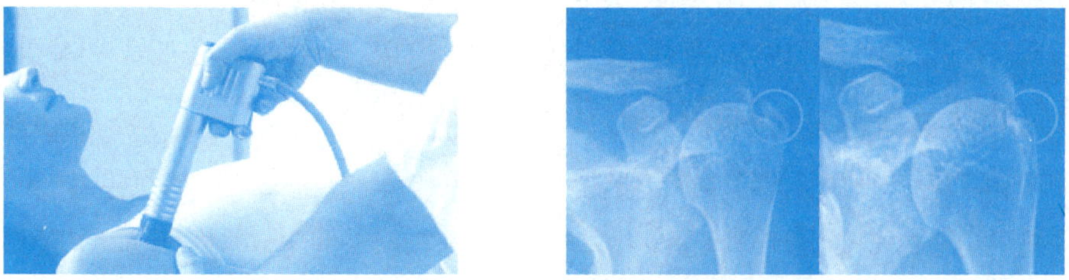

(a) 체외충격파 치료 중인 환자모습　(b) 체외충격파 치료를 시행 후 없어진 X-ray 사진

그림 1-175 • 체외충격파 치료

특수 전자장치에 의해 발생된 고에너지의 충격파가 인체 내 한 곳에 집중될 때 강력한 충격효과를 나타내는 원리를 이용하여 이루어진다. 이러한 시술을 할 수 있는 장치를 쇄석기라고 한다.

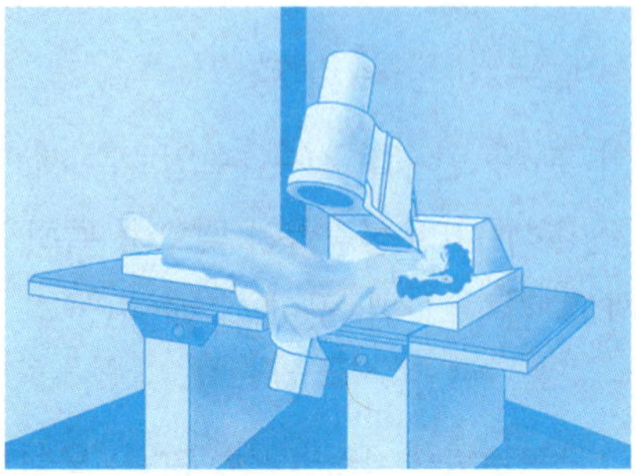

그림 1-176 • 체외충격파 쇄석기로 치료하는 장면

체외충격파 쇄석술 치료기의 치료방법은 그림 1-176과 같이 체외에서 발생시킨 충격파의 초점을 체내의 결석에다 맞추어 충격파를 발사함으로써 직경 2[mm] 이하의 작은 가루로 부순 다음 소변을 통해 자연스럽게 배출하는 방식을 이용한다(그림 1-177).

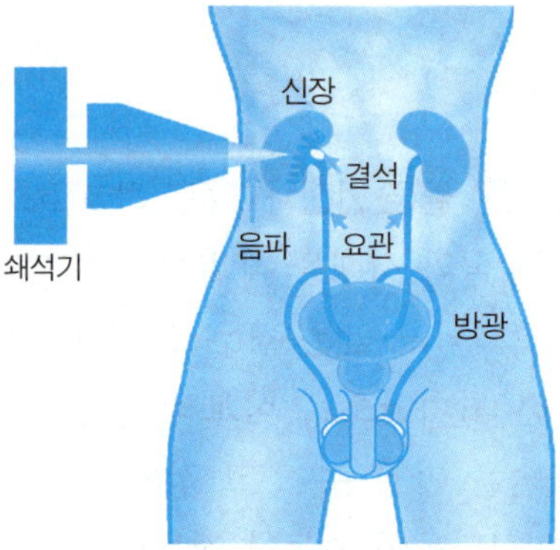

그림 1-177 • 결석의 분쇄방법

(7) 인체 내 결석을 부수는 방법

초점을 정확히 맞춘 충격파를 통해 결석을 깨는 충격파 방식과 초음파를 이용하여 결석을 깨는 초음파 방식으로 나눌 수 있다(그림 1-178).

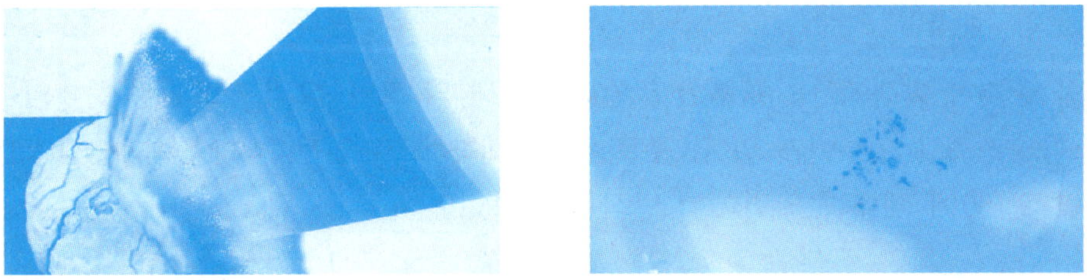

(a) 체외충격파로 결석을 부수는 장면 (b) 소변으로 배출되어 분쇄된 결석의 모양

그림 1-178 • 체외충격파로 결석을 부수는 장면

1) 충격파 방식

의료용으로 이용되는 충격파는 액체상태에서 널리 전파되며 의료용 충격파는 높은 에너지를 갖고 있으며 펄스 형태의 파동을 이용한다. 의학목적에 사용된 첫 번째 충격파는 전광 스트로크에 의한 불꽃 방전으로 발생하였다.

2) 고에너지 정현파 펄스

물의 음향특성이 있는 조직에 투사될 때 반사파를 최소로 하여 그 효과가 극대화된다. 1947년 미국의 리브의 두뇌 종창의 치료를 위해 이용된 충격파 발전기가 그 효시이며, 1960년에 초충격파를 이용한 연구는 재료분석에서부터 의학용 치료법의 시도 등 다양하게 산업과 의학 전문분야로 확대되어 연구하기 시작되었다.

3) 체외충격파 시술

신장과 요관, 췌장 등의 담석제거 등에 이용하였고 특히 돌을 잘게 분해하도록 이용되었다. 신장결석 파쇄기들은 파쇄할 조직 덩어리를 물에 의해 둘러싸여진 상태, 즉 물리치료실의 욕조 속에 잠긴 환자상태가 요구되었으며, 환자는 편한 자세로 물속에 서서 직접적인 접촉으로 치료를 받았다. 사실상 충격파는 일정한 물 쿠션에 의해 환자의 체내로 전파될 수 있다. 충격파의 발생은 여러 가지 전기 음향변환기들에 의한 고전압을 가지는 전기적 축전방식을 이용한다(그림 1-179).

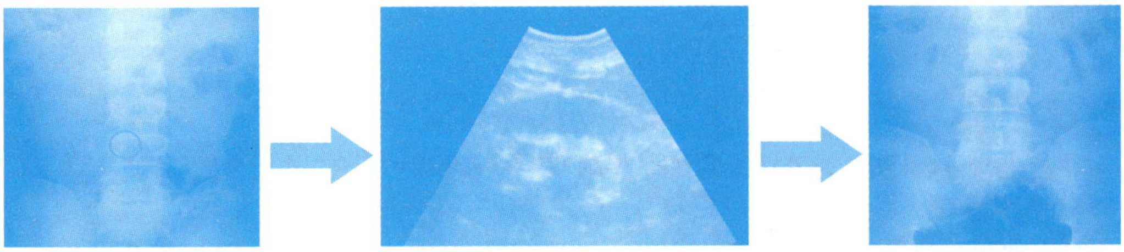

(a) 요추 4번에 결석 (b) 우측 신장초음파 검사 (c) 체외충격파 쇄석술 시술 후 결석이 없어진 사진

그림 1-179 • 체외충격파 쇄석술을 통한 결석치료결과

4) 의학용 충격파

의학용 충격파 발생에서는 평평한 코일, 원통모양의 코일, 그리고 포물선 형태의 반사물을 이용한 음향렌즈로 이루어져 있다. 주로 전기유체학적으로 압전방식과 전자계방식 등이 이용된다. 그림 1-180에 세대별 압력파형 방식을 나타내었다.

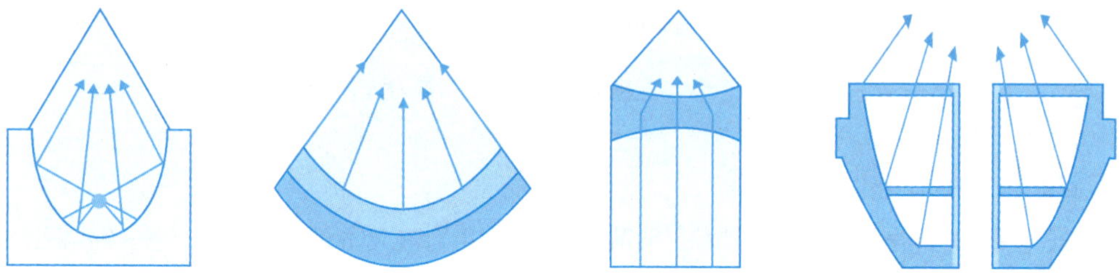

(a) 전기유체식 (b) 압전기식 (c) 전자패널 (d) 전자계 실린더-포뮬선식

그림 1-180 • 세대별 압력파형 방식

5) 초음파 방식

초음파 집중장치를 통해 체외에서 발생시킨 충격의 모든 에너지를 복부, 허벅지, 옆구리, 엉덩이 등의 치료할 부위에 집중시켜 이때 발생하는 진동으로 지방세포를 파괴하는 치료법이다.

6) 대기요법

요로결석의 자연배출을 기다리는 방법으로써 결석의 크기, 모양, 위치, 주위의 부종 등을 확인하여 크기가 작고 하부 요관에 위치한 경우에 기대할 수 있는 방법이다. 대기요법 기간 동안 통증의 예방을 위해 진통제를 복용하기도 하여 특히 임산부의 경우는 요관부위에 부목을 유치하여 통증조절, 감압, 자연배출 등을 기대하면서 출산 때까지 기다리는 것이 보통이다.

7) 약물요법

요석의 성분에 따라 용해제를 입을 통해 또는 신장 내로 투여하는 방법이라서 거의 시행하지 않는 방법이다.

8) 요관경하 배석술

요관을 통해 내시경을 통과시켜 결석을 분쇄 혹은 제거하는 시술방법이다.

9) 경피적 신쇄석술

신장 내 결석의 크기가 큰 경우 혹은 체외충격파 쇄석술에 반응하지 않거나 이후에도 큰 결석이 남아 있는 경우에 피부를 통해 구멍을 내어 이를 통해 내시경을 통과시켜 결석을 분쇄하거나 제거하는 시술방법이다.

10) 복강경 및 개복수술

여타의 결석 치료방법들이 효과가 없거나 시도를 하기가 어려울 경우 시행하는 방법이다. 근래 수술 기법과 기계의 발전으로 요로결석으로 인해 개복수술을 하는 빈도는 많이 감소하였으나 수술방법인 만큼 치료효과는 아주 높다.

11) 체외충격파 쇄석술

수술 조작 없이 몸 밖에서 충격파를 발사하여 결석을 잘게 분쇄하여 자연배출이 되도록 유도하는 치료법이다. 가장 주목받고 있어서 가장 많은 병원에서 시술을 하는 요로결석 치료방법인 체외충격파 쇄석술은 다음과 같다.

① 체외충격파 쇄석술 : 환자의 몸 밖에서 높은 에너지를 가진 충격파를 발생시켜서 이를 몸 안에 있는 결석에 집중적으로 쏘아 분쇄한 뒤에 소변과 함께 자연배출 되도록 하는 방법이다. 이 원리는 돋보기 원리로 간단하게 설명할 수 있다. 몸 밖에서 충격파를 발생시킨 뒤에 우리 몸을 지날 때에 넓은 면적으로 다른 장기에 손상이 되지 않도록 하여 결석(돌)이 있는 위치에 충격파를 집중시켜 충격파의 힘을 결석(돌)에 집중하는 것이다.

② 체외충격파 쇄석술의 역사 : 1984년 독일의 Dornier 회사에서 만든 체외충격파 쇄석술 기계가 미국 FDA의 승인을 받게 되면서 요로결석 환자에게 시술이 시작되어서 현재는 가장 안전하고 효과적인 치료방법으로 인정받게 되었다.

최초의 체외충격파 쇄석술 기계의 충격파 발생장치는 전기폭발장치로 충격파를 발생시켜 현재 대부분의 체외충격파 쇄석술에 이용되고 있다. 이러한 체외충격파 쇄석술은 더욱 발전하여 충격파 발생방식에 따라 전기수압식, 전자기식, 압전식으로 나뉘어지게 되었다(표 1-53).

표 1-53 • 요로결석의 치료방법 비교

	수술적 치료	내시경적 제적술	체외충격파 쇄석술
피부절개	15[cm] 내외	2[cm] 내외	필요없음
마취	전신마취	전신 혹은 척추마취	필요없음(간혹 진통제 필요)
입원기간	7~10(더 길어질 수도 있음)	3~5일	당일 진료 및 치료, 퇴원
회복기간	1개월 내외	1~2주	30분정도 휴식

2. 체외충격파의 의료적용 배경

체외충격파 쇄석술은 초음파의 의료시술에 대한 응용과 마찬가지로 군사적 이용에서 개발되었다. 제2차 세계대전 중 B-29 폭격기가 예상치 못한 공중폭발에 의한 문제를 연구하다가 빠른 속도의 충격파로 인해 발생하는 힘은 대상물을 잘게 부술 수 있다는 것을 발견하였고, 이를 바탕으로 도니어(Dornier) 항공회사에서는 충격파를 의학적으로 활용하기 시작되었다. 그 후 8년간의 기초실험과 동물실험을 거쳐 도니어(Dornier)는 세계 최초의 충격파 결석 분쇄장치인 Dornier HM-1(Extracorporeal Shock Wave Lithotripsy : ESWL : 체외충격파 쇄석술)을 개발하였고, 그 후 Dornier HM-2를 출시하여 800여 명의 환자를 시술하게 되었다. 또한 1983년 10월에 Dornier HM-3이 개발되면서부터 본격적으로 체외충격파 쇄석술이 상업적인 목적으로 병원에 보급되기 시작하였다.

Dornier HM-3은 가격이 고가이며 크기가 매우 커 치료하기 위해서는 개인치료방이 필요하며 상당히 큰 소음을 발생하는 단점이 있기 때문에 1986년경부터는 이러한 문제점들을 개선한 다양한 기종이 여러 회사에서 제작되어 보급되기 시작하였으며, 계속적인 발달을 통해 오늘날에는 그림 1-181과 같이 체외충격파 장비의 혁신적인 향상을 가져왔다.

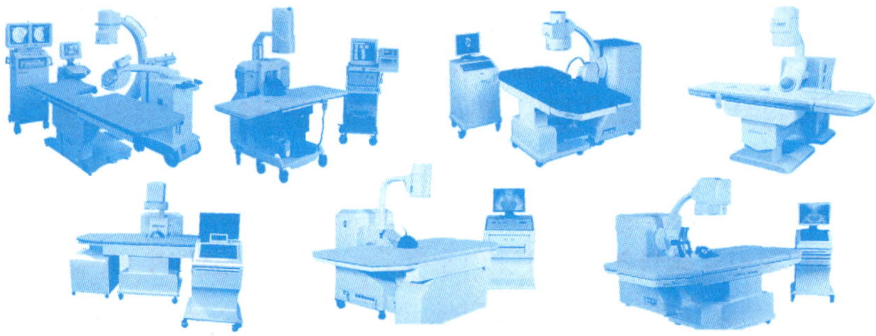

그림 1-181 • 체외충격파 쇄석기

(1) 체외충격파 쇄석술의 적용 사례

우주선과 초고속 비행기의 표면처리에 이용되었다. 의학적으로는 1980년 처음으로 임상에 적용되어 역사는 짧지만 최근에는 담석증과 요로결석을 치료하는 데 중요한 부분을 차지하고 있어 담석증 환자의 기본적인 치료방법은 개복 담낭절개술이라고도 한다.

(2) 체외충격파의 내부 장치

체외충격파 쇄석술은 체내에 생긴 결석을 체외에서 충격파를 조사함으로써 잘게 부숴 체외로 배출을 유도하는 방법으로서 충격파 쇄석장치를 이용한다. 이 시스템은 충격파를 발생하고 집속하는 장치, 충격파를 에너지의 손실없이 체내로 전달하는 전달매체, 결석의 정확한 위치를 측정하는 장치, 환자의 위치조정장치 등으로 구성되어 있다.

(3) 체외충격파의 압력

충격파는 압력을 급격하게 증가시키고 완만하게 감소시키는 특성이 있다. 즉, 충격파가 생체 내를 통과하면 파장빈도와 음압파가 적고 압력감소가 완만하므로 조직의 손상없이 깊은 조직까지 침투하게 된다.

(4) 체외충격파의 조직반사

조직에서의 반사는 두 매질 사이에서의 임피던스차에 의한다. 임피던스차가 클수록 반사강도가 강해지고 임피던스차가 적으면 에너지의 감쇠없이 조직으로 진행한다. 생체조직은 뼈와 폐를 제외하면 물과 유사한 임피던스를 가지므로 물에서 시작한 충격파는 생체조직을 거쳐 결석에 도달할 때 압축력이 가해지고 반대면에서 장력이 작용하여 결석에 충격이 가해진다.

즉, 연부조직과 결석의 임피던스차에 의해 결석 표면에 압축력과 장력이 생기고 이것이 결석의 응집력보다 클 때 결석은 파괴되는 것이다.

(5) 충격파의 발생원

충격파가 통과하는 선속에 뼈 또는 공기와 같이 임피던스차가 나는 조직이 있으면 위험하게 되므로 이를 피해서 충격파를 조사하여야 한다. 충격파의 발생원은 고전압, 전자장, 초음파, 레이저 등이 이용되고 충격파 발생장치는 점선원 방식과 편선원 방식으로 구분한다. 고전압과 레이저를 이용한 충격파 발생은 점선원 방식이고, 전자장과 초음파를 이용하여 충격파를 발생하는 방식은 편선원 방식이다. 이것들은 대부분 700∼1,600[bar] 정도의 압력이 형성되고 조절이 가능하도록 되어 있다.

(6) 결석의 위치측정

X-선 투시장치를 이용하거나 초음파 장치를 이용한다. X-선 장치는 양방향조사를 하여 결석위치에 관계없이 정확한 위치를 확인할 수 있으며 해상력이 좋다는 장점이 있으나 방사선 투과성 결석을 발견할 수 없다는 단점이 있다.

(7) 초음파 장치의 기준

초음파 장치는 X-선 장치에 비해 해상력이 떨어지고 공기와 뼈 부분에 결석이 있을 경우 식별력이 불가능한 단점이 있으나 5[mm] 이하의 작은 결석에 대한 위치측정이 뛰어난 장점이 있다. 담석증 환자에 대한 ESWL의 시행은 단순복부촬영상 방사선 투과성 담석으로 석회화 두께가 3[mm] 이하인 담석을 주 대상으로 하며 Munich criteria를 기준으로 삼는다.

(8) 초음파 검사 지침사항

자각증상이 있고 5~30[mm]의 방사선 투과성 담석이 1~3개 있으며 담낭관이 개구되어 있는 상태, 그리고 담낭의 수축기능이 있는 경우에 가능하다. 담석이 색소담석 또는 석회화가 심하면 치료대상에서 제외되며 담낭관의 개구와 담낭의 수축작용은 경구담낭조영검사(OCG)를 시행하여 확인한다. 그리고 출혈성 환자, 대동맥류, 신동맥류, 급성 간·담도계 질환, 활동성 췌장염 환자 등은 금기로 하며 검사 전에 단순복부촬영술(KUB) 또는 초음파를 시행하여 결석의 위치를 정확히 파악하고 진통제를 근육주사하여 충격파로 인한 통증을 경감시킨다.

(9) 검사 시행 횟수

쇄석기를 작동하기 전에 투시를 관찰하면서 결석의 입체적인 위치를 파악하고 이것을 쇄석기의 중앙과 일치시키는 것이 중요하다. 검사시간과 시행횟수는 30~60분 정도로 결석의 크기와 수에 따라 상이하나 2[cm] 이하의 결석은 1회에 분쇄가 가능하며 그보다 큰 경우는 분할하여 시행한다.

3. 체외충격파의 특성과 결석 분쇄원리

(1) 충격파의 특성

소리는 일정한 진폭이 있는 압력파(소밀파)로 되어 있으나 우리가 들을 수 있는 소리의 진폭은 상당히 작다. 소리의 음압을 크게 하면 음파의 성격에서 벗어나 높은 압력부는 다른 부분에 비해서 상당히 빨리 퍼져나가는 비선형성을 보인다.

비선형성 음파는 재질을 투과하면서 초기의 약한 압력진폭을 급격히 증강시킨 파형이 만들어지고 공기, 물과 같은 매체와의 압축, 점성 등의 경합·조합의 결과로서 충격파를 형성하게 된다.

1) 체외충격파 쇄석술(ESWL)의 물리적 특징

진단용 초음파 펄스와는 차이가 있다.

① 진단용 초음파 : 시간에 따라 주기적으로 음압 · 양압이 변한다.

② 충격파 : 급격한 압력증가와 비교적으로 매우 완만한 압력감소가 이어지는 파형의 특성을 보인다.

2) 충격파 수술제거

수술 중 촉지되지 않은(=만져지지 않는) 담석이나 미확인된 담석을 진단하는데 OPC를 하거나 T-tube를 설치하여 잔류 담석을 제거하기도 한다. 체외충격파 쇄석술은 이러한 검사에 있어서 잔류 담석을 보조적으로 쇄석하여 배출하거나 또는 단독으로 시행하여 결석을 체외로 배출한다. 더욱이 최근에는 경피경간 담도배액술*(PTBD) 또는 내시경적 역행성 담즙배액술**(ERBD)의 시술이 증가하면서 큰 담석을 ESWL로 분쇄한 후 배액도관이나 내시경을 통해 담석을 제거하기도 한다.

3) 쇄석술의 장점

체외충격파 쇄석술은 수술적 치료가 아니므로 수술에 의한 상처나 고통이 없고 입원이 불필요하며 반복적인 치료가 가능하며, 또한 대사성 질환과 노인을 포함한 거의 모든 환자에게 적용이 되고 일부분의 피부 점상 흔적과 복통 등이 있을 수 있으나 시술 후 합병증이 없다는 장점을 가지고 있다.

4) 충격파의 일정지점의 힘

충격파 에너지가 일정 지점에 집중되면 액체 내에서 공동화 현상을 일으켜 공기방울을 만들고 이 공기방울이 폭발적으로 붕괴되어 없어지면서 마이크로 제트 형태로 상당량의 에너지가 방출된다. 또한 충격파를 반사시킬 수 있기 때문에 힘을 한 초점으로 모을 수 있고, 이러한 힘이 신체 내로 전달되어 결석을 분쇄한다. 이와 같은 공동화 효과는 국소 지역의 액체와 소용돌이치는 결석 파편으로 초음파에 의해 실시간으로 관찰된다.

(2) 결석 분쇄원리

소리가 전달되는 매질 사이의 음향 임피던스가 같으면 충격파는 반사되지 않고 투과된다. 인체장

* 경피경간 담도배액술(Percutaneous Transhepatic Biliary Drainage : PTBD) : 방사선의 투시 영상을 이용하여 배액관을 체외에서 삽입하여 간 내의 담도에 위치시킴으로써 정상적으로 배출되지 못하는 담즙을 체외로 배출시키는 시술이다.

** 내시경적 역행성 담즙배액술(Endoscopic Retrograde Biliary Drainage : ERBD) : ERBD가 외관상 배액관이 보여 사회생활이 어렵고, 1~2주가 아닌 장기간의 담즙을 배액할 경우와 수술이 불가능한 유두부 종양 환자나 담관 결석 제거에 실패한 경우 또는 수술 전 감압을 목적으로 이용되는 시술로써, 내시경을 이용해 협착부위에 금속성 스텐트(metallic stent)를 설치하여 내강을 확보하는 내류법(internal drainage)이다. 내시경적 스텐트 삽입술이라고 한다.

기의 음향 임피던스는 치아, 뼈 및 폐와 같은 공기를 함유하는 장기를 제외하면 물의 음향 임피던스(1.48×106[ralys])와 비슷하다. 물에서 시작한 충격파가 물을 거쳐 인체조직의 물리적 영향이 없이 결석에 도달되게 된다.

1) 결석에 도착한 충격파의 파장

결석에 도착한 충격파는 조직과 결석 사이의 음향 임피던스 차이로 반사하면서 압축력이 세어지고, 또한 반대쪽 면에서는 강한 장력이 발생하여 결석의 균열을 일으킨다. 이와 같이 충격파는 음향 임피던스가 서로 다른 물체를 지날 때에는 전면부에는 압축이 일어나고, 후면부에는 장력확장이 나타난다. 이 압축력과 장력이 결석 자체의 결속력을 초과하게 되면 마침내 결석이 부서지게 된다.

2) 충격파의 위험성

충격파가 통과하는 곳에 공기나 뼈 등과 같이 음향 임피던스차가 큰 장기들이 있다면 충격파 에너지에 의한 위험성이 따른다. 그러므로 결석의 위치, 충격파의 통과경로를 확인하여 뼈나 가스층을 통과하는지를 확인하고 치료에 주의해야 한다.

① 경피적 쇄석술 : 치료법에 대해 다시 한 번 상기시켜 구조적인 문제가 없는 사람의 경우 작은 결석은 상당수가 자연히 오줌길을 따라서 밖으로 나온다. 물이나 맥주를 많이 먹고 운동을 하면 도움이 되어 대사성 질병이 있는 사람은 그 병을 치료하게 된다. 요도를 통해서 내시경을 집어넣고 직접 돌을 꺼낼 수도 있고 옆구리에 구멍을 뚫어서 내시경을 집어넣고 결석을 꺼내는 방법으로 경피적 쇄석술은 마취가 필요하다.

② 충격파의 수술방법 : 근래에 많이 사용하는 체외충격파 쇄석술은 외부에서 충격파를 쏘아 돌을 부수는 방법이라서 마취도 하지 않고 흉터도 남지 않는 방법이지만 모든 환자에게 다 쓸 수 있는 방법은 아니므로 효과가 없거나 구조적인 문제가 있으면 전신마취를 하고 수술을 하기도 한다.

③ 체외충격파 관련 시술

㉠ 경피적신절석술 : 크고 복잡한 신장결석의 경우에는 등에서 신장으로 구멍을 만들고 이 구멍을 통하여 내시경을 삽입하여 결석을 조각내어 내시경을 통하여 몸 밖으로 배출시킨다.

㉡ 요관경하제석술 : 체외충격파 쇄석술을 시행하기 힘든 요관결석의 경우에는 요관경을 요관에 삽입하여 요관 내의 결석을 분쇄한 후에 몸 밖으로 배출시키는 요관경하제석술을 시행한다.

㉢ 방광경하제석술 : 큰 방광결석의 경우에는 방광경을 방광 내로 삽입하여 결석을 분쇄한 후에 몸 밖으로 배출시키는 방광경하제석술을 시행한다.

㉣ 개복수술 : 결석이 아주 크거나 복잡한 경우 또는 다른 질환과 동반되어 다른 시술이 어려운 경우 등에 있어서 복부에 절개를 가하는 개복수술이 필요할 수 있다.

4. 체외충격파 쇄석기의 구성

(1) 체외충격파의 종류

체외충격파 쇄석기는 충격파 발생장치, 충격파 전달매체 및 결석의 위치측정장치의 3부분으로 구성되어 있다. 충격파 발생장치는 쇄석기의 가장 중요한 부분으로 결석을 분쇄시키는 충격파를 발생하는 장치로서 충격파를 발생시키는 기술에 따라 제1세대와 제2세대로 구별한다.

1) 제1세대 쇄석기

폭발작용을 이용하여 발생한 충격파를 타원형의 반사구조를 이용하여 국소지점으로 집결시키는 것으로 전극을 이용하여 강력한 전류를 통과시켜 국소열에 의한 폭발작용을 이용하는 쇄석기와 레이저 광선을 이용하여 폭발을 일으키는 쇄석기가 있다.

2) 제2세대 쇄석기

폭발작용에 의하지 않고 표면의 진동에 의해 충격파가 발생하는데 두 개의 금속판 사이에서 자장의 변화로 진동시키는 쇄석기와 원형의 접시에 나열된 일련의 자기 크리스탈 표면의 진동에 의한 압전기 쇄석기가 있다.

(2) 충격파 시스템 구성

물을 사용하는데 초기의 쇄석기는 환자가 큰 물탱크 속에 들어가야만 하는 불편함이 있었으나 최근에 개발된 쇄석기들은 물주머니를 이용하며 물을 교환할 필요도 없다. 결석의 위치측정장치는 X-선 영상증폭장치와 초음파 스캐너의 두 가지가 있으며 이 두 가지를 동시에 사용하는 장비도 있다. 일단 시스템 구성에 대해서 우선 체외충격파 쇄석기의 구성은 크게 4부분으로 구분할 수 있다(표 1-54).

표 1-54 • 체외충격파 쇄석기의 시스템 구성

충격파 발생장치	충격파 전달매체
결석의 위치측정장치	환자의 위치조정장치

1) 충격파 발생방식

시스템 구성에 있어서 크게 점선원 방식과 편선원 방식으로 구분된다. 점선원 방식은 수중에서 전극사이의 방전을 일으켜 충격파를 발생시키는 전압방식과 미량의 화약을 폭파하여 충격파를 발생시키는 레이저 방식이 있으며, 편선원 방식은 전자석으로 금속막을 진동시켜 발생하는 압력파를 집속시켜 충격파를 발생시키는 전자장 방식과 세라믹 소자에 고주파를 인가시켜 충격파를 발생시키는 초음파 방식이 있다.

2) 충격파 발생장치의 압력

충격파 발생장치들은 보통 700~1600[bar] 정도의 압력을 형성시키고 강도를 조절할 수가 있다. 충격파 집속* 방식은 4가지 방식으로 볼 수가 있다. 타원에 두 개의 초점으로 충격파를 제1초점에 놓고 제2초점에 충격파를 집속하는 **회전타원체 방식**, 원통의 측면에서 나온 압력파를 초점에 집속하는 **방물면 방식**, 원통에서 나온 압력파를 렌즈로 집속하는 **음향렌즈 방식**, 구면상에서 나온 압력파를 초점에 집속시키는 **구면방식**으로 나뉜다.

3) 전달매체의 음향 임피던스

음파의 일종으로 음향 임피던스가 크게 다른 두 매질의 경계면에서는 대부분 반사되어 충격파가 감소된다. 따라서 모든 충격파 발생장치는 수중에서 충격파를 발생시켜 목적부위에 충격파가 도달할 때까지 충격파의 손실이 최대한 없게 하여야 한다.

4) 수중발생 충격파

물과 인체조직의 음향 임피던스가 비슷하기 때문에 인체 내에서도 목적부위에 손실없이 도달할 수가 있다. 또한 수중에서 발생시킨 충격파가 인체에 잘 도달할 수 있도록 외부에 추가로 물주머니를 이용하여 인체와의 접촉을 최대한 유도한다.

5) 결석의 위치측정의 문제점

방사선 투시장치와 초음파 장치를 이용하는데 이 두 가지 방식은 각각의 단점을 가지고 있다.

① 방사선 투시장치 : 수직방향과 상하방향 조사로 결석의 정확한 위치를 확인할 수 없다는 것과 환자 및 시술자에게 방사선 노출위험이 있어서 지속적으로 치료과정을 살펴볼 수 없다.

② 초음파 장치 : 해상력은 떨어지나 방사선 투과성 결석의 위치를 확인할 수 있고 피폭의

---

* 집속 : 빛을 한 군데로 모이는 것이다.

위험성 없이 시술 전 과정을 실시간으로 관찰할 수가 있으나 공기와 뼈 부분에 결석이 있을 경우 위치확인이 어려우며 초음파에 대한 기술훈련이 어느 정도 필요하다.

(3) 충격파 발생장치의 방식

1) 편선원 방법

① 압전방출자에 의한 방식

많은 수의 압전기판을 구형 접시형으로 배열하여 압전효과에 의해서 충격파를 발생시키면 자체적으로 한 곳에 충격파를 집결시킬 수 있는 방식이다. 이러한 방식을 통해 얻어진 충격파는 초점부위에서 최대 70[MPa]의 충격파 압력이 만들어지며, 다른 방식에 비해 압력이 작으므로 상대적으로 통증도 적다.

② 전자기방출자에 의한 방식

금속판과 코일 사이에 자장을 형성하여 금속판의 떨림을 통해 충격파를 만들고 이러한 충격파를 음향렌즈를 이용하여 한 곳으로 집중시키는 방식이다. 이 방식으로 얻어진 충격파는 초점부위에서 최대 120[MPa] 정도의 압력을 가지며, 통증이 매우 미약하여 국소마취를 통해서도 치료할 수 있다.

선형 방법의 역할은 비뇨기과 이외에 물리치료나 혹은 재활치료목적으로 확실히 통증완화에 도움을 줄 수 있다. 체외충격파와 체외순환 충격파 요법이 특정부위나 아니면 관절부위 하단에 뒤꿈치 통증에 대한 해결책을 제시해 주는데 많은 역할을 하고 있다. 실제로 선형 방법은 고통과 손상 치료를 위해 많이 쓰이기도 한다. 외과 치료에서는 치료의 모든 기술이 필요한 결과를 제공하기 위해 노력하고 뛰어난 조건에서 수행할 수 있도록 체외충격의 선형 방법이 원활히 시행되고 있다.

2) 점선원 방식

① 수중방전에 의한 방식

수중에 두 개의 전극을 설치하고 매우 짧은 시간에 고전압을 인가하면 스파크가 발생함과 동시에 충격파가 생성되고 이를 타원 반사경에 집속시켜 결석에 투사한다.

㉠ 수중방전 방식 : 스파크갭(spark gap) 방식으로 스파크갭을 이용하여 고압을 Triggering 시키고 이때 발생된 임펄스의 고전압을 수중에서 방전시켜 발생된 충격파를 집속하여 치료하는 방식이다.

ⓐ 에너지가 매우 높고 임상적 안전성이 검증되어 있다.

ⓑ 여러 메이커에서 채택된 방식으로써 상대적인 신뢰도가 높다.

ⓒ 부품수급이 용이하며 상대적으로 원가가 낮다.

㉡ 수중방전 방식의 단점

ⓐ 고전압에 의해 충격파를 발생시키므로 치료 중에 전극에 기계적·열적 압박이 심하여 18[kV]에서 1,500회 이상의 충격파를 생성하면 전극은 심하게 마모되어 줄어들게 된다. 따라서 정상적인 스파크 방전 및 안전을 위하여 규칙적으로 전극을 교체해 주어야 한다.

ⓑ 수중방전 방식에서 얻어진 충격파는 초점부위에서 최대 160[MPa](메가파스칼 : 압력단위) 정도의 최대 압력이 만들어지고 타원형의 반사경에 의해 집중되므로 통증이 심해 마취를 해야 할 경우가 많다. 계속적인 연구를 통해 반사경 구조의 개선으로 마취 없이 시행할 수 있는 기기들이 개발되고 있다.

㉢ 수중전극 방식 : 극히 짧은 시간 내에 급격히 상승했다가 서서히 떨어지는 압력파장의 전형적 형태를 갖는 충격파 발생방식으로 실험결과, 임상결과에서 타 방식보다 결석 분쇄성공률이 높다.

ⓐ 수중전극 방식의 장점 : 90[%] 이상의 높은 결석분쇄 성공률과 반복치료 횟수가 적으며 마취가 필요 없고 시술 시 통증이 경미하고, 충격파 발생 전 충격파의 초점과 체내 결석을 자동적으로 일치시키는 자동 초점 기능으로 시술이 쉽고 편리하다.

ⓑ 수중전극 방식의 충격파 : 수중방전 방식으로는 수중에 놓인 전극 간에 약 20[kV], 1[μs] 정도의 방전을 일으켜 이때 발생하는 충격파를 이용하는 방식이다. 가장 흔히 사용되는 방식의 수중방전방식으로 에너지 소스는 수중 불꽃 갭에서 비롯되어 전극에서 방출된 고전압은 F1 초점에서 물을 기화시키고, 이때 순간적으로 만들어진 기체의 팽창으로 인해 충격파가 발생하는데, 이 충격파는 충격파가 만들어진 지점에서 타원형 또는 포물선 모양의 반사체에 도달할 때까지 사방으로 발산된다.

ⓒ 반사체에 도달한 충격파의 기능 : 반사체에 도달한 충격파는 반사되어 다시 두 번째 초점(F2)에 모이게 되는데 이 지점에 바로 요로결석이 위치하게 된다. 그리고 수중방전 동력 등을 이용하여 충격파를 발생시켜 체내에 기계적인 자극을 가함으로써 통증의 완화 목적으로 사용하는 체외충격파 치료기 원리로 활용할 수 있어서 심장혈관에 충격파를 전달하여 기능이 상실되어가는 작은 혈관들의 기능을 살릴 수 있을 뿐만 아니라 심장의 모세혈관 생성에도 탁월한 효과를 가져온다.

② 레이저(미소발파) 방식

미량의 화약을 폭파하여 충격파를 발생시키는 방식이다.

(4) 에너지원 방식

1) 음향밀도 인피던스

물 같은 매체 속에 갑자기 에너지를 방출하면 높은 에너지의 압력(충격파)이 발생한다. 이 충격파는 음향물리의 법칙에 따라 물과 신체조직처럼 음향밀도가 비슷하면 파의 에너지가 거의 약해지지 않고 통과하며, 음향밀도나 임피던스가 다른 물질 사이의 경계에 부딪히게 되었을 때는 충격파 압력이 물질의 표면을 유지하고 있는 장력보다 크면 물체의 앞면이 부서지게 된다.

2) 충격파의 장력

충격파가 물체의 뒷면으로 진행됨에 따라 에너지의 일부가 반사되면서 그에 따른 장력이 생성되고 결석을 작은 조각으로 부수게 되며, 반복적으로 실시할 경우에는 결석 쪽으로 집중되는 충격파는 수많은 작은 조각으로 부수어 자연배출을 가능하게 한다.

① 충격파 발생장치 유형(1단계) : 충격파 발생장치는 2가지 유형이 있어서 첫째 유형은 점발생원을 이용한 장치로 전기 스파크를 일으켜 물의 증발과 공기방울이 형성되고 이런 현상이 주위로 퍼지면서 충격파를 생성한다. 피부와 국소부위뿐만이 아니라 수술부위에 통증을 수반할 수 있으므로 마취를 병행해야 한다.

② 충격파 발생장치 유형(2단계) : 전기파가 충격관 내에 놓인 금속판을 진동시켜 충격파를 발생시키는 방법과 주파수와 전압이 높은 에너지파에 의해 흥분되어 세라믹(ceramic) 성분이 갑자기 팽창되면서 압전기를 발생시키고 이 압전기가 초음파를 생성해 국소부위를 향하는 충격파를 발생시키는 압전쇄석기 방식이 있다.

3) 충격파의 매체역할

충격파 집중장치는 생성된 충격파를 표적이 되는 결석으로 집중하는 장치로 타원형 반사기, 원형접시, 렌즈 등이 있다. 충격파 전달매체는 주로 물이 사용되며 물주머니가 시술부위와 충격파 사이의 매체역할을 한다.

4) 위치측정장치

형광투시법과 초음파법을 이용한다. 형광투시법은 결석의 위치추적과 시행이 편리하지만 장치설비 공간과 방사선에 의한 피해가 있을 수 있고, 초음파법은 형광투시법으로 잘 파악되지 않는 결석이나 2~3[mm]의 작은 결석도 찾아낼 수 있지만 시행하기 힘들고 위치파악이 어렵다.

5) 초음파 치료강도

초음파를 이용한 치료는 초음파의 인체조직에 대한 기계적인 효과 및 열을 이용하여 치료를 하는 것이다. 초음파는 파동이론에 의거하여 전기적, 기계적 공간상으로 에너지를 집중시킬 수 있다(표 1-55).

표 1-55 • 초음파의 의료이용

인체 기능의 변화를 목적으로 하는 것	인체조직 파괴를 목적으로 하는 것	기 타
초음파 치료기	초음파 메스(집속 초음파)	초음파 세정기
초음파 온욕기	결석 파괴장치(비뇨기과용)	초음파 세안기
물속 미세기포군의 응용	치석 제거장치(치과용)	초음파 세균파괴
초음파 인공신장	백내장 수술장치(안과용)	유화장치
	Meniere병 치료장치	초음파 네뷸라이저 등

초음파 집속이론에 의하면 초음파 진동자 표면에서의 강도에 의하여 에너지가 집속된 위치인 초점에서의 초음파 강도는 수 10~1000배로 증가한다.

① 체외 초음파 기본원리 : 체외 초음파 종양 치료기의 기본원리를 바탕으로 초음파 집속장치를 활용하면 주위의 정상조직에 아무런 영향을 미치지 않으면서 체외에서 발생한 초음파 에너지를 체내의 종양이 위치한 자리에 조사하여 파괴할 수 있다. 충격파 방식에서 의료용으로 이용되는 충격파는 액체상태에서 널리 전파되며 의료용 충격파는 높은 에너지를 갖고 있으며 펄스 형태의 파동을 이용한다.

② 의학목적으로 이용된 충격파의 시초 : 의학 목적을 위해서 이용된 첫 번째 충격파는 전광 스트로크에 의한 불꽃 방전으로 발생하였다. 고에너지의 정현파 펄스의 경우를 보았을 때 물의 음향특성이 있는 조직에 투사될 때 반사파를 최소로 하여 그 효과가 극대화된다. 1947년 미국의 리브의 두뇌 종창의 치료에 이용된 충격파 발전기가 그 효시이며, 1960년에 초 충격파를 이용한 연구는 재료분석에서부터 의학용 치료법의 시도 등 다양하게 산업과 의학전문 분야로 확대되어 연구하기 시작되었다.

③ 충격파 시술유형 : 신장과 요관, 췌장 등의 담석제거 등에 이용하였고 특히 돌을 잘게 분해하도록 이용되었다. 신장결석 파쇄기들은 파쇄할 조직덩어리가 물에 의해 둘러싸여진 상태이다. 즉, 물리치료실의 욕조 속에 잠긴 환자상태가 요구되었으며 환자는 편한 자세로 물속에 서서 직접적인 접촉으로 치료를 받았다.

(5) 충격파의 집속법

충격파의 집속 방식은 타원 모양의 반사경과 접시 모양의 배열형 및 음향렌즈형이 있으며 충격파의 방식은 발생장치의 종류에 따라 선택한다. 그림 1-182의 경우 충격파의 집속 방식 중 구면 방식을 나타낸 것이며 이 밖의 다른 방식의 특징은 다음과 같다.

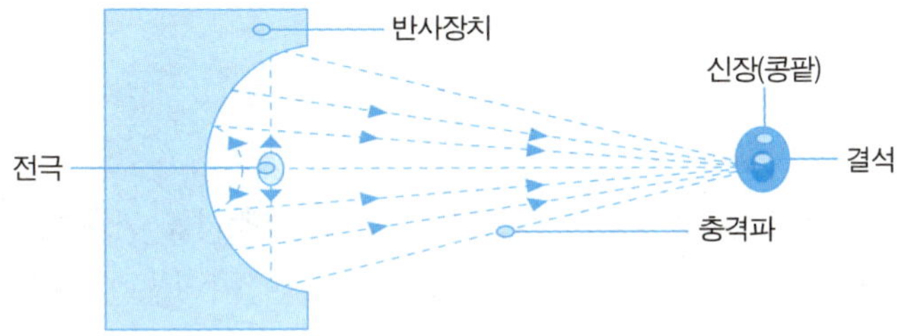

그림 1-182 • 충격파 집속

1) 회전타원체 방식

타원에는 두 개의 초점이 있으며 발생한 에너지(충격파)를 제1초점에 놓고, 제2초점에 충격파를 모아 이용한다. 타원이 주축의 둘레를 회전했을 때 생기는 입체형상을 통해 에너지를 각 초점마다 충격파를 융합하여 하나로 모은 다음에 에너지가 증폭이 되고 요로결석을 제거할 수 있는 용량이 도달했을 경우 충격파를 신체 내의 신장이라는 장기에 반사시켜 요로결석을 제거하는데 적절한 치료를 할 수 있다.

2) 방물면 방식

원통의 측면에서 나온 압력파를 초점에 접속하는 방식이다. 실제로 방사상의 화소배열을 가진 CMOS 이미지센서를 설계하여 카메라 렌즈에 장착하는 원통구조를 고안하여 방식을 도입하여 장비를 설계한다. 방물면 방식 프로세스의 경우 CMOS 0.6[μm] 프로세스를 이용했다.

① CMOS 프로세스의 활용 : CMOS* 프로세스의 높은 설계 자유도를 살려 비격자 점상의 레이아웃을 실시하여 에너지를 증폭시켜 반사하는 원리와 병행하여 빛을 투과한다. 덧붙여 빛을 투과하는 원리를 통해 방물면 원통에서 감지가 되어 더 나아가 부가적인 방식을 적용시켜 수동 적외선 검지기를 활용한다. 이는 초전소자의 품질, 신호처리의 성능 및 회로의 내 노이즈성 등 기술개선으로 신뢰성이 향상되고 있지만, 초전센서의 원리가 검지 에리어 내에서 열변동의 검출이기 때문에 인체 이외의 어떤 열변동으로 오작동하는 것을 피할 수 없다.

* CMOS : 상보형 금속산화반도체이다. 소비전력이 매우 적다는 이점을 가지며 휴대용 계산기, 전자시계, 소형 컴퓨터 등에 널리 채용된다.

② 검지 에리어 : 하나의 초전센서 및 광학계를 이용하여 하나의 검지 에리어를 구성하는 일반적인 방법에 대하여 오작동을 저감시키는 고신뢰의 수동 적외선 검지기의 일례로 초전센서 광학계를 두 개씩 설치하고, 독립된 두 개의 검지 에리어를 구성하여 양 검지 에리어에 열변동이 동시에 검출되었을 경우만 발보하게 하는 방법이 있지만 광학계 및 제품 사이즈가 대형화되고 다양한 검지 에리어의 제품 전개를 할 수 없고 구조가 복잡해져 제조비가 높아지면서 디자인에 제한이 생긴다.

3) 음향 렌즈 방식

음향 렌즈 방식원통에서 나온 압력파를 렌즈로 접속하여 충격파를 이용하는 방식이다. 렌즈에서는 열선이 투과 시에 열량이 감쇠해 버리는 것에 비하여 미러는 열량을 반사시켜 집광하기 때문에 광학계에서 열량의 감쇠를 작게 할 수 있다. 그리고 미러의 반사면을 방물면으로 이용함으로써 열량을 초전소자에 효율적으로 집광할 수 있으므로, 열량을 감쇠시키는 제품 커버를 가진 수동 적외선 검지기 등에 방물면 미러가 대부분 사용되고 있다.

① 음향 렌즈의 방식 : 소리의 에너지를 집속시키거나 발산시키는 장치로 수정이나 유리로 만든 렌즈를 사용해서 빛에너지를 집속시키거나 발산시킬 수가 있다. 음파에도 렌즈는 사용되지만 광파에 비해 파장이 매우 길기 때문에, 천연의 물질로 소형의 렌즈를 만든다는 것은 어렵다. 그러므로 음파를 굴절시키기 위해서는 인공적인 장치를 만들어 음에너지를 집속시키거나 발산시킨다.

② 음향 렌즈의 음파 : 음파는 고정된 구조물에 의해 진로가 효과적으로 굽혀지므로 금속의 얇은 판을 짜 맞추어 볼록렌즈형의 장치를 만들면 중심부에서는 둘레의 얇은 부분에 비해 파의 전달이 늦어지므로 음파를 집속시킬 수가 있다. 음파가 집속하는 곳을 초점이라고 한다. 반대로 초점에 음원을 두어 렌즈를 통과한 음파는 평면파가 된다.

③ 음향 렌즈의 마이크로파 : 마이크로파의 기술과 레이더가 발달됨에 따라 개발된 것으로 마이크로파의 송수신기에 사용되는 렌즈와 흡사한 구조로 되어 있어서 회전타원체 원리와 방물면 원리를 융합하여 활용하면 체외충격파를 이용한 요로결석과 신장질환을 치료하는데 도움이 된다.

(6) 충격파 전달매체

체외에서 발사된 충격파는 체내를 투과할 때 피부에서 반사될 수도 있으며 충격파가 전달 도중 감소할 수도 있다. 이러한 작용을 커버하기 위해서 충격파 전달매체를 이용하는 경우 인체조직과 음향 임피던스가 비슷한 물을 이용하므로, 충격파를 물속에서 만들고 물을 통해서 조사하고 있다.

① 제1세대 기종인 Dornier HM-3은 물리치료실의 환자가 완전히 물에 잠기는 욕조에서 치료를 하였다. 그 후 충격파의 안전성이 확인된 후 제2세대 기종은 환자의 허리 부분까지만 침수시키는 방법이나 물베개를 대고서 물베개에서 발생시킨 충격파를 체내에 투여하는 방식을 이용하였다.

② 단점은 전달매체를 일정기간 이용 후 바꾸어 주어야 한다. 이를 보완할 수 있는 쉽게 훼손되지 않는 매체를 연구 중이다. 수중방전 방식(spark gab)과 같은 발생기를 이용할 경우에는 물속에서 스파크(spark : 불꽃)에 따른 기포가 발생되어 충격파를 흡수하며 유사공동현상(pseudo cavitation)을 발생하여 기생 파장을 발생시켜서 원래의 충격파를 방해하기도 한다.

③ 1980년대 이전의 요석치료는 개복술 및 내시경 수술이 기본이었으나, 이러한 외과적 치료의 개념을 획기적으로 바꾸어 놓은 것이 체외충격파 쇄석술이다. 기존 치료법과 비교하여 입원, 마취가 필요 없고, 출혈, 감염 등의 합병증의 발생소지를 큰 폭으로 감소시켰다. 전달매체의 원리로는 충격파를 통해 작은 공간에서 갑자기 에너지를 방출함으로써 공기 중 또는 물속에서 발생되는 높은 압력의 고에너지이다.

④ 충격파의 에너지 방출 : 충격파는 액체 내에서는 공동화 현상을 일으켜 공기방울을 만들며 이 공기방울이 없어지면서 상당한 양의 에너지가 방출된다. 또한 충격파는 반사시킬 수 있기 때문에 힘을 한 초점으로 모을 수 있고, 이러한 힘이 신체 내로 전달되어 결석을 분쇄하게 된다. 그리고 요로결석에 대한 새로운 치료방법인 체외충격파 쇄석술은 다른 여러 발명처럼 우연한 관찰이 계기가 되었다.

⑤ 충격파의 실험 : 초음속 비행기를 연구 중이던 독일의 도니어라는 회사에서 비행기에 생긴 여러 흔적을 연구하다가 강력한 초음파가 단단한 물질을 깨뜨릴 수도 있다는 사실을 발견한 것이다. 1982년 생산된 제 1세대 체외충격파 쇄석기는 사람을 전신마취시킨 후 크레인에 메어 달고 물탱크 안에 입수시킨 후 천둥·번개 같은 충격파를 발생시켜 몸 안의 돌을 깨뜨렸다.

㉠ 실험에 의한 과정 : 초창기에는 시술할 때마다 전신마취를 해야 하고 물 안에서 결석의 정확한 위치를 찾기도 힘들었다. 이후 1980년대 후반 사람을 물에서 건져낼 수 있게 되었고 이제는 3세대 체외충격파 쇄석기를 도입하여 요로결석 치료에 이용하고 있다.

㉡ 충격파 전달매체 실험 시발점 : 1969년 이후 독일 도니어사에서 충격파가 신체조직에 미치는 영향에 관한 연구를 시작했는데 물속에서 충격파를 발생시켜 체내로 전달하는 것이 가능했고, 이때 폐에 손상을 입힐 수도 있지만 나머지 조직에는 손상을 일으키지 않으면서 부서지기 쉬운 물질을 잘게 부수었다.

㉢ 요로결석 분쇄 실험 : 1974~1980년 독일의 뮌헨대학교 외과학연구소에서 충격파를

요로결석의 분쇄에 이용하기 위한 목적으로 동물실험을 실시했는데, 실험결과 충격파는 안전하면서도 효과가 있었다. 1980년 2월에는 도니어사에서 HM-1 쇄석기를 이용해 최초로 요로결석 환자를 치료했고, 그후 HM-2 쇄석기, HM-3 쇄석기가 나왔고, 1984년 12월 18일에는 HM-3 쇄석기를 신장과 상부요로결석의 치료에 이용해도 좋다는 미국식품의약국(FDA)의 승인을 받으면서 제1세대, 제2세대 그리고 오늘에 이르기까지 많은 진보와 발전을 이루어 왔다.

㉣ 전달매체원리 : 충격파를 통해 작은 공간에서 갑자기 에너지를 방출함으로써 공기 중 또는 물속에서 높은 압력의 고에너지가 발생되는 원리이다. 이 충격파는 액체 내에서는 공동화 현상을 일으켜 공기방울을 만들며 이 공기방울이 없어지면서 상당한 양의 에너지가 방출된다. 또한 충격파는 반사시킬 수 있기 때문에 힘을 한 초점으로 모을 수 있고, 이러한 힘이 신체 내로 전달되어 결석을 분쇄하게 된다.

5. 결석의 위치측정방법

(1) 결석의 측정방법

결석의 탐사와 위치결정 그리고 분쇄상태를 확인할 때는 X-선을 이용하는 방식과 초음파를 이용하는 방식을 이용한다.

1) 초음파 방식

X-선 방식에 비해 영상정보의 질은 떨어지나 비전리 방사선을 이용하기 때문에 안전성이 높다.

① 초음파 방식의 장점 : 특수성분의 결석 · 담석은 X-선 영상으로는 진단이 불가능하지만 초음파 영상으로 확인할 수 있다.

② 초음파를 이용하는 기기의 장점 : 방사선 노출위험이 없고 X-선 투과성 결석도 발견할 수 있으며 가격이 저렴하다.

③ 초음파를 이용하는 기기의 단점 : 영상해상력이 X-선 영상정보보다 낮고, 시술 중 또는 시술 후에 정확한 결과판정이 불확실하며 뼈와 겹치는 부분의 결석 분쇄를 할 수 없다.

④ 뼈와 겹치지 않는 부위의 결석의 크기가 5[mm] 이하인 경우에는 X-선 방식보다 초음파를 이용하여 측정하는 것이 더 용이하다.

2) X-선 방식

두 방향에서 X-선을 조사하여 X-선 화면으로 결석상황을 확인하는 것으로 신결석뿐만 아니라 작은 요관결석(ureteral calculus)도 장소에 상관없이 위치측정을 할 수 있어 정확한 조준이 가능하다.

① X-선 방식의 장점 : 연속투시에 의해 실시간으로 파악할 수 있고 시술 중 결석의 부서진 정도나 시술 후의 평가를 정확히 할 수 있다.

② 최근에는 시술 전, 시술 중, 시술 후에도 정밀한 진단을 위해 X-선 영상을 이용하고, 충격파로 결석을 분쇄하는 도중에도 초음파 영상을 이용하여 관찰할 수 있도록 하여 환자에게 가해지는 방사선 피폭량(대상이 받은 방사선의 양)을 최소화하였다.

3) 소변검사, 혈액검사

소변검사를 통하여 혈뇨를 확인할 수 있고 혈액검사를 통하여 신장기능 등에 대한 정보를 얻을 수 있다.

4) 단순 복부사진

대부분의 결석은 칼슘을 포함하고 있어 X-ray상에서 하얗게 보이기 때문에 단순 X-ray만으로도 쉽게 진단할 수 있다.

5) 초음파 검사

결석을 직접 확인할 수도 있고 또, 신장의 수신증과 같은 결석으로 인한 2차적인 변화를 확인할 수 있어 요로결석 진단에 있어서 유용한 검사이다.

6) 요로조영술

단순 X-ray와 초음파 검사만으로 진단이 어려운 경우에 확진목적으로 이용되는 검사라서 정맥을 통하여 X-ray상에서 하얗게 보이는 조영제를 주입한 후에 조영제가 신장을 통하여 배설되는 과정을 X-ray 촬영을 통해 확인하는 검사이다.

7) 단층촬영(CT)

CT 검사를 시행하면 요로결석이외의 병변을 보다 정확히 확인할 수 있으며 조영제 주입도 필요가 없다. 또 X-ray상에서 하얗게 보이지 않는 결석도 CT 검사에서는 하얗게 보이게 된다.

8) 일반요검사, 요균배양검사

육안으로는 혈뇨가 나타나지 않더라도 현미경검사에서 혈뇨가 발견될 수 있으므로 일반요검사로 혈뇨의 유무와 요로감염의 유무를 확인한다. 요로감염이 있거나 의심스러우면 요균배양검사를 시행하여 원인균을 밝혀내고 아울러 약제감수성검사로 치료에 유효한 약제를 알아낸다.

요의 산성도를 검사하는데 결석성분에 따라 요의 산성도는 달라서, 예를 들면 요산석과 시스틴석은 보통 산성뇨이며 인산-마그네슘-암모늄석은 알칼리성 요산이다. 요산에 들어있는 결정체도 반드시 검사하는데 결석의 성분검사에 도움이 된다.

9) 단순복부촬영술(KUB)

요로결석의 약 90[%]는 방사선 비투과성 결석이기 때문에 단순복부촬영상에 하얗게 나타난다. 인산칼슘석이 가장 하얗게 나타나며 수산칼슘석, 인산-마그네슘-암모늄석, 시스틴석의 순이며 요산석과 산틴석은 방사선 투과성 결석이기 때문에 잘 보이지 않는다.

요로결석만이 단순복부촬영상에 하얗게 나타나는 것은 아니며 석회화된 임파절, 늑골연골의 석회화침착, 담석, 알약과 같은 이물질, 혈관의 석회화침착 등도 결석과 유사하게 나타나므로 감별진단을 요한다.

10) 경정맥요로조영술

요로결석이 의심되면 경정맥요로조영술(IVP)을 촬영하여 결석을 확인하며 동시에 신장기능의 정도, 요로폐색의 유무, 다른 요로질환도 알 수 있다. 그러나 조영제에 과민반응이 있는 환자는 이 검사대상에서 제외된다. 이처럼 요료결석의 위치측정, 즉 진단방법에 관해 알면 미연에 불상사를 대비하기 위한 예방법을 알아야 한다.

(2) 음식물과 영양의 예방방법

선진국뿐만 아니라 최근 생활수준과 식생활 및 소비성향이 향상되고 운동량이 감소함에 따라 요로결석이 증가추세에 있는 것으로 보아 이들 요소가 대사장애 질환인 통풍, 당뇨병, 비만증의 원인이 되듯이 요로결석의 발생과도 관계가 있는 것으로 여겨진다. 또한 요로결석환자의 62~83[%]가 비만증인 것으로 보아 비만증과 이와 관련된 대사장애는 요로결석의 원인으로 생각된다.

1) 결석의 예방방법

대사장애 질환의 치료와 함께 체중감소에도 유념하여야 한다. 결석의 주된 성분인 칼슘이 장으로부터 많이 흡수되어 소변에서 칼슘이 비정상적으로 많이 배출되는 흡수성과 칼슘뇨증환자는 칼슘섭취를 하루에 400[mg]이하로 제한하여야 하며, 동물성단백질도 과칼슘뇨증의 원인으로 알려져 있으므로 섭취를 제한하여야 한다.

2) 섭취요령

섬유질과 밀기울(겨)이 풍부한 음식물을 많이 섭취해야 한다. 이들 음식물은 칼슘을 불용해성 및 비흡수성으로 만들어 장으로부터 흡수를 억제한다.

3) 희석된 소변의 결석형성

농축된 소변보다 희석된 소변에서 결석이 형성될 가능성은 훨씬 적으므로 하루 소변량이 3[L] 이상 유지되도록 하루 10잔 이상의 물을 마셔야 한다. 낮 동안에는 2시간마다 유리컵으로 2잔을 마시며, 저녁식사 때는 국물을 같이 먹는 것이 좋고 밤에는 취침 전까지 2잔을 그리고 취침 중에는 깨어서 2잔을 마시면 충분한 소변량을 유지할 수 있다.

특히 식후 2~4시간이나 심한 운동 중 또는 운동 후의 탈수상태, 취침 중에는 수분섭취가 없어 소변이 농축되기 때문에 수분섭취에 유념하여야 한다.

(3) 결석위치에 따른 분류

결석위치에 따라 신결석, 요관결석, 방광결석, 요도결석, 전립선결석으로 나눌 수 있다.

① 신결석 : 신배결석과 신우결석으로 나누며 신우와 신배에 걸쳐 동시에 위치하여 마치 사슴뿔 모양을 하는 녹각석으로 분류할 수 있다.

② 신배결석 : 상부, 중부, 하부 신배결석으로, 녹각석은 완전녹각석과 부분녹각석으로, 요관결석도 상부, 중부, 하부요관결석으로 나눈다.

1) 결석성분에 따른 분류

전체 요로결석의 약 1/3 만이 단일성분의 순수결석이며 대부분은 2가지 성분 이상으로 구성된 혼합결석이다.

① 순수결석 : 수산칼슘, 인산칼슘, 탄산인산칼슘, 요산, 인산-마그네슘-암모늄, 시스틴, 실리콘, 산틴 등으로 구성된 단일성분의 결석이다.

② 혼합결석 : 위와 같은 결석성분들 중에서 2가지 이상이 함께 구성된 결석이다. 전체 요로결석 구성성분의 약 80[%]는 수산칼슘이며 가장 많은 결석형태는 수산칼슘과 인산칼슘이 합쳐진 혼합결석이다.

2) 결석위치에 따른 증상

① 신배결석 : 요로폐색을 동반하지 않은 신배결석은 흔히 증상이 없으나 소변에 피가 섞여 나오는 혈뇨가 나타날 수 있으며 결석의 크기가 폐색을 일으킬 정도로 크면 측복통, 요감염, 혈뇨가 계속된다.

② 신우결석 : 신우 내 작은 결석은 대개 증상을 일으키지 않으나 결석이 요관으로 내려오거나 요로를 막게 되면 측복통이 간헐적으로 생기며 요감염이 동반되면 신우신염이나 폐혈증상이 생길 수도 있다.

③ 신결석 : 때로는 전혀 증상을 일으키지 않아 환자가 모르고 지내다가 우연히 발견하거나

결석이 신장에 꽉 찰 정도로 커져 신장기능이 거의 소실될 정도가 되어 뒤늦게 발견되는 경우도 있다.

④ 상부 요관결석 : 결석이 요관을 통과할 정도로 작으면 극심한 측복통과 혈뇨가 발생할 수 있다. 신우요관이행부를 지나면 요관직경이 약 10[mm] 정도가 되며 작은 결석은 그대로 통과하여 요관이 장골동정맥을 교차하는 부위까지는 쉽게 통과할 수 있으나, 이곳은 직경이 약 4[mm] 정도로 좁아서 흔히 요로폐색이 동반된다. 상부 요관결석의 경우에는 요관의 연동운동에 따라 극심한 측복통이 간헐적으로 나타나고 오심과 구토가 동반될 수 있다.

⑤ 하부 요관결석 : 결석이 하부 요관으로 하강하게 됨으로써 통증은 간헐적으로 발생하게 된다. 남자의 경우에는 서혜부 또는 음낭으로 여자의 경우는 음순으로 뻗치는 방사통이 나타날 수 있다. 요관방광이행부의 직경은 1~5[mm]로 대부분의 요관결석이 이곳에 걸리게 되는데 결석이 이 부위에 정지하게 되면 방광자극증상이 흔히 나타나게 되어 배뇨곤란, 빈뇨, 배변곤란 등의 증상이 나타난다.

⑥ 방광결석 : 대부분 만성요로폐색과 요로감염의 증상이 나타나며 남자의 경우에 배뇨 시 음경으로의 방사통과 함께 급작스런 배뇨중단이 나타나며 배뇨곤란과 혈뇨가 동반될 수 있다.

(4) 초여과

혈액구획에 양압을 걸고 투석액 구획에 음압을 걸어 이것의 합이 막간 정수압을 형성한다. 일정한 막간 정수압에서 일정시간 동안 제거할 수 있는 수분량을 투석기 초여과계수라고 할 때, 초여과율은 초여과계수와 막간 정수압, 투석시간 등에 의해 결정된다. 혈액투석은 확산과 초여과가 동시에 이루어지고, 순차적인 초여과-혈액투석은 초여과만 먼저 시행하고 혈액투석은 그 다음에 시행하는 것이고, 혈액여과는 초여과된 체액을 수액으로 보충하는 것이며, 혈액투석여과는 혈액투석과 혈액여과를 합친 것이다. 고효율 투석방법인 혈액투석여과법은 일반 혈액투석에서 제거가 어려운 중분자독소를 효율적으로 제거한다. 고효율 투석은 기존 방법과 달리 미생물 오염도가 거의 없는 20[L] 이상의 초여과수를 투석장치에 함께 투입해 기존 방법으로는 약 절반 정도밖에 걸러내지 못했던 '베타2-마이크로글로불린*'을 대부분 제거한다.

따라서 빈혈, 가려움증, 불안감, 불면증, 말초신경장애, 식욕부진 등이 호전된 사례가 많다. 고효율 투석방법인 혈액투석여과법은 무엇보다 장기 투석환자의 삶의 질을 개선하는 방법을 적절히 인도해준다.

---

* 베타2-마이크로불린 : 1968년 Berggärd 등에 의해서 사람 요중(尿中)에서 분리된 분자량 11,800의 단백이다. 전기영동상(電氣泳動上)의 이동도(易動度)가 β2인점, 분자량이 작은 점에서 β2-마이크로글로불린이라고 한다. β2-마이크로글로불린은 요중(尿中) 외에 혈장, 타액, 뇌척수액, 정장(精奬), 초유(初乳), 양수(羊水) 등 체액 중에 나타난다.

26 혈관 레이저침

레이저침은 경혈부위에 무통 · 무해한 레이저를 쏘아 경락을 자극하여 기혈의 순환을 조절하여 혈액 속의 노폐물을 제거하고 그로 인해 전신의 혈액순환과 컨디션 향상에 도움이 된다. 하지만 질환이나 환자의 개인차나 상태에 따라 여러 가지 변수가 있으므로 항암효과나 항암제 부작용에 대한 결과도 있다(그림 1-183).

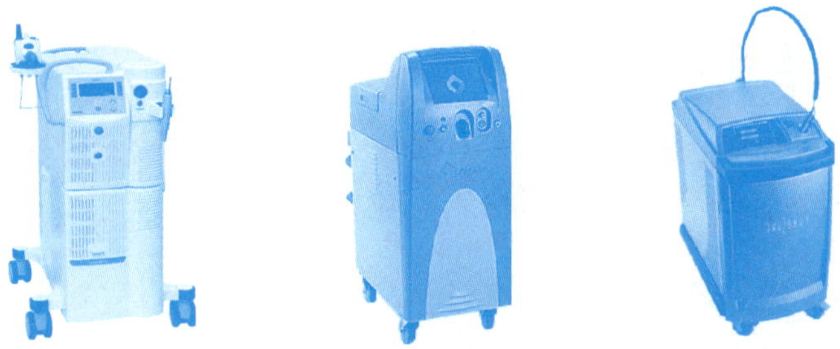

그림 1-183 • 혈관 레이저

1. 혈관 레이저침의 개요 및 효과

He-Ne 레이저는 1960년 12월 Javan 등에 의해 개발되었는데 Low energy를 이용하므로 국제적으로 Low Level Laser Therapy(LLLT)라고 명명하기도 하며, 1970년대에 구소련에서 He과 Ne 가스에서 만들어져 방출된 레이저 광선(632.8[nm])으로 정맥혈관을 통해 조사함으로써 일정한 치료, 예방효과를 얻는 것으로, 레이저를 경혈에 조사하는 레이저침과 함께 저에너지 레이저 치료법의 하나이다.

1990년에 중국에서는 임상치료에 응용하기 시작하여 왕철단 교수의 주도하에 저에너지 He-Ne 레이저 혈관 내 조사치료기(Intravascular Laser Irrardiation of Blood : ILIB)를 연구 · 개발하여 많은 임상작용과 효과를 연구 · 보고하였다. 병원에서 정맥혈관에 링거액 주사바늘을 주입한 뒤 수액을 넣는 대신 '곡택'이나 '척택' 혈위에 레이저빔을 쏘아준다는 것이 정맥 혈관주사와의 차이점이다.

혈액은 끊임없이 혈관을 따라 순환하기 때문에 지속적으로 혈관 내에 "레이저침"을 조사해 주면 그 부위를 지나는 혈액은 에너지를 얻어 활성을 띠게 되고, 활성화된 혈액은 심장의 펌프질에 따라 전신을 돌면서 각 조직과 정부에 활성화된 에너지를 전달한다. 전신의 장부 조직이나 병변부위에서 활성화된 혈액 특유의 치료기전을 발휘하게 된다.

(1) 치료효과

1) 혈액 유변학적 성질의 변화

전혈전도, 혈장점도, 혈소판과 적혈구의 집결능력을 저하시키며, 적혈구의 변형능력을 증가시켜 혈액응고성을 약화시키고 혈전형성을 억제, 혈액순환 개선에 효과가 있다.

2) 체내 면역상태 조절

체액면역과 세포면역, 유기체의 자정능력을 높여준다. 특히, 감염성 질병과 변태면역성과 관련된 질병회복에 효과를 보인다.

3) 유기체 내의 중독상태 개선

유기체내의 카필라제(SOP-체내 유리기의 일종의 효소) 활성을 증가시키며 체내 중분자물질(MMS)을 떨어뜨리고 기타 독성물질을 감소시킨다.

4) 지방대사 이상의 교정

혈청, 지방 단백질 효소를 변화시키고 지방의 운수능력을 촉진하여 혈지를 하락시켜 말의 안정을 높이며 이온 통로기능의 향상으로 적혈구의 변형능력을 정상화시킨다.

5) 다종 효소 활성의 증진

향지질과 산화작용을 증가시키고 다종의 효소, 즉 당대사와의 호흡제 등을 포함한 중요한 효소류의 활성을 증가시킨다.

6) 신경 생리활동 및 신경손상 재생

신경 생리활동과 신경손상 후의 재생과정에 중요한 영향을 미쳐 신경조직으로 하여금 등분작용을 하게 하여 신경손상의 빠른 회복을 촉진한다.

(2) 적응증

중풍, 동맥경화, 고지혈증, 고혈압, 결혈성심장병, 당뇨, 정신분열, 불면, 심력 노쇠, 심근경색, 협심증, 심근염, 류마티스성 관절염, 기관지 천식, 기관지염, 폐렴, 폐색성혈관염, 시신경 유두염, 피부궤양, 이명, 갑작스러운 난청 등이 있다.

(3) 혈관 레이저침의 효능

저에너지 레이저는 세포의 성장, 재생을 촉진하고 세포의 고유기능을 촉진시키며, 항염증효과와 항부종효과, 신경기능의 항진 등을 촉진시킨다. 또한 신경기능을 활성화시키며, 혈장점도를 조절하고, 혈전형성을 억제하는 효과가 있으며, 혈액순환 개선과 혈청 내 지질의 운수능력을 촉진하여 대사를 개선시키는 효과가 있는 것으로 보고되고 있어 중풍을 예방하는 효과가 있다.

2. 혈관 레이저침의 적용

(1) 적용법

① 근육의 기점과 착점, 건과 인대를 따라 적용한다.
② 관절질환은 관절선을 따라 연속되는 포인트에 적용한다.
③ 관절 주위의 근육의 기점과 착점에 프로브 팁을 적용한다.
④ 적은 포인트에 포인트당 고출력의 방사량을 적용한다.
⑤ 저온요법(cry(m)otherapy), 레이저 치료, 열요법(heattherapy) 등에 적용한다.
⑥ 830[nm] IR 레이저(Infrared Rays, 적외선)는 30~45[nm]의 침투효과가 있다.

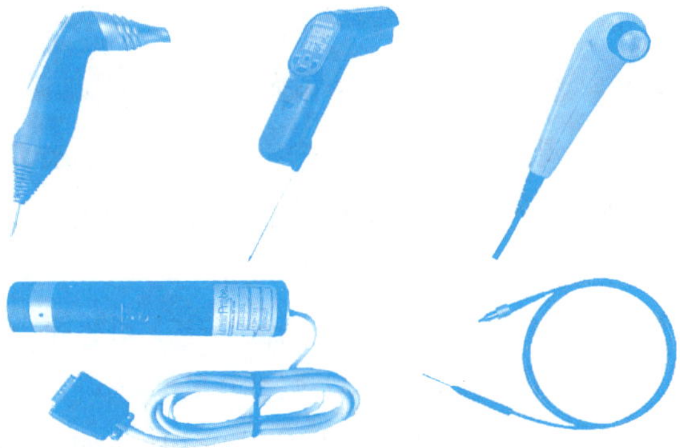

그림 1-184 • 혈관 레이저 프로브

(2) 적응증

① 편두통, 두통, 안면통증, 악관절통
② 아킬레스건염, 발바닥근막염, 발목염좌
③ 강직성척추염, 어깨, 좌골신경통, 변형성관절통

(3) 금지사항

① 눈에 조사하여선 안 된다.
② 임산부 및 심장질환자, 간질환자

③ 면역 억제제를 복용한 자
④ 금속이식기, 핀, 페이스메이커를 착용한 자는 이용할 수 없다.

(4) 사용방법

① 치료방법은 레이저 조사 프로브를 피부에 접촉한 상태에서 직각으로 레이저 조사를 하고, 각 질환별 치료 Protocol을 참고로 시술한다.
② 신체의 모든 부분에 적용되며 AP(Acupoint), TP(Trigger Point)에 정확히 프로브를 접촉하여 레이저를 조사한다.
③ 피부에 프로브를 접촉한 상태에서 레이저 조사 버튼을 누른다.

27 황달치료기

신생아에게 황달은 혈중 빌리루빈 수치가 5[mg]/[dL] 이상일 때 육안으로 확인할 수 있다. 생리적으로 출생 초기에 혈중 빌리루빈의 정상수치는 소아보다 높고, 생리적 황달은 생후 2~3일째 나타나고 5~7일 사이에 사라지며, 혈중 빌리루빈 수치가 12[mg]/[dL] 이상으로 상승하는 경우는 아주 드물다.

생리적 황달 이외의 증상을 비생리적·병적 황달이라고 하는데, 태어나서 첫날에 황달이 발견되거나, 혈중 빌리루빈 수치가 12[mg]/[dL] 이상으로 높거나, 생후 2주 이상 황달이 지속될 때, 그리고 직접 빌리루빈이 2[mg]/[dL] 이상인 경우이다. 병적 황달의 원인으로는 ABO 혈액 부적합, 혈액형 중 Rh 부적합, 간염, 모유 황달, 간담도질환 등이 있다(그림 1-185).

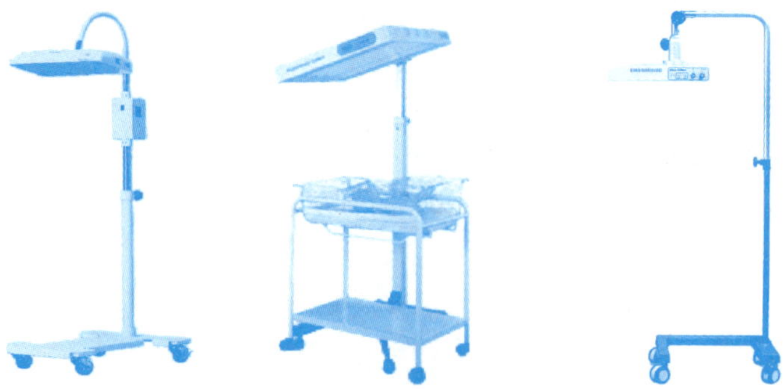

그림 1-185 • 황달치료기

1. 황 달

혈액 속의 빌리루빈이라는 담즙 색소의 양이 증가하여 여러 가지 조직에 침착하기 때문에 피부나 점막이 노란 빛을 띠는 상태를 황달이라고 한다.

(1) 황달의 원인 및 증상

황달은 병에 의해 생긴 증상의 하나이며 그 자체가 질환은 아니다. 그러므로 황달이 나타났을 때는 어떤 종류의 황달인지, 어떤 병이 원인이 되어 나타났는지 등을 확인한다(그림 1-186).

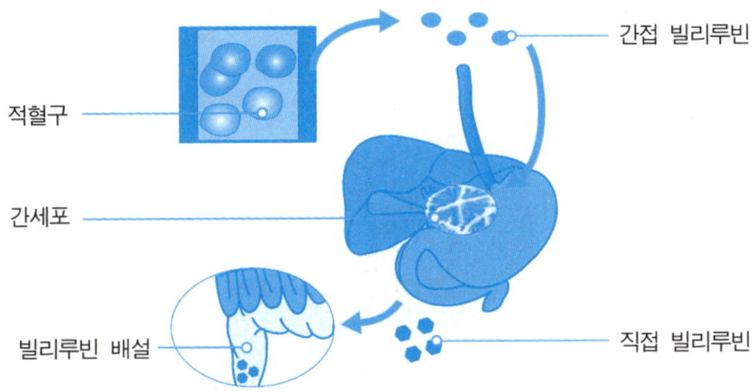

그림 1-186 • 황달의 원인

수명을 다한 적혈구가 파괴되면서 생긴 노란 색소인 빌리루빈이 일시적으로 증가되기 때문에 발생한다. 빌리루빈에는 글루크론산과 결합되어 있는 직접형 빌리루빈과 결합되어 있지 않는 간접형 빌리루빈이 있다. 용혈성 황달은 적혈구가 부서지기 쉽게 되어 지나치게 부서지기 때문에 혈액 속의 간접 빌리루빈의 양이 증가하여 일어나는 황달이다.

황달이 발생했을 때 가장 먼저 나타나는 증상은 소변의 색깔이 짙어지는 것이다. 이는 혈액으로 넘쳐 나오는 빌리루빈이 소변으로 배설되기 때문이며, 빌리루빈으로 인해 소변이 진한 갈색을 띠게 된다. 이후 피부에 색소침착이 시작되면 가장 먼저 눈의 흰자위(공막)이 황색으로 변하는 것이 발견된다.

가끔 당근이나 오렌지를 많이 섭취하여 손발이 노랗게 변하는 경우가 있는데, 이는 비타민 A의 전구물질인 카로틴(carotene)이 피부에 침착되어 나타나는 증상이다. 이 경우에 피부는 황색을 띠고, 각막이나 소변색은 보통 정상이므로 황달과 쉽게 구분할 수 있다.

황달 시 경우에 따라 대변색이 연해지기도 하는데, 이는 담즙이 배출되는 통로가 막혀 배설이 제대로 이뤄지지 않아 담즙이 대변에 섞여 나오지 않기 때문이다. 대변에 흰색 물감이나 비지 같은 물질이 섞여 나오는 경우도 있는데, 이는 담즙이 전혀 분비되지 않고 있다는 것을 알 수 있는 손쉬운 방법이다.

황달이 생기면 경우에 따라 피부 가려움증을 동반하기도 한다. 이 경우에는 빌리루빈 자체가 원인은 아니고 담즙으로 배설되어야 할 어떤 화학물질이 피부의 신경말단을 자극하여 발생한다고 추정되며, 증상 완화를 목적으로 하는 치료를 시행할 수 있지만 근본적으로 황달이 호전되어야 증상이 좋아질 수 있다.

(2) 황달 치료방법

황달이 일어났을 경우는 우선 원인을 확인하여 각기 바탕이 되고 있는 병을 치료하는 것이 중요하다. 병적인 황달의 경우는 그 원인을 밝혀 보아야 하며 핵황달을 예방하기 위한 치료가 필요한 경우들이 있다.

황달 환자는 원인 질환이 무엇인가에 따라 추천하는 식이요법이 달라질 수 있다. 일반적으로 탄수화물을 위주로 하는 저지방 식이를 권장하는데, 이는 담즙이 원래 지방질의 소화흡수를 돕는 물질이므로 황달이 오면 담즙분비의 장애로 인한 지방 소화장애가 동반될 수 있기 때문이다. 황달은 그 원인이 되는 질환을 예방하는 것이 중요하다.

특히 바이러스성 간염, 알코올성 간염, 약물에 의한 담즙 정체는 예방이 가능한 질환이며, 바이러스성 간염의 경우 간염 바이러스 감염 여부와 항체 여부를 검사하고 필요한 경우에 예방접종을 받아야 한다. 간염 바이러스 보유자는 규칙적으로 검진을 받아 바이러스 활성화 여부를 관찰하는 것이 중요하다. 체액으로 또는 상처를 통해 간염 바이러스에 감염될 수 있으므로 문란한 성생활을 피하고 칫솔이나 면도기는 공유하지 않는 것이 좋다. 귀를 뚫거나 문신을 할 때는 소독한 바늘을 사용하여 위생적으로 시술하여야 한다. 과음하지 않는 것이 좋으며, 검증되지 않은 건강식품이나 동식물 추출물 등을 함부로 복용하지 않도록 한다. 의사의 처방에 따라 올바르게 약물을 복용하는 것도 중요하다.

(3) 신생아 황달

1) 황달의 증상

아기의 피부색깔이 노란색으로 변하는 것이며 일반적으로 눈의 흰자위와 얼굴색이 노랗게 변한다. 만약에 황달이 더 심하게 되면 몸통, 사지 및 발바닥의 피부까지 노랗게 되는 경우도 있다. 황달이 심하게 되어 신경계통에 영향을 주게 되면 아기가 잘 먹으려 하지 않고, 탈진하며 정상적으로 있어야 하는 놀람 반사(큰 소리나 자세의 갑작스러운 변화로 놀랐을 때 일어나는 반응)가 약하게 된다.

2) 원인, 병태 생리

황달을 일으키는 물질은 혈중 빌리루빈이라는 물질로서 빌리루빈 생성은 대부분 적혈구가 파괴되어서 만들어지며, 생성된 빌리루빈은 간에서 대사되어 담즙으로 배출된다. 그리하여 파괴되는 적혈구가 많거나 생성된 빌리루빈이 덜 성숙한 간에서 처리되지 못하였을 때에 황달이 생기게 된다. 위와 같은 원인으로 생리적 황달이 생기게 되며, 이 증상은 출생 후 간의 빌리루빈 제거능력이 아주 빠르게 향상되기 때문에 일반적으로 1주일 내에 사라지게 된다(그림 1-187).

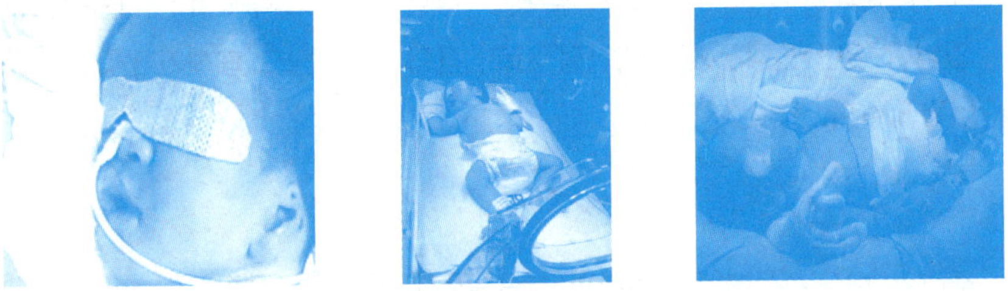

그림 1-187 • 황달에 걸린 소아

① 태내에서도 적혈구의 파괴가 일어나고, 간이 미숙하기 때문에 황달의 위험성이 있지만, 이런 경우에는 태반을 통하여 빌리루빈이 엄마 쪽으로 배설되어 처리되기 때문에 문제가 되지 않게 된다.

② 병적 황달의 원인 중 ABO 혈액 부적합은 엄마의 혈액형이 O형이고 아기의 혈액형이 A 혹은 B형일 때 발생하고, Rh 부적합은 아기의 혈액형이 Rh 양성이고 엄마의 혈액형이 Rh 음성일 때 발생할 수 있다. 이런 경우에는 심한 황달이 나타나는 경우가 많기 때문에 출생 초기에 치료를 받아야 한다.

③ 모유황달은 보통 생후 1주일 경에 나타나며, 3주일에서 10주 동안 지속된다. 모유황달의 원인은 모유 안에 있는 지방산들이 간의 빌리루빈 대사를 막기 때문인 것으로 알려져 있다.

④ 담도의 이상이나 간염 등에 의해 장기간 지속하고 황달은 발병시기가 느린 특성이 있으며, 간접 빌리루빈보다는 직접 빌리루빈이 증가하게 된다.

3) 진 단

아기의 피부가 노란색으로 보이는 경우에 병적 황달의 기준에 속하게 되면 정확하고 세밀한 진단을 받아야 하며, 특히 황달부위가 몸통을 넘어서 사지 및 발바닥까지 발견되면 병원으로 가서 적절한 치료를 받아야 한다. 병원에서는 혈액검사를 통하여 황달의 원인을 찾게 되는데, 보통 직·간접 빌리루빈 수치, 혈액형 검사, 용혈 일반 혈액검사에 의한 원인검사 및 간기능 검사 등을 하게 된다.

4) 경과, 예후

거의 모든 신생아에게 발생하는 황달은 생리적 원인으로 치료가 필요 없으나, 병적인 원인의 황달이 진단되었을 경우에는 정확하고 세밀한 진단 및 치료를 시작하여야 한다.

① 황달이 심한 경우에는 신경학적인 장애를 초래할 가능성이 있으므로, 일정한 수준 이상의 빌리루빈 수치가 확인되었을 경우에는 즉시 입원하여 교환수혈, 광선치료 등의 치료를 받아야 한다.

② 약물치료가 효과가 있으나 약효가 늦게 나타나며 덜 효과적이기 때문에 권장되지는 않는다. 간염이 진단된 경우에는 내과적 치료, 간의 이상, 담도 폐쇄가 원인이 되는 경우에는 수술이 필요하다.

5) 합병증

혈중 빌리루빈이 뇌의 기저핵에 침착하여 신경세포를 파괴하는 핵황달이 주요한 합병증이다. 이 합병증 때문에 황달에 대하여 세심한 주의가 필요하며 핵황달이 되면 사망할 위험성이 있으며, 살아있다 하더라도 청각상실, 뇌성마비 등의 심각한 후유증이 남게 된다.

6) 치 료

보통 혈중 빌리루빈 농도를 20[mg/dL] 이상으로 올라가지 않게 하는 것이 원칙이며 황달이 위험 수준에 도달한 경우에는 병원에 입원하여 광선치료 혹은 교환수혈을 하게 된다.

① 모유황달 등과 같은 경우에는 일시적으로 2~3일간 모유를 중단한 후 황달의 변화를 관찰한다.

② 용혈성 원인이 아닌 경우에는 25[mg/dL]까지는 안전하다.

③ 담도 폐쇄로 진단이 되었을 때에는 가능한 한 빠른 시일 내에 수술적 치료가 간염으로 진단되었을 경우에는 내과적인 치료가 필요하다.

2. 황달치료기 사용법

(1) 광선치료 시스템 개요

보통 황달이 신생아에게 일어나는 이유는 간이 아직 완전히 발전하지 않았고 잠시 동안 빌리루빈을 조절하지 못하기 때문이다. 이 증상은 '하이퍼 빌리루빈 네미아'라고 하는 혈액 속의 빌리루빈의 높은 수치의 상태에 의해 생겨난다. 보통의 황달은 별도의 치료 없이도 1~2주일 이내에 사라진다. 아기들이 치료를 필요로 하는 이유는 황달의 격렬함 때문이고, 황달이 생겼을 때 아기의 합병증 때문이다.

① 광선치료(medilux phototherapy system : 광선치료 시스템)는 빛을 이용하여 혈액 속에 있는 빌리루빈을 제거한다. 이 빛 파형은 아기의 피부와 혈액에 흡수되고, 혈액에 흡수된 빛 파형이 온몸을 돌아가면서 혈액 속의 빌리루빈을 제거한다.

② 반세기 넘는 동안 병원에서 하는 광선치료는 빛을 일렬로 제공하거나 아기로부터 거리를 두어 스포트라이트를 제공하는 것이었다. 이것은 빛을 옷을 입지 않은 아기에게 직접 비추는 것으로 아이의 눈을 빛으로부터 막기 위해 눈가리개를 착용한다. 오늘날 기술의 발달은 새로운 광선치료 시스템을 이끌어 내었고, 메디럭스는 효과 있는 치료법으로 광선치료의 불편이 없다.

(2) 황달치료기의 특징

① UV와 적외선 발광이 빛에서부터 걸러지고, 피부와 안구손상의 위험뿐만 아니라 고열과 탈수증의 위험을 줄여 준다.

② 유일무이하게 광섬유로 팽팽하게 짠 매트가 집중된 빛의 흐름을 동일하게 내보낸다.

③ 편안하고, 유연한 광섬유 패드가 유아의 넓은 부분을 높은 강도의 광선치료법으로 쐬게 한다.

④ 400~500[nm]의 빛이 더 효율적으로 하이퍼 빌리루빈 네미아를 치료한다(그림 1-188).

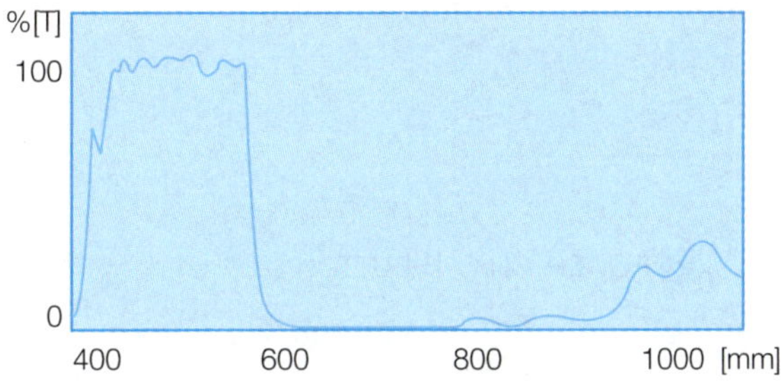

그림 1-188 • 메디럭스 필터 특징

(3) 황달치료기 사용효과

메디럭스 광원치료 시스템은 경량과 소형의 발광체와 패드가 치료상의 빛으로 신생아 황달을 치료한다. 메디럭스는 광섬유와 병원에서 주어진 광섬유 치료법에서의 기술혁신을 나타낸다. 짜여진 광섬유의 패드는 빛 근원을 아기에게 전달하는 데 이용된다. 패드 덮개가 되어 있는 광섬유 패드는 빛이 아기의 피부에 닿는 반대 부분에 놓여 있어야 한다. 이 빛의 흡수로 인하여 빌리루빈이 제거된다.

① 메디럭스 시스템은 부모들과 병원 스탭들이 아기를 강보에 싸고 안거나 돌보는 동안 아기의

빌리루빈 수치를 효과적으로 낮아지게 한다.

② 메디럭스는 치료상 빛의 높은 레벨을 아기의 피부에 쬐어 치료하게 한다. 빛의 형태는 햇빛에서도 생성된다. 메디럭스로부터 나오는 빛의 세기는 햇빛 밝은 날에 그늘에 있는 것과 같은 것이며, 안전한 이유는 메디럭스 필터가 잠재적으로 해로운 자외선과 적외선 에너지를 없애기 때문이다.

③ 아기는 광선치료의 방법으로서 빈번하고 느슨하며 가끔은 초록빛의 내장 움직임을 가질 수 있다. 이것은 일시적이고 치료가 완료되면 멈춰진다.

④ 메디럭스의 패드가 아기의 피부에 닿은 부분은 표백되거나 빨개질 수 있다. 피부에 직접 닿은 패드의 첫 번째 부분에는 빌리루빈이 괴멸한다. 괴멸과정은 해롭지가 않으며, 아기의 치료에 효과가 있고 피부의 치료원인은 보통 색깔로 돌아오게 된다. 치료과정이 계속됨에 따라 빌리루빈은 혈액과 피부의 남은 부분에서 색깔이 없어지게 된다. 빌리루빈이 허용가능한 수치까지 줄어들면, 아기의 신체 부분의 피부가 정상색깔로 되돌아오게 된다.

⑤ 아기의 모든 피부를 패드에 돌려가면서 치료하지 않는다. 조그만 피부의 빌리루빈이 피부의 지방조직에 있고, 빌리루빈의 대다수는 혈액 내에 있다. 혈액의 순환으로 빛의 쬔 부분의 빌리루빈이 괴멸되게 된다. 이것의 매우 중요한 부분은 덮개가 씌워진 패드의 빛이 비추어지는 부분은 치료기간 내내 아기피부의 반대쪽에 있어야 한다.

3. 황달치료기의 구성

(1) 앞면 패널 구성

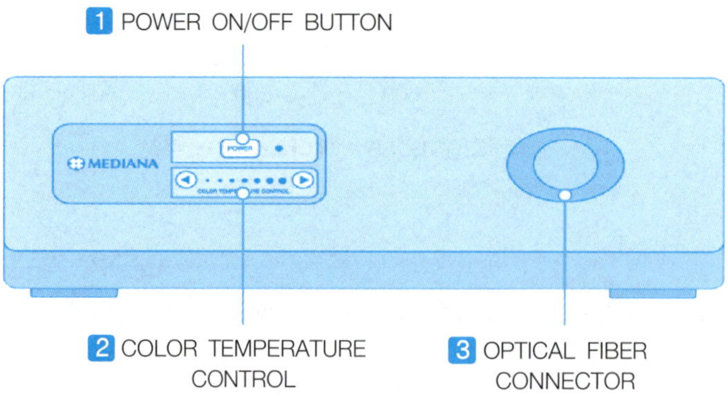

그림 1-189 • 황달치료기의 앞면 패널 구성

1 POWER ON/OFF BUTTON(전원 켜고/끔 버튼)

㉠ 기기의 전원 끄고 켜짐과 기기의 전원이 켜지면 전원표시 LED가 켜진다.

㉡ 기기를 끄기 전에 기기의 AC(교류) 전원 라인을 바꾸거나 옆면 램프 교체 커버를 열지 않으면 기기의 상태는 마지막 상태와 같게 된다.

2 Color Temperature Control(색깔 온도조정부) : 빛 소스로부터 색깔 온도가 높아진다.

3 Optical Fiber Connector(광섬유 커넥터) : 빛 소스로의 광섬유 케이블을 연결한다.

(2) 뒷면 패널 구성

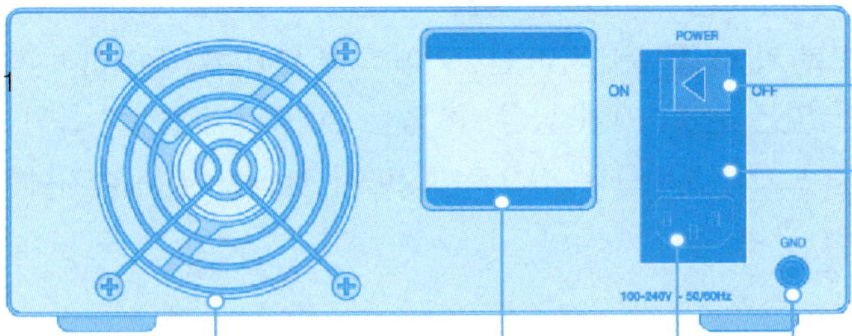

그림 1-190 • 황달치료기의 뒷면 패널 구성

1 FAN : 가열된 열을 안에서부터 바깥으로 환기시킨다.

2 LABEL : 생산품의 라벨

3 POWER INLET(전원 입력부) : AC 110/220[V], 50/60[Hz]

4 GROUND(GND : 접지) : 외부 접지 커넥터

5 FUSE HOLDER : AC 250[V], 5[A] 퓨즈만 사용

6 MAIN POWER SWITCH(메인 전원 스위치) : 메인 AC 전원 ON/OFF 스위치

황달치료기를 사용하기 전에 메디럭스 작동 전압이 콘센트 전압과 일치하는지 확인한다.

① 기기 뒷면 패널의 메인 전원 스위치를 '켬'으로 돌린다. 아무런 변화가 일어나지 않는다.

② 기기 앞면의 켬/꺼짐 버튼을 눌러 기기의 전원을 켠다.

③ 전원을 켰을 때 기기의 초기상태는

㉠ 전원 LED가 불이 켜진다.

㉡ 색깔 온도조정 표시기 LED가 몇 초 동안 켜진다.

④ 기기의 앞면 패널에 있는 색깔 온도조정을 눌러서 색깔 온도를 조정한다.

⑤ 색깔 온도조정부가 환자에게 적절하게 설정되어 있는지 확인한다.

⑥ 광섬유 케이블을 환자의 치료에 적용한다.

⑦ 치료가 완료되면 기기의 앞면에 있는 전원 ON/OFF 키를 눌러서 기기를 끈다.

⑧ 기기의 뒷면 패널의 메인 전원 스위치를 '꺼짐'으로 돌린다.

28 흡입관

생명유지에 가장 우선 시 되어야 할 기도유지와 관련하여 매우 중요하며, 분비물이나 구토물 등으로 인해 기도유지가 되지 않을 경우, 고농도의 산소를 공급하더라도 그 효과를 보기가 어렵기 때문에 3경로, 즉 비인두, 구강, 기관으로 카테터를 준비하여 흡인기에 의해 분비물을 제거하여 기도를 유지시키는 장치이다. 연하장애가 있는 환자, 기침을 할 수 없는 환자(인위적으로 흡인을 해주어 분비물을 제거하고 산소화를 도모), 분비물 축적으로 호흡 시 잡음이 있는 환자에게 사용하면 효과적이다(그림 1-191).

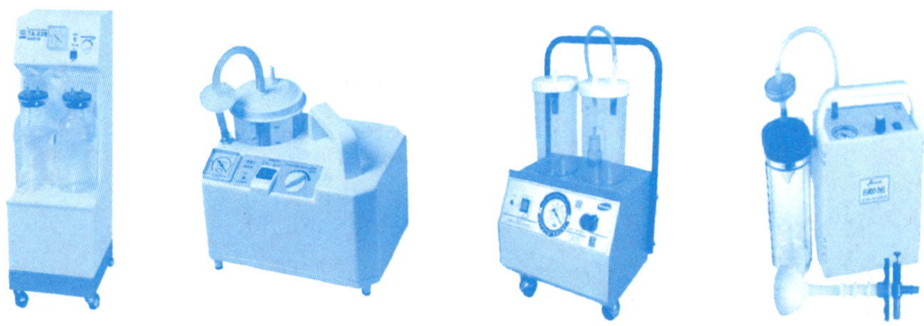

그림 1-191 • 흡입관

1. 흡인간호

상하부기도 내의 분비물을 제거하여 기도를 유지하고, 진단목적을 위하여 분비물을 채취한다. 기침이나 심호흡을 유도하여 환기를 도모하며 분비물 축적으로 인한 감염을 방지하는 것이다.

(1) 흡인간호의 사정절차

먼저 상하부기도의 폐쇄나 이상증상(증후)을 관찰한다.

① 초기증상 : 빈맥, 불규칙한 맥박, 발한, 호흡, 잡음 등이 있다.

② 말기증상 : 서맥, 입주위 청색증, 호흡음 감소, 안정부절, 불안, 의식수준의 저하 등이 있다.

③ 부적절한 호흡양상의 증상(증후)을 관찰하고, 기침 및 객담을 뱉어내는 능력을 사정한다. 또 흡인을 반복할 필요가 있는지, 무기폐의 증상이 있는지를 관찰한다.

(2) 흡인 시 제공되어야 할 간호중재

① 수분공급, 급습, 기침, 심호흡
② 체위변경, 처방에 따른 기관지 확장제 투여
③ 흉부물리요법, 심전도 모니터링(EKG monitoring)

2. 방 법

(1) 구강, 비강흡인

먼저 손을 씻은 후 물품을 준비하고 환자를 확인한다. 목적과 방법을 설명 후 적절한 체위를 유지하여야 한다. 이때 무의식 환자의 경우에는 측위에서 간호사의 얼굴을 마주 보도록 한다. 이 체위는 환자의 혀를 앞으로 내밀 수 있으며 **인두로부터 분비물의 배출을 돕고 분비물이 폐로 흡인되는 것을 방지**한다. 또 의식이 있는 환자의 경우에는 **구강인두 흡인 시 반자위에서** 목을 옆으로 돌리도록 한다(그림 1-192).

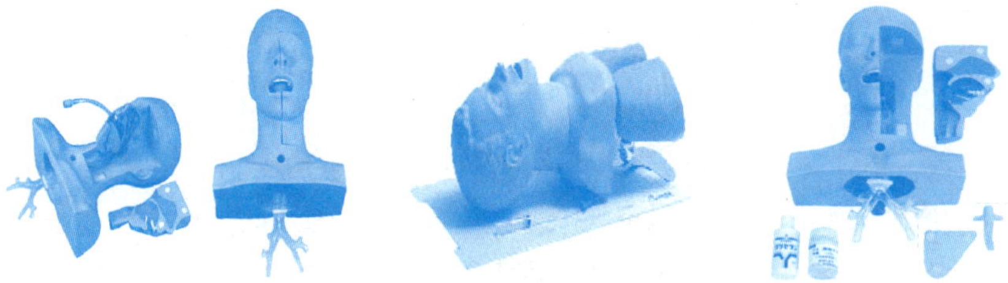

그림 1-192 • 흡입 훈련 모델

① 분비물의 양이 많을 경우 베개 위나 환자의 턱 밑에 타월을 준비해둔다. 흡인 전 **청진 및 가슴 타진**(chest percussion)을 시행하고, 흡입관을 작동시켜 기능이 정상인지 확인한 후, 장갑을 끼고 흡인카테터를 오염되지 않게 꺼내어 흡입관에 연결하여 압력을 조절한다. 여기서 **성인의 경우는 110~150[mmHg], 아동은 95~110[mmHg], 영아는 50~95[mmHg] 정도가 적당하다**(그림 1-193).
② 삽입할 길이를 정하여 장갑 낀 손으로 위치를 표시하고, **삽입길이는 환자의 코에서 귓불까지 약 13[cm] 정도**이다.
③ 마찰을 감소시키고 삽입을 용이하게 하기 위해서 흡인카테터의 끝을 Bowel 속의 N/S에 적신다.

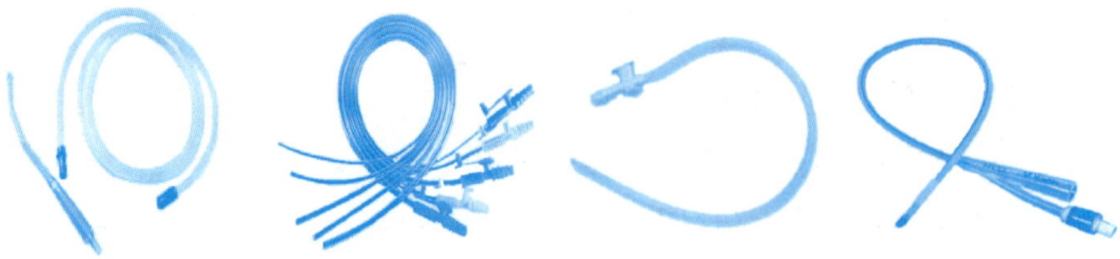

그림 1-193 • 흡인카테터

④ 흡인카테터의 조절구멍을 열고 부드럽게 구강 또는 비강에 삽입한다(그림 1-193).
⑤ 삽입 후, 흡인 조절구멍을 손가락으로 막고 부드럽게 흡인카테터를 돌려 빼면서 분비물을 제거한다. 이는 흡인카테터가 기관벽에 닿는 시간을 최소화 하여 조직손상을 예방하기 위함이다.
⑥ 1회 흡인시간은 15초를 초과하지 않도록 해야 한다.
⑦ 흡인카테터에 진한 분비물이 묻어 있으면 거즈로 닦아내고 생리식염수로 통과시킨다.
⑧ 기도의 분비물이 제거될 때까지 반복해서 시행하며, 총 흡인시간이 5분을 넘지 않도록 해야 한다.

(2) 기관흡인

적절한 체위를 유지한 후, 금기가 아니면 반좌위를 취해 주어 심호흡을 도모하고, 폐의 확장을 도와 기침을 효과적으로 하도록 한다. 무의식 환자는 **앙와위***를 취해준다. 흡인 전 청진 및 가슴 **타진****(chest percussion)을 시행한다. 장갑을 끼고 흡인카테터를 오염되지 않게 꺼내어 흡인기에 연결하여 카테터의 조절구멍을 막은 생태에서 흡입기(suction)의 압력을 맞춘다. 흡인 전에 수동식 인공호흡기(ambu bag)로 과호흡을 시킨다(그림 1-194).

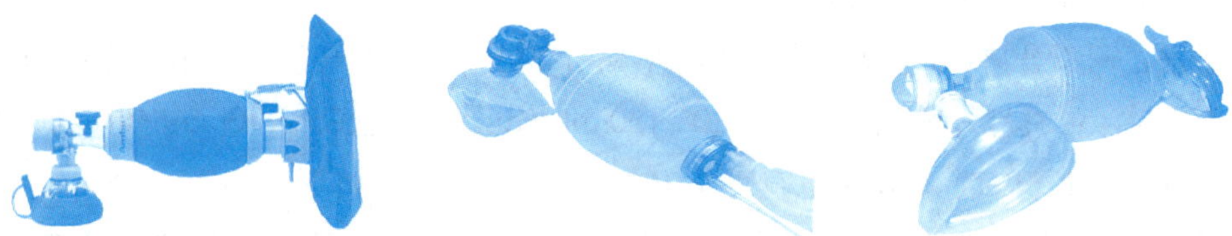

그림 1-194 • 수동식 인공호흡기

* 앙와위 : 배와 가슴을 위로 하고 반듯이 누운 자세이다.

** 타진 : 진찰법의 하나로 가슴이나 배 등 몸의 표면을 두들겨 내부에서 나는 타향음(打響音)을 듣고 내부 장기의 위치 · 크기 · 형태의 개요, 병변의 유무를 알아내는 방법이다.

① 산소를 12~15[L/min]으로 틀어 수동식 인공호흡기와 연결한다.
② 수동식 인공호흡기와 기관튜브를 연결한다.
③ 환자가 숨을 들이쉴 때 수동식 인공호흡기를 누르며 몇 차례 과호흡을 시킨다. 수동식 인공호흡기는 두 손을 사용하여 누르는 것이 효과적이다.
④ 환자 가슴의 움직임을 보고 환기가 잘되고 있는지 관찰한다.
⑤ 분비물이 진할 경우 수동식 인공호흡(ambu bagging)을 하지 말고 흡인 전 몇 분 동안 산소주입량만을 증가시킨다.

마찰을 감소시켜 점막손상을 최소화하게 하며 삽입을 용이하게 하기 위해 흡인카테터의 끝을 증류수에 적셔 카테터를 유연하게 하고 흡인카테터의 조절구멍을 열어 기관속으로 카테터를 부드럽게 넣는다. 이때 저항이 느껴지면 억지로 밀어 넣지 않으며, 환자가 기침할 때까지 삽입한다. 흡인카테터의 삽입길이는 성인의 경우 기관 정맥(tracheal cannula)은 기침할 때까지 또는 10~12.5[cm] 정도, 기관 내 삽관(endotracheal tube)은 삽관(tube)길이만큼 삽입한다. 흡인카테터의 조절구멍을 막고 흡인카테터를 Forcep 또는 멸균장갑을 낀 손으로 잡아 부드럽게 돌려 빼면서 분비물을 제거한다. 이는 흡인카테터가 기관벽에 닿는 시간을 최소화하여 조직손상을 예방하기 위함이다. 1회 흡인시간은 15초를 초과하지 않도록 하며 기도의 분비물이 제거될 때까지 반복해서 시행하되, 총 흡인시간이 3~5분을 넘지 않도록 한다.

3. 부작용

흡인 시 부작용이 있을 수 있다. 거기에 대한 대처법으론 심장 부정맥이 있을 경우, 산소부족 상태에서 미주신경이 자극되었을 때 흡인 전 충분한 산소를 공급함으로 부작용을 예방할 수 있다. 출혈의 경우 점막이 손상된 경우 카테터를 무리하게 밀어넣지 말고 삽입 전 카테터를 증류수에 담궈 유연하게 하면 예방할 수 있다. 저산소증, 청색증은 흡인 시 충분한 산소를 공급하고 총 흡인시간을 5분이 넘지 않게 한다. 불안, 심리불안은 의식이 있는 대상자의 경우 사전에 충분한 설명을 하고 심호흡, 기침을 하도록 유도한다. 이밖에 무기폐, 기관지 점막손상, 감염, 심정지 등의 부작용이 일어날 수 있다.

29 ENT 네뷸라이저

호흡기 질환 환자들의 치료에 도움을 주는 의료기기로 약물을 초음파로 작은 입자로 분해하여 호흡 시 약물을 흡수하게 하는 기기이다. 호흡기 치료기의 의학용도로는 천식환자용 호흡보조기로 많이 쓰이며, 안개의 형태로 약물을 투여하는 데 사용하는 장치의 고체가 폐 속에 흡입되고, 주로 만성천식환자나 호흡기 질환 환자들이 호흡기 치료기를 많이 쓰인다. 전문의약품으로 의사처방을 받아서 전문약품을 취급하는 약국에 가면 구입이 가능하며, 호흡기 질환이 있는 사람에게 많이 필요하다. 일반적으로 천식 환자용 호흡보조기의 경우 낭성 섬유증, 천식, COPD와 다른 호흡기 질병의 치료에 사용되는데, 호흡치료기의 경우 산소, 압축공기로 인해 흡입할 수 있는 작은 에어로졸* 형태로 되어 있어 초음파 전원을 사용하게 된다(그림 1-195).

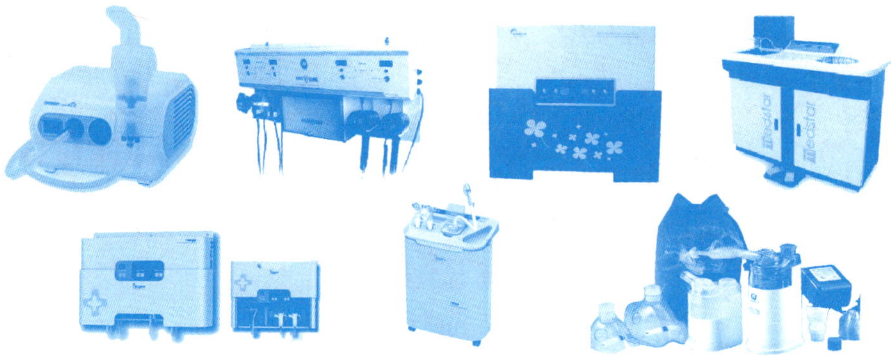

그림 1-195 • ENT 네뷸라이저

최초의 "전원" 또는 가압 흡입기는 1858년 프랑스에서 발명되었는데, 본 장치는 액체 약품을 분무하다 압력을 사용하여 발생하는 펌프식 및 압력식 분사장치 형태로서 살충제의 분사형태로 되어있다. 펌프 핸들은 자전거 펌프의 구조로 되어 있고, 사용자의 손에 의한 조작이나 분사 시 액체는 사용자의 입근처에 흡입을 위해 뿌려놓은 분무기를 통해 흡입이 된다. 또한 전기 천식환자용 호흡보조기는 1930년대에 발명하고 이 장치와 액체(일반적으로 아드레날린 염화되고, 기관지 근육이완으로 사용하는 용도)가 전기압축기의 전원에 의해 에어로졸 형태로 만들어졌다.

① 약액을 압력이나 초음파를 이용해 기화시키고 이를 흡입하는 기구이다.

② 어린이나 의식이 없거나 중증인 성인환자에게 유용하다.

* 에어로졸 : 액체나 고체의 입자가 주로 공기와 같은 기체 내에 미세한 형태로 균일하게 분포되어 있는 상태이다.

1. 네뷸라이저 흡입요법

흡입요법은 천식을 비롯한 급성·만성 호흡기 질환을 앓고 있는 환자에게서 집착성이 강한 기관지 내의 분비물이나 기관지 수축으로 인해 기도가 좁아져 나타나는 호흡곤란 등의 증상을 효과적으로 치료해주는 방법이다. 그리고 흡입요법을 시행한 후에 고무컵으로 등을 두들겨 줌으로써 기관지 벽에 붙어 있던 가래가 묽어지고 쉽게 떨어져 기침을 할 때 가래가 쉽게 배출되어 호흡기 질환이 빨리 좋아지게 된다. 만 6세 미만의 아이들은 어른들처럼 가래를 입 밖으로 내뱉지 못하고 삼키는 경우가 많다.

(1) 흡입요법의 장점

① 경구 및 주사제를 투여하는 것보다 부작용이 극히 적다.
② 약효 발현이 신속하다.
③ 약액이 작은 입자로 분사되므로 폐포 깊숙이 직접 도달된다.

(2) 흡입요법의 적용

① 에어로졸 흡입제나 경구요법으로 천식치료효과가 불충분하거나, 급성천식발작 또는 만성기관지경련과 같은 중증환자에게 적용한다.
② 기관지 천식환자에게 적용한다.
③ 급성기관지 또는 폐질환, 폐렴, 기관지염에 적용한다.
④ 수술과 관련된 폐질환, 전신마취 후 기도경축, 기도 내 객담정체증에 적용한다.

(3) 네뷸라이저의 종류

1) 제트형 네뷸라이저

① 원리 : 컴프레셔로부터 나온 공기가 좁은 관을 통과하면서 발생하는 음압에 의해 액상의 약물이 유입되어 에어로졸이 생성되는 원리이다.
② 단점 : 호기 시에는 많은 양이 그대로 외부로 버려진다.

2) 초음파 네뷸라이저

① 원리 : 에어로졸을 생성하는데 컴프레셔 대신에 전기진동자의 빠른 진동을 이용한다.
② 장점 : 크기가 작아 휴대하기 편하며 소음이 적다.
③ 단점 : 분자량이 큰 입자는 효율적으로 에어로졸로 변환시키지 못한다.

2. 네뷸라이저 시 사용하는 약물 및 방법

(1) 네뷸라이저 시 사용약물

① 일반적으로 **기관지 확장제**를 사용하면 폐의 공기통로인 관강을 확장시켜주어 객담의 배출을 용이하게 하고 호흡이 원활해진다.

② **벤토린**(ventolin), **풀미코트**(pulmicort) : 질환발생 시 흡입투여하면 효과가 5분 이내에 작용 발현하여 증상이 신속히 완화되고 호흡이 훨씬 쉬워진다.

(2) 네뷸라이저 사용방법

① 크기와 모양은 조금씩 달라도 네뷸라이저 사용방법은 거의 비슷하고 간단하다.

② 거의 모든 병원에서 사용하는 것으로 미국 Sunrise Medical Devilbiss사의 Pulmo-Aide 5650의 사용법이다.

③ Diaphragm 방식으로 고장이 거의 없는 모터 방식이다.

④ 네뷸라이저의 적절한 시간은 5~10분이다.

⑤ 네뷸라이저에 들어가는 약의 용량이 적을 경우 흡입시간이 너무 짧아지므로 약과 생리식염수를 섞어서 사용한다.

⑥ 벤토린 사용 시 0.3~0.5[cc]와 나머지는 생리식염수를 섞었을 때 총량이 2~3[cc]가 되도록 한다.

⑦ 흡입시간은 생리식염수를 넣고 뺌으로써 조절한다.

⑧ 아기의 경우 마스크를 싫어하면 네뷸라이저 키트를 이용하여 키트의 한 쪽을 막아 코와 입주위에 흘려주어도 된다.

(3) 주의사항

① 약제는 사용직전에 섞어서 사용한다.

② 반드시 의사의 처방대로 사용하며 **경구용 약제와 병행**할 수 있다.

③ 약의 흡입은 정기적인 유지요법으로 사용하는 것이 일반적이지만 증상이 있을 때만 사용하는 경우는 의사의 처방을 갖고 **최대 호기측정기**를 사용하여야 하며 응급 시 연락처를 알고 있어야 한다.

④ 약의 흡입 후 효과가 명확하지 않거나 효과의 지속시간이 평소보다 짧다면 위기의 상황이므로 속히 병원으로 가야 한다.

⑤ 기계는 연 1회 점검, 소모품은 1~3개월 간격, 내구성 재질인 경우는 매년 교체해야 한다.

제 2 장

치료 관련 해외의료기기

01 고혈압 조절기
02 광선치료기
03 림프 부종 치료보조기
04 무선 심장 펌프시스템
05 신경계 감시장비
06 알레르기 완화기
07 약물전달기기
08 욕창 예방행동 체크시스템
09 척수신경자극기
10 척추치료용 뼈보강제
11 통증치료기
12 흡인제어 시스템
13 CO_2 레이저

01 고혈압 조절기

개인별 호흡을 통해 혈압을 낮출 수 있는 새로운 시스템이 선을 보였다. 일반적으로 고혈압을 앓고 있는 사람들은 좀 더 건강한 식단으로 바꾸고 운동을 하여 체중을 줄이며 여러 가지 약을 복용하도록 권장받는다. 한편 현재 영국에서는 이외에 고혈압 환자들에게 또 하나의 색다른 처방이 내려졌다. 바로 미국의 인터큐어사가 개발한 레스퍼레이트(RESPeRATE)이다.

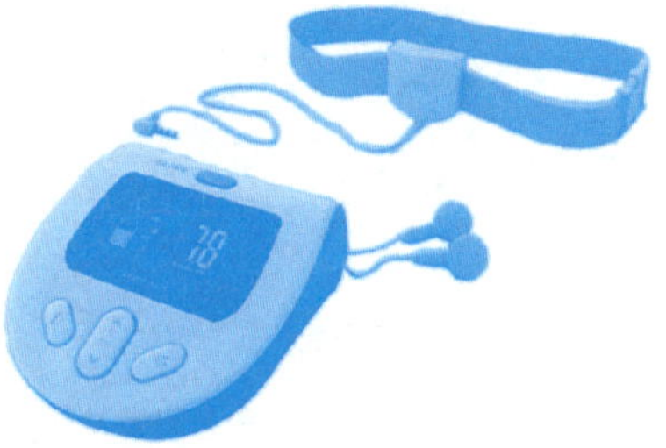

그림 2-1 • 고혈압 조절기

① '레스퍼레이트'는 환자의 호흡을 모니터하고 소리를 사용하여 환자가 좀 더 길고 느리게 숨을 쉴 수 있도록 해준다. 결과적으로 몸의 긴장을 완화시키는 역할을 한다(그림 2-1).

② 레스퍼레이트 제조업체에 따르면 이미 여러 차례의 임상실험을 통해 고혈압 감소에 지속력이 뛰어나고 중대한 영향을 미친다는 결과를 얻었다. 레스퍼레이트는 끈으로 고정된 호흡 센서와 작은 헤드폰이 달린 컴퓨터 방식의 컨트롤 장치로 구성된다.

③ 호흡 센서는 환자의 복부 위쪽에 놓이며 실시간으로 들숨과 날숨을 모니터한다.

④ 레스퍼레이트 시스템은 호흡을 두 가지 다른 톤으로 전환시켜 헤드폰을 통해 내보낸다. 따라서 환자는 현재 호흡수를 나타내는 톤에 맞춰 호흡을 시작하며 조금씩 날숨을 길게 늘이게 된다. 이는 환자가 일명 "치료수준"에 도달할 때까지 지속되며 호흡수는 분당 10번 이하가 된다.

⑤ 연구에 따르면 느리고 깊은 호흡을 몇 분 동안하고 나면 체내의 좁은 혈관을 둘러싼 근육이 풀어지며 혈액의 흐름이 자유로워지고 결과적으로 혈압이 낮아지기 시작한다.

⑥ 레스퍼레이트를 하루 15분간, 최소 일주일에 네 번 이상 사용하면 환자의 혈압을 상당한 수준으로 낮출 수 있으며 일상적인 호흡상태에서도 그대로 유지된다. 물론 레스퍼레이트에 대한 비판적인 의견도 존재한다. 그러나 영국의 NHS에서는 열 번의 임상실험 결과와 기타 데이터를 바탕으로 레스퍼레이트가 합법적인 의료기기라고 발표했다.

02 광선치료기

메디노우즈(medinose)는 만성적인 건초열과 알레르기를 치료하는 방식에 혁신적인 돌파구를 예고했다. 이 제품은 광선요법을 사용해 약 2주 정도면 충혈, 콧물, 두통, 눈물 등을 비롯한 알레르기 증상을 제거해준다(그림 2-2).

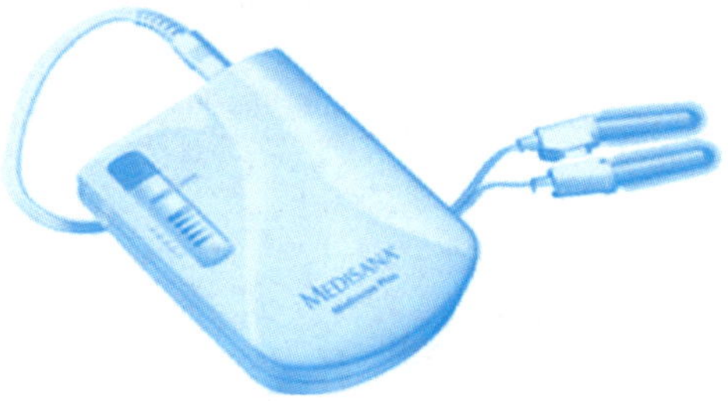

그림 2-2 • 광선치료기

① 광선요법을 채택한 메디노우즈는 히스타민의 사용을 억제하고, 자연스런 방식을 통해 알레르기 반응과 증상을 경감시키거나 완벽히 없애준다.

② 광선요법은 알레르기 반응을 치료할 목적으로 병원에서 개발된 방법이다. 이 요법은 세포의 신진대사에 영향을 미치는 가시적인 붉은 광선을 사용하며 면역반응을 낮춰 코 점액질막의 염증을 감소시킨다.

③ 광선은 알레르기 반응 및 증상에 있어서 전반적인 경감효과를 야기한다. 약복용에 따른 신체 부담이 없기 때문에 메디노우즈는 부작용도 없다.

④ 메디노우즈는 소형 전원함과 두 개의 콧구멍 삽입용 탐침으로 구성되어 있다. 메디노우즈가 제공하는 각 치료세션은 약 4~5분이며, 하루 2~3회 실시한다.

⑤ 메디노우즈는 집안, 길거리, 일터 등의 어떤 장소에서도 사용할 수 있다.

⑥ 심각한 증상일 경우 수차례 반복해서 사용할 수 있으며 어떠한 부작용도 발생하지 않는다. 다만, 증상이 가라앉으면 치료 횟수를 줄이면 된다. 메디노우즈는 예방기기로도 적합한 제품이다.

03 림프 부종 치료보조기

데번(Devon)사가 만성 정맥부전과 림프 부종 치료를 돕는 '서큐플로우(CircuFlow) 5100'과 '서큐플로우 5200' 순차 압박 펌프 모델에 대한 FDA 연조직절개용 보건허가(510K Clearance)를 획득했다고 발표했다(그림 2-3).

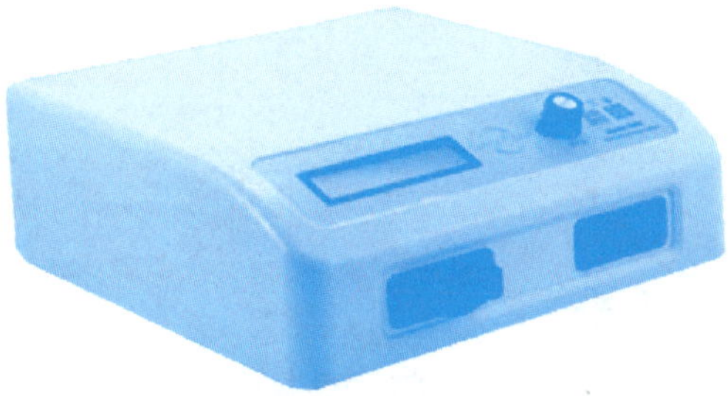

그림 2-3 • 림프 부종 치료보조기

① 림프 부종은 림프 시스템이 막히거나 손상되는 경우에 발생한다. 부드러운 림프액은 체내 조직에서 쌓이고, 가장 일반적으로 팔이나 다리 부종을 일으키며, 이외 신체 부분에서도 발생한다. 림프 부종은 우선 림프관 손상이나 없어지는 현상을 일으킬 수 있다.

② 림프관 손상이나 가슴, 전립선, 고환, 머리와 목, 방광 또는 결장 등 림프절 제거를 요하는 암이나 암치료 수술은 림프 부종을 일으킬 수 있다.

③ 미국 암협회에 따르면 미국 내 림프 부종 관련한 유방암 환자 규모가 15~20[%]에 달한다고 한다.

④ '서큐플로우'는 림프 시스템을 모방한 압력수준에 생리 방향으로 림프액을 이동시킨다. 문제가 있는 부분 주위에 4개 부분으로 구성된 슬리브를 착용한다. '서큐플로우'는 슬리브 챔버로 공기를 흡입하고 내보내는 방식으로 순환을 자극하고, 림프액이 쌓이는 것을 방지한다.

⑤ '서큐플로우'의 자동 수축 · 팽창 기능은 시장 최초로 선보인 기능이다. 기능이 시작된 이후 얼마 지나지 않아 슬리브를 수축시킨다.

⑥ 디지털 제어, 기계제어, 챔버-베이스(chamber-based), 점진적 압력조정 기능, 스크린 디스플레이 등 기능들이 탑재된다.

04 무선 심장 펌프시스템

환자들이 기계 펌프를 전원 코드에 의한 위 감염에 대한 걱정 없이 장기간 동안 시동하도록 해주는 무선 시스템이 개발됐다. University of Washington의 전기 컴퓨터 공학부 조교수이자 연구책임자인 Joshua Smith, University of Pittsburgh Medical Center의 심장 외과 의사인 Dr. Pramod Bon, 그리고 연구팀은 심장 환자의 삶의 질을 향상시킬 수 있는 무선 기계 펌프를 개발했다(그림 2-4).

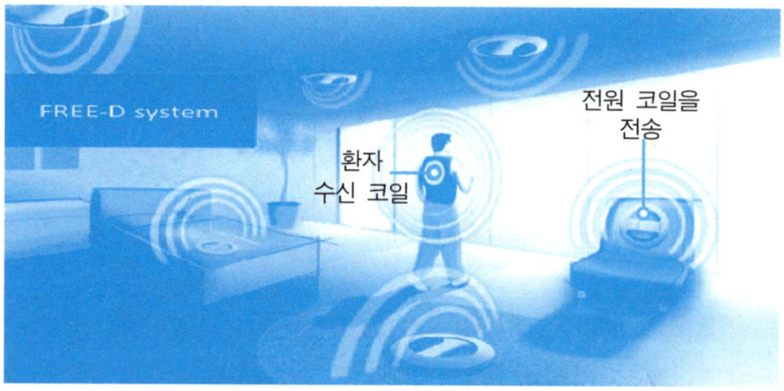

그림 2-4 • 무선 심장 펌프 시스템

① 부전성 심장(failing heart)을 유지하기 위해 사용했던 기존의 기계 펌프는 원래 환자가 심장 이식을 받을 수 있을 때까지 임시 치료로써 만들어졌다. 그러나, 이러한 펌프들이 오랜 시간동안 향상되어 왔고 수년동안 환자의 신체의 일부로써 사용될 수 있다. 문제는 환자의 위를 통해 연결되는 전원 코드인데 환자들의 40[%]가 코드로 인해 이 부분에 감염을 경험하였다. 이러한 감염들은 입원을 초래하거나 심지어 치명적일 수 있다. 그러나 Smith와 그의 팀은 환자들이 위내의 감염에 대한 걱정없이 오랜시간동안 기계 펌프를 사용하게 해주는 무선 시스템을 개발함으로써 이러한 문제점을 해소했다. "나의 주요 관심사는 신부전환자들이 회복하는 것을 돕는 것이고, 그들은 회복하기 위해 운동하고 심장을 훈련시킬 수 있도록 배터리나 외부 전원에 연결되지 않아야만 회복할 수 있다"라고 Bonde는 말했다. 무선 기술을 통해 환자들은 자유로워질 수 있고 보통 사람들처럼 움직이거나 운동할 수 있는 기회를 가질 수 있다.

② 무선 시스템은 유도전력에 기반한 개념을 통해 동작하는데, 하나의 전송 코일이 전자기파를 특정 주파수로 전송하고 수신 코일이 에너지를 받아서 배터리를 충전하는데 사용한다. 이 시스템은 휴대전화 충전 패드와 같은 비슷한 시스템에서처럼 충전기에 연결하기 위한 툴을

필요로 하지 않다는 측면에서 아주 특별하다. 또한 충전기로부터의 거리는 환자의 펌프에 전달되는 전력의 양에 영향을 주지 않는다. “무선 전력에 대한 대부분 사람들의 인식은 수신기가 멀리 떨어짐에 따라 얻어지는 전력을 줄어든다.”라는 생각에 대해서 Smith는 말한다. “이 기법을 사용하면 효율이 실질적으로 거리에 따라 달라지지 않는 시스템을 구현할 수 있다.”라고 말이다.

③ 전력은 코일의 직경과 동일한 거리 내에서는 일정 수준을 유지한다. 따라서 1피트(약 30[cm]) 전송 코일은 1피트의 거리 내에서 일정한 전력을 송신할 수 있다.

④ 실험에서 연구원들은 1.7[inch](약 4.3[cm])의 소형 수신 코일을 사용하여 기계식 심장 펌프에 전원을 공급할 수 있었다. 전력은 약 80[%]의 효율로 안정적으로 송신되었다.

⑤ 연구원들은 외부 송신 코일이 배터리 또는 전원에 연결되는 조끼로부터 시스템을 분리하고 환자의 피부에 이식하기 위한 소형 수신 코일에 대한 연구를 수행 중이다.

⑥ 수신 코일은 감염요인을 없애주면서 2시간의 충전을 통해 이용 가능한 배터리에 연결될 것이다. “의료 분야에서의 무선 충전의 가능성은 인공심장에 전원을 공급하는 것만은 아니다”라고 Bonde는 말한다. 이는 센서 시스템을 단순화하고, 의료용 임플란트에 전원을 공급하고, 환자의 일상적인 치료에서 전기선 연결을 줄여주는 데에도 사용될 수 있다.“

05 신경계 감시장비

이너스페이스(InnerSpace)가 외상성 뇌손상 치료에 필요한 ‘허밍버드 시너지’, ‘허밍버드 벤트리큘라(Hummingbird Ventricular)’, ‘허밍버드 퍼랭키머(Hummingbird Parenchyma)’를 미국시장에서 출시했다(그림 2-5).

① 허밍버드 시너지(Hummingbird synergy)는 두개뇌압(Intracranial Pressure : ICP), 산소, 혹은 뇌혈류(cerebral blood flow)를 동시에 감시할 수 있는 통합적 접근을 가능하게 하면서 뇌실배액을 제공한다.

② 기존에 필요한 두 개 혹은 세 개의 천공(뇌수술을 위해 두개골에 구멍을 뚫는 것) 대신 허밍버드 시너지는 이를 한 개의 천공을 통해서 수행한다. 이러한 설계 덕택에 허밍버드 시너지는 합병증이나 감염의 가능성을 최소화할 수 있기 때문에 환자가 위험에 빠질 가능성을 줄여준다.

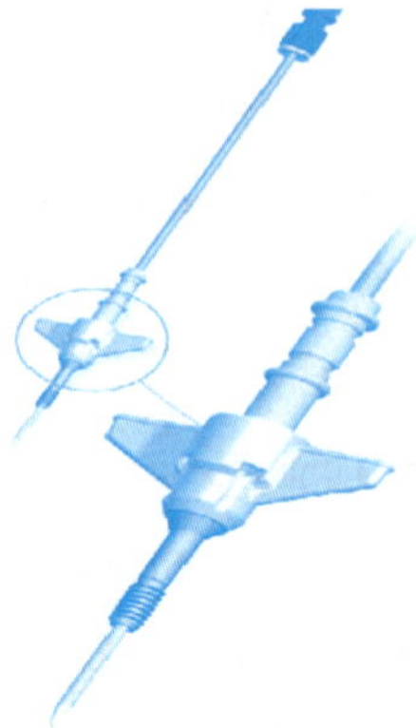

그림 2-5 • 신경계 감시장비

③ 전용 엑세스 포트들이 산소 혹은 뇌혈류 진단기를 반복 조준해 정확한 장소에 위치시킬 수 있다.

④ 허밍버드 라인은 최첨단 ICP 센서인 에어펄스(airpulse)를 제공하는데 이것은 기주(air column)를 통해서 압력을 측정할 수 있다.

⑤ 허밍버드는 업계 최초의 기술들을 다수 활용하고 있다. 에어펄스 ICP는 센서와 환자 모니터 사이에 값비싼 자본 장비를 설치할 필요가 없다. 또한 센서가 뇌 안에 있는 동안 재조준이 가능하다.

⑥ 허밍버드는 MRI와 호환사용이 가능하며, 유일한 내실도관(ventricular catheter)에 유조직(parenchyma)에 위치한 센서를 공급하므로, 길게 구멍이 생기거나 폐색된 뇌실에서 측정할 때 발생하는 어려움을 피할 수 있다.

06 알레르기 완화기

약물이나 주사를 사용하지 않고 알레르기 증상을 빠르게 완화시키는 방법이 개발되었다. 건초열을 비롯한 여타 알레르기에 효과가 있을 뿐 아니라 기존 약물 치료방법에 비해 효과가 좋으며 라이트 테라피를 이용한 것이다. 스니저빔(sneezer beam)이라고 하는 기기로 비침투성 광선을 쬐면 충혈, 콧물, 눈물, 두통 등의 알레르기가 빠르고 효과적으로 완화된다(그림 2-6).

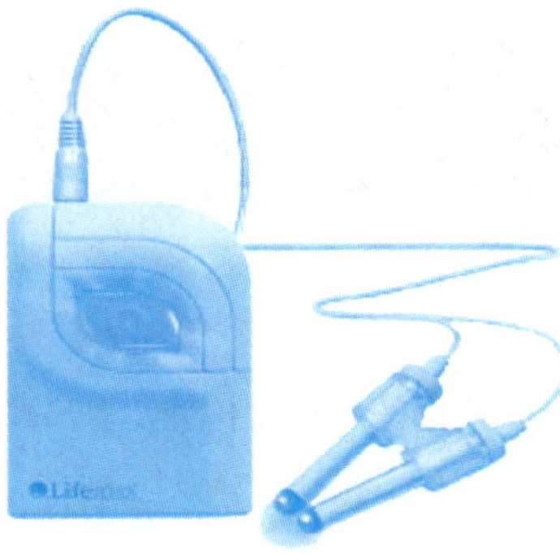

그림 2-6 • 알레르기 완화기

① 스니저빔의 효과가 꼭 만병통치약을 선전하고 있다. 스니저빔의 라이트 테라피가 알레르기 증상의 온상인 코 속에서 히스타민을 만들어내는 세포를 억제하기 때문에 가능한 것이다. 두 개의 LED 조명 끝부분을 콧속에 하루 두 번씩 3분 동안 넣고 라이트 테라피를 받으면 된다.

② 스니저빔은 의료기기로서 필요한 검사와 테스트를 마쳤다. 또한 알레르기 비염을 앓고 있는 40명의 환자를 대상으로 임상실험을 거쳤다. 20명에게는 스니저빔과 동일한 양의 라이트 테라피를 적용했고, 다른 20명에게는 라이트 테라피를 하는 것처럼 하기는 했으나 실제로 광선을 쪼인 것은 아니다. 결과는 라이트 테라피를 사용한 환자들의 72[%]가 증상이 크게 개선되었고, 실제로 사용하지 않은 환자들은 24[%]가 개선된 것으로 나타났다. 이 실험결과는 의학잡지 〈알레르기, 천식, 면역(Annals of Allergy, Asthma and Immunology)〉에 상세하게 실렸다.

③ 약물도 사용하지 않고 부작용도 없으며 알레르기 증상이 있는 곳을 만질 필요도 없는 스니저빔 라이트 테라피는 대기오염 속에 갈수록 늘어나는 알레르기 환자들에게 큰 도움이 될 것으로 기대된다.

07 약물전달기기

새로운 의약물질의 발견이 급속도로 증가하고 있지만, 약물전달 시스템과 관련한 혁신은 이에 미치지 못하고 있다. 그래서 새로운 의약이 성공적으로 적용되지 못하는 경우가 많다. 약물전달 혁신 중의 하나인 경피(transdermal) 전달 시스템을 소개한다(그림 2-7).

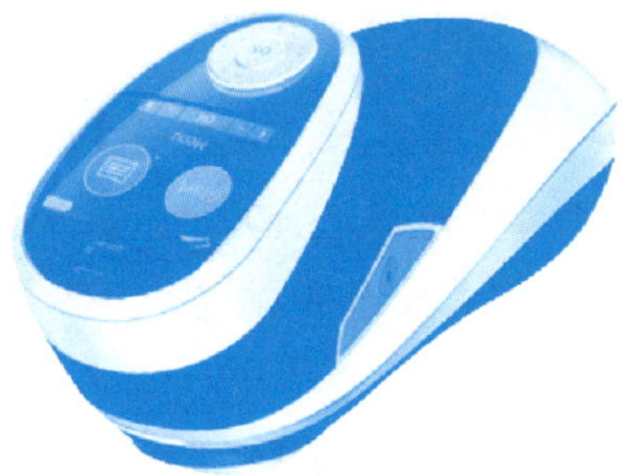

그림 2-7 • 약물전달기기

① 경피 약물전달(transdermal drug delivery)을 위한 혁신적인 기술을 개발하는 비상장 기업인 팬텍 바이오솔루션스(Pantec Biosolutions)는 자사의 새로운 경피 약물전달 기기인 PLEASE(Painless Laser Epidermal System)가 유럽 연합의 제품 안전성 인증 마크인 CE 마크를 받았다고 발표했다.

② PLEASE 프로페셔널(professional)은 레이저를 이용한 저렴한 휴대용 의료기기이다. 아주 미세하게 나누고(fractional) 피부를 깎아내는(ablative) 레이저로 효과적인 약물전달이 가능하다.

③ 현재 판매 중인 램프 펌프 시스템에 비해 PLEASE 프로페셔널은 피부과와 일반 의약품을 다양하게 주입할 수 있는 작고, 가볍고, 비용대비 효과가 아주 큰 의료기기이다.

④ PLEASE 프로페셔널은 표피에 정확한 미세구멍을 뚫어 신약과 기존 의약품의 경피 약물전달 방식을 개선했다. 이 레이저 기기는 유지보수 노력을 기울일 필요가 거의 없으며, 이 기기를 사용하는 병원은 안전을 위한 별도의 조치를 취할 필요도 없다.

08 욕창 예방행동 체크시스템

얼리센스(EarlySense)의 '에버온 터치(EverOn Touch)' 시스템의 미 FDA 승인 획득을 발표했다. 기존 '에버온(Everon)' 비접촉식 환자감시 시스템에 수 개의 기능이 추가된 것이다. 온라인 디스플레이 기능은 의료진에 환자 움직임 정보를 제공하며, 간호사 지시대로 환자 몸이 움직여지는지 확인한다. 환자의 움직임이 저조한 것은 욕창의 주 원인이며, 욕창은 미국 병원에서 많은 비용과 환자 안전 관련 문제를 야기한다(그림 2-8).

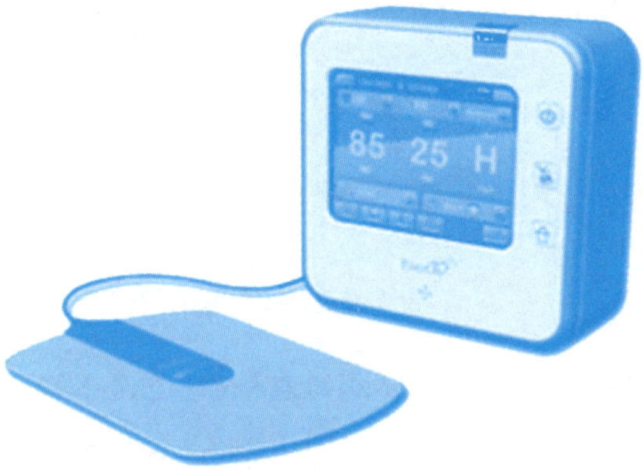

그림 2-8 • 욕창 예방행동 체크시스템

① 많은 병원들은 환자 욕창방지 관련한 비용과 대대적인 인력소모 문제를 호소해 왔으며, 이에 얼리센스는 신제품을 개발하게 되었다. 또한, 바이탈 사인 감지와 침대 이탈 신호가 추가되어 완벽한 비접촉식 환자 안전제품으로 거듭났다.

② 기존 모델 '에버온'도 FDA 승인을 획득했으며, 이 비접촉 환자감시 시스템은 병원 환자 침대 매트리스 밑에 장착된 센서를 사용한다.

③ 새로운 기능이 추가된 신제품은 환자의 심장과 호흡상태, 침대 출입상황을 확인하며, 담당 의료진들이 환자상태를 확인하도록 도울 뿐 아니라, 병원 의료수준과 재정문제 개선에 상당히 기여할 것으로 예상된다.

09 척수신경자극기

세인트 주드 메디컬(St. Jude Medical) 사는 펜타(Penta) 척수신경 자극기에 대한 미국 식약청 승인과 제품의 미국 시장 출시를 발표했다. 북미신경학회(North American Neuromodulation Society)에서 선보인 이 제품은 5개 칼럼에 초소형 전극봉이 배치되어 있다(그림 2-9).

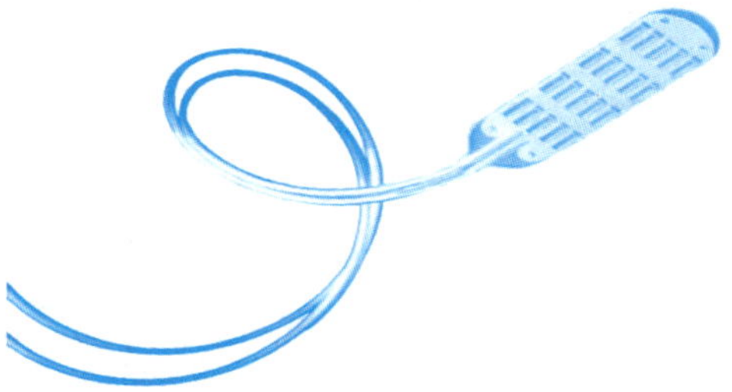

그림 2-9 • 척수신경자극기

① 신경자극기 패들 폭은 10.9[mm]이며, 시장에 출시되는 신경자극기 중 가장 넓은 범위에 전극을 제공한다. 마이크로-텍스처링 프로세스에 의해 더 많은 양의 전류가 소형 전극으로 이동이 가능하다. 결과적으로 전류를 더 넓은 척수 측면으로 집중 제공하며, 이는 치료하기 어려운 만성질환에 더욱 긍정적인 효과를 줄 수 있다.

② 신경치료법은 몸통과 사지 부분의 만성적인 통증과 허리수술에 실패한 경우 사용할 수 있다.

③ 신경자극기에서 발생한 가벼운 전자파는 자극기 전극으로 이동해 두뇌로 전달되는 고통 신호전달을 차단한다. 자극기 전극은 각 환자의 필요에 맞춰 조절할 수 있다.

10 척추치료용 뼈보강제

흔히 골다공증이나 암에 의한 척추압박골절은 통증, 신경학적 증상, 실금을 비롯한 심각한 문제를 야기한다. 이를 치료하기 위한 경피적 척추후굴풍선복원술과 경피적 척추성형술(percutaneous kyphoplasty/vertebroplasty)은 외과적 절개수술에 비해 일부 뛰어난 장점이 있다. 이를 테면, 덜 외과적인 방법으로 회복시간이 빠르며 일부 환자의 경우 전신마취 없이 시술할 수도 있다(그림 2-10).

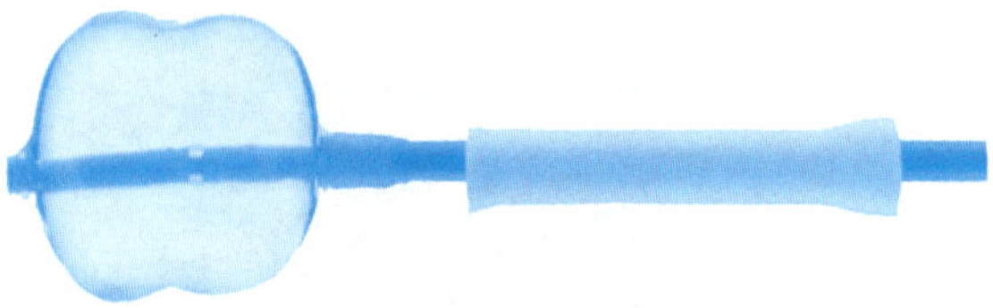

그림 2-10 • 척추치료용 뼈보강제

① 최근 미국 의료기기 전문업체인 메드트로닉(Medtronic)사가 새로운 버전의 '엑스팬더 팽창형 뼈보강제(xpander inflatable bone tamp)'를 선보이며 미 식품의약국(FDA)의 승인을 받았다.

② 새 제품은 보다 향상된 팽창 패턴을 특징으로 기존 제품에 비해 양력(lifting force)이 강화되었다. 또한 반대편 척추골에 본 시멘트를 주입하면서 뼈보강제를 팽창된 상태로 유지할 수도 있다.

11 통증치료기

메디팩스(Medfaxx)사는 만성통증 해결을 위한 세계 최초 FDA 승인, 보험금 청구 가능한 제품, '인프렉스 플러스(Infrex Plus)'를 발표했다. 이 제품은 전기치료와 경피신경자극치료(TEN)를 결합한 것이다. 예전에는 통증 해결을 위해 병원을 방문하는 방법 이외에는 없었지만, 가정용 휴대기기인 인프렉스 플러스 개발로 더 이상 병원에 드나들 필요가 없어졌다. 이에 따라 환자들은 교통비와 치료비를 줄일 수 있게 되었다(그림 2-11).

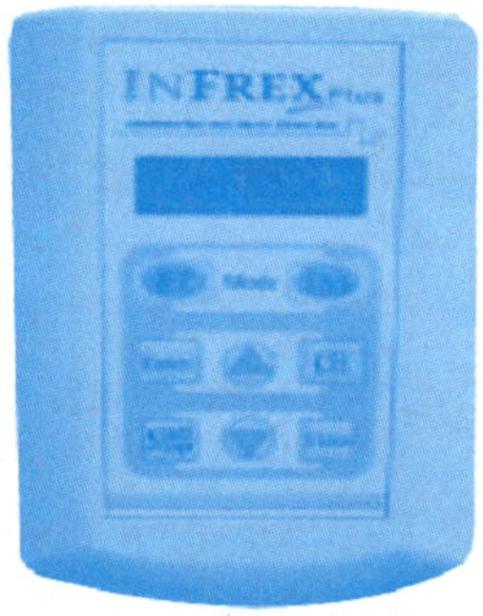

그림 2-11 • 통증치료기

① 허리통증, 좌골신경통, 추간판탈출증, 추간판팽륜, 척추협착증, 신경압박, 척추통증, RSD, 관절염까지 다양한 통증완화에 도움을 준다. 인프렉스 플러스는 약이나 기타 치료없이 만성적 통증을 줄여주는 기능을 한다. 제품을 착용하고 운동하면 운동시간과 움직임을 확대할 수 있다.

② 최근 특허를 획득한 엔지니어링 기술이 적용된 제품이며, 충전 배터리 사용 가능한 휴대용 제품이다. 사용자들은 배터리 하나를 가지고 두 가지 치료를 받을 수 있다.

12 흡인제어 시스템

기술제품설계 및 개발업체인 캠브리지 컨설턴트에서 무기폐를 치료하는 흡인제어 시스템, '브리드 이지(breathe easy)'를 선보였다. 이 제품은 자연스런 기흉으로 알려진 원발성 기흉*(PSP)의 흡인처치를 자동화한 새로운 디지털 기기로 흉강의 부피를 측정하고 제어할 수 있는 전기기계장치이다. 이른바 브리드 이지는 흡인과정의 압력과 유속을 최적화시켜 의료진들이 보다 정밀하게 분석할 수 있도록 보조하는 제품이다. 따라서 기본적으로 주사기로 행하는 흡인처치와 동일하지만 브리드 이지는 환자 흉강의 부피와 압력에 관한 정확한 실시간 정보를 의료진에게 제공한다는 점에서 잠재적인 실수를 최소화시킨다는 장점을 지닌다(그림 2-12).

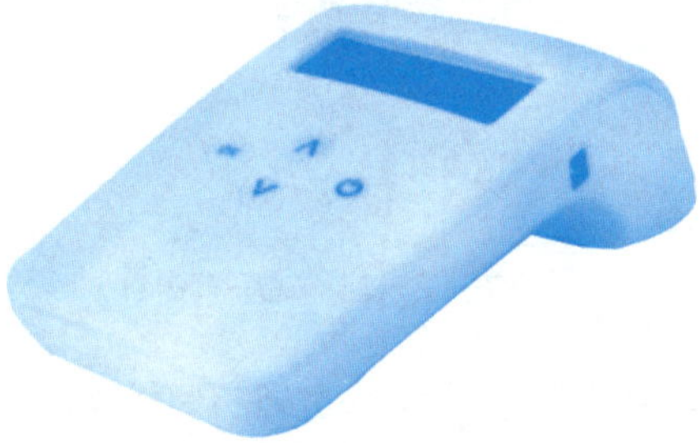

그림 2-12 • 흡인제어 시스템

* 기흉 : 공기주머니에 해당하는 폐에 구멍이 생겨 공기가 새고 이로 인해 늑강막 내에 공기나 가스가 고이게 되는 질환이다. 흉강 내로 공기가 유입만 되고 배출이 되지 않을 경우 종격동(양쪽 폐와 심장 사이에 공간)과 심장이 한쪽으로 쏠려서 발생하는 응급상황인 긴장성 기흉이 발생할 수도 있다.

13 CO_2 레이저

스마트젝시드 디오티 에이치피(SmartXide DOT HP)는 50[W]의 평균전력으로 각 펄스 당 최대 250[W]의 조도까지 도달할 수 있다(그림 2-13).

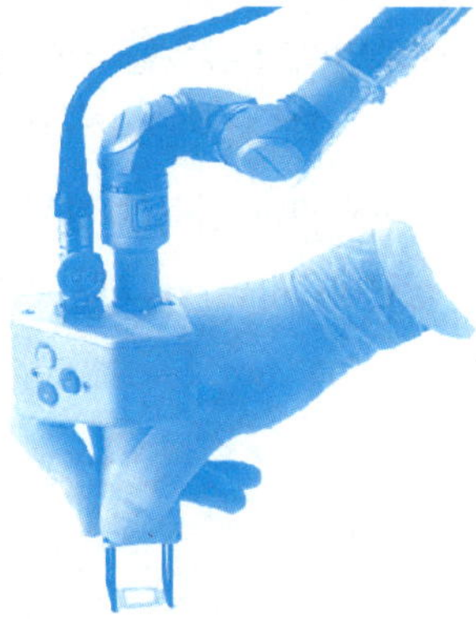

그림 2-13 • CO_2 레이저

또한 이 기계는 깊게 패인 주름을 안전하고 효과적이며 편안하게 제거하는데 필요한 최적의 기능을 에스테틱 의사들에게 제공한다. 레이저는 스마트 펄스 기술과 결합하여 치료의 범위를 서비스하기 위한 에너지와 시간 모두에 독립적인 변조를 제공한다. 사용자는 조직이 치료되는 정도에 따라 처리조직의 깊이를 제어할 수 있다.

DEKA 의료는 오늘 고성능 스마트젝시드 디오티(SmartXide DOT)의 즉각적인 가용성을 발표했다. 새로운 SmartXide DOT HP 프랙셔널 씨오투 레이저(fractional CO_2 laser)는 각 펄스에 조도를 50[W]의 평균전력으로 전원의 최대 250[W]까지 달성할 수 있다. 이것은 새로운 SmartXide DOT HP를 에스테틱 의사가 사용할 수 있는 가장 강력한 수퍼펄스 씨오투(superpulse CO_2) 레이저로 만든다.

"우리는 씨오투 프랙셔널(CO_2 fractional) 기술이 상당한 발전을 발표하게 된 것을 기쁘게 생각하고 있다." DEKA 의료의 CEO인 데일 쿠프 박사는 말했다.

"이 시스템으로 이제 의사들은 깊게 패인 주름감소 치료에 필요한 높은 피크 전력을 안전하고 효과적이며 편안하게 달성할 수 있다. 우리 고유의 스마트 펄스 기술과 결합한 SmartXide DOT HP는 오늘날 프랙셔널 씨오투(fractional CO_2) 기술의 명확한 리더이다."

SmartXide DOT HP는 에너지와 최적의 시간 모두에 독립적으로 변조를 제공하는 최초의 시스템이다. 이것은 조직이 치료되는 정도와 함께 처리조직의 깊이를 제어할 수 있기 때문에 치료의 넓은 범위를 제공받길 원하는 의사를 위한 매우 바람직한 기능이다. 이 기계는 정확하게 각 환자의 특정 요구에 맞는 임상치료를 할 수 있다. SmartXide DOT HP는 피부톤과 감촉을 개선하는 표면처리이든 주름감소 치료든 모두 쓸 수 있는 도구이다.

"SmartXide DOT HP는 병원을 방문하는 더 폭넓은 범위의 환자들을 치료할 수 있게 해준다. 모든 환자들은 높은 에너지와 깊은 치료가 필요하지만 일부는 아니다. 그들에게 부정확한 치료를 하는 것 대신에 꼭 맞는 치료를 제공할 스마트 펄스(SmartPulse)기술을 가진 SmartXide DOT HP, 그 도구가 놓여 있다."

인디애나폴리스 인디애나의 병원 성형외과 의사인 그렉 체르노는 말했다.

"환자들은 눈에 띄는 결과를 원하기 때문에 나에게 온다. 그러나 몇몇은 수술을 선택할 준비가 되지 않았다. 그래서 SmartXide DOT는 수술 없이 그들이 원하는 더 젊은 모습을 가져다 줄 효과적인 절차를 제공할 수 있도록 해준다. 또한 수술 후 환자의 용모를 유지 관리하는 데 사용할 수 있는 훌륭한 도구이다."

"내가 환자들에게 즐겨 제공하는 또 다른 절차는 SmartXide DOT를 사용한 섬머 필(Summer Peel)이다. 광설정(light-setting)을 사용하여 환자는 지체없이 씨오투 프랙셔널(CO_2 fractional) 치료의 혜택을 받을 수 있다. 이것은 여름동안 피부에 신선함을 제공하는 빠르고 쉬운 방법이다." 체르노 박사는 덧붙였다. 이것은 또한 단일 펄스로 조직에 깊이 침투할 수 있는 기술로써 SmartXide DOT를 화상흉터, 외상흉터, 수술흉터의 치료를 위한 이상적인 플랫폼으로 만든다. 반흔성형술을 위한 SmartXide DOT의 이점에 대한 연구가 비교진행 중이다.

제 3 장

치료 관련 해외의료기기 기술

01 근적외선을 이용한 약물방출제어 시스템

최근 무기 나노입자를 이용하여 의약학 분야에 이용하기 위한 응용분야의 연구가 활발하다. 이중 생체 내 독성이 적은 금 나노로드를 이용하여 약물을 원할 때 방출할 수 있는 기술이 개발되어 2010년 9월 JACS online판에 게재되었다(그림 3-1).

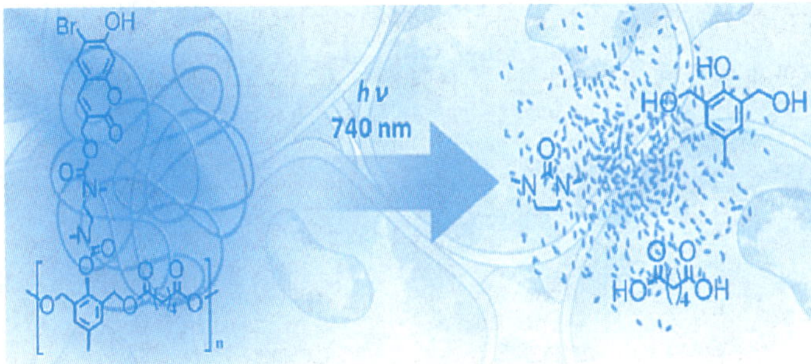

그림 3-1 • 근적외선을 이용한 약물방출제어 시스템

① 연구팀은 외부에서 쪼여주는 빛에 감응하거나 열에 의해 약물이 방출되는 여러 시스템을 연구하던 중에 이제까지 개발된 시스템은 열에 의해 전달하고자 하는 약물의 구조가 변형된다는 점을 알아냈다. 약물의 구조가 변형되면 약효가 떨어지거나 부작용이 있을 수 있다. 연구팀은 이러한 단점에 착안하여 이를 극복하고 빛과 열에 의해 약물을 전달하는 시스템을 개발하였다.

② 연구팀은 금 나노로드를 고분자로 감싸면서 모델약물로 형광물질을 붙였다. 이후 펨토세컨(femtosecond) 단위의 근적외선 영역을 쪼이며 약물의 방출거동을 관찰하였다.

③ 나노로드는 근적외선 영역의 빛을 받으면 열을 발생한다고 알려져 있다. 나노로드는 10~50[ps] 동안 열을 나노로드에 축적하고 100[ns]에서 1[s] 동안 열을 방출한다.

④ 나노로드에 근적외선 빛을 계속적으로 쪼여주면 열이 방출되는 시간보다 축적되는 시간이 짧아 주변의 온도는 올라가고 결과적으로 열에 의해 약물의 구조가 변화하게 되는 것이다.

⑤ 연구팀은 펨토세컨의 빛을 나눠서 줌으로써 열이 방출되는 시간을 확보하여 약물의 구조를 지켜냈다. 이러한 연구결과는 자외선이나 가시광선보다 피부를 통과하는 깊이가 깊다고 알려진 근적외선 영역의 빛을 이용하여 약물방출 거동을 제어하는 방법으로 앞으로 약물방출제어에 효과적으로 응용될 가능성이 높은 결과이다.

02 나노밸브를 가지는 나노캡슐에 의한 약물전달 시스템

기계화 나노입자가 특정 pH 조건에 반응하여 내용물을 방출하거나 나노밸브를 닫거나 한다. 미국 연구팀이 특정 pH 조건에서만 내용물을 방출할 수 있는 나노(10^{-9}) 크기의 약물전달 시스템을 개발했다. 이 시스템은 항암치료를 위한 약물전달에 유용하게 사용될 수 있을 것으로 기대된다. 많은 항암제는 독성을 가지고 있으며 정상 세포의 손상 및 부작용을 막기 위해서는 종양세포에 정확하게 전달되어야 한다. 여러 가지 약물전달기법이 큰 가능성을 보여주기는 했지만, 특정 생체조건에서만 약물이 전달되도록 하는 것은 아직도 쉽지 않다(그림 3-2).

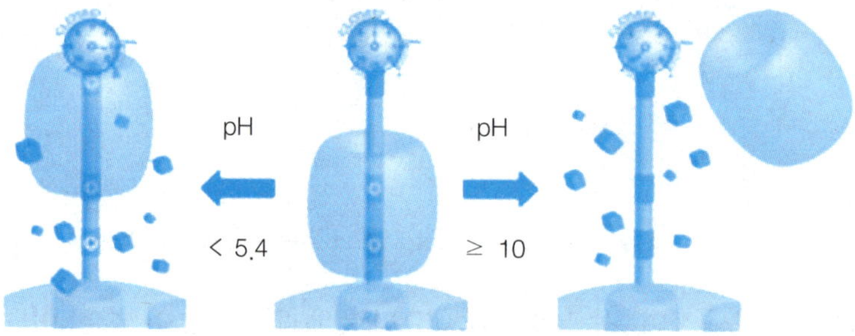

그림 3-2 • 나노밸브를 가지는 나노캡슐에 의한 약물전달 시스템

① 노스웨스턴 대학교(Northwestern University)의 Fraser Stoddart 연구팀과 캘리포니아 주립대학교(UCLA)의 Jeffrey Zink 연구팀은 이 문제를 해결하기 위해 pH 변화에 의해 내용물을 방출하는 기계화 나노입자를 개발했다. 이 시스템의 핵심은 200[nm] 정도의 크기를 가지는 메조다공성(mesoporous) 실리카 나노입자이다. 이 입자는 약물을 운송하며, 쉽게 세포에 흡수되지만 Stoddart가 얘기하는 '나노밸브(nanovalves)'가 작동하지 않는 한 내용물을 안전하게 저장할 수 있다.

② Stoddart에 따르면 이 나노밸브는 사이클로덱스트린(cyclodextrin)이나 큐커비트릴(cucurbituril) 고리에 줄기(stalks)를 끼워 넣은 형태이며, 메조다공성 입자로부터 내용물이 방출되는 것을 조절하는 역할을 한다.

③ 줄기는 탄소로 간격을 띄워놓은 3개의 질소원자로 이루어져 있으며, 질소원자는 큐커비트릴 고리의 산소원자와 수소결합을 형성한다. 나노입자와 가까운 쪽의 두 개의 암모늄(ammonium) 그룹은 4개의 탄소로 떨어져 있고, 끝부분의 아닐리늄(anilinium) 그룹은 가운데 위치한 질소로부터 6개의 탄소로 분리되어 있다.

④ 이번 연구에서는 형광 색소인 **프로피디움 아이오다이드**(propidium iodide)를 나노입자에 넣고 **형광 분광광도계**(luminescence spectrometer)를 이용하여 방출특성을 실험했는데, pH가 6.5일 때는 30분간 거의 색소가 흘러나오지 않은 반면, pH를 3.4로 조절했을 때는 색소가 방출되었다.

⑤ Stoddart는 고리 화합물이 내용물이 흘러나오지 않도록 막고 있는 점이 놀라운 것이었다며, pH를 바꿀 때까지는 거의 내용물의 유출이 없었다고 밝혔다. pH가 5.4 이하로 내려가면 줄기의 수소원자에 양성자가 첨가되고(protonate) 고리가 '개방(open)'위치로 이동해서 내용물을 방출하게 된다. pH가 올라가면 아닐리늄 그룹의 양성자가 제거되어(deprotonate) 고리는 다시 '폐쇄(closed)'위치로 이동하게 된다. pH가 10이 되면 암모늄과 아닐리늄 그룹에서 모두 양성자가 제거되어 고리는 줄기로부터 떨어지고 모든 내용물이 방출되게 된다.

⑥ 나노밸브가 열리고 닫히는 pH는 아닐린의 파라 위치의 치환기를 바꾸어 조절할 수 있다. Stoddart 연구팀은 현재 원하는 pH에서 밸브를 열고 닫을 수 있도록 일련의 줄기 시스템을 개발하는 중이다.

⑦ Stoddart에 따르면 이 시스템은 물뿐만 아니라 복잡한 생물학적 매체에서도 작동가능하며, 현재 생물학적 시스템 내에서의 효과를 연구하기 위하여 노스웨스턴 대학교와 UCLA의 생화학자, 생물학자 및 의학자들과 공동 연구 중이다. Stoddart는 항암제인 캄프토테신(camptothecin)을 이용하여 생체 외 실험(in vitro)을 수행 중이며, 결과는 매우 희망적이라고 밝혔다.

⑧ 이탈리아 볼로냐 대학교(University of Bologna)의 나노기계 전문가인 Alberto Credi는 종양세포의 pH가 정상세포와 매우 다르다는 점에서 이 연구는 매우 중요한 것이라며, Stoddart 연구팀이 이전에도 유사한 결과를 발표했지만 이전에는 매우 높은 pH에서만 내용물의 방출이 가능했던데 비해 이번에는 방출 pH를 내렸을 뿐만 아니라 화학적인 방법으로 작동 pH의 조절이 가능하다는 것을 보여주었다고 설명했다.

03 나노입자와 반투막을 이용한 암모니터링 장치

현재 암진단에는 수술로 조직을 제거하여 검사하는 방법이 표준이다. 조직검사(biopsy) 방법은 정확하기는 하지만 검사할 때 당시의 암상태만을 알려줄 뿐이다. MIT 재료공학과의 Michael Cima 교수는 조직검사 후에 몇 주 혹은 몇 달 동안 암의 상태를 관찰해서 암세포가 성장하는지 치료에 어떻게 반응하는지를 추적할 수 있다면 매우 쓸모있을 것이라고 말한다. 그는 처음으로 이런 추적이 가능한 이식 가능한(implantable) 장치를 개발했다(그림 3-3).

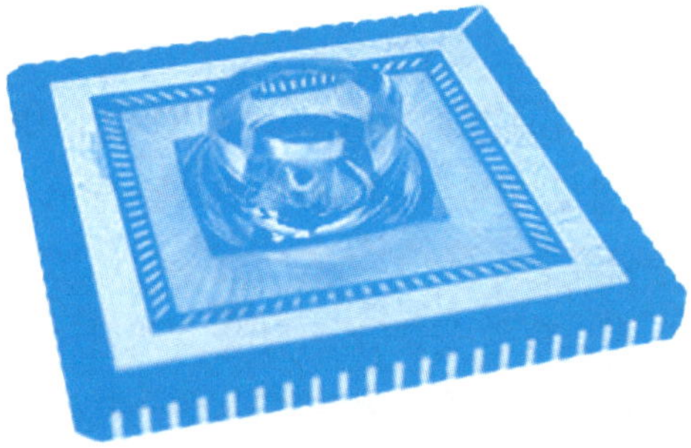

그림 3-3 • 나노입자와 반투막을 이용한 암모니터링 장치

① Cima와 그의 연구팀은 최근 이 장치가 쥐의 종양표지(tumor marker)를 한 달간 추적하는데 성공했다고 보고했다. 이들의 연구결과는 〈Biosensors & Bioelectronics〉지 온라인 판에 실렸다. 이와 같은 장비는 언젠가 종양의 정보를 바로 바로 아는데 쓰일 수 있다. 종양이 커졌는지, 작아졌는지 또는 치료에 어떻게 반응하고 있는지, 전이했는지 또는 전이하려고 하는지 등을 빨리 알 수 있다는 것이다.

② MIT의 David H. Koch 통합 암 연구소의 일원이기도 한 Cima는 이 장비가 기본적으로 실험실을 환자 몸 속에 집어넣는 것과 같다고 설명한다. 조직검사를 할 때 이식할 수 있는 이 장비는 화학요법제를 모니터링해서 항암제가 종양에 도달했는지를 알 수 있도록 변형될 수도 있다. 또는 종양의 대사작용과 종양이 치료에 어떻게 반응하고 있는지를 보여주는 산도(acidity)나 산소 레벨을 측정하도록 만들 수도 있다. Cima에 따르면 조직검사와 같은 현재 검사방법으로는 검사결과를 알 때쯤이면 이미 전이가 이루어져 미리 막기에는 너무 늦어지게 된다. 그는 그가 개발한 장비가 바로 암을 사형선고로부터 치료 가능한 병으로 바꾸기 위해서 꼭 필요한 것이라고 한다.

③ 논문에 실린 연구에서는 인간 종양을 쥐에 이식한 후에 이 장비를 이용해 인간 종양세포에서

만들어지는 호르몬인 인간 융모성 고나도트로핀(Human Chorionic Gonadotropin : HCG)의 레벨을 측정했다. 원통형의 5[mm]짜리 이식 장비(implant)는 자성(magnetic) 나노입자를 포함하고 있고, 이 나노입자는 목표분자에 대하여 특정하게 반응하는 항체(antybody)로 코팅되어 있다. 목표물질이 반투막(semipermeable membrane)을 통과하여 이식 장비로 들어가면, 나노입자와 결합해서 나노입자가 뭉치도록 만든다. 뭉친 덩어리는 자기공명화상법(Magnetic Resonance Imaging : MRI)으로 검출된다.

④ 이 장비는 정형외과 이식에 흔하게 사용되는 폴리에틸렌으로 만들어졌다. 목표물질은 통과시키고 자성 나노입자는 통과하지 못하게 하는 반투막은 폴리카보네이트(polycarbonate)로 만들어졌다. Cima는 pH를 측정하는 장비는 수년 내에 상업적으로 가능하게 될 것으로 믿으며, 호르몬이나 약물과 같은 복잡한 구조의 화학물질을 검사하는 장비가 뒤를 따를 것이라고 전망했다.

04 당뇨환자를 위한 무선 포도당 모니터 개발

미국의 생체공학 기술자들은 당뇨환자를 위해 교체없이 수년까지 지속적으로 포도당 농도를 측정할 수 있는 체내 삽입형 무선 모니터를 개발했다. 연방감사 기관에서 승인되면 장치는 현재의 포도당 모니터링 기기의 보다 신뢰성 있고 고통이 덜한 대안을 제공할 것이다(그림 3-4).

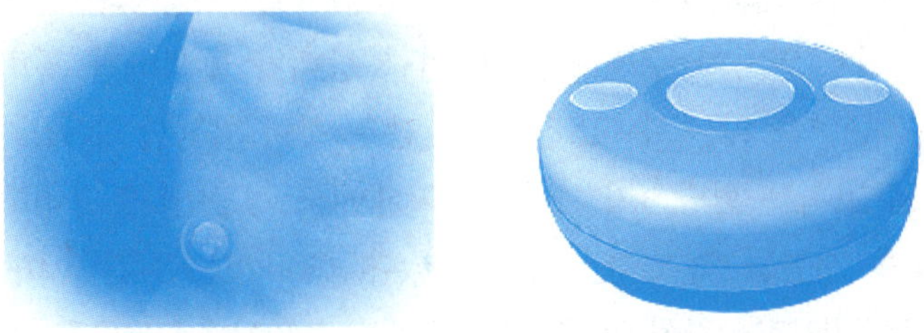

그림 3-4 • 당뇨환자를 위한 무선 포도당 모니터 개발

① 포도당 모니터링 시스템은 피하에 바로 삽입되도록 설계되는데, 포도당 또는 혈당값을 자동으로 측정하여 외부 수신기에 데이터를 송신한다. 지름 38[mm] 두께 16[mm]의 디스크 형태의 기기는 지속적으로 포도당 농도를 측정할 수 있지만, 고통이 따르고 3일에서 7일 후에 교체해야 하는 손가락 채혈 방식의 기기와 체내 삽입형 바늘형태의 센서들을 대체할 수 있다.

② 당뇨병 환자는 당을 처리하는 호르몬인 인슐린을 충분히 생산할 수 없기 때문에 생산된 인슐린이 당을 에너지로 적절히 변환할 수 없다. 그렇기에 적절한 혈당농도를 유지하기 어렵다. 대규모 조사는 혈당치가 너무 높거나 낮을 경우 지속적인 당측정 및 관리가 눈, 신장병을 포함한 당뇨합병증의 위험을 줄이는 것으로 나타났다.

③ University of California, San Diego의 생체공학 기술자 David Gough는 새로운 모니터링 시스템과 동물 테스트에의 성공적인 성능을 설명하는 보고서의 주저자이다. Gough는 "센서가 기존의 방법보다 당뇨환자들이 혈당값을 보다 면밀히 관찰하는 것을 가능하게 해준다"고 말한다. 따라서 "환자들은 인슐린 또는 운동, 다어어트 또는 다른 치료를 조절할 수 있고 당뇨병을 더 잘 관리할 수 있다. 따라서 이 기기는 가령 1년 이상의 장기간 피하에 이식될 것이다"라고 그는 말했다. 이 3~4[cm]의 밀폐형 티타늄 버튼은 신체 내의 당농도를 모니터하고 수신기에 무선 원격측정으로 신호를 전송하기 위해 필요한 모든 것을 포함한다.

④ 모니터는 2대의 산소 센서로 구성된다. 하나는 피하에서 체액 내 당으로 인해 소비되는 산소의 양에 비례해서 화학반응을 기동하게 하는 포도당 옥시다제라고 하고 있는 효소촉진제를 포함한다. 두번째 센서는 최초의 센서에서 산소의 양을 읽어서 기준값과 비교하여 혈당수치를 만들어낸다.

⑤ Gough는 두 개의 센서들이 단순환 외래 환자진찰 동안 허리 또는 하복부로, 또는 심장 페이스메이커가 위치하는 쇄골 밑에 삽입될 수 있다고 한다. Gough는 기록된 수치들이 신체 외부의 수신기에 무선으로 보내진다고 말한다. "사용자는 수신기를 허리 벨트에 부착할 수 있고 휴대전화 또는 그와 같은 기기가 될지도 모른다"라고 말했다.

⑥ 무선 당 모니터는 당뇨병의 가장 위험한 양상 중의 하나인 저혈당증으로부터 보호받을 수 있게 해준다. Gough는 "환자가 수면 중에 이러한 상태가 발생하면 특히 위험하다. 그러한 환자들은 인식능력을 잃을 수 있고, 사고 같은 것이 발생할 수 있기 때문에 매우 걱정하고 있다. 이 기기는 혈당치가 매우 낮을 때에도 경고한다. 그리고 단기 당뇨병과 장기 당뇨병 모두 개선될 수 있다." 라고 말했다. Gough는 야간에 어린이 당수치가 위험할 만큼 낮을 경우 당뇨병을 가진 어린이의 부모에게 휴재전화 모닝콜을 보내는데 사용될 수도 있다고 말한다.

⑦ 연구원들은 그들의 목표가 무선 모니터가 지속적으로 혈당수치를 측정하고 외부 인슐린 펌프가 자동적으로 투여되고 있는 인슐린의 양을 조절하는 폐루프 시스템을 개발하는 것이라고 말한다.

⑧ Gough는 연구원들이 향후 몇 달 내에서 당 모니터의 임상시험을 시작하고 그 후 연방규제 기관의 승인을 얻을 것을 희망한다고 말한다.

05 두뇌를 제어하는 보철장치 개발

새로운 미국 연구센터의 연구자들은 두뇌에 의해서 제어되고, 다시 뇌로 신호를 전송할 수 있는 보철장치의 개발을 목표로 하고 있다. 국립과학재단은 워싱턴대학에 있는 감각운동 신경공학 연구센터에 1,850만 달러를 지원할 것을 발표하였다. '이 센터는 신경 시스템과 상호 작용하고, 지원하며, 이해할 수 있는 로봇 기기를 개발할 예정이다.' 라고 워싱턴대학 컴퓨터과학 및 공학과 Yoky Matsuoka 교수가 말했다. 그리고 '이것은 로봇공학, 신경과학, 전기기계 기기 및 컴퓨터 과학을 결합하여 사람들이 감각하고 움직이는 능력을 복원 또는 증가시킬 수 있도록 만들어 줄 것이다.' 라고 덧붙였다(그림 3-5).

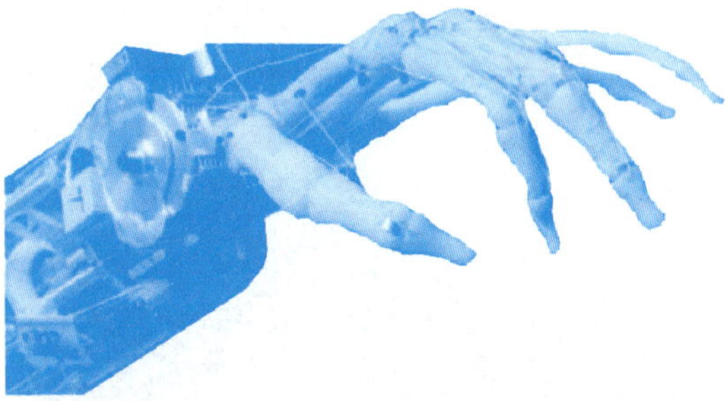

그림 3-5 • 두뇌를 제어하는 보철장치 개발

① 연구자들은 팔을 절단한 사람, 척추신경 손상을 가진 환자 및 뇌성마비, 뇌졸중, 파킨슨병이나 고령화에 따른 신경장애를 가진 사람들을 위해 이 기술을 개발할 것이다.
"우리는 이미 신경 시스템과 인터페이스하는 칩을 구현하였으며, 이 정보에 기초하여 오른쪽 근육이 자극을 받는 것을 보았다. 그래서 올림픽에서 경쟁할 만큼 충분히 빠른 기계적인 하지관절의 보철을 얻을 수 있게 되었다."라고 Matsuoka가 말했다. 그리고 '우리 센터는 더 유연하고 제어할 수 있는 이러한 기기들에서 주어지는 감각 및 신경 피드백을 사용하게 될 것이다.'라고 덧붙였다.

② 워싱턴대학의 과학자들은 MIT를 포함한 파트너들과 함께 신체의 신경신호에 대한 수학적 분석, 임플란트되거나 착용할 수 있는 보철기기들의 디자인 및 테스트, 새로운 로봇 시스템을 개발하게 될 것이다.

③ 초기 시스템들은 두뇌신호를 재배치하기 위한 재활운동과 운동제어를 회복시키도록 돕는 원거리 또는 착용형 기기를 포함하고 있다. 궁극적으로 연구자들은 두뇌신호에 의해서 제어되는 임플란트 가능한 보철을 개발하기를 바라고 있다. 그리고 착용자가 정

보를 서로 주고 받으면서 환경과 반응할 수 있는 센서를 포함하기를 바라고 있다. 즉, 신체의 신체 시스템에 실제로 통합되는 로봇 시스템을 만드는 것이다.

④ '실리콘이 콜라겐과 반응하는 것이 정말로 흥미로운 발전을 이룰 것으로 생각한다. 이것이 신경공학에서 남아 있는 문제 중에 하나로서 새로운 도전으로 남아있다.' 라고 워싱턴대학의 생물학과 교수이며 이 센터의 부회장인 Thomas Daniel이 말했다.

06 레이저를 이용한 종양치료

병리학자들은 실험적으로 저렴한 가격에 높은 에너지의 이온빔을 아주 정밀하게 제어하여 종양을 방사선으로 처리할 수 있는 가능성을 보여주었다(그림 3-6).

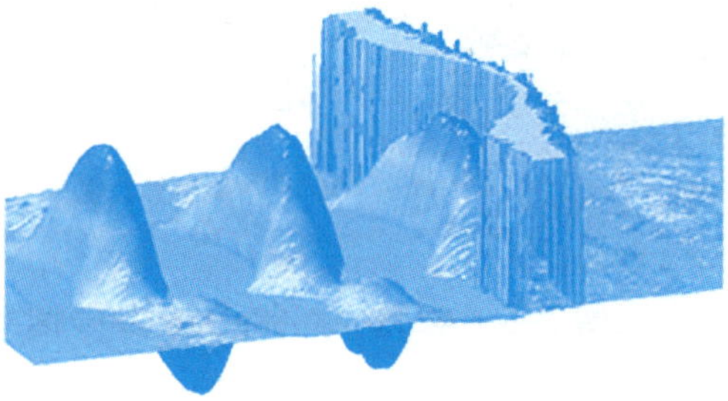

그림 3-6 • 레이저를 이용한 종양 치료

① 독일의 어드밴스드 포토닉스 무니치 센터(Munich Centre for Advanced Photonics : MAP)의 물리학자이고, 루드위그 막시미리안 대학교의 디에트리치 하브스 박사팀은 베를린 막스 이 연구소(Max Born Institute in Berlin)와 공동으로 연구 발표하였다.

② 이 연구를 기반으로 기존의 입자 가속기를 이용한 비싼 방법을 강한 레이저 펄스로 대체하여 가격을 저렴하게 할 수 있는 장점이 있다.

③ 탄소빔이 가장 효과적으로 암을 치료할 수 있는 후보로 고려되고 있다. 기존의 X-선과 전자빔은 주변의 건강한 세포를 심하게 손상시키는 부작용을 가지고 있었다.

④ 탄소빔은 생물학적으로 가장 효과적으로 암을 치료하고 수술 등의 과정을 줄일 수도 있다. 이러한 기술은 비침습성, 저렴함, 휴대성, 우수한 명암대조비, 우수한 공간분해능을 두루 갖추고 있기에 차세대 고분해능 의료기술로 많은 관심을 받고 있다.

⑤ 기존에도 레이저를 의학에 이용한 사례를 보면 종양 내에 있는 기형혈관을 한층 더 세

밀하게 3D로 보여주는 초음파 스캐너를 이용하여 수술 중에 암조직과 건강한 조직의 경계를 더 쉽게 판단할 수 있는 장비로 영국 UCL(University College London)의 폴 비어드(Paul Beard)와 동료들이 고분해능 광음향 단층촬영 스캐너를 개발했다. 이 스캐너는 광음향 단층촬영이라는 새로운 비침습 영상기술을 이용한 것으로, 레이저 빛으로 세포를 팅겨서 세포가 초음파를 방출하도록 하고, 이 초음파를 검출하여 3D 영상을 만든 것이다.

⑥ 기존의 초음파 스캐너들은 고주파수 음파를 인체에 조준하여 영상을 얻는다. 음파는 조직밀도가 바뀌는 곳, 예컨대 근육과 뼈의 경계와 같은 곳에서 반사되며, 그 결과로 생긴 "반향"이 그림을 만드는데 이용된다. 이와 같은 스캐너들은 태아검사와 같은 명암대비가 높은 실험대상의 영상획득에는 우수하지만, 종양 내부에 대해서는 저명암 대비의 영상만 제공한다. 그것은 혈관의 밀도가 주변 조직의 밀도와 비슷하기 때문이다.

⑦ 최근에는 영상의 명암대비를 더욱 높이기 위해 이 기술에 금 나노입자를 이용한 방식들도 연구되고 있다. 네덜란드 연구팀이 광음향 영상기술을 이용하여 유방암을 검출하고 치료하는 연구를 시작했으며, 미국 미시건대 팀과 독일 프라운호퍼 생의학기술연구소팀은 각각 전립선암 진단에 효과가 있는 것으로 보고하였다.

⑧ 현재의 기술은 근본적으로 빛을 비추어 조사하는 방식이므로 신체의 영상화 깊이에 제한이 있다는 점에서 앞으로 더 많은 발전의 여지는 있다. 하지만, 현재의 영상화 깊이로도 다른 기술들을 보완할 수 있다는 점에서 많은 활용성이 기대된다.

⑨ 러시아와 미국의 연구진은 레이저 광음향(optoacoustic)을 이용하여 기존의 장비에 비해 보다 조기에 더욱 정확하게 유선 종양의 발생과 그 위치를 찾아주는 기기를 개발하였다.

⑩ 모스크바 국립대학 국제 레이저 센터와 텍사스 주립대학의 연구진은 유선암의 조기 진단장치를 새로이 개발했다.

⑪ 인체의 다양한 조직은 다양하게 반응하기 때문에 레이저를 받은 건강한 유선조직과 종양으로 침범당한 조직에서 발생하는 음파를 구별할 수 있다. 이를 통하여 1[mm]까지 종양의 근원지와 주요 혈관, 피검자 특유의 유선 구조의 해부학적 특징을 관찰할 수 있다.

⑫ 이번에 개발된 장비는 높은 에너지 이온을 다이아몬드와 같은 탄소박판(diamond-like carbon foils)의 조사에 의하여 강한 레이저를 생성하고 이를 통하여 이온과 전자가 분리된 플라즈마가 생성된다. 또한 의학적 응용을 위해서 정교하게 제어가 가능하다. 이러한 레이저를 이용한 장치의 장점은 다양하다. 우선, 레이저 광선을 비교적 작은 면적으로 초점을 맞출 수 있기 때문에 종양의 위치를 정확하게 파악할 수 있다는 것이다. 또한 초음파나 X-선보다 더 조기에 종양을 찾아내고 치료할 수 있으며 검사에 통증을 최소화시킬 수 있다.

⑬ 이 연구에서 무니치의 과학자들은 실험적으로 모든 이온이 동일한 속도로 가속되어 정확하게 원하는 침투깊이를 제어하였다. 이는 향후 더욱 정밀한 수술 등에 응용이 가능함을 시사하고 있다.

07 무선으로 조절되는 약물전달칩 성공

15년 전에 MIT의 Robert Langer 교수와 Michael Cima 교수는 프로그램이 가능하고, 무선으로 제어되는 마이크로칩을 개발하기 위한 아이디어를 가지고 있었다. 이것은 환자의 몸에 이 칩을 이식하여 약물을 전달할 수 있는 것이다. MIT 연구원들과 MicroCHIPS사의 과학자들은 골다공증 약물을 정상적으로 매일 투입하는데 사용할 수 있는 칩을 성공적으로 실험했다고 발표하였다(그림 3-7).

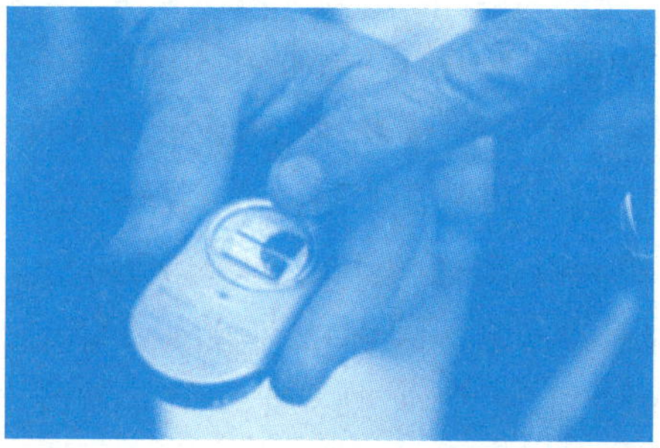

그림 3-7 • 무선으로 조절되는 약물전달칩 성공

① 〈Science Translational Medicine〉 저널 온라인판에 실린 이 연구결과는 이러한 기기의 첫 번째 성공적인 결과를 보여주는 것이며, 새로운 원격의료 분야를 여는데 도움이 될 수 있을 것이다. "당신은 칩을 통해 약물을 투여할 수 있다. 원격제어로도 약물을 전달할 수 있으며 박동적으로도 전달할 수 있다. 그리고 여러 가지 약물을 전달할 수 있다."고 MIT의 David H. Koch 교수가 말했다.

② MicroCHIPS가 자금을 지원하고 감독한 새로운 연구에서 과학자들은 테리파라티드(teriparatide)라는 골다공증 약물을 65~70세의 7명 여성에게 투여하기 위해서 프로그램 가능한 임플란트를 사용하였다.

③ 연구에서는 주사하는 것이 아닌 복용하도록 해주며, 부작용이 보이지 않는다는 것을 발견했다. 이와 같이 프로그램 가능한 칩들은 골다공증뿐만 아니라, 암 및 다양한 경화증과 같은 질병들을 치료를 매우 많이 변화시켜줄 것이다. "만성적인 질병과 정기적인 통증관리를 해야 하는 환자들이 필요로 할 것이다. 자주 또는 매일 주사를 해야 하는 환자들이 이 기술로부터 이득을 얻게 될 것이다." 라고 MicroCHIPS의 최고운영책임자이며 논문의 주저자인 Robert Farra가 말했다.

④ "약물투입에 대한 지시를 지키는 것은 매우 중요하다. 그리고 스스로 주사해야 하는

환자들은 약물투입에 대한 지시를 따르는 것이 어렵다. 이것은 약물투입에 대한 지시 문제를 완전히 없애줄 것이며, 미래에는 완전히 자동화된 약물투입을 가지게 될 것이다."라고 MIT의 Cima와 David H. Koch 교수가 말했다.

⑤ MIT 연구팀은 1990년대 중반에 임플란트 칩을 연구하기 시작했다. Michigan 대학의 학부생이었던 John Santini는 MIT를 방문하여 Cima와 Langer. Santini의 지도하에 여름학기 프로젝트를 이 연구주제로 하였다. 이후에 그는 MIT에서 대학원을 다니면서 이 연구를 지속하였으며 새 논문의 저자에 포함되었다.

⑥ 1999년에 MIT는 Nature지에 초기 연구의 발견을 실었고, MicroCHIPS가 MIT로부터 마이크로칩 기술을 발견하고, 특허를 갖게 되었다. 이 회사는 이 칩을 개선하기 위해서 기밀봉착(hermetic seal)과 살아있는 조직에서도 잘 동작하는 릴리즈 시스템(release system)을 추가하였다.

⑦ 테리파라티드는 폴리펩티드이므로 작은 분자 약물보다 화학적으로 덜 안정하다. 그래서 보존하기 위해서 기밀하여 밀봉하는 것은 매우 중요한 업적이라고 Langer가 말했다.

⑧ 사람들의 임상실험은 2011년 1월에 덴마크에서 시작되었다. 칩들은 국부마취를 하고 병원에서 30분 정도의 절차를 거쳐서 임플란트되어졌다. 그러면 환자들 몸에서 4개월 동안 남아있게 되었다. 임플란트는 안정하다고 증명되었으며, 임플란트했다는 사실을 종종 잊어버리게 되었다는 사실을 기록했다고 Cima가 말했다.

⑨ 연구에서 사용된 칩들은 테라파라티드 20으로 저장했으며, 작은 구멍 크기의 정도로서 매우 작은 밀봉용기에 개별적으로 싸여졌다. 이 밀봉용기는 매우 얇은 플래티늄과 티타늄으로 덮어져 있다. 이 티타늄은 약물이 내부로 투입되기 위해서 작은 전류가 가해졌을 때 녹게 된다. MicroCHIPS는 현재 칩당 수백가지의 약물을 전달할 수 있는 임플란트를 개발하기 위해서 연구하고 있다.

⑩ 칩은 프로그램이 가능하기 때문에 투여량에 대한 계획을 미리 입력할 수 있으며, 또는 MICS(Medical Implant Communication Service)라는 특별한 주파수를 통해서 원격으로 조정될 수 있다. 현재 버전은 몇 [inch]의 거리에서 동작하지만 연구자들은 이 범위를 확장할 계획이다.

⑪ 〈Science Translational Medicine〉 저널에 실린 연구에서 연구자들은 골다공증 환자가 임플란트를 하여 뼈가 생성되는 것을 측정하였다. 그래서 테라파라티드를 매일 주사하는 환자들과 비슷한 결과를 얻게 될 수 있다는 것을 발견했다. 또다른 성공적인 결과는 임플란트에 의해서 주어진 복용량이 주사하는 양보다 변화가 적다는 것이다.

⑫ 존스홉킨스 대학의 Henry Brem 교수는 이 결과에 대하여 매우 놀랍다고 말했다. "기술적으로 진전을 이룬 논문을 찾는 것은 매우 드문 일이다. 이것은 고분자 약물전달에 대한

발전을 이루었으며, 마이크로칩의 능력을 매우 정교하게 만들어주었다."라고 말했다.

⑬ 대량의 복용량을 전달할 수 있는 새로운 임플란트를 개발하기 위해서 MicroCHIPS은 더 많은 임상실험을 진행하여 증명할 계획을 가지고 있다고 Farra가 말했다. 이 회사는 또한 글루코스 레벨을 모니터할 수 있는 센서를 개발하고 있다.

⑭ 결국에 이 센서는 칩과 결합하여 약물용기에 포함되게 될 것이다. 즉, 환자의 상태에 따라서 치료약물을 조절할 수 있는 칩을 만들게 될 것이다.

08 만성병 치료를 위한 디지털 셀프케어 기술

새로운 유형의 디지털 헬스 서비스가 핀란드 Espoo시 시민들을 대상으로 개발되었는데, 이번에 개발된 본 디지털 헬스 서비스는 의료진들의 작업부담을 경감시키면서 환자치료에 대한 핵심 프로세스에 집중하도록 접근함으로써, 치료과정 가운데 소요되는 시간조차 줄일 수 있는 새로운 기술로 평가되고 있다.

① 이번에 개발된 디지털 솔루션은 본 Espoo 지방 자치도시에서 기존에 보유한 대시민 포털 사이트에 특정 기업에서 개발한 정보시스템을 통합하는 형태로 제공되고 있는데, 의료진과 간호진들이 환자 관련 데이터에 유용하게 접근이 가능하도록 지원하고 있다.

② 디지털 셀프케어 서비스는 주로 만성병을 가진 환자들을 치료하는 목적으로 개발되었다. 심장병과 같은 질병을 가졌거나, 당뇨병, 만성 각막증과 같은 질병을 가진 환자들에게 유용한 것으로 평가되고 있다.

③ 이와 같은 환자들은 일반적으로 간호사나 의료진과의 친밀한 상호작용을 매우 중요하게 여길 수 있는 부분인데, 이번에 개발한 디지털 셀프케어 서비스는 전화연락이나 사전연락 없이 이와 같은 친밀한 상호작용을 가능하게 하는 가장 큰 장점이 있다고 관련 전문가들은 말하고 있다.

④ 디지털 플랫폼에 참여하기로 동의한 다음, 환자와 의료진들은 일종의 하나의 디지털 케어 팀으로 간주되게 되고, 공통의 치료계획이 수립되고, 이와 같은 케어 서비스 제공자와 환자들이 지속적으로 치료목적에 대하여 인지하고, 치료를 위하여 수행할 행위가 무엇인지 파악할 수 있도록 온라인으로 상호접속을 유지하게 된다. 약물치료, 신체적 조언, 영양분이나 체중관리와 같은 조언들을 받게 되고, 의료진들은 실험결과 환자치료 정보에 대한 접속과 같은 정보들을 얻을 수 있게 되어 더 나은 치료를 위한 관점에서

해당 결과에서 나타나는 부분들을 활용하게 된다.

⑤ 환자들의 경우에는 그 지방자치단체가 운영하는 시민 포털 사이트의 건강 채널을 통하여 암호화된 인터넷 연결을 통하여 관련 정보와 해당 자료들에 접속할 수 있게 되고, 곤란한 상황에 봉착하였을 경우 의료진과 접촉을 할 수 있도록 지원할 수 있게 된다.

⑥ 의료진들은 환자들의 삶의 질이 어떻게 향상되었으며 자신들의 업무에도 어떻게 직접적으로 기여하고 있는지를 분석하고 있는 중에 있다.

⑦ 현재 도시에 거주하는 4만 명의 만성병 질환환자들 중 단지 0.4[%]만이 온라인으로 이러한 서비스를 이용할 수 있지만, 디지털 케어 서비스 공급자들은 이와 같은 낮은 비율에도 불구하고 일년 단위로 계산하였을 때, 거의 2500의 규모로 전화통화량의 감소를 볼 수 있었다고 보고되고 있다. 이와 같은 효과는 전문의료진의 작업을 더욱 효율적으로 하면서 환자들의 요구에 즉각적으로 반응할 수 있게 해주는 새로운 수단을 제공하고 있는 것으로 해석된다.

⑧ 환자들도 역시 디지털 케어 서비스가 제공하고 있는 새로운 기회에 만족하고 있다. 자신의 질병에 대한 통제력이 강화된다는 것을 알게 될수록 전화나 별도의 진료예약을 하지 않아도 의료진과 항상 접촉을 유지할 수 있다는 사실이 만족도 향상에 기여하고 있는 것이다. 불필요한 진료예약을 하지 않아도 되면서 보다 향상된 질병통제를 가능하게 한다는 것이다.

⑨ 기술적으로도 케어 서비스의 정보 시스템에 대한 서비스 통합이 성공적인 조건 중의 하나로 평가되는데, 디지털 케어 서비스의 전문 모듈은 ERP와 HIS 시스템과 연계되면서 핀란드의 의료정보분야 전문기업의 서비스를 활용할 수 있게 되는 것이다.

⑩ 이 플랫폼은 마이크로소프트사의 기술에 기반을 두면서 시민들이 의료 시스템과 통합된 SOA를 사용할 수 있는 애플리케이션을 경험할 수 있도록 지원한다.

⑪ 미래에 디지털 케어 서비스는 상당부분 확장될 전망이다. 현재 다른 여러 핀란드 내 지자체에서 이 플랫폼에 관심을 가지고 있으며 새로운 기능들이 플랫폼에 추가될 예정이다. 새로 추가될 기능은 환자들로 하여금 해당 시스템에 자신들의 데이터를 직접 업로드할 수 있도록 지원할 예정이나 바이털 정보에 대한 파라미터나 질문지 형식으로 이를 수행할 수 있게 된다.

⑫ 핀란드 의료재단과 공동으로 시스템에 대한 파일럿 프로젝트가 이미 시작되었고, ERP 시스템에 내장된 의료 데이터를 직접적으로 해석할 수 있도록 하기 위하여 디지털 케어 서비스 공급자에게 다각도로 관련 도구들을 지원할 예정이다.

09 세포를 손상시키지 않는 나노규모 전자탐침

미국 과학자들이 세포들을 손상시키지 않고 세포 안으로 들어갈 수 있는 나노규모의 전자탐침들(nanoscale electronic probes)을 개발했다. 그 탐침들은 세포막 안팎과 이를 가로지르는 전기적·화학적 변화들을 측정하는데 침습적인 기술들을 대체할 수 있을 것이다(그림 3-8).

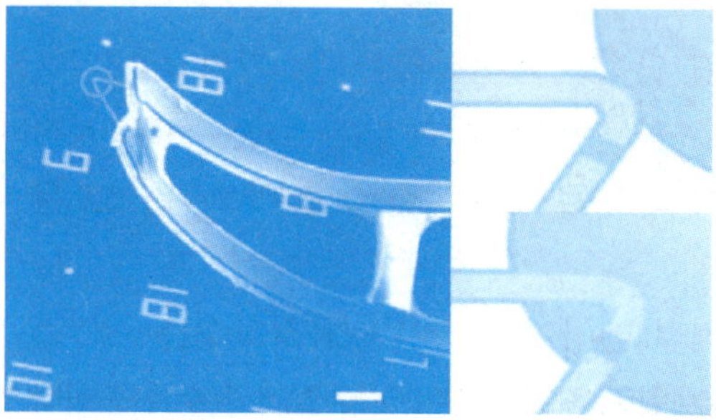

그림 3-8 • 세포를 손상시키지 않는 나노규모 전자탐침

① 세포막에서 이온 채널들을 열고 닫는 것과 같은 전기적·화학적 활동을 측정하는 것은 1960년대 이래로 '패치 클램프*(patch clamp)"를 사용하여 이루어져 왔다. 이것은 안쪽에 전극을 가진 유리 피펫**(pipette)의 끝에 막의 부위를 고정시키는 것을 포함한다.

② 하바드대학교(Harvard University)의 Charles Lieber는 그것이 매우 강력한 기술이라는데 동의하지만, 피펫 구멍을 약 100[nm]보다 훨씬 작게 만들 수 없다고 말했다. 이것은 측정하는 것이 물리적으로 세포들은 손상시키고 공간적인 해상도에 제한을 갖는다는 것을 의미한다.

③ '디지털 전자장비들의 힘이 생물학적 전기적 측정들을 위한 새로운 도구들을 만드는데 사용되지 않았다는 것을 알고 놀랐다.'고 Lieber는 말했다. 그러나 그는 이것이 대부분 전자 장비의 구성요소들이 보통 직선적이며 표면에 국한되기 때문일 것으로 설명했다. 각 끝에 두 개의 큰 접속이 있고 직선인 장비를 가지고 세포를 파괴하지 않고 세포 안에 그것을 밀어넣을 방법이 없다고 Lieber는 말했다.

④ 이제 Lieber의 연구진이 V-모양의 규소 나노와이어(silicon nanowires)를 사용하여 그 끝에 있는 나노 규모의 전계효과 트랜지스터(Field Effect Transistor : FET)를 특징으로

---

* 패치 클램프 : 미세한 유리관을 세포막에 채널이 있는 부분에 접착시켜서 채널을 통해 흐르는 이온에 의한 전류를 측정하여 열림과 닫힘을 측정하는 기술이다.

** 피펫 : 주로 액체를 옮길 때 사용하는 가늘고 긴 실험기구이다.

하는 탐침을 만들었다.

⑤ FET는 전기장이나 화학전 변화와 같은 몇몇 외부 자극들에 따라서 전기전도성을 바꾸어서 감지기(sensor)로서 사용될 수 있다. 그 탐침들은 유연한 중합체 지지대 위에 고정되는데, 이것은 위로 굽어서 그 장비들이 놓인 표면으로부터 튀어나와서, 그것들이 세포들에 접근할 수 있도록 해준다. 그 끝을 지질 이중층*(lipid bilayer)으로 덮어서 그것이 힘들지 않게 세포막들을 통과하여 미끄러져 들어갈 수 있게 해준다.

⑥ 세포의 내장된 부분이 되도록 전극을 삽입할 수 있게 되는 것은 많은 가능성들을 열어준다고 미국 채플힐에 있는 노스캐롤라아이나 대학교(University of North Carolina at Chapel Hill)에 있는 Mark Wightman은 말했다. 그러나 그 기술의 사용은 궁극적으로 생물학자들이 접근할 수 있도록 그것을 만들 수 있는냐에 달려있을 것이라고 덧붙였다.

⑦ 탐침들은 규소 나노와이어들을 키워서 만들고, 지난 해 Lieber의 연구진이 개발한 방법을 사용함으로써 그 자란 와이어 안에 통제된 120[°] 꼬임을 넣는다.

⑧ 연구진은 또한 각각의 부분을 구성하는 재료들을 바꿈으로써 그 탐침의 전기적 성질들을 조작할 수 있다. '그것들이 전도성이 크게 만들기 원하기 때문에 그 팔에 규소와 많은인 반도체(phosphorus dopant)와 섞었지만, 반도성 나노트랜지스터(nanotransistor)를 도입하려는 그 끝에는 훨씬 낮은 농도의 반도체를 사용한다'고 Lieber는 말했다.

⑨ 지금까지 Lieber의 연구진은 그 탐침이 또한 세포막들의 안팎과 주변의 전기 포텐셜의 변화와 pH 변화를 측정하는데 사용될 수 있다는 것을 보여준다.

⑩ Wightman은 다른 화학적 과정을 측정하는데 유사한 탐침들을 사용할 가능성에 흥미를 보였다. 그들이 그 장치를 만들었고, 이제 다른 것들을 측정할 수 있도록 화학으로 그것을 장식할 때라고 그는 말했다.

* 지질 이중층 : 수용액 중에서 지질분자의 친수성 부분이 수상에 접하여 소수성 부분이 소수결합으로 평행하게 배열한 이분자막, 생체막의 기본구조이며 인공적으로 만들 수 있다.

10 소형 의료기기에 적용 가능한 BNCT용 액체 리튬 개발

1. BNCT의 원리

미리 암조직에 집적시킨 10B(질량수 10의 붕소)에 중성자를 대면 알파 입자(4He = 질량수 4의 헬륨)와 7Li(질량수 7 리튬)이 발생세포와 동일한 정도 범위의 에너지 주기에서 암세포를 선택적으로 파괴한다.

도쿄 공업대학 원자로 공학연구소는 양자 가속기에 의한 붕소 중성자 포착요법(BNCT)으로 사용 가능한 액체 리튬형 중성자 발생 표적개발에 성공했다. BNCT는 부작용이 적은 악성 종양(암)치료로서 기대되고 있지만, 중성자 발생에 원자로가 필요하기 때문에 사용이 제한적일 수 있었다. 이번 개발에 의해 도시의 병원에 설치도 가능하며, BNCT의 광범위한 적용이 기대된다. 또한 액체 리튬 형식 대상은 고체형 대상의 경우 문제가 되는 조사손상에 의한 시간적 손실이 없기 때문에 긴 수명과 안정적인 냉각 성능을 얻을 수 있는 이점이 있다(그림 3-9).

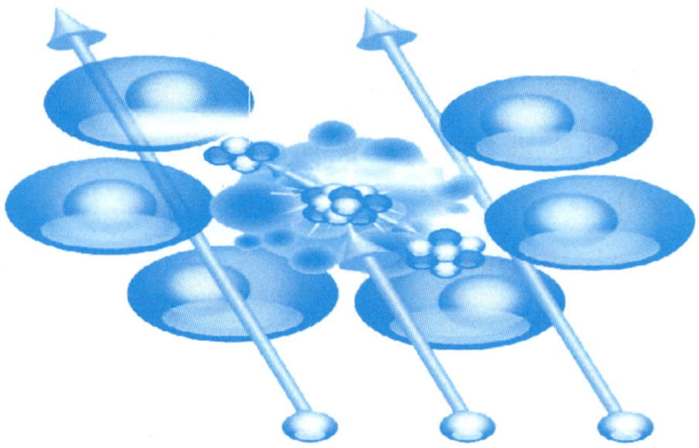

그림 3-9 • 소형 의료기기에 적용 가능한 BNCT용 액체 리튬 개발

2. 붕소 중성자 포착요법

방사선 암치료는 암에 높은 선량분포를 물리적으로 주는 치료와 방사선에 대한 약제의 증감작용에 의해 암세포 수준에서 선택적으로 하는 치료가 2 종류가 있다 . 전자의 대표적인 것이 양성자·무게 입자선 암치료법이지만, 악성 뇌종양과 흑색종(악성 흑색종) 등의 침입이나 다발성 암에 적용이 어렵고, 이러한 난치성 암은 후자의 붕소 중성자 포착요법(Boron Neutron Capture

Therapy : BNCT)이 효과적이다. 이 치료법은 특정 붕소 약제를 선택적으로 암세포에 집적시켜 붕소가 중성자와 반응하여 발생하는 알파 입자와 리튬 원자핵의 두 입자의 비정 세포 크기와 거의 같은 성질을 이용하여 주위의 정상 세포에 영향을 주지 않고 암세포를 파괴할 수 있는 특징을 가지고 있다.

3. 개발내용

가속기에서 가져온 양성자 빔을 리튬과 베릴륨 같은 대상에 조사하면 중성자를 생성할 수 있다. 얻을 수 있는 중성자의 최대 에너지와 생성효율의 조건에서 BNCT에는 리튬 (양성자 빔에 의한 중성자 생성반응 임계값 1.881[MeV] : 메가 전자 볼트)의 이용이 가장 유력한 후보의 하나로 생각되고 있다.

① 감속 이용법과 직접 이용법 두 가지 방법이 가능하다. 또한 리튬은 융점이 낮은 고체와 액체 두 상태에서 타깃으로 이용할 수 있지만 리튬 이외의 경우는 고체에서 사용된다.

② 개발한 기술은 직접 이용법과 방사선 손상이 없는 액체형 대상을 결합한 것으로 세계적으로 봐도 독창적인 것이다. 가장 큰 특징은 기존의 고체형 대상에 비해 조사손상에 의한 시간적 손실이 없기 때문에 훨씬 긴 수명과 안정적인 냉각성능을 실현할 수 있는 점이다.

③ 개발 그룹은 몇 년 전부터 검토해온 기술을 바탕으로, NEDO 위탁사업으로 프로토 타입 장치의 설계 제작을 시작하여 이번에 실용적인 운전조건(액체 리튬 온도 220[℃]~250[℃] 분위기 압력 10~3[Pa] 이하)에서 두께 0.6[mm], 유속 초당 30[m]의 리튬 액막 흐름을 곡률 반경 10[cm] 공동 접시에 폭 50[mm]×길이 50[mm]의 영역에 안정 형성하는 것에 성공했다.

④ 리튬 액막류는 별도로 제작된 양성자 가속기에서 얻을 수 있는 직경 3[cm]의 양성자 빔조사에 대응할 수 있는 것으로 직접 이용법(에너지 1.9[MeV], 빔강도 20[mA] 빔전력 38[kW])뿐만 아니라 감속이용법(최대 양자 에너지 3[MeV] 최대 전류 20[mA], 최대 빔전력 60[kW])의 대상으로 사용할 수 있다.

11 수술 후 흉터를 줄이는 레이저 기술

수술 후의 흉터를 크게 줄일 수 있는 새로운 레이저 기술이 토론토 대학과 The Hospital for Sick Children (SickKids)의 연구진에 의해서 개발됐다(그림 3-10).

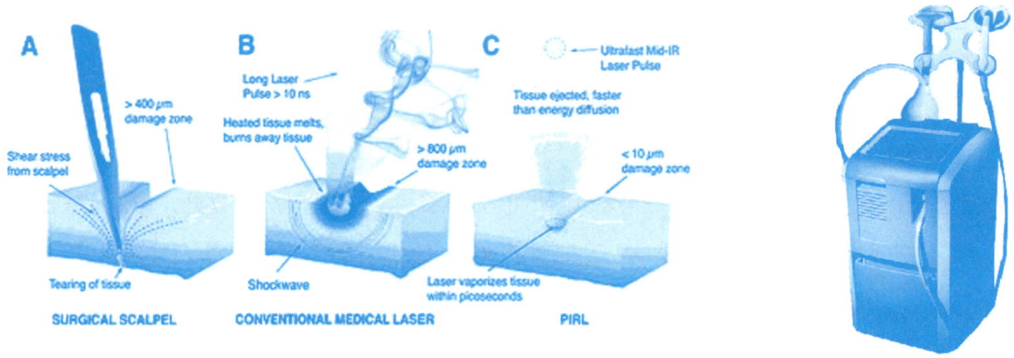

(a) 수술 후 흉터를 줄이는 레이저 기술 (b) 피코초 IR 레이저

그림 3-10 • 수술 후 흉터를 줄이는 레이저 기술과 피코초 IR 레이저

(a)-A : 기계 메스가 조직의 탄성한계를 초과하는 전단력을 발생시키며 피부를 절단하고 있다. 이것은 절개 경계에서 400[μm]에 이르는 곳까지의 절개 주변 경계면에 손상을 일으킨다.

(a)-B : 기존의 수술 레이저가 조직이 녹고 탈 때까지 열을 가하여 피부를 절단한다. 이 경우, 손상 영역은 제거부위 가장자리에서 800[μm]까지 이를 수 있다.

(a)-C : 반대로, 잘 흡수되는 PIRL 펄스는 피코초 시간 동안 조직 내의 물을 과열하여 에너지가 주변 조직에 확산하기 전에 재빨리 조직을 꺼낸다. 나머지 인접 조직은 다른 두 경우와 달리 최소한의 손상을 보여주고 있다.

① 과학자들은 '피코초 IR 레이저(PIRL)'라고 하는 새로운 수술 레이저를 기존의 수술 레이저와 메스 같은 수술용 도구들과 비교했다. 그들은 PIRL을 쥐에게 실험했을 때, 최소한의 흉터만을 남겼으며 이 기술을 사용했을 때 나타나는 흉터는 기존의 도구이용 시 발생하는 것의 절반에 불과했다고 말했다.

② PIRL을 이용하여 수술한 경우 상처 또한 빨리 치유되는 것처럼 보인다고 그들은 주장했다. "최소한의 흉터를 남기는 것은 환자들에게 유익하며 흉터가 치명적인 환자들에게 특히 그렇다. 치유시간을 줄임으로써 이 새로운 수술도구는 환자를 안심시킬 뿐만 아니라 2차 감염의 위험도 줄일 수 있다."라고 토론토 대학 교수이자 정형외과 의사이

며 이 연구의 주요 저자 중 하나인 Benjamin Alman 교수가 말했다.

③ 토론토 대학 광학 센터의 연구원이자 화학/물리학과 교수인 Dwayne Miller는 이 연구의 주요 저자이다.

④ 레이저는 매우 정밀한 것으로 알려졌지만 수술도구로서의 사용에는 한계가 있다. 왜냐하면, 많은 경우에서 레이저는 기존의 수술도구로 절단하는 것보다 더 주변 조직에 손상을 주기 때문이다. "수술 시 레이저의 사용에서 생기는 주요 걸림돌 중의 하나는 열이나 충격파동에 의해서 생기는 부수적 손상이다.

⑤ 기존의 레이저는 조직을 태우는 경향이 있었지만 PIRL은 절단할 부위를 재빨리 과열한다."라고 Alman이 말했다. 그것은 조직을 증발시켜서 주변 세포의 파괴를 줄인다.

⑥ 연구진은 이 새로운 기술이 매우 전망있어 보이며 성인 환자들을 대상으로 한 임상 시험을 다시 수행하겠다고 말했다.

⑦ SickKids 연구 및 학습 센터 안에 위치한 암, 줄기세포 그리고 재생의료 센터가 있는 곳으로 Alman의 연구실은 이전될 것이며 이것은 다른 과학 분야에 있는 동료와 상호 연구를 촉진할 것이다.

⑧ 연구는 캐나다 의료연구 센터의 공동 의료연구 프로젝트와 캐나다 국립 과학 및 공학 연구위원회 그리고 SickKids 재단의 지원을 받고 있다.

12 수술이 불가능한 간암 종양제거 마이크로파 발생기 및 탐침기 개발

간 종양을 제거하기 위해 마이크로파(microwave)를 사용하는 기법으로 영국의 100명 이상의 환자가 치료되었으며, 현재 세계적으로 사용되려는 중이다. 이 기법은 영국 Bath 대학교의 연구원들에 의해 개척된 기술을 기반으로 한다.

① 간암을 가진 대부분의 환자들은 수술이 불가능하다고 간주되지만, 이 마이크로파 장치의 개발로 인해 수천 명의 환자들이 효과가 있는 치료를 제공받을 수 있게 되었다. 전 세계적으로 약 백만 명의 사람들이 1차 간암으로 사망하고, 다른 종양으로부터 전이된 백만 명 이상의 2차 간암 환자들이 사망하고 있다.

② 이 기술은 Bath 대학교에서 의료 치료요법으로 마이크로파를 사용하는 연구진행 중에 나온 결과물이다. 이 연구는 다량의 월경 주기를 가진 여성의 치료를 위한 마이크로파 자궁절제(microwave endometrial ablation) 연구로부터 시작되었다.

③ 이 연구는 암종양을 치료하기 위한 마이크로파 발생기(microwave generator)와 탐침기(probe)의 개발과 생산으로 진행되고 있으며 Acculis사에서 제조될 예정이다.

④ Leicester NHS Trust 대학병원의 자문 외과의사이자, Leicester 대학교 교수인 David M Lloyd 교수가 Bath 대학교의 Nigel Cronin 교수와 Peter Clegg 박사와 함께 공동연구를 하고 있으며, 현재 100명 이상의 간암 환자를 치료하는데 이 기법을 사용하고 있다.

⑤ 치료를 받은 환자의 3분의 1 이상은 3년 이상 생존하였으며, 그 중 몇 명은 완치판정을 받았다. "이 기법은 간암에 매우 효과적일 것이다. 왜냐하면 우리는 수술 불가능하다고 판정된 사람을 수술하는 중이기 때문이다.

⑥ 간경변(cirrhosis of the liver)을 가진 사람은 종양을 제거하기 위해 기존의 방법으로는 수술이 불가능하다. 하지만 종양을 제거하기 위해 키홀(keyhole) 방법 또는 피부 투과를 통한 마이크로파 탐침기로 대체할 수 있다"고 Lloyd 교수는 말하였다.

⑦ 마이크로파 기법은 마이크로파 에너지의 직접적인 파장으로 조직만을 제거하고 다른 신체기관에는 손상을 주지 않기 때문에 빠르고 후유증 없이 암세포를 제거한다. "마이크로파는 신체의 그 밖에 부분에 부수적인 손상을 주지 않는다. 단지 탐침기 끝부분의 조직만 가열하고, 신체를 통과하는 에너지를 만들지 않는다. 현재 연구팀은 몇 분 안에 복잡한 종양을 가진 환자에게 적합한 마이크로파를 가지고 매우 큰 종양을 치료할 수 있다. 반면 다른 기법으로는 이러한 종양을 제거하는데 몇 시간이 소요된다"고 Lloyd는 설명하였다.

13 신장 종양을 파괴하는 나노튜브

웨이크 포레스트 의과대학, 웨스크 포레스트 나노기술 및 분자소재 센터, 라이스 대학, 버지니아 공대의 연구진은 종양 속에 다중벽 탄소나노튜브를 삽입하고 그들을 30초 동안 레이저 주사로 가열해서 임상실험에 사용된 쥐의 거의 80[%]에서 신장 종양을 효율적으로 죽이는 새로운 종류의 치료법을 개발했다. 연구진은 미국 〈Proceedings of the National Academy of Sciences〉에 게재된 연구결과에서 인간을 위한 잠재적인 미래 암치료 방법을 제안했다(그림 3-11).

① 나노튜브는 탄소로 만들어진 길고, 얇은 나노크기 튜브이다. 연구를 위해서 연구진은 몇 개의 나노튜브가 서로 중첩된 다중벽 탄소 나노튜브를 사용했다.

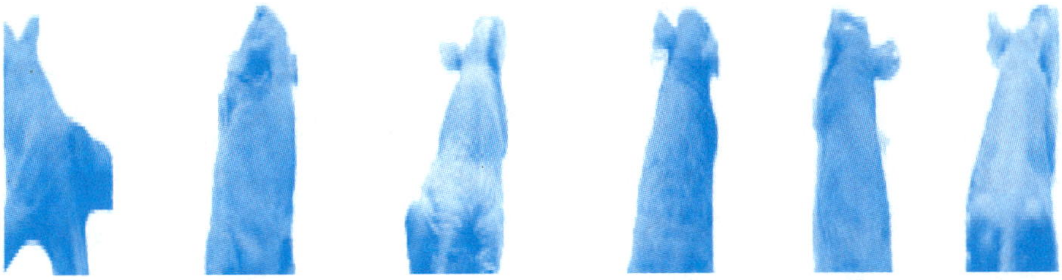

(a) 오른쪽 다리 : 다중 나노튜브+레이저
왼쪽 다리 : 레이저 전용

(b) 오른쪽 다리 : 다중 나노튜브 전용
왼쪽 다리 : 치료하지 않음

그림 3-11 • 신장 종양을 파괴하는 나노튜브

② 나노튜브를 근적외선 방사 레이저로 비침습성으로 노출시켰을 때 진동에 반응해서 열이 발생했다. 충분한 열이 전도되면 튜브 근처의 종양세포는 수축하고 죽기 시작했다. 다른 다중벽 탄소나노튜브의 양을 쥐의 신장 종양에 주입했고 특정 구역을 30초 동안 3[W/cm^2]의 레이저에 노출시켰다.

③ 종양치료를 받지 않은 쥐는 약 30 일쯤에 죽었다. 나노튜브만을 또는 레이저 치료만을 받은 쥐는 동일한 기간 동안 살아있었다. 그러나 다중벽 탄소나노튜브에 30초의 레이저 처리를 한 쥐의 경우에는 더 많은 나노튜브 주입량에 따라서 더 오랫동안 살아있었고 재발비율은 더욱 적었다. 실제로, 가장 많은 다중벽 탄소나노튜브를 복용한 쥐의 80[%]는 종양이 완전히 사라졌다. 또한 이런 쥐의 많은 개체는 연구가 끝나는 9개월 후에도 종양이 재발생하지 않았다.

④ 쥐는 살아 있었을 뿐만 아니라 처리 전의 몸무게를 유지하고 눈에 띄는 어떠한 기형적인 행위도 하지 않았으며 내부 조직에 분명한 문제를 발생시키지도 않았다.

⑤ 동물에게 영향을 끼치지 않는 피부 위의 일시적인 화상 이외에 실제적인 단점이 없었다는 것은 매우 고무적인 일이었다고 이 연구를 이끌고 있는 토르티(Torti) 박사는 말했다.

⑥ 전류 열절제(current thermal ablation) 또는 열치료, 인간 종양을 위한 치료에는 고주파 전극도자절제술(radiofrequency ablation)이 포함된다. 이것은 다중벽 탄소나노튜브 치료와 같이 종양 전체를 균일하게 가열하기보다 종양의 단일 지점에 열원을 인가하는 방법이다.

⑦ 연구에 사용된 다중벽 탄소나노튜브 이외의 단일벽 탄소나노튜브와 그 나노껍질(gold nanoshell) 같은 다른 나노물질은 다른 시설에서 암치료를 위해서 실험적인 조사가 현재 진행 중이다.

⑧ 다중벽 탄소나노튜브는 조사되고 있는 다른 나노물질에 비해서 열을 생산하는데 더 효율적이다. 이 방법은 생물학적 치료이기 보다는 열치료이기 때문에 종양을 충분히 뜨겁게 할

수 있다면 모든 종양 종류에서 작용할 것이라고 연구진은 설명했다.

⑨ 연구진은 인간 종양을 위해서 이 방법을 사용할 수 있기를 바라고 있다. 별도의 연구로 William H. Gmeiner 박사와 연구진은 DNA로 다중벽 탄소나노튜브를 싸는 것이 주사로 인해서 발생된 열량을 증가시켰다는 결과를 내놓았다.

⑩ 연구는 DNA-탐침이 종양세포를 죽이기에 충분한 온도인 10[℃]의 온도증가를 만드는데 필요한 다중벽 탄소나노튜브의 농도를 3배 감소시키는 결과를 초래했다. 그 후에 연구진은 종양 속에 나노튜브를 주입하고 이어서 단일 펄스 레이저 주사로 처리된 모든 쥐에서 종양이 완전히 제거되었다는 것을 증명했다. 치료와 주사는 주위의 건강한 조직에 어떠한 영향도 끼치지 않았다.

14 심장을 뛰게 하는 적외선 레이저

그림 3-12에서 레이저 펄스와 심장박동을 나타낸다. 레이저 펄스와 심장박동이 동기화된 것을 알 수 있다.

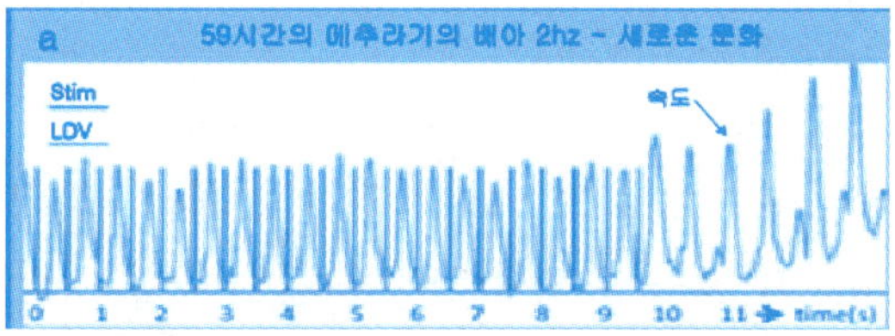

(a) 메추라기 배아의 심장을 공기 중에 완전히 노출시킨 것

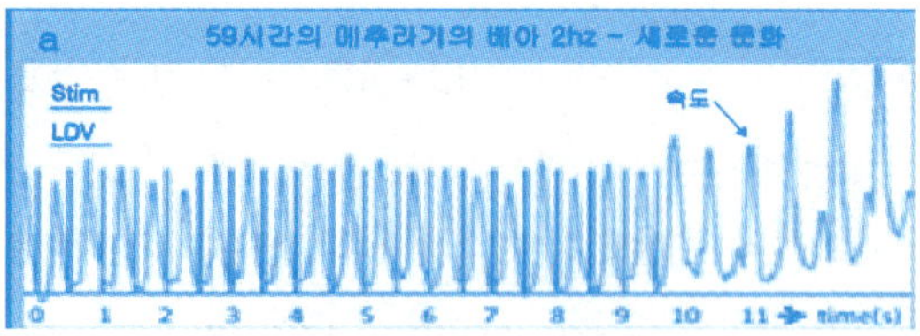

(b) 난황에 배양하여 수명을 연장시킨 것

그림 3-12 • 레이저 에너지의 강도에 따른 심장조직의 상태

① **레이저 에너지의 강도에 따른 심장조직의 상태** : 적절한 강도의 레이저 광선을 비춘 심장(1x threshold)은 **대조심장**(control)과 마찬가지로 손상의 흔적이 전혀 보이지 않는다. 이에 반해 강한 레이저 광선을 비춘 심장(〉5x threshold)은 세포막이 부풀고 조직이

타 버린 것을 알 수 있다.

② 미국 케이스웨스턴리저브 대학의 연구진은 Nature Photonics 8월 15일에 기고한 논문에서 빛을 이용하여 심장을 뛰게 하는 데 성공했다고 발표하였다. 이번 연구는 `빛을 기반으로 하는 페이스메이커'를 개발하는 데 기여할 것으로 보인다.

③ 과거에는 페이스메이커(심장박동기)라 하면 작은 전기신호를 이용하여 심근세포에 자극을 줌으로써 불규칙한 심장박동을 교정하는 것으로만 생각되었다. 그런데 전기 심장박동기가 발명되어 실용화되기 시작한 지 얼마 지나지 않은 1967년 과학자들은 빛이 심근세포의 박동을 촉진시킬 수 있다는 사실을 발견하였다. 그러나 이때까지만 해도 과학자들은 빛이 심근세포의 박동을 촉진시킨다는 사실만을 발견했을 뿐, 빛을 이용하여 그것을 언제 어떻게 제어할 것인지에 대하여는 생각하지 않았다. 1969년 일본의 과학자들은 근적외선 레이저(near-infrared laser)로 심근세포의 덩어리를 고동치게 하는 데 성공했다. 하지만 동물의 심장 전체를 고동치게 한 과학자는 아직 나타나지 않았다.

④ 케이스웨스턴리저브 대학의 생물의학 엔지니어인 마이클 젠킨스(Michael Jenkins)는 심장조직을 영상화하는 방법을 연구해 오던 중 1967년 과학자들이 빛을 이용하여 심장박동을 촉진했다는 소식을 듣고, '적외선 레이저(infrared laser)를 이용하여 심장박동을 동기화시킬 수는 없을까?'라는 생각을 하게 되었다. 그는 다른 연구자들과 함께 2~3일 된 메추라기의 배아로부터 심장을 추출하여 살려 놓고 여기에 레이저 광선을 비춰 본 결과 배아의 심장이 레이저의 펄스에 대응하여 고동치는 것을 발견하였다(연구진이 메추라기 배아의 심장을 연구대상으로 선정한 이유는 이 시기에는 심장의 크기가 2[cm^2](세포덩어리의 크기 정도)에 불과하여 다루기가 쉽기 때문이었다). 연구진은 심장박동수를 50[%] 증가시켜 1초당 2~3회까지 올렸다가 다시 낮추는 데 성공하였다.

⑤ 연구진은 다음으로 심장박동을 조절하는 데 '가장 안전한 수준'과 '가장 효과적인 수준'의 에너지 수준을 결정하기 위해 레이저의 에너지를 다양한 수준으로 변화시켜 보았다. 그 결과 0.8[J/cm^2]의 에너지(60[W])의 전등을 1초 동안 켤 수 있는 에너지)는 심장을 손상시키지 않는 것으로 밝혀졌다. 그러나 연구진이 에너지 수준을 5배로 증가시킨 결과, 심장세포는 그만 타 버리고 말았다. "외관상 멀쩡해 보이는 세포에 장기적으로 어떤 문제가 발생하는지를 알아보기 위해서는 보다 많은 연구가 필요하지만, 적절한 에너지의 레이저를 이용한 심장박동조절 방식은 현재로서는 안전하고 효과적인 것으로 보인다."고 연구진은 결론지었다.

⑥ 이번 연구는 빛을 이용하여 심장 전체를 제어할 수 있음을 입증한 최초의 연구이다. 이처럼 비침습적인 방법으로 심장박동을 조절할 수 있다면 심장의 기능을 연구하는 데나 심장 질환을 치료하는 데 매우 편리할 것으로 보인다.

⑦ "이번 연구결과를 응용한다면 빛을 이용하여 더 놀라운 일도 할 수 있을 것으로 생각된다."고 오사카 대학의 니콜라스 스미스 박사(Nicholas Smith : 생물리학)는 말했다. 스미스 박사는 레이저를 이용하여 최초로 심근세포를 고동치게 하는 데 성공한 인물이다.

⑧ 이번 연구를 확장하려면 몇 가지 문제가 선결되어야 한다.

㉠ 빛이 심장을 움직이게 하는 메커니즘이 명확히 밝혀지지 않았는데, 과학자들은 레이저 펄스에 의한 온도의 주기적 변화가 모종의 역할을 하는 것으로 생각하고 있다.

㉡ 이번 연구에서 사용한 방법이 보다 큰 어른 메추라기의 심장을 고동치게 할 수 있을지도 미지수이다.

㉢ 안전영역에서 외관상 멀쩡해 보이는 심근세포에 장기적으로 아무런 문제가 발생하지 않는지 확인할 필요가 있다. 이러한 세 가지 문제가 해결되다면 수술 중이나 장기이식 중에 심장을 뛰게 하는 등 임상적으로 활용이 가능한 '광학적 페이스메이커'(optical pacemaker)가 개발될 수 있을 것으로 보인다.

15 액정을 이용한 전기영동 기술

새로운 방법으로 화면 위에서 움직이는 "디지털 잉크" 덕분에 컬러 디스플레이와 e-리더는 아마도 좀 더 매끄러워지고 뚜렷해질 것이다. 미국의 연구진은 액체에서 부유하는 입자들을 제어하기 위하여 전기장을 사용하는 전기영동(electrophoresi)의 좀 더 다양하고 실현가능한 형태를 제시했다. 그들은 이러한 혁신이 인체 내의 다양한 응용에 사용될 수 있다고 말했다(그림 3-13).

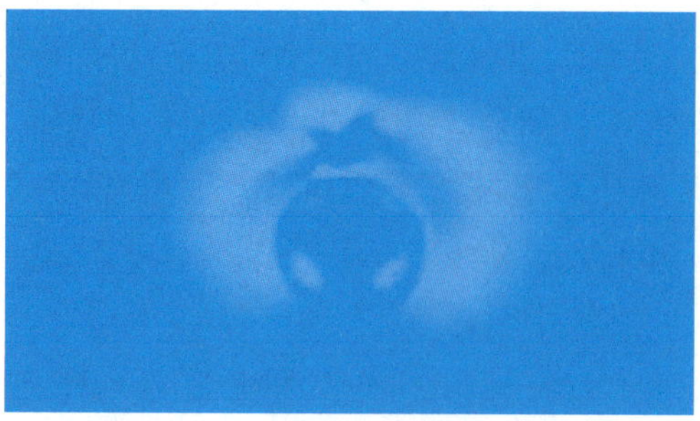

그림 3-13 • 액정을 이용한 전기영동 기술

① 기존의 전기영동은 움직이도록 설정된 충전된 입자가 담겨 있는 액체에서 균일한 전기장을 적용함으로써 작동하고 직류에 의해서 생성되었다. 이러한 전기영동 기술은 전기영동 디스플레이를 포함하여 크기에 따라서 DNA를 정렬하는데 사용되는 유전자 분석에까지 그 사용범위가 넓다.

② 오하이오주의 켄트 주립 대학의 Oleg Lavrentovich 와 그의 동료는 움직이는 충전된 입자가 더는 필요치 않은 변형된 기술을 개발했다. 이 혁신의 핵심은 액체대신에 액정으로 대체한 것이다. 액정은 액체와 고체 결정의 속성을 디스플레이한다.

③ 지름이 몇 마이크론밖에 되지 않는 금과 실리카를 기반으로 한 스피어를 주입하므로 Lavrentovich의 연구진은 E7이라고 알려진 일반적인 액정 안에 변형을 만든다. 그러나 이러한 변형은 입자의 양쪽이 비대칭이어서 기존의 전기장은 자유이온을 만들고 경로를 따라서 흐르는 담긴 액체는 두 변형과 연결된다. 이러한 흐름은 액정 안의 입자가 분로를 만드는 데 사용된다. "이러한 작은 변형은 액정 내의 분자의 방향에 의존한다." 라고 Lavrentovich가 설명했다.

④ 전송 메커니즘의 또 다른 기능은 이것이 직류 전기장뿐만이 아니라 교류로도 쓰일 수 있다는 것이다.

⑤ 연구진 발표는 교류 분야는 전기영동 시스템에 더 적합하다. 전기분해나 정상 유동의 부재가 일으키는 문제를 극복하기 때문이다.

⑥ 전기장을 바꿀 수 있는 능력과 넓은 입자의 선택은 전기영동 시스템에 더 많은 제어기능을 줄 수 있다고 그들은 말한다. "이 연구는 매우 흥미롭다. 왜냐하면, 이것은 어떻게 3차원에서 여러 입자의 움직임을 제어하는지 보여주기 때문이다."라고 성균관 대학교의 나노기술 연구원인 이영희씨도 말했다.

⑦ Lavrentovich는 이 연구에서 나올 수 있는 여러 가지 응용을 개발하기 위하여 여러 투자가의 제안을 받고 있다고 말한다.

⑧ 기초 물리학 개발의 관점에 연구진은 그들의 새로운 전기영동 기술을 물을 기반으로 한 액정에서 재연할 것이다. 이것은 인체의 특정 조건과 비교할 만하다.

⑨ 이론적으로 이러한 환경을 재연하는 것은 약물전달이나 의료추적 시스템 개발뿐만이 아니라 생물학적 과정을 좀 더 잘 이해하는 데 도움이 될 것이다.

16 주사기가 필요없는 비염치료용 보톡스 스펀지

보툴리눔 독소는 식중독을 유발시키는 **보툴리누스균**[*](clostridium botulinum)의 여러 균주에서 만들어지며, 인체의 근육을 마비시키는 독성물질로 잘 알려져 있다. 이 독소에는 7가지 유형이 있는데, 그 중 4가지는 **인체마비를 유발함으로써 치명적인 보툴리누스 중독증**(botulism)의 **원인**이 된다.

① 현재 이 독소를 생산하는 박테리아는 질병통제 및 방어 센터(Centers for Disease Control and Prevention)에는 보툴리눔 독소가 생물학적 무기로 사용될 경우 대량 살상 위험이 가장 높은 것으로 기재되어 있다. 그런데 보톡스는 기적의 독(miracle poison)으로 불리면서 최근에는 여러 질병의 치료에 사용이 증가하고 있다.

② **보톡스는 신경과 근육 사이의 신호전달을 차단한다.** 이런 이유로 보톨리눔 독소를 다량 섭취하여 식중독이 발생하면 근육이 마비되어 호흡이 곤란하게 되며 결국 사망하게 된다. 그런데 약 30년 전에 의사들은 **아주 미량의 보톡스를 주사하면 근육운동을 수개월 간 안전하게 고정시킨다는 사실을 확인했다.** 이후 미국 FDA는 보톡스를 안면 주름의 최소화와 비자발적 눈꺼풀 경련의 차단 등에 승인을 받게 되었다.

③ **손, 발, 겨드랑이의 다한증**(sweating), **목의 경련 감소에도 효과**를 보였다. 그 외에도 보톡스는 **뇌성마비**(cerebral palsy), **다발성 경화증, 뇌졸중, 파킨슨병과 같은 근육 관련 질환들에 이용되고** 있다.

④ **성대**(vocal cord) **장애로 인한 삼키기와 말하기가 곤란한 환자들의 증상 개선에도 이용되고** 있으며 안면상처의 치유와 방광조절 이상 등으로 임상시험이 진행 중이다.

⑤ 가장 최근에는 변비에 대한 연구도 진행되고 있다. 보톡스가 이용되는 질환 중 하나가 내인성 및 알레르기성 비염치료이다. 이들 치료를 위해서 환자들이 코 점막에 보톡스가 주사되게 되는데 이제 이런 투여방법이 사라질지도 모른다.

⑥ 이번에 BioMed Central의 공개 저널인 〈Head &Face Medicine〉에 따르면 전 세계 수백만명을 괴롭히는 이들 **비염을 주사를 이용하지 않고 보톡스가 함유된 스펀지를 이용해도 동일한 효과**가 나타났다고 한다.

⑦ 독일 괴팅겐대학 메디컬 센터의 Rainer Laskawi 박사가 주도한 이번 연구는 보톡스 스펀지의 효과를 보여주고 있다. Laskawi 박사는 "내인성 비염은 많은 사람들에게 나

[*] 보툴리누스균: 그램양성의 편성혐기성대간균, 아포를 갖고 편모가 있어 운동성을 갖으며 길이 1×5[μm]. 치명률이 높고 독소형 식중독균이다.

타나며 이들에게 큰 불편함을 제공한다. 보톡스 주사가 이들 환자들에게 도움이 되지만 우리는 통증이 없는 대안을 찾게 되었다." 라고 설명했다.

⑧ 연구팀은 비염환자 20명을 무작위로 보톡스(40[unit]) 투여 그룹과 생리식염수 투여 그룹으로 구분했다. 이들 환자들의 콧구멍에 보톡스 또는 식염수로 적셔진 스펀지를 직접 넣고 30분간 유지시켰다. 이후 환자들은 최대 12주까지 매일 코상태 일기를 작성했으며, 매일 코를 푼 횟수와 이용된 티슈, 및 코막힘 지수를 상세히 적었다.

⑨ 보톡스 스펀지를 이용한 환자들은 생리식염수 스펀지 치료를 받은 환자보다 코 분비액의 양과 재채기 횟수가 눈에 띄게 줄었으며 치료에 대한 만족도도 높았다고 한다.

⑩ Laskawi 박사는 "현재 비염치료를 위해 코 속에 보톡스 주사를 놔 주는 방법이 사용되고 있다. 그러나 이번 우리의 연구에서는 안전한 스펀지를 이용한 보톡스 투여방법으로 비강을 보톡스로 30분간 적셔주는 것만으로 증상개선 효과가 있는 것으로 확인했다. 다만 코막힘 증상이 완전히 사라지지는 않았다"고 지적했다.

17 주사바늘 없이 세포로 약물전달, 전기천공법 개발

처음으로 연구자들이 주사바늘 없이 살아있는 세포 내로 유전자 치료 약물을 직접 주입할 수 있는 방법을 개발해 화제가 되고 있다. 이 기술은 작은 통로를 통해 수초분의 1시간 이내에 세포로 들어가 치료용 생체분자를 주입할 수 있도록 하기 위해 전류를 이용했다(그림 3-14).

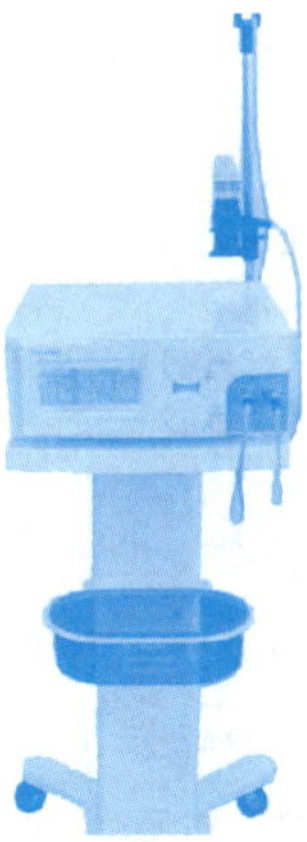

그림 3-14 • 포아덤

① 오하이오주립대(Ohio State University)의 L. James Lee와 동료 연구자들은 〈Nature Nanotechnology〉지에 실린 그들의 논문에서 그들이 백혈구 세포(leukemia cell)들을 죽이기 위해 항암 유전자를 주입했으며 그 결과가 성공적이었다고 보고했다. 그들은 이 방법을 "나노채널 전기천공법(Nanochannel Electroporation : NEP)"라고 불렀다.
이에 대해 같은 대학 나노엔지니어링 및 고분자 생체기기를 위한 NSF 나노 연구센터의 책임자이자 화학 및 생체분자공학과 교수인 Helen C. Kurtz는 "나노채널 전기천공법은 약물이나 다른 생체분자들이 어떻게 생물이나 유전적인 경로에 영향을 주는지를 보여주고 있으며 이는 현재 기술로는 달성할 수 없는 것이다."라고 말했다.

② 오랫동안 유전자 치료를 위해 많은 양의 세포 속으로 랜덤한 양의 생체분자들을 주입하는 연구가 존재해 왔다. 그리고 많은 세포들 속으로 특정량의 물질들을 주입하기 위해 정교한 바늘이 이용되었다. 하지만 대부분의 인간세포는 너무 작아서 가장 작은 크기의 바늘로조차 이러한 작업을 수행하기는 매우 어려웠다.

③ 나노채널 전기천공법은 치료용 의약품이 들어있는 저장용기를 지닌 전자장치 내에 하나의 세포를 매달아 놓음으로써 이러한 문제를 해결했으며, 전기적인 펄스가 주입하고자 하는 물질을 나노채널을 통해 세포벽을 통과하고 세포 내로 들어갈 수 있게 해주었다.

④ 연구자들은 전기적인 펄스의 수와 나노채널의 크기를 조절하여 주입되는 의약품의 양을 조절할 수 있었다.

⑤ 〈Nature Nanotechnology〉지에서 그들은 어떻게 그들이 고분자 스탬프(polymer stamp)를 이용해 프로토타입 장치를 만들 수 있었는지에 대해 설명했다. 그들은 나노크기의 통로에 대한 주형으로써 각각의 DNA가닥을 이용했다.

⑥ 채널 내의 전극들은 이 장치를 작은 하나의 회로로 만들어 주었으며 치료용 약품이 가득 차 있는 저장용기로부터 수백 [V]의 전기적인 펄스가 세포가 있는 두 번째 용기로 나노채널을 통해 가해졌다. 이는 나노채널에 강한 전기장을 형성하게 해주었으며, 이는 약물을 세포 내로 들어가게 할 수 는 있지만 세포를 죽이지는 않는 정도의 세기였다.

⑦ 실험을 통해 그들은 수천, 수백 만 분의 1초 이내에 이들 의약품을 세포 내로 밀어넣을 수 있었다. 우선 그들은 형광분자로 합성 DNA를 표지했으며 이들을 인간의 세포 속에 넣기 위해 나노채널 전기천공법을 이용했다.

⑧ 5[ns]의 펄스를 가한 후 그들은 세포 내에 있는 형광표지들을 관찰했으며 60[ns]까지 다양한 펄스에 대한 결과들을 분석했다. 또한 이 방법이 살아있는 치료용 의약품을 전달할 수 있는지를 알아보기 위해 치료용 RNA를 백혈구 세포에 넣어주었다. 그 결과 10[ns] 정도의 긴 펄스는 대부분의 세포를 죽게 만들었으며 대조군으로 해롭지 않은 RNA를 백혈구 세포에 주입했다. 이러한 방법은 하나의 세포 혹은 몇 개의 분리된 세포

에 대해 이루어져 왔기 때문에 실험실 수준에서의 연구에 적합하다고 Lee는 말한다. 하지만 그와 그의 연구팀은 동시에 많은 세포 속으로 이들을 동시에 주입하는 방법에 대해 연구 중에 있다. 그는 "우리는 이 방법이 약물의 과다 주입이라는 안전성의 문제 없이 암을 탐지하고 치료하는 데 이용될 수 있기를 바란다."라고 덧붙였다.

18 체내 매립 디바이스가 실용화

Apple의 'iPhone'이나 'iPad', RIM(Research In Motion)의 'Blackberry'라는 모바일 제품 보급과 더불어 프로세스나 아키텍처의 진화에 의해서 회로의 소형화, 고집적화, 저소비 전력화, 그리고 대폭적인 저비용화가 진행되었다. 모바일 기기의 혁신을 담당한 반도체 기술은 새롭게 체내 매립형 의료기기에 응용할 예정으로 의료 세계에서 불가능하다고 생각되고 있었던 것이 현실에서 적용되려 하고 있다(그림 3-15).

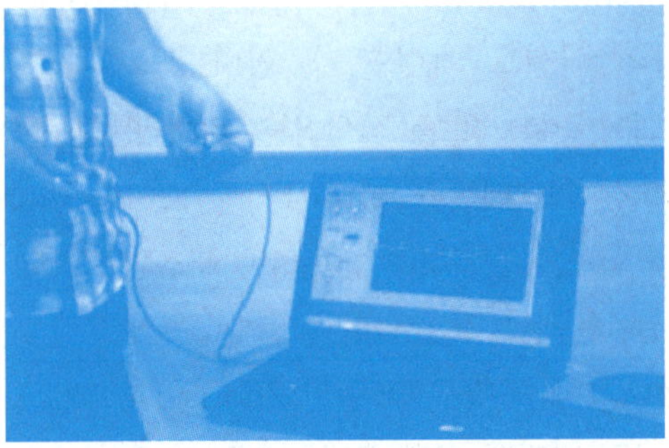

그림 3-15 • 체내 매립 디바이스가 실용화

① Cactus Semiconductor는 신경자극, 페이스메이커(face maker), 제진동(除振動), 초음파, 의료 모니터링(글루코오스 측정 등)이라는 기능을 가지고 있는 체내 매립형이나 휴대형 의료기기 전용으로 IC를 개발하고 있다.

② 외부 컨트롤러로 조작 가능한 체내 매립형 의료기기 전용 IC도 취급하는 것 이외에 Freescale Semiconductor와 제휴하여 의료기기 시장용 SoC(System on Chip)의 개발에도 주력하고 있다. Cactus Semiconductor와 같은 기업의 혁신적인 기술에 의해서 체내 매립형 의료기기 시장양상은 변화하고 있다.

③ Plessey Semiconductors는 2011년 10월, EPIC(Electric Potential Integrated Circuit)

센서의 샘플 출하를 개시했다고 발표하였다. EPIC 센서는 상의나 벽너머에서도 전기장 변화를 검지할 수 있다.

④ EPIC 센서는 비접촉의 심전도용 센서로서 최적화된 것으로 기존과 동등 또는 그 이상의 전극 성능을 실현하고 있다고 한다. 뇌활동이나 척수활동 등에 수반하는 전기신호를 정확하게 측정할 수 있게 되는 날도 예상되고 있다.

⑤ Medtronic이 개발하고 있는 것은 신경계로부터의 신호를 장기간에 걸쳐 검지하여 그 데이터를 가공해 원격 송신하는 기술이다. 이 기술을 이용하여 병의 진행이나 병이 환자에게 주는 영향 등을 분석하는 시도가 진행되고 있다.

⑥ 향후 새로운 분야에서의 임상응용이 기대되고 있어 운동성 질환이나 간질, 정신질환 등 다양한 병의 진행이나 치료의 경과 관찰에 개선을 가져올 가능성이 있다.

⑦ 신경 다이나믹스에 대한 이해가 진행된 것으로 체내 매립형 센서나 신호분류 기술을 이용하여 검토한 최적인 치료를, 그 효과를 리얼타임에 확인하면서 환자를 치료할 수 있게 될지도 모른다. 그렇게 되면 치료에 있어서의 의사와 환자 쌍방의 부담을 경감할 수 있을 가능성이 있다.

⑧ 적정량을 조절하는 기능을 갖춘 체내 매립형 장치의 수명을 연장하는 것으로도 연결될 것이다. 그리고 정량적인 생리학적 지표에 근거하는 치료가 가능하게 되므로 환자의 보다 높은 치료효과의 실현도 기대할 수 있다.

⑨ 신경신호로부터 뇌상태에 관한 정보를 직접 얻기 위해서는 신경인터페이스(NI) 기술이 필요하지만 이것은 브레인 머신 인터페이스(Brain Machine Interface : BMI)로 실현된다. 일반적으로 BMI는 '피험자의 의사를 감지하여 해독하는 시스템'이라고 정의된다. 쌍방향 BMI에는 신경계에 피드백하는 수단이 포함된다.

⑩ 조지아 공과대학 재료과학 공학부 교수인 Zhong Lin Wang씨는 "압전 나노 와이어 어레이를 이용하면 나노 발전 소자에 의해서 나노 레벨의 역학적 에너지를 전기 에너지로 변환할 수 있다"라는 연구 성과를 발표하였다.

⑪ 보수 점검이 불필요하면서 연속적으로 가동하는 것이 요구되는 체내 매립형 바이오센서에는 이러한 전원이 반드시 필요하게 된다. 또한 발전기능을 내장한 체내 매립기기이면 외부로부터 급전하지 않아도 많은 기능을 갖춘 나노 장치군을 제어/조작하는 것도 가능하게 될 것이다.

⑫ Lungpacer Medical의 Andy Hoffer씨의 연구그룹은 침습성이 매우 낮은 의료기술의 개발을 하고 있다. 횡격신경을 전기적으로 자극하여 횡격막의 강도나 피로에 대한 내성을 유지한다. 그리고 인공호흡기를 장착한 환자가 서서히 자기 호흡으로 돌아올 수 있도록 하는 기술이다.

⑬ 외과 수술로 체내에 매립하는 경우와 비교해서 국소마취를 사용하여 주사바늘을 피부에 찔러 횡격신경을 자극하는 것만으로 끝난다는 장점이 있다.

19 초음파와 MRI를 함께 사용함으로써 뇌암의 치료효과 상승

중추신경계 내의 Blood-Brain Barrier(BBB)는 뇌를 보호하기 위해 400Da보다 큰 물질은 통과시키지 못하도록 되어 있는 막이다. 뇌암의 효과적인 치료를 위해서는 BBB를 넘어 약물을 효과적으로 전달하는 것이 중요하다(그림 3-16).

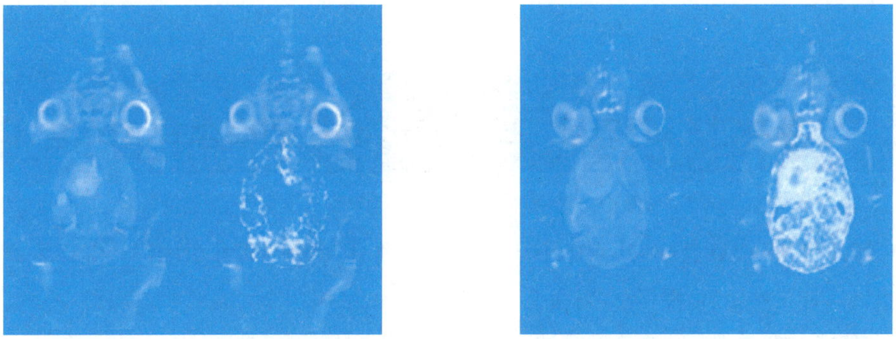

(a) 없을 때의 T2-weighted MRI 영상 (b) 있을 때의 T2-weighted MRI 영상

그림 3-16 • 모델 동물 뇌에서 초음파와 마그네틱 타깃팅

① 이전까지의 연구는 수술을 하지 않기 위해 마이크로버블(microbubble)과 초음파를 이용해 부분적으로 BBB를 파괴함으로써 약물과 같은 거대물질이 중추신경계에 접근 가능하도록 하는 연구가 주류를 이루었다.

② 파괴된 BBB는 수시간 안에 회복되며 그 시간 안에 약물이 BBB를 넘어 뇌안으로 들어갈 수 있다. 그러나 이러한 접근법은 일부 파괴된 BBB를 통해 약물이 수동적으로 확산되어야 한다는 단점이 있다.

③ 전달하고자 하는 물질의 크기가 55[nm] 이상인 경우(TEM 결과) 뇌 안으로의 전달이 제한되며, 뇌 안으로 알맞은 용량의 약물이 투여되기 위해서는 정맥주사를 통해 과량의 약물이 투여되어야만 한다. 이렇게 과량 투여되는 약물로부터 유래되는 부작용을 줄이기 위해 대만의 한 연구팀은 초음파와 MRI를 동시에 사용하여 약물운반 입자를 뇌의

특정영역에 보다 쉽게 운반할 수 있고 또한 과량 투여되던 약물의 양도 줄일 수 있었다고 2010년 8월 16일자 〈PNAS〉지에 보고했다.

④ 연구팀은 마그네틱 나노입자 12.3[nm] 크기의 마그네틱 나노입자를 합성한 후 그 표면을 poly(aniline-co-N-(1-one-butyric acid))aniline* 고분자로 감쌌다.

⑤ 고분자는 아민기와 카르복실기가 있어 마그네틱 나노입자 표면에 약물을 도입하기에 적합하다. 이후 항암제를 도입한 후 모델동물에 정맥주사를 통해 주입하였다. 이후 실험 동물의 뇌에 초음파를 가하고 MRI를 이용 입자를 가이드하고 영상화하였다. 실험 결과 MRI와 초음파를 함께 사용했을 시 66[%] 생존율이 증가하였음을 보였다.

⑥ 결과는 이제까지 정맥주사를 통한 약물투여 시 치료부위에 도달하는 약물의 농도를 높이기 위해 과량의 약물을 투여하고 또한 이로 인해 암으로써 발생할 수 있는 부작용을 최소화할 수 있는 방법으로 평가되고 있다.

20 환자안전과 의료 프로세스 개선, 의료정보 시스템 솔루션

영국 런던 소재 의료정보 전문기업이 의료기관에서 수술행위에 있어서 새로운 통합 외과, 마취, 회복 관련 자동화 솔루션 기술을 개발하였는데, 이번의 최초의 자동화 솔루션 개발이 병원 내 환자안전과 효율성 측면에서 어떠한 이득을 가져다주게 되는지 살펴보고자 한다. 이러한 자동화된 통합 솔루션은 이미 관련 기업들로 하여금 관련된 의료 데이터들이 자동적으로 환자들이 입원하고 수술 전, 수술 중, 수술 후와 병원의 중요한 진료환경에 관하여 입력될 수 있도록 지원한다.

① 이 솔루션을 사용하는 참여기업들로 하여금 간호사와 같은 의료 인력들의 배치와 각종 의료기기 공급과 수술실의 스케줄들을 최적화할 수 있도록 지원하고 의료 관련 프로세스를 개선할 수 있도록 지원한다.

② 개발된 분석도구는 병원 내에서 시간별 성과에 대한 측정이 가능하도록 지원하고 이를 해석할 수 있도록 지원하면서 최적의 베스트 프랙티스 도출을 위한 과정들을 돕게 되는 것이다.

③ 이번 솔루션을 개발한 Picis 소프트웨어사에서는 이 솔루션이 수행할 수 있는 결과물에 대하여 자신감을 나타내고 있는데, 의료 프로세스의 효율성을 향상시키고 환자들의

* polyaniline(폴리아닐린, PANI)은 반 유연한 막대 폴리머의 도전하는 폴리머이다. 도전 폴리머들 중에서 폴리아닐린은 유일하게 합성이 쉽고 환경에 안전성이 있으며 간단히 도핑되는 장점이 있다.

안전성을 보장하면서 전체 의료 프로세스에 새로운 질서부여가 가능하다고 평가하고 있다.

④ 이번에 이 솔루션을 위한 소프트웨어를 개발한 기업은 이미 협의된 시간척도 하에서 관계자들에게 약속한 바를 실천할 수 있도록 지원하고 매우 전문화된 조직구성이 가능하도록 지원한다.

⑤ 향후 몇 달 동안 사용자들은 본 시스템이 관련 조직 내에 새로운 가치들을 더하면서 완전하고 잠재성을 가지고 환자들을 돌볼 수 있는 새로운 개선된 서비스 프로세스를 마련할 수 있을 것으로 기대하고 있다.

⑥ 이번에 개발된 소프트웨어를 설치한 Frimley Park 병원 NHS 재단에서는 이 소프트웨어를 통한 솔루션에 대하여 기존의 병리학 시스템이나 iSOFT 환자 센터의 시스템과의 통합 또한 원활하게 이루어지고 있다고 평가하고 있다.

⑦ 통합 솔루션은 수술과 마취, 마취 후 관리와 같은 주요 의료 프로세스에 있어서 의료진들을 지원하고 전체적인 환자진료 과정을 통한 자동화된 도큐먼테이션을 공급할 수 있게 된다.

⑧ 잠재적으로 발생할 수 있는 의료진료 과정 가운데의 실수를 줄이는데 기여할 수 있다고 평가되고 있다. 바로 병원 내의 중요한 의료 프로세스 수행에 있어서 이전보다 훨씬 더 효율적으로 관련 자원들을 체계적으로 관리할 수 있도록 지원하면서 정보들에 대한 접근과 데이터 관리가 용이하게 수행될 수 있도록 지원하게 된다.

⑨ 소프트웨어 개발은 의료분야에 있어서 적절한 정보기술 사용이 의료진들로 하여금 의료진료 과정 중에 나타나는 다양한 프로세스를 얼마나 개선할 수 있는지를 보여줄 수 있는 좋은 예가 될 수 있을 것으로 기대된다.

⑩ 이번에 개발된 NHS IT는 이전에는 볼 수 없었던 새로운 현미경같다고 평가하면서 더 나은 성과향상을 위한 투자가 필요한 시점이고, 보다 전문화된 정보관리 시스템이 병원 조직 내 가져다 줄 수 있는 초정밀 기술 중의 일환이 될 수 있을 것으로 기대된다.

⑪ 이번에 개발된 소프트웨어에 대하여 Frimley Park사는 다음과 같은 모듈들을 구입하였는데, 바로 Picis Theatre Manager, SmarTrack, PACU Manager, Anesthesia Manager, Critical Care Manager, Extelligence, OR, Extelligence Anesthesia와 Picis 전문 대쉬보드와 같은 모듈들이다.

⑫ 이러한 모듈들을 개발한 소프트웨어 기업에서는 운영적인 효율성을 향상시키고, 커뮤니케이션 과정을 개선시키면서 의료진들에게 새로운 가치를 부여할 수 있을 것으로 전망되고 있는 것이다.

21 아미노산 부족으로 일어나는 희귀한 형태의 자폐증

신진대사 경로에서 일어나는 유전자 돌연변이는 영양분 보충제를 가지고 치료가 가능할 수 있다. 최근 유전성의 희귀한 형태의 자폐증이 발견되었지만 단백질 보충제를 이용해서 치료가 가능하다는 연구결과가 발표되었다. 자폐증에 걸린 여섯 명의 어린이의 유전체 염기서열을 분석하여 핵심적인 몇 가지 아미노산이 부족해지는 것을 막는 유전자에서 돌연변이가 발생하여 일어난다는 사실이 밝혀졌다. 이 유전자가 부족한 실험쥐의 경우에는 자폐증과 연관되는 신경질환이 일어나며 음식에 변화를 줌으로써 치료가 가능하다는 사실이 학술지 〈사이언스〉 지에 발표되었다.

① 샌디에이고 캘리포니아 주립대학(UC San Diego)의 어린이 신경학자인 조셉 글리슨(Joseph Gleeson)은 “이것은 최초의 치료가 가능한 자폐증이다. 이것은 자폐아가 있는 가정에게 좋은 일이고 자폐증의 이면에 존재하는 메커니즘을 보여주고 있다”고 말했다. 하지만 그는 이러한 돌연변이는 자폐증에서 매우 적은 부분만을 설명할 수 있다는 점을 강조하고 있다.

② 글리슨은 “이번 연구는 일반적인 자폐증을 앓고 있는 환자들에게 모두 적용되는 것은 아니다”라고 말했다. 아직까지 식품보충제가 여섯 명의 어린이들을 돕는다는 증명이 이루어진 것은 아니다.

③ 과학자들은 단백질을 만들어내는 유전체의 일부인 엑솜(exome)을 염기서열을 분석하여 이 돌연변이를 찾아냈다. 이들 어린이들은 중동계 가족적 배경을 갖고 있으며, 각각 환자들은 사촌관계였다. 이들 가족을 분석하면서 일반적인 인구에서 나타나는 자폐증보다 좀 더 단순한 형태의 돌연변이 이면에 존재하는 희귀한 퇴행성 돌연변이를 찾기 시작했다고 글리슨은 말했다. 그 이유는 이들 어린이들이 퇴행성 돌연변이의 두 개 복사물을 갖고 태어날 가능성이 높기 때문이다.

④ 각 가족에서 글리슨의 연구팀은 보통 식사를 한 후에 아미노산의 연결고리에서 류신(leucine), 이소류신(isoleucine) 그리고 발린(valine)을 붕괴시키는 것을 막는 효소인 BCKD-키나제(BCKD-kinase)를 비활성화하는 돌연변이를 발견했다.

⑤ 인간은 이들 아미노산을 합성할 수 없으며 식품으로부터 얻을 수 있다. 글리슨은 “환자들은 이들 아미노산을 통해서 연소할 것이라고 우리는 예측했다.

⑥ 식사를 한 후에 어린이들에게서는 이러한 분지사슬형태인 아미노산(branched-chain amino acids)의 양이 혈액에서 낮았다. 실험쥐를 대상으로 한 연구에서 BCKD-키나제

를 만들 수 있는 유전자가 없는 실험쥐도 혈액과 조직에서 이 아미노산의 수준이 낮게 나타난다. 이러한 부족현상이 왜 자폐증을 일으키는지 여부는 아직 미스터리이다.

⑦ 분지사슬 아미노산은 뇌혈관장벽(blood-brain barrier)으로 알려진 뇌보호 세포막에서 특별한 전달물질을 통해서 뇌에 전달된다. 이 전달물질 단백질은 또한 다른 좀 더 큰 아미노산을 뇌로 전달하게 되고 분지사슬 아미노산의 수준이 낮을 경우에 다른 좀 더 큰 입자가 통과해서 전달될 수 있다.

⑧ 글리슨의 연구팀은 BCKD-키나제 유전자가 없는 실험쥐의 뇌에서 이들 좀 더 큰 아미노산의 수준이 높다는 사실을 발견했다.

⑨ 글리슨은 자폐증의 증상이 분지사슬 아미노산의 수준이 낮거나, 다른 아미노산의 수준이 높거나 또는 이 두 가지가 결합되는 경우에 의해 발생한다고 주장했다. 돌연변이 실험쥐의 뇌에서 이 아미노산의 수준이 증가하는 경우에는 두 가지 신경전달물질의 기초물질을 제공하고 이들 화학물질이 배출되는 곳의 시냅스는 자폐증에서 나타난다.

⑩ 실험쥐를 대상으로 한 연구에서 적어도 화학적인 불균형은 치료가 가능하다. 이러한 돌연변이 실험쥐는 쥐에서 나타나는 자폐증인 떨림현상, 간질발작과 같은 전형적인 신경학적 증상을 보인다. 하지만 이 실험쥐가 분지사슬 아미노산에 풍부한 먹이를 먹은 지 일주일이 지나지 않아서 이러한 증상은 사라졌다.

⑪ 글리슨의 연구팀은 이러한 형태의 자폐증을 앓고 있는 어린이들에게 이러한 식품첨가제를 먹이도록 시도했으며 분지사슬 아미노산이 함유된 근육강화 보충제를 이용했다. 연구자들은 이러한 보충제가 어린이들의 혈액에서 아미노산의 수준을 정상수준으로 회복시켰다는 것을 발견했다. 이들의 자폐증상에 대해서 글리슨은 "환자들의 증상은 악화되지 않았으며 이들 부모들은 점점 나아지고 있다고 말했지만 그것은 일화 같은 이야기일 뿐"이라고 말했다.

⑫ 연구팀은 적절하게 통제된 임상실험을 통해서 이러한 식품첨가제가 어린이들의 증상을 완화시키는지 여부를 조사하기를 바라고 있다. 결국 글리슨은 BCKD-키나제를 만드는 유전자에서 돌연변이를 갖고 있는 더 많은 환자들을 찾게 될 것이다. 이것은 매우 두려운 상황이지만 신진대사 스크리닝과 유전체 염기서열분석을 통해 일부 환자들을 발견할 수 있을 것이라고 그는 말했다. 글리슨은 또한 "이들은 지금 밝혀지지 않은 채 남겨져 있을 것"이라고 말했다.

⑬ 보스턴의 베스 이스라엘 여사 병원(Beth Israel Deaconess Medical Center)과 하버드 의대의 의사이면서 과학자인 매튜 앤더슨 (Matthew Anderson)은 이번 연구가 다른 연구자들에게 자폐증을 일으키는 신진대사 경로를 연구하도록 할 것이라고 말했다.

⑭ 신체가 아미노산 페닐알라닌(phenylalanine)을 분해하지 못해서 발생하는 페닐케톤 요증

(phenylketonuria)과 같은 희귀한 신진대사 질환은 치료되지 않으면 자폐증으로 연결될 수 있고 (Baieli, S., Pavone, L., Meli, C., Flumara, A. & Coleman, M. 2003) 많은 다른 연관성이 존재할 수 있다.

⑮ 캘리포니아 주립대학 로스앤젤레스(UCLA)의 신경유전학자인 다니엘 게쉬윈드(Daniel Geschwind)는 "만일 5~10[%]가 신진대사 질환에 의해서 일어난다면 그리고 식습관의 변화를 통해 교정될 수 있는 간단한 불균형에 의해 발생한다면 앞으로 향후 5년에서 10년 안에 인간 유전학자들은 무엇인가를 발견할 수 있을 것이다. 이것은 매우 흥분되는 연구결과"라고 말했다.

22 유전자 요법의 후각기능 회복

생쥐에서 후각 시스템(olfactory system)에 문제가 있는 세포에 작고 털 같은 구조물의 복구로 없었던 후각이 충분히 회복될 수 있다는 것을 존스홉킨스(Johns Hopkins)와 다른 기관이 연구자들이 참여한 연구팀이 보고했다. Nature Medicine의 인터넷판에 실린 이 연구결과는 살아있는 포유동물에서 후각기능 회복에 유전자 요법을 적용하여 성공한 최초의 사례로 생각된다.

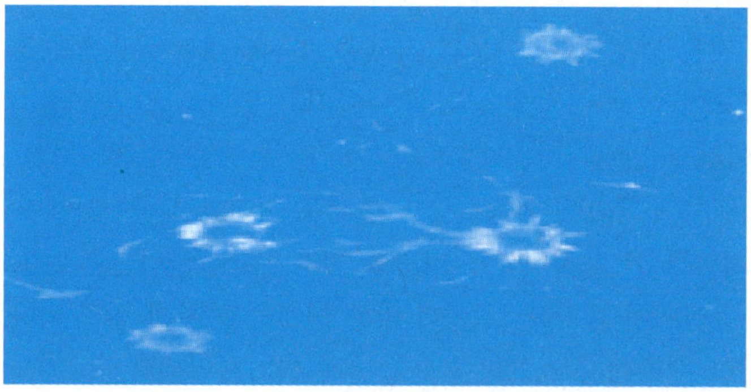

그림 3-17 • 섬모유전자 보유 바이러스로 감염된 뉴런(녹색)과 섬모(적색)

① 후각 전문가이고 존스홉킨스 연구소(the Johns Hopkins Institute for Basic Biomedical Sciences)의 분자생물학 및 유전학 교수이자 이번 논문의 공동 저자인 리드(Randall Reed) 박사는 동일한 요법이 적용되려면 아직 수년은 더 있어야 하고, 만약 그 때가 온다 해도 유전적 장애에 의한 무후각증(anosmia)으로 고통받는 사람들이 유효 대상이

될 가능성이 높다고 신중하게 말한다. 그러나, 이번 연구결과는 무후각증에 관련된 세포적 요인들에 대한 이해의 진전에 이미 기여를 했고, 마찬가지로 다른 신경장애에 대한 이해에도 도움이 될 것이라고 한다.

② 이번 연구에 이용된 생쥐는 냄새에 반응하는 세포들, 즉 후각 뉴런(olfactory sensory neurons)의 섬모(cilia) 기능에 핵심적인 단백질이 만들어지지 않는 유전적 돌연변이를 가지고 있다. 이들 특수 세포 각각은 돌출되며 털과 유사한 구조물이 수 개가 드러나 있고, 이 구조물들에는 냄새물질(odorants)에 대한 수용체(receptors)가 존재한다.

③ 기능을 정상적으로 하는 섬모가 없는 세포에서는 환경에 따른 적절한 냄새감지(odor detection)에 필수적인 일련의 이벤트의 연결들이 끊어지게 된다고 한다.

④ 연구자들은 비강(nasal cavity) 세포들을 쉽게 감염시키는 일반적인 감기 바이러스(cold virus) 유전체 중 유전자들을 정상의 섬모유전자(cilia gene)로 대체했다. 그리고 그렇게 변형된 감기 바이러스를 후각 기능에 문제가 있는 생쥐들에 감염시켜서 이 유전자를 필요로 하는 후각 뉴런 세포에 정상적인 섬모유전자가 도달하게 했다. 이렇게 회복된 생쥐는 다양한 냄새물질로 자극된 후, 신경세포들 사이에 적절한 화학적 시그널링(chemical signaling)이 복구되는 것이 세포수준에서 확인되었다. 어쩌면 더 시사적인 성과는 생쥐들이 음식냄새를 맡을 수 있게 되고, 식욕증가로 이어지면 체중이 60[%] 증가하였다는 사실일 것이라고 리드 박사는 말한다.

⑤ 무후각증을 앓는 많은 사람들은 체중이 주는데, 그 이유는 식욕을 돋우고 음식을 즐기는데 있어 향기가 상당한 역할을 하기 때문이라고 한다.

⑥ 연구자들은 이번 연구결과가 많은 시사점을 가진다고 한다. 그 이유는 섬모는 후각 세포에서뿐만 아니라 신장에서 눈에 이르기까지 우리 몸 전제의 많은 세포들에서도 중요하기 때문이다.

⑦ 한 가지 감각 시스템에서 섬모의 기능을 회복시키는 방법으로 살아있는 생쥐를 치료할 수 있다는 사실은 다른 곳의 섬모 장애를 치료하는데 비슷한 기술이 이용될 수 있다는 것을 의미한다.

⑧ 연구팀은 이번 연구로 뇌의 정신적 외상(trauma)과 퇴행성 질환과 같은 다른 요인이 원인인 무후각증에 대한 연구가 활성화되길 바란다고 이번 논문의 선임 저자인 매턴(Jeffrey Martens)은 말한다. 후각 시스템이 어떻게 작동하는지에 대해 많은 것을 알고 있으므로, 이제는 후각이 제대로 작동하지 않을 때 그를 고치는 방법을 숙고해야 한다는 것이다.

부 록

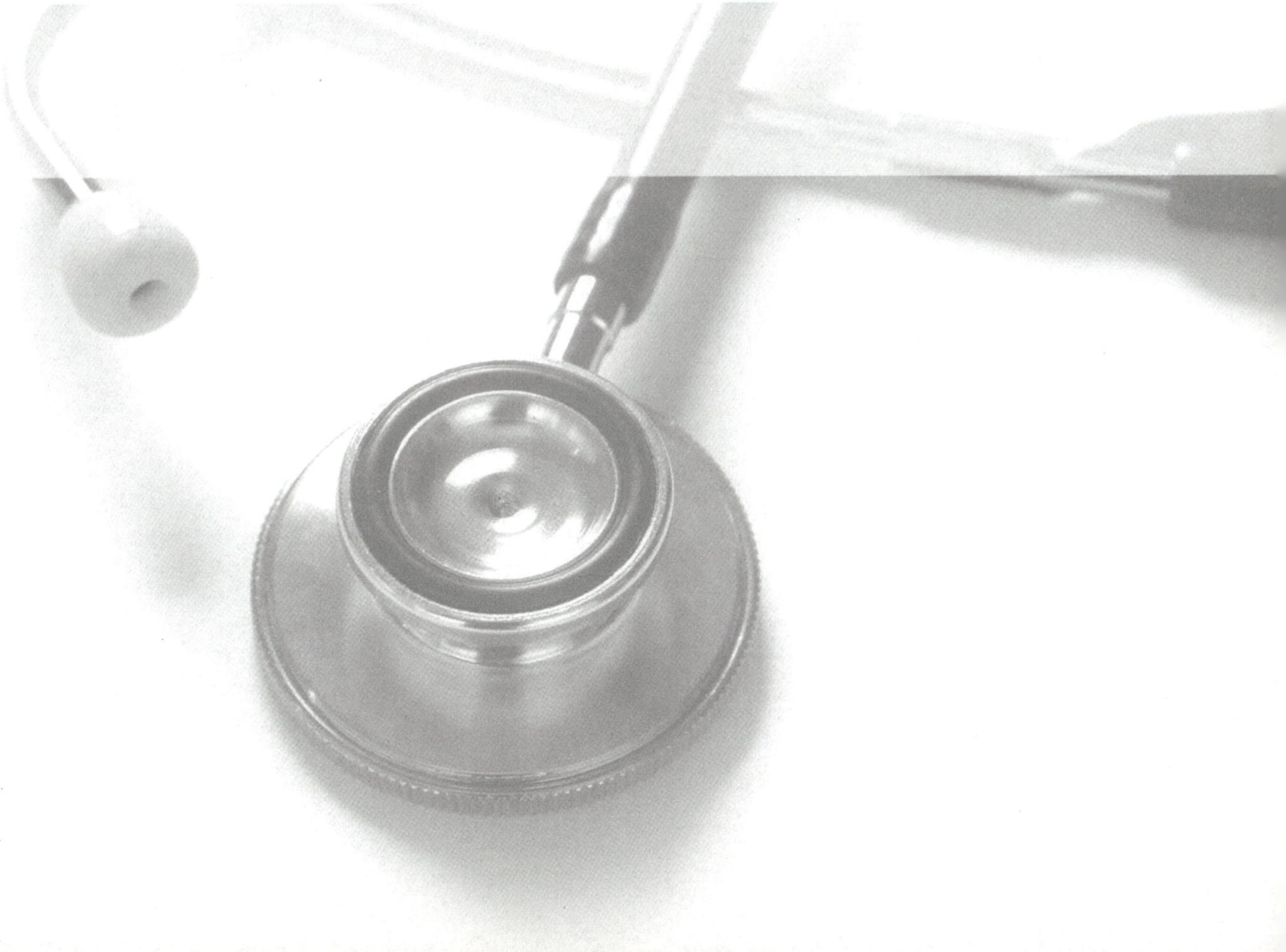

Ⅰ. 임상과별 분류와 특징

1. 가정의학과

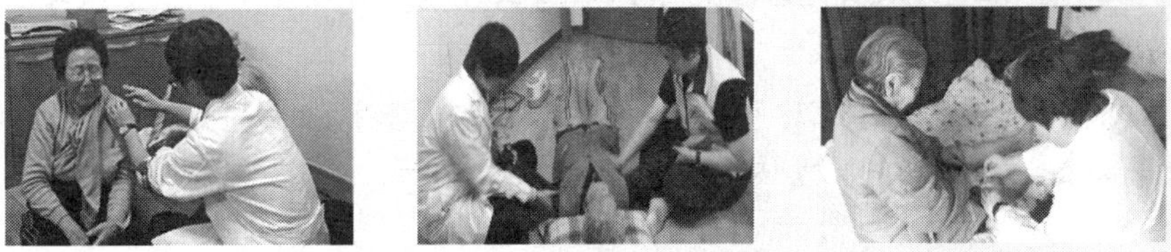

그림 1 ◦ 가정의학과 방문진료

가정의학과 의사는 현재 질병이나 불편한 증상의 유무와 관계없이 전 연령에 걸쳐 환자와 가족에게 개별적이고 지속적이며 포괄적인 의료를 제공하며, 환자와 친밀하고 신뢰있는 관계를 형성하면서 종합적인 건강상의 요구를 다루는 데 책임이 있다(그림 1).

가정의학은 의학적인 지식과 기술의 요체로서 환자와 가족에게 적용되는 의학적 훈련을 통해 가정의료의 전문성을 획득하고, 종합적인 의료에 대한 책임을 강조하여, 환자와 처음 접촉 시 첫 평가에서부터 만성적인 문제들의 관리 전반까지 다루고 있다. 특히 예방과 질병의 조기 발견이 가정의학과의 필수 요건이다. 모든 의학적 자원을 조율하고 통합함으로써 가정의학과 의사들은 대부분의 의학적인 문제들에 대해 비용 효과적인 의료를 제공하고 있다.

가정의학과(family medicine)의 주요 진료는 건강증진 클리닉, 건강검진 클리닉, 노인의학 클리닉, 스포츠 의학, 갱년기의학 클리닉 등이 있다.

2. 개인용 치료보조기

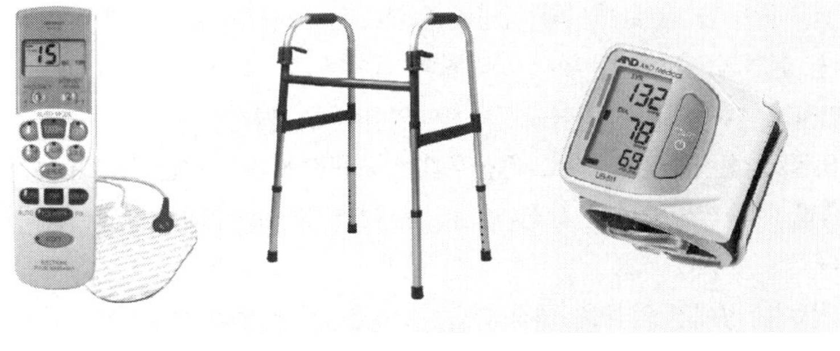

(a) 개인용 저주파자극기 (b) 보조기구 (c) 손목형 혈압계

그림 2 ◦ 개인용 저주파자극기와 보조기구

의학기술이 발전함에 따라 많은 병의 치료가 가능하게 된 지금은 개인의 건강에 대한 관심이 상대적으로 더 높아지게 되었다(그림 2).

개인용 치료기, 보조기는 그러한 추세를 반영하여 조금 더 효과적인 치료와 재활, 병의 예방 등을 위해 개인용으로 사용할 수 있는 의학품을 의미한다.

단순한 연고, 반창고 등도 넓은 의미에서 보면 개인용 치료기와 보조기에 해당되며, 조금 더 세부적으로 살펴보면 휴대가 가능한 휴대용 치료보조기, 집에서 사용할 수 있는 자택형 치료보조기 등이 있다.

병원에서보다 정밀하고, 정확한 측정 및 치료가 불가능하다는 단점이 있기 때문에 어디까지나 치료보조나 예방에 그 목적이 있다고 할 수 있다.

3. 결핵과

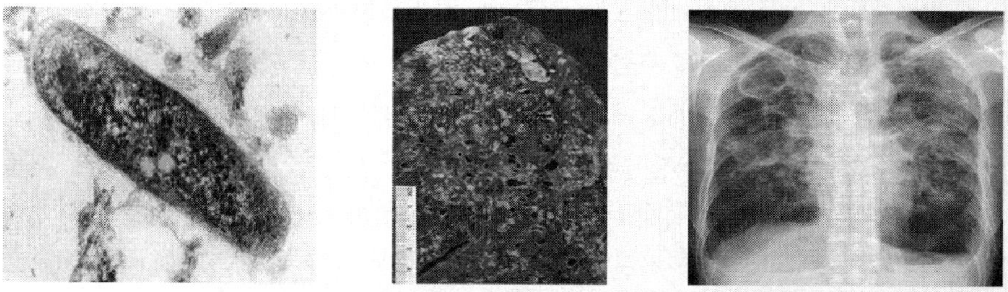

(a) 결핵균 (b) 결핵균에 의해 파괴된 폐 (c) 폐결핵 환자의 흉부 X-ray 사진

그림 3 ● 결핵균

결핵과 관련된 질병을 치료하는 임상과이다(그림 3). 결핵(tuberculosis)은 결핵균 감염에 의한 전염병으로 대부분 폐를 통해서 걸리는 폐결핵이지만 우리 몸의 다른 여러 장기(림프절, 관절, 뼈, 신장 등)에도 발생할 수 있다.

결핵균이 몸 안에 들어와 감염될 위험은 결핵환자와 같은 방에서 거주하는 경우 가장 높은 편이다. 환자와 접촉하는 횟수가 많거나 집이나 방 크기에 비하여 많은 사람이 거주하는 밀집된 주거환경, 위생불량, 영양결핍 등 감염위험이 증가한다.

미열과 식은땀, 발열, 피로, 전신무력감, 체중감소 등의 전신 증상이 초기에 나타나며 증상이 오래 지속될 때는 병원 진찰을 요한다. 증상은 진찰, X-ray 결과와 가래, 결핵균 검사로 대부분 진단을 한다.

치료는 정해진 약물을 규칙적으로 일정한 기간 동안 복용하며, 간혹 증상이 없거나, 치료하고 증상이 없어졌어도 몇 개월 더 투약을 하는데 투약을 소홀히 하고 복용약을 미리 끊으면 재발할 확률이 증가하므로 조심해야 한다.

4. 공용 의료기기

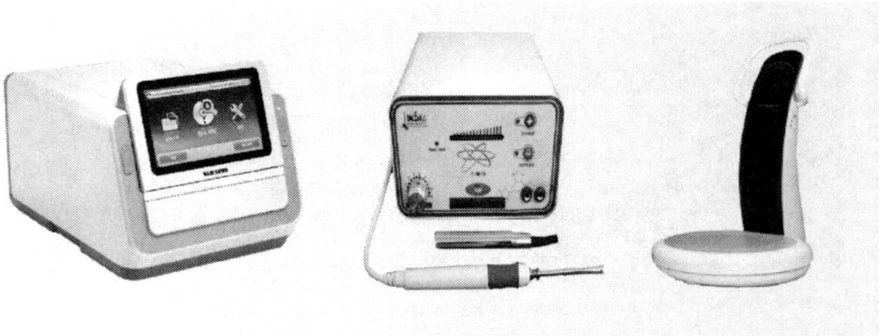

그림 4 • 가정용 의료기기

의학 분야는 단순히 병의 진단뿐만 아니라 사람이라는 복잡한 유기조직의 원리를 규명하고, 여러 가지 병의 원인을 밝히고 이를 예방하는데 최대의 목적이 있다(그림 4).

의학의 각 분야는 편의상 여러 분야로 나뉘어져 있으나 이는 각각 공통점을 지니고 있고, 또한 동일한 목적을 지니고 있다. 이러한 상호 유기적인 관계를 맺고 있는 여러 의학 분야들에 있어서 공통적으로 사용되는 장비들의 종류를 알고, 이해하는 것은 상당히 중요하다. 각 분야에 공통적, 보편적으로 사용하는 장비의 경우 인체의 특성에 대해 잘 나타내고 있는 경우가 많다.

5. 구강내과

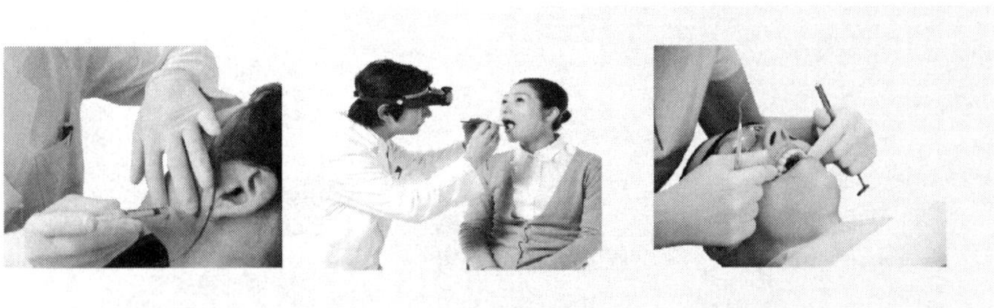

그림 5 • 구강내과 진찰장면

전신 및 국소적 원인에 의해 발생한 구강 및 악안면*의 질환을 종합적으로 진찰하여 정확한 진단을 함으로써 합리적이고 적절한 치료계획을 수립하고 환자와의 상담을 통해 환자가 양질의 치과 치료를 받을 수 있도록 하는 임상과이다(그림 5).

구강내과(oral medicine)의 진료과목은 구강안면 통증, 턱관절질환, 구강안면통증, 코골이와 수면무호흡증(snoring & sleep apnea), 구취(halitosis)**, 이갈이(bruxism), 보톡스 치료 등이다.

---

* 악안면 : 턱과 얼굴을 이루는 부분이다.

** 구취(halitosis) : 박테리아가 단백질을 분해하면서 생기는 부산물로 인해 입안에서 냄새가 나는 증상이다.

6. 구강병리과

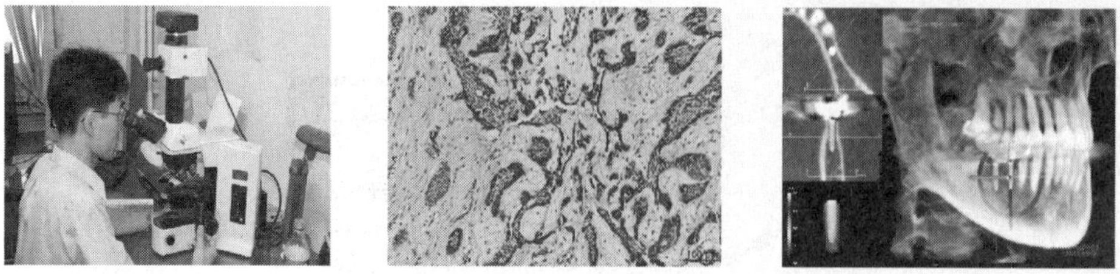

(a) 면역조직검사 (b) 생검절제로 얻어진 조직을 현미경으로 확대 (c) 구강 CT, 3D 영상으로 분석

그림 6 ◦ 염색을 이용한 면역조직 검사

현미경 관찰 및 다양한 검사를 통하여 치과병원 각 과로부터 의뢰받은 생검(biopsy)조직에 대해 정확한 진단을 내림으로써 신속하고 적절한 치료가 이루어질 수 있도록 한다(그림 6).

구강병리과(oral and maxillofacial pathology)는 진단활동을 통해 얻어진 새로운 학문적 지식은 과내 회의 및 타 과와의 정기적인 세미나를 통해 더욱 확장되고 정립되어 다른 과의 진료계획수립에 대한 자문, 전공의 및 학생교육, 기초 및 임상 치의학 연구 등에 적용되고 있다.

7. 구강악 안면방사선과

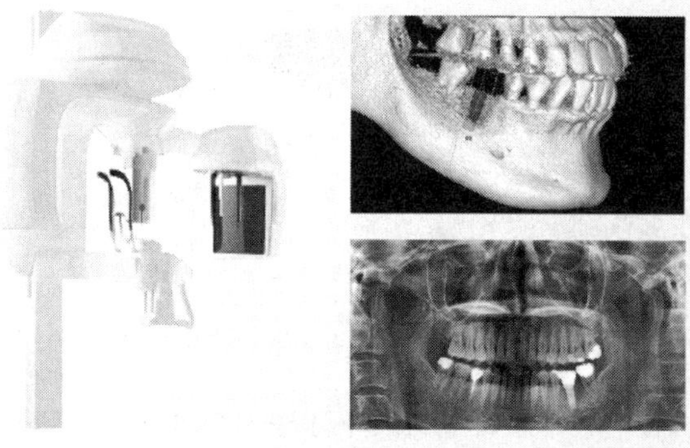

그림 7 ◦ 임플란트 CT

다양한 의료영상을 통하여 치아, 구강, 턱, 얼굴 및 목 영역에서 발생하는 각종 질환을 진단하는 진료부서이다(그림 7).

구강악안면 방사선과(oral and maxillofacial radiology)는 의료영상을 이용하여 치아우식증(충치), 잇몸질환(치주질환), 부정교합, 뼈질환, 낭종(물혹), 종양(양성 및 악성), 골절, 침샘질환, 턱관절질환, 연조직질환 및 각종 선천성/후천성 질환 등을 검사하여 병의 진단 및 치료를 하고 있다.

치아가 손실된 부위에 인공치아를 식립*할 때 턱뼈의 정확한 상태를 평가할 수 있는 임플란트 전산화단층검사(implant CT)를 시행하고 있다. 그리고 PACS(Picture Archiving and Communication System)를 도입하여 모든 진단영상을 디지털화함으로써 필름이 없는 병원(film-less hospital)으로 거듭나고 있다.

치과병원은 방사선 촬영 대기시간을 줄이고, 방사선 필름의 운반 및 보관의 번거로움을 줄여 편의를 향상시킬 수 있게 되었다.

8. 구강악 안면외과

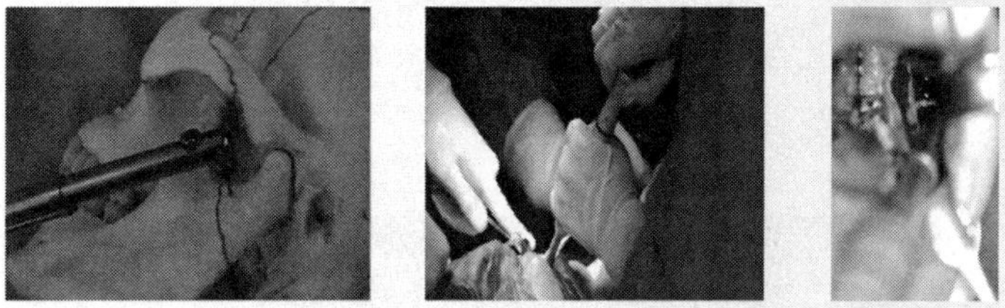

그림 8 ◉ 구강내 소수술

악구강계 질환, 즉 턱과 얼굴 부위에 관련된 전문적인 진료를 하는 과이다. 각종 기초 및 임상연구를 통하여 구강악 안면외과학(oral and maxillofacial surgeons)(턱, 얼굴외과)**의 발전에 기여하고 있다(그림 8).

진료분야로는 구강암의 예방 및 치료, 악골(위턱, 아래턱, 얼굴뼈) 재건술, 얼굴기형증(두개악안면기형, 주걱턱 기형) 성형술, 안면골(위턱, 아래턱, 얼굴뼈 등) 골절치료, 구순구개열(언청이) 수술, 악관절증(턱관절질환)의 치료, 인공치아(임플랜트)식립, 골은행(연골은행 포함), 구강내 제반 질환, 안면 미용 성형수술, 침샘질환, 구강 및 안면신경질환, 보철 전 성형수술, 사랑니 발치 등이 있다.

9. 내 과

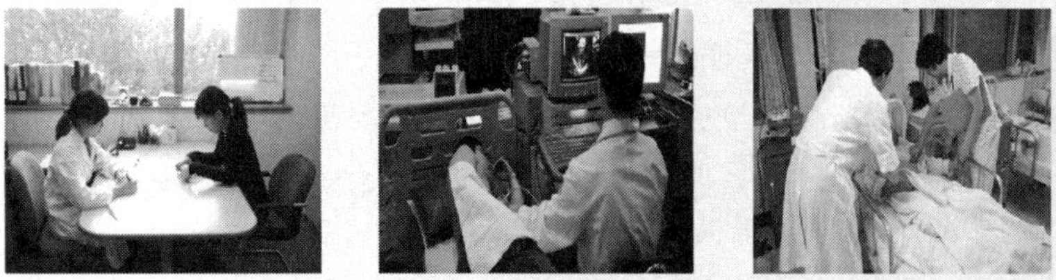

그림 9 ◉ 진찰 및 회진

---

* 식립 : 인공물을 잇몸과 잇몸 뼈에 심는 것이다.

** 구강악 안면외과학(oral and maxillofacial surgeons) : 턱과 얼굴외과이다.

의료 영역에서 가장 근간이 되고 범위가 넓으며 과거부터 이어져왔던 분야이다(그림 9).

외과와 비교되어 수술적인 치료 없이 약물 등을 통해 질병을 진단, 치료하는 것으로 널리 인식되어 있지만 오늘날 그 경계는 많이 허물어져서 내과(internal medicine)에서도 수술적인 치료를 직접 수행함으로써 그 정의가 다소 퇴색되었다.

내과가 담당하는 신체 부위는 머리에서 발끝까지 그 영역을 제한하기 힘들고, 신체의 어느 곳이나 내과의 영역이 되므로 다른 전문 분야와 많은 부분에서 중복될 수 있다.

현재 대한내과학회에서는 9개의 분과로 영역을 나누고 있다. 소화기내과, 순환기내과, 호흡기내과, 내분비내과(내분비내사내과), 신장내과, 혈액종양내과, 감염내과, 알레르기내과 그리고 류마티스내과가 있다. 대형병원(대학병원, 종합병원 등)에서는 더욱 세분화되어 진료가 이루어지고 있다.

10. 내분비학과

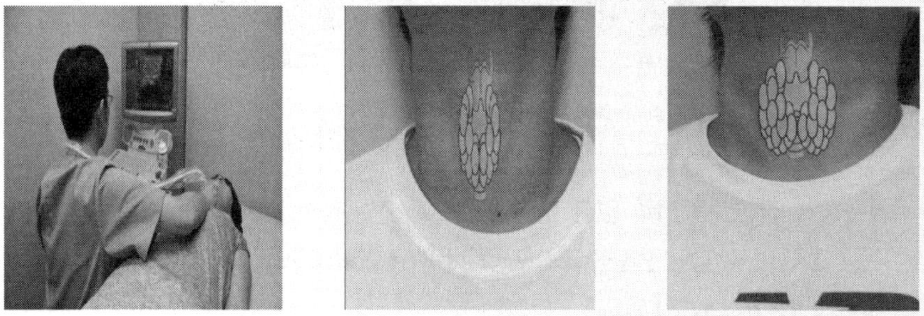

(a) 갑상선 초음파 진찰　　(b) 갑상선 질환(전)　　(c) 갑상선 질환(후)

그림 10 ◦ 갑상선 질환

인체의 몸 속에서 호르몬이 분비되는 현상. 즉, 내분비샘과 분비 및 호르몬의 영향 등을 연구하는 학문이다(그림 10). 호르몬의 구조와 작용, 그 상호 관련, 그리고 분비선의 구조나 기능을 연구하는 생리학의 한 분야로, 20세기에 들어와서 학문으로서 체계가 세워졌다.

BC 4세기에 아리스토텔레스가 정소와 2차성징에 대하여 관찰한 이래 내분비에 관한 관찰은 적지 않았지만 과학적인 연구는 19세기에 들어와서부터 본격화되었다. 1849년 독일의 A.A.베르톨트는 닭의 정소에서 어떤 물질이 분비된다는 것을 처음으로 알아냈다.

1895년 올리버와 셰퍼는 부신의 배출물에 혈압상승 작용이 있다는 것을 알아냈고, 1901년에는 일본의 다카미네 조키치[高峰讓吉]와 T.B.올드리치가 동시에 부신에서 아드레날린을 발견하였다.

1902~1905년 사이에 W.M.베일리스와 E.H.스탈링은 십이지장 점막세포에서 만들어지는 세크레틴을 발견하였다. 어떤 특수한 선(腺)에서 만들어지는 화학물질이 혈액 속에 방출되어 떨어져 있는 다른 기관이나 조직에 작용한다는 내분비의 개념을 확립하였고, 오늘날까지 이 개념이 내분비학(endocrinology)의 기초가 되고 있다. 내분비학 연구는 내분비기관으로 간주되는 것을 제거

하여 결핍증세를 관찰하는 방법, 분리 · 추출한 호르몬의 생리학적 작용의 연구, 임상관찰과 비교 · 검토 등의 방법 등이 있다.

11. 노인병학과

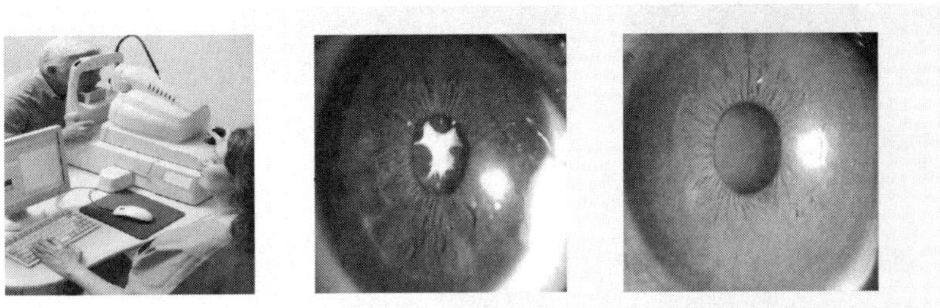

(a) 노인 안과질환검사 (b) 성인백내장 (c) 노인백내장

그림 11 ● 노인성 백내장검사

노인병학은 노년층의 건강과 질병에 관한 의학의 한 분야이며, 노인의학(gerontology)이라고도 한다(그림 11). 시간의 경과와 함께 생체 내에서 일어나는 성장, 성숙, 퇴축, 죽음이라는 일련의 변화과정, 생리적 가령(physiological ageing)*의 여러 가지 외적 환경인자에 의해 일어나는 병적 가령(pathololgical ageing) 등에 관하여 그 메커니즘, 상호관계, 제어법 등을 생물학, 기초 및 임상의학, 사회의학 그리고 사회과학적 수단을 이용하여 연구 해명해 가는 학문이다.

좁은 의미로는 가령 현상의 메커니즘을 해명하는데 주안점을 둔 기초노화학(biomedical gerontology), 폭넓은 의학적 견지에서 연구하는 노인의학(geriatric medicine), 노년자 질병의 원인, 증상의 특징, 치료법 등을 연구하는 노인병학(geriatrics), 사회과학적 견지에서 연구하는 노인사회학(social gerontology) 등으로 세분된다.

12. 류마티스학과

관절을 비롯한 근육 및 골격계 질환을 다루는 내과학의 한 분야이다(그림 12).

류마티스는 그리스어인 rheuma는 흐름이라는 의미로 뇌에서 나쁜 액이 신체 각 부로 흘러 들어가서 통증을 일으킨다는 의미인데 그 주된 부위는 관절이며 일반적으로는 만성류마티스성 관절염이다. 그 외에 류마티스열**, 초년성 강직성 척추염*** 등이 있으며, 유사한 관절통을 초래하는 경우가 많은 질환으로서 전신성 홍반성 낭창****, 다발성 근염 등 많은 질환이 있다.

---

* 생리적 가령(physiological ageing) : 생체 내에서 일어나는 성장, 성숙, 퇴축, 죽음이라는 일련의 변화 과정이다.

** 류마티스열(rheumatic fever) : 피하조직과 중추신경계의 염증으로 자가면역질환이다.

*** 강직성 척추염(ankylosing spondylitis) : 전신을 침범할 수 있는 만성 염증성 질환이다.

**** 전신성 홍반성 낭창(systemic lupus erythematosus) : 피부 및 관절 등 여러 장기에서 다양한 증상을 나타내는 원인불명의 자가면역질환이다.

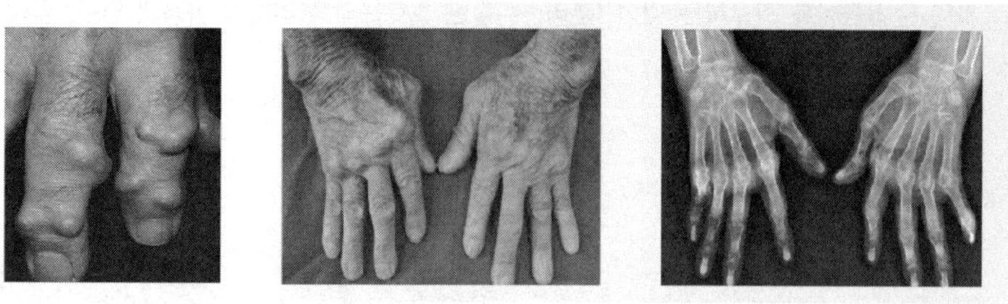

(a) 류마티스 결절 (b) 류마티스 관절염 (c) 류마티스 X-ray

그림 12 • 류마티스 관절염

관절주위조직이나 근육의 염증, 변성, 대사장애가 원인이 된다. 혈침촉진*, RA반응 양성 등이 있어서 교원병**. 알러지성 질환의 하나로 고려되고 있다.

대부분의 류마티스 질환은 면역학적 이상을 동반하는 자가면역질환으로 류마티스학(rheumatology)은 면역학(immunology)과 밀접한 연관이 있으며, 면역학적 병인을 과학적으로 분석하여 원인에 대한 치료를 제공한다. 최근 연구결과를 토대로 여러 염증매개체를 억제하는 새로운 약제들이 개발되어 관절염이 불치병이란 개념이 사라지고 있다.

13. 마취통증학과

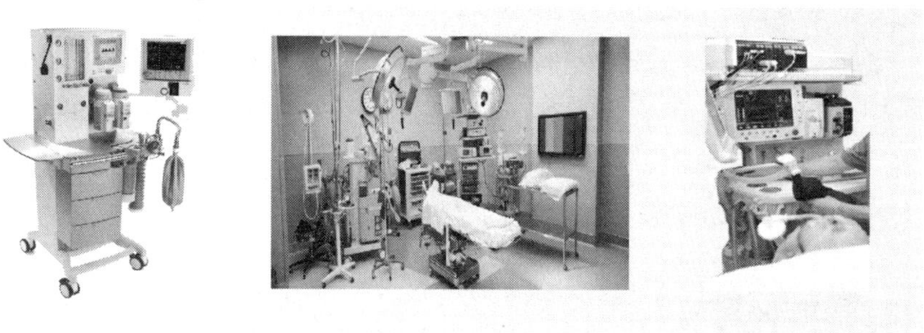

(a) 마취기 (b) 수술실 (c) 마취장면

그림 13 • 마취과

마취는 영어로는 애너스시저(anesthesia)로 표기되며 희랍어의 an(non)과 aesthesia (perception, feeling)의 복합어가 어원으로 문자 그대로의 뜻은 '감각의 상실'이다(그림 13).

마취의 영역은 발전하고 확장되어 현재는 마취를 받는 환자의 평가와 자문, 수술이나 검사 중, 혹은 이후의 통증의 경감이나 예방, 수술 중 생체징후의 감시와 안정화, 중환자에 대한 관리, 급성이나 만성 및 암 관련 통증의 진단과 치료, 심폐소생술의 관리와 교육, 호흡기능의 평가와 호흡기 치료

---

* 혈침반응(erythrocyte sedimentation) : 적혈구와 혈장이 무게 차이에 의해 분리되는 현상이다.

** 교원병(collagen disease) : 신체의 결합조직질환에서 발견되는 모든 질환이다.

의 적용, 임상 및 기초 연구의 수행, 수술 전후의 치료에 관계된 인원들의 감독, 교육, 평가, 병원이나 의과대학의 행정직 참여 등 광범위한 분야들을 아우르게 되었다.

마취과라는 명칭이 수술실 밖까지 확대된 업무범위를 잘 나타내지 못한다는 의견에 따라 우리나라에서는 2002년 의료법 개정 이후 마취통증의학과라는 명칭을 사용하게 되었다.

14. 물리치료학과

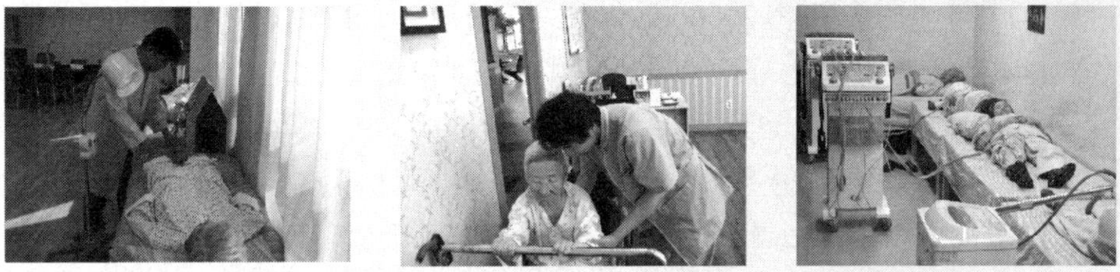

(a) 온열 적외선 치료기 (b) 보행기 치료기 (c) TENS 치료기

그림 14 • 물리치료

물리치료(physical therapy)는 물리적 에너지를 사용할 수 있는 열, 전기, 광선, 물의 성질을 이용하거나, 도수적 방법(manipulation)으로 통증을 조절하고, 근육의 수축 및 이완, 혈액의 순환, 비정상적인 자세 및 운동형태를 개선시킬 목적으로 체계적이고 과학적인 치료 분야이다(그림 14).

질병, 사고 또는 선천적인 질환으로 일시적이거나 영구적인 장애를 가진 사람들의 신체적 능력의 상실 정도를 평가하고 기능을 회복시키고 장애를 관리하여 최소화 하며 나아가 기능을 회복시켜 정상적인 활동을 할 수 있도록 의료적 서비스를 제공하기 위한 학문 분야이다.

15. 병리학과

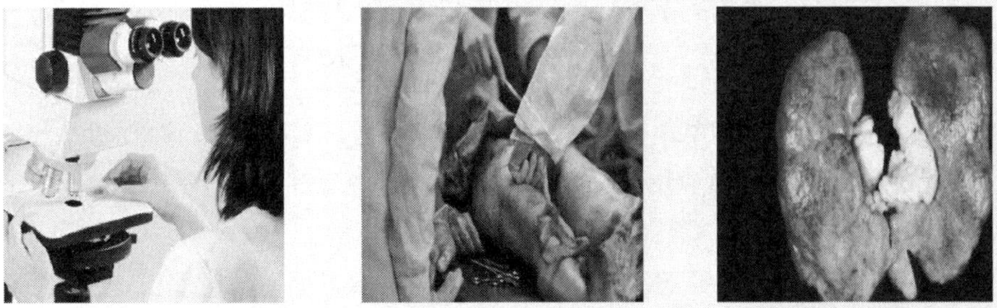

(a) 세포 현미경검사 (b) 인체를 해부하는 모습 (c) 해부하여 적출된 장기

그림 15 • 병리를 파악하기 해부하는 모습과 해부하여 적출된 장기

병의 원리를 밝히기 위하여 병의 상태나 병체(病體)의 조직구조, 기관의 형태 및 기능의 변화 등을 연구하는 기초의학이다(그림 15).

병의 원인 · 발생 · 경과 및 그 변화 등에 관한 연구를 하는 학문으로, 넓은 의미로는 생물체에서 볼 수 있는 모든 이상(질환) 및 기형을 대상으로 한다.

일반적으로 세포, 조직, 장기의 표본을 육안이나 현미경 등을 이용하여 검사해 그것들이 질병에 침범되었을 때에 어떤 변화가 나타나는지를 연구하는 학문으로, 하나로써는 일반에게 알려진 것보다 더 포괄적인 내용을 다루게 된다.

학자에 따라서 병리학(pathology)은 사람을 다루는 인체병리학과 사람이외의 검체를 다루는 실험병리학으로 나누기도 하고, 연구대상에 따라 외과병리학(조직병리학과, 해부병리학), 세포병리학, 임상병리학, 실험병리학으로 나눌 수도 있다. (인체)병리학은 인간을 대상으로 하기 때문에 정상구조에 대한 지식이 있어야 하므로 해부학 및 조직학과 밀접한 관련이 있다.

병원에서 병리의사는 병리학적인 지식을 바탕으로 임상의사에게 병을 알려주는 역할을 하게 된다. 즉 병리학적 진단을 내려주며 종종 의학분야에서 병리학은 기초의학과 임상의학의 중간자라고도 한다.

16. 비뇨기과

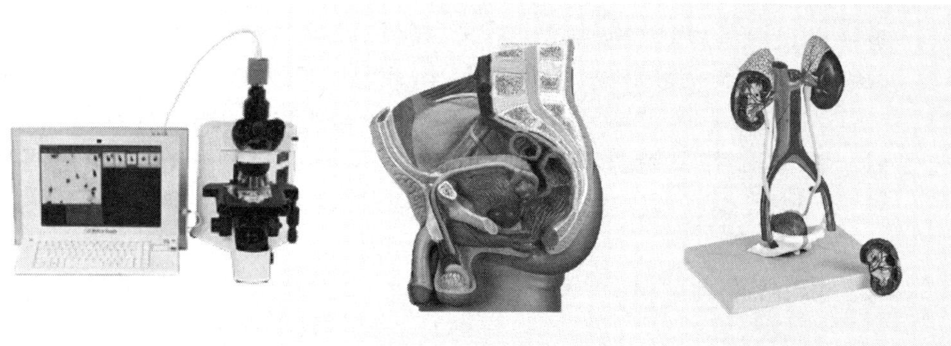

(a) 정자수 측정기기 (b) 남성성기모형 (c) 비뇨모형

그림 16 ● 전립선 구조

소변을 만들고 운반하고 배설하는 기능을 담당하는 요로계(신장, 요관, 방광, 요도), 남성생식기관(고환, 부고환, 사정관, 음낭, 음경) 및 부속성선(전립선, 정낭, 구요도선)과 부신에 생기는 질환을 다루는 분야이다(그림 16).

비뇨기과(urology)의 진료 분야 및 질환, 주요 치료법 등은 남성 불임, 남성 성기능장애, 여성 하부 요로질환, 신경인성 방광, 소아 비뇨기계 질환, 전립선 비대증, 부신질환, 비뇨기 종양, 비뇨기 손상, 요로계 감염, 성교 전파성 질환, 외성기 피부질환 등이 있다.

신체검사, 임상병리검사, 영상검사, 요도방광경 검사, 요소 및 잔뇨측정, 요역동학 검사 등을 통하여 병을 진단하고, 도뇨, 경요도수술, 개복수술, 경질수술, 내시경수술, 복강경 및 로봇 수술, 체외충격파 쇄석술 등을 시술하여 증상을 치료하는 비뇨기과는 생리현상과도 관계가 깊은 중요한 학과이다.

17. 산부인과

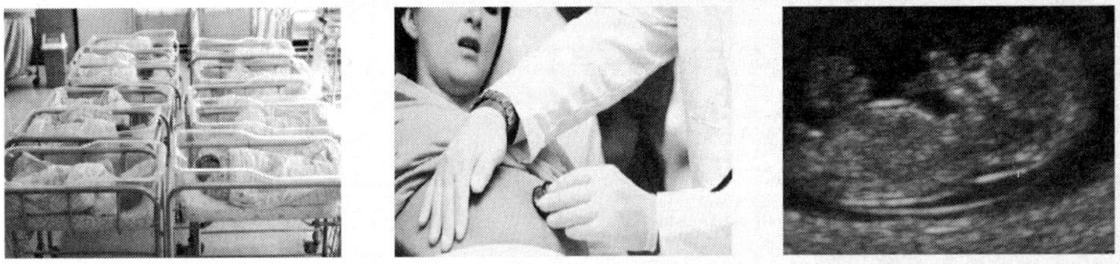

(a) 신생아실 (b) 임산부 진찰모습 (c) 신생아 초음파 사진

그림 17 ● 임산부 진찰모습과 신생아 초음파 사진

여성의 생식기능과 연관된 정상 생리 및 질병을 다루는 의학 분야이다. 산부인과(obstetrics and ynecology)는 포괄적으로 분류하게 되면 임신, 출산, 산욕기를 다루는 산과와 부인병을 다루는 부인과로 나눌 수 있다(그림 17).

부인과는 다시 성병을 포함한 양성 생식기 질환을 다루는 일반 부인과학, 악성 생식기 종양을 다루는 부인종양학, 불임, 폐경, 호르몬 이상을 다루는 생식내분비학, 배뇨이상, 골반 장기 탈출증을 다루는 비뇨부인과학으로 나뉜다.

일반적으로 특별한 증상이 없는 여성이 산부인과에 처음 방문하는 시기는 자궁경부암 검진을 위해 21세부터 혹은 첫 성경험 후 3년 이내로 권고되어 왔으나, 성장기의 추세나 백신기술 발전 등을 고려하였을 때 산부인과는 만 9세 이상이면 진단받을 수 있는 포괄적인 분야로 발전하였다.

18. 성형외과

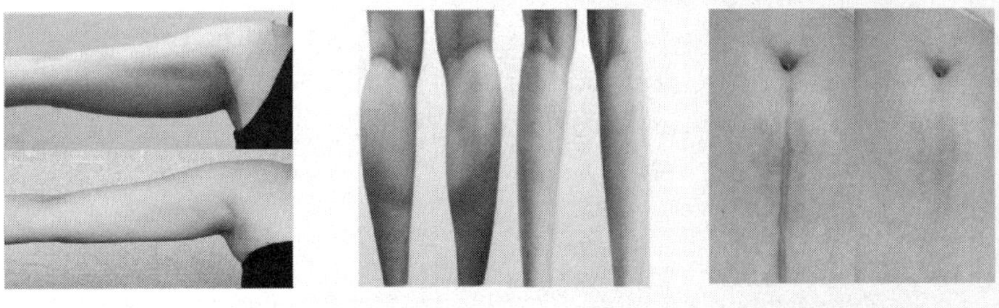

(a) 팔성형 전·후 (b) 다리성형 전·후 (c) 배성형 전·후

그림 18 ● 성형 전·후 비교사진

현대사회는 채집이나 수렵시대에 비해 삶에 여유가 생기면서 미를 가꾸는데 관심이 높아지는 의학분야가 성형분야인데, 성형의 영어 표기인 '플라스틱(plastic)'은 고대 그리스어인 '플라스티코스(plastikos)'에서 유래하였다(그림 18).

이 단어의 뜻은 '주물이나 조형을 맞춘다'라는 뜻이다. 흔히 성형을 단순히 미용의 수준에서 이해하는 경우가 많지만, 이보다는 신체적으로 가진 구조적인 변형이나 기형을 수정하여 제 기능을 할 수 있도록 결함을 교정한다는 폭넓은 의미로 인식하는 것이 옳다. 성형외과는 이러한 성형을 담당하는 특수 외과 분야이다.

성형외과(plastic surgery)는 신체 외부에 나타나는 선천성 기형, 또는 후천성 변형이나 결손을 그 기능과 모양에 있어서 정상상태에 가깝도록 교정해 주는 외과 분과이다. 성형외과에서 다루는 신체 부위는 머리에서 발끝까지, 우리 몸의 외적인 전체 부분이다.

19. 소아과

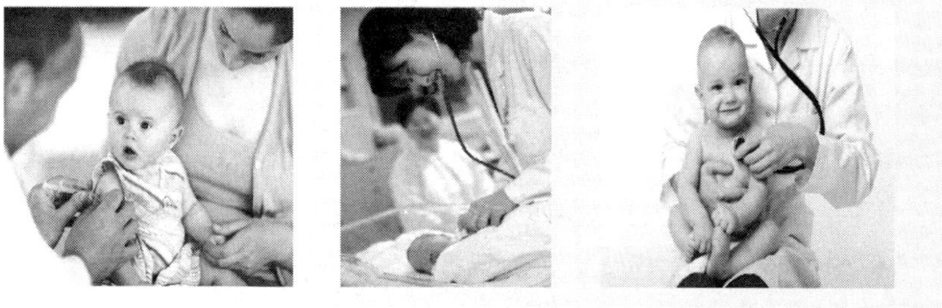

그림 19 ◦ 소아 진단 · 진료

신생아기에서 청소년기(대체로 남자 12~20세, 여자 10~18세)의 환자를 대상으로 진료 및 연구를 행하는 임상의학의 한 분야이다. 대상 연령에 명확한 기준은 없으나 보통 소아라고 하면 유아기를 벗어나고, 청소년기에 접어들기 전을 의미한다(그림 19).

소아심장과, 소아신장과, 소아내분비과, 소아호흡기/알레르기과, 소아감염과, 소아소화기/영양과, 소아혈액/종양과, 소아신경과, 신생아과로 하위분류가 가능하다.

진료하는 곳이 소아과(pediatric)이기 때문에 장비도 다른 분야에서 쓰는 장비와 많이 겹치게 된다. 다만 소아의 경우에는 장비의 안전성을 많이 강조하게 된다.

20. 소아치과

소아치과(pediatric dentistry)는 출생부터 청소년에 이르는 연령층을 대상으로 하며 치과질환 전반의 예방치료, 치아우식증(충치)치료, 구강 및 치아 발육장애 등과 같은 전문진료를 하는 임상치의학의 한 분야이다(그림 20).

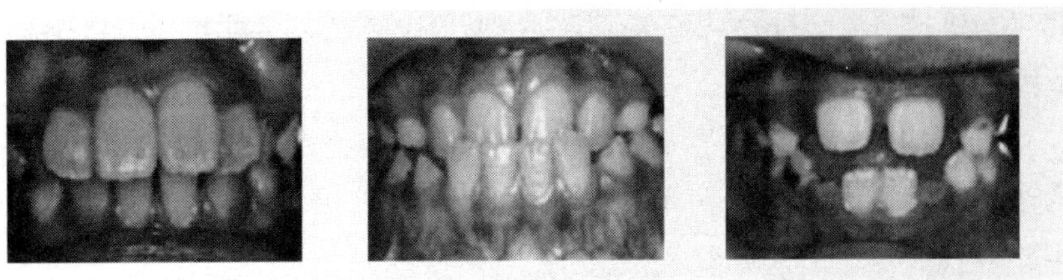

(a) 뻐드렁니　　(b) 반대 교합　　(c) 전치부개교

그림 20 ● 비대칭 치아

성인의 치과질환의 대부분은 소아, 청소년 시기의 구강상태와 밀접한 관련이 있으므로 이 시기의 집중적인 관리는 일생을 통해 좋은 구강건강을 유지하는데 있어 매우 중요한 역할을 한다.

소아 청소년기에 육체는 물론 정신적으로도 많은 성장이 이루어지고 이에 따른 신체, 정신적 변화가 빠르게 일어나므로 역동적인 치료의 필요성이 대두된다. 또한 이 시기에는 정신적인 성숙이 완전히 이루어지지 않아 치료 시 환자의 협조를 구하기 어려운 시기이므로 성공적인 치료를 위해서는 적절한 행동조절이 필요하다.

21. 신경과

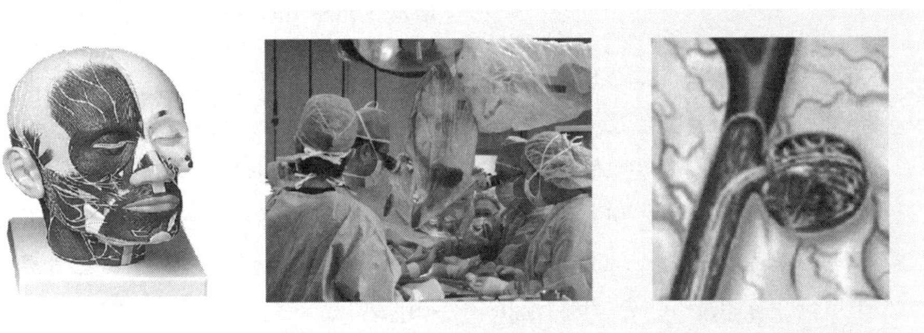

(a) 뇌신경모형　　(b) 신경수술모습　　(c) 뇌동맥 색전술 모식도

그림 21 ● 자율신경계

인체의 전체 신경계와 관련된 모든 기질적인 질병을 다루는 과이다(그림 21).

뇌, 척수 및 신경근(root), 신경, 신경접합부, 근육까지의 모든 신경계에 발생하는 기질적인 질병을 다루는 신경과이다.

신경과(department of neurology)의 범위는 광범위하고 다양하여 크게 각각 어느 부위에, 어떤 원인에 의해 질병이 발생하는지에 따라 신경과 안에서도 여러 분야로 나누어지게 된다. 보통 신경정신과와 신경외과를 신경과와 혼동하는데, 신경외과와 신경과는 소위 내과와 외과의 차이이다.

신경과에서는 전체 신경계에서 일어나는 질병을 진단하고 약물적 치료나 대증적인 요법을 이용하여 최상의 결과를 얻을 수 있도록 치료하는 방법을 주로 사용하며, 신경외과에서는 수술적인 치료 방법으로 치료를 한다.

다루는 질환도 많은 부분이 중복이 되나, 주로 수술적인 방법으로 치료가 진행되는 질환인 뇌종양 등의 경우 신경외과에서 좀 더 많이 다루게 되고, 주로 약물치료를 주된 치료법으로 이용하게 되는 뇌경색 등의 경우는 신경과에서 주로 다루게 되는 것이다.

22. 신경외과

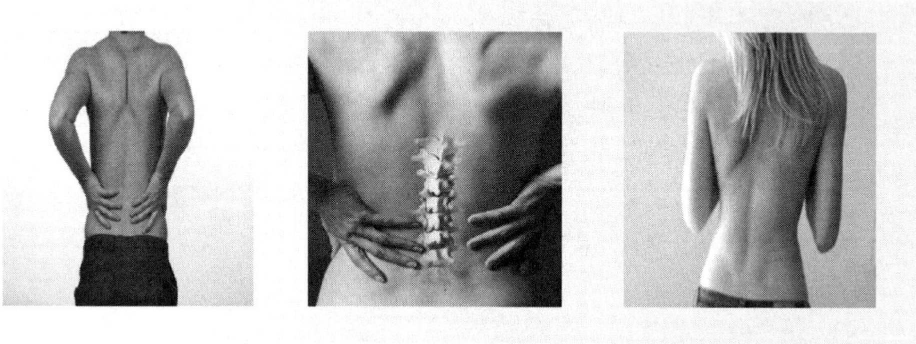

그림 22 • 척추 디스크

뇌, 척수, 뇌신경과 척수신경, 말초신경 등 신경계에 생기는 다양한 질환들에 대하여 수술적 치료를 하는 분야이다(그림 22).

신경은 중추신경과 말초신경으로 구성되어 있다. 중추신경은 뇌와 척수로 이루어져 있으며 말초신경은 중추신경으로부터 나와 신체 구석구석까지 뻗어 있는 신경가지이다.

신경외과는 이러한 조직에서 발생한 질환을 진단하고 수술적 방법으로 치료해 주는 곳이다. 경우에 따라 현미경을 이용한 미세수술(microsurgery)을 하며, 최근에는 내시경을 이용한 수술, 방사선 수술, 혈관 내 수술, 통증치료와 같은 새로운 기술을 이용한 분야들로 확장되고 있다. 신경외과(neurosurgery) 세부 진단분야로는 뇌종양, 뇌혈관 질환, 척수종양, 척추외과(디스크, 퇴행성 척추질환), 신경외상(뇌, 척추 외상성 손상), 말초신경질환, 뇌 정위기능 신경외과, 소아 신경외과, 통증외과 등이 있다.

23. 신장병학과

신장에 생기는 모든 병을 일컫는다(그림 23).

신장병(nephropathy)은 다종다양하여 이것을 정연하게 분류하는 것은 매우 어렵다. 우선 선천성 기형으로는 신장결손 및 과잉, 발육부전 · 변위신(變位腎) · 유주신(遊走腎) · 융합신과 이것에 준하는 것으로 낭포신(囊胞腎)이 있다.

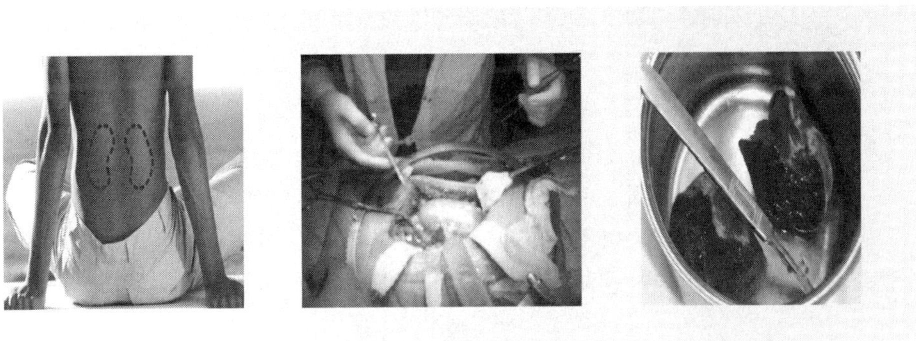

(a) 신장의 위치　(b) 신장이식수술　(c) 적출한 신장

그림 23 ● 신장의 위치와 적출한 신장

주로 신우(腎盂)에 일어나는 신우염(최근에는 신우신염이 중시) · 신장결석 · 수신증(水腎症) 및 신장결핵 · 신장종양 · 기생충병은 보통 한쪽에만 일어나므로 수술요법의 대상이 되어 비뇨기과의 영역에 속한다. 그러나 신우신염과 같이 반드시 수술을 필요로 하지 않는 것도 있다.

양쪽에 걸리는 신장염 · 네프로시스 증후군* 및 신장경화증 등은 내과적 신장질환이라 할 수 있으나, 신장염에서 그 기능이 저하되어 요독증(尿毒症)을 일으킨 경우에는 인공신장이나 신장이식의 필요가 생기면 비뇨기과와 협력해야 한다.

최근에는 교통사고나 공장에서의 외상으로 인하여 신장손상이 증가되고 있다. 따라서 내과와 외과가 신장질환의 경우에 협력해야 할 필요성에서 신장학이라는 명칭도 생겼고, 신장학회도 결성되어 있다. 진료부분으로는 일반신장질환, 전해질이상, 급성신부전, 만성신부전, 신장이식 등의 질환에 대한 진료가 있다.

24. 심장병학과

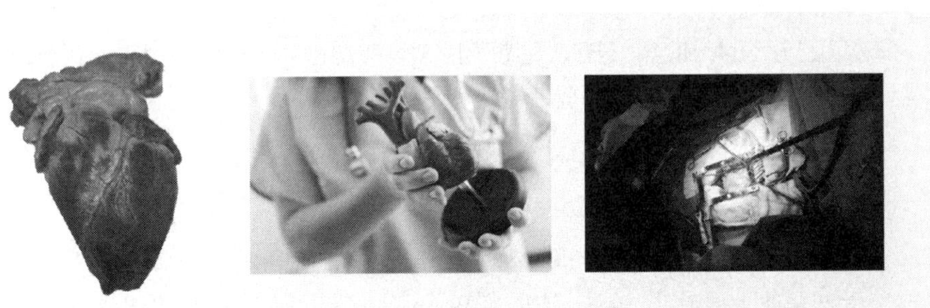

(a) 심장의 실제모습　(b) 심장모형　(c) 심장 수술장면

그림 24 ● 심장의 구조

* 네프로시스 증후군(nephrotic syndrome) : 사구체 질환의 일종이다.

심장의 장애와 질환의 진단 · 치료를 전문으로 하는 의학 분야이다(그림 24).

순환기 질환 중 심장의 질환을 치료하며 일반적으로 관혈관이나 심장(병)학(cardiology)도 포함된다. 병변 부위로는 심내막, 심근, 심막, 그 밖의 것을 들 수 있으며, 각각 심내막염, 심장판막증, 심근염, 심근경색, 심막염, 선천성 심장질환 등이 포함된다.

고주파 등을 이용하는 절제술로 위험요소를 제거하며 이후 심장질환 관리의 필수적인 과정으로 심장재활치료를 포함하여 진행한다. 이외에 심장박동기 시술, 제세동기 시술 등이 있으며 우리 몸의 가장 중요한 부분인 만큼 자가 응급치료법을 발달시켰다.

25. 심혈관 외과학과

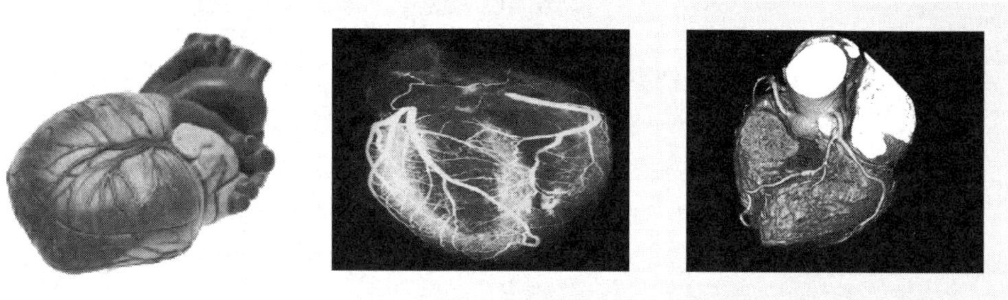

(a) 심장 혈관모형 (b) 심장 혈관조형술 (c) 심장 혈관 CT촬영모습

그림 25 ● 혈관조형검사

향후 1차 진료를 담당하는 의료인으로서 심장혈관질환에 대한 진단 및 치료, 예방과 관련된 업무를 수행할 수 있는 능력을 갖추기 위해 심장혈관계의 구조와 기능을 파악하고 주요 심장질환과 혈관질환의 병태생리를 이해하여 심장혈관 환자진료에 활용할 수 있도록 해주는 학문이 심혈관 외과학과(cardiovascular surgery)이다(그림 25).

심장혈관계 질환을 진단하기 위한 검사방법 및 해석에 대해 경험을 쌓아야 한다. 혈액 및 조혈기관의 정상, 비정상 상태에 관한 기본지식과 병인, 병변, 병태 생리를 이해하여 혈액질환의 진단, 예방, 치료에 활용할 수 있도록 한다.

26. 안 과

눈에 관계된 질환을 연구하고 치료하는 의학의 한 분과이다(그림 26).

눈꺼풀과 눈물기관, 안와, 결막, 각막, 공막, 수정체, 포도막, 유리체, 망막의 질병들과 녹내장, 사시, 굴절이상, 시신경 및 시각경로의 질병들, 그리고 전신질환과 관련하여 눈에 발생하는 이상들과 눈 외상에 이르기까지 눈에 생길 수 있는 광범위한 질환들을 연구하고 치료한다.

안과(ophthalmology)에는 결막, 각막 및 수정체 등 눈의 앞부분에 발생하는 질병들을 연구하고 치료하는 전안부 분과와 망막, 포도막, 유리체 등 눈의 뒷부분에 발생하는 질병들을 연구하고, 치료

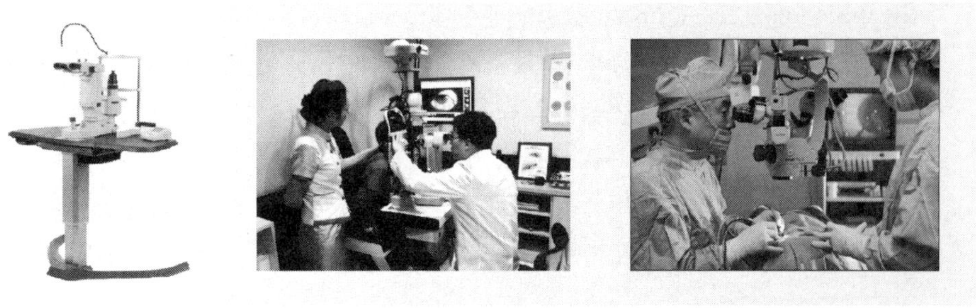

(a) 안과용 레이저 수술기　(b) 안과 진찰장면　(c) 백내장 수술장면

그림 26 • 급성출혈성 각막염(아폴로 눈병)

하는 망막/포도막 분과, 눈꺼풀과 눈물기관 및 안와의 질병들을 연구하고 치료하는 안성형 분과, 안압과 관련하여 발생하는 신경손상을 연구하고 치료하는 녹내장 분과, 눈의 위치와 움직임의 장애나 시신경과 시각경로의 이상을 연구하고 치료하는 사시/신경안과 분과가 있다.

27. 알레르기 및 면역학과

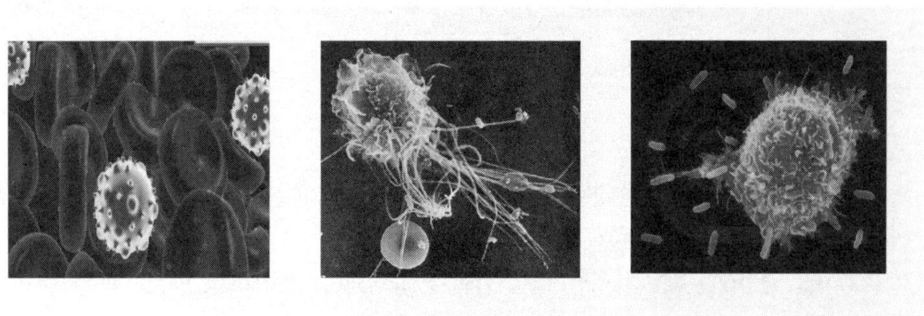

(a) IL-12 면역활성물질　(b) BRM 면역활성물질　(c) 클로렐라 면역활성물질

그림 27 • 면역활성물질 AHCC

면역과 알레르기는 동전의 양면과 같다. 외부로부터 이물질이 들어오거나 미생물이 침범하게 되면 인체는 어떤 형태로든 반응을 하게 되어 있다. 이렇게 반응을 할 때 좋은 반응이 있을 수 있고 나쁜 반응이 있을 수 있다(그림 27).

인체에 유익하게 작용하는 좋은 반응을 면역(immunity)이라 하고, 세포나 조직에 손상을 일으키는 나쁜 반응을 과민반응이라 한다. 과민반응이 곧 알레르기(allergy)이다.

면역학(immunology)은 여러 가지 면역현상의 성립원리나 메커니즘, 면역반응 그리고 그 조절에 관계하는 세포군 및 생체성분, 이들 유전자 등을 대상으로 하는 분야의 학문으로서, 그 대상은 림프구나 마크로파지(macrophage)* 등의 면역계 세포에는 항원, 항체, 보체성분, 림포킨

---

* 마크로파지(macrophage) : 방어 메커니즘에 관계하여 면역을 담당하는 식균세포이다.

(lymphokine)*, 모노킨(monokine), 매개체(mediator) 등 여러 가지가 있다.

면역현상이 생체의 항상성을 지키는 생물 고유의 기구라는 인식이 확립된 오늘날에는 면역현상의 여러 측면을 해명하는 기초과학으로서, 그리고 면역반응으로 일어나는 여러 가지 병적 현상을 해명하여 치료에 응용하기 위한 임상면역학까지 포함한 종합적인 학문 분야로서 발전하고 있다.

면역학 진료 분야는 혈청학, 면역화학, 면역약리학, 세포면역학, 면역유전학 등이 있으며 면역학에 있어서 이상과 같은 각 분야에 관한 연구를 종합함으로써 면역현상의 본질이 해명될 것으로 기대되고 있다.

28. 영상의학과

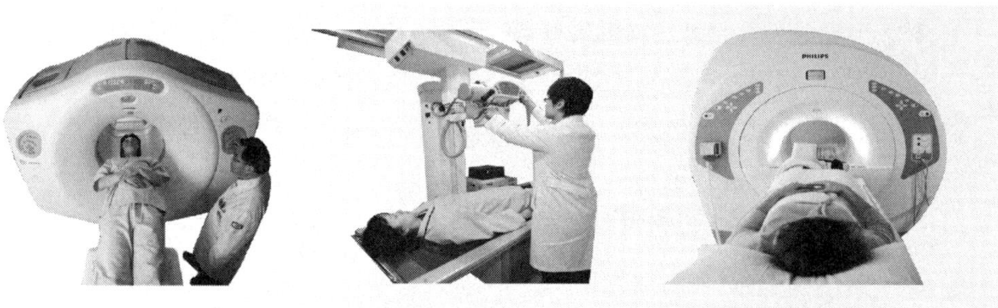

(a) PET-CT (b) X-ray (c) MRI

그림 28 • X-ray와 MRI

방사선과라 하며 2000년대 이후부터 영상의학과(radiology)라 하고 의료용 방사선 촬영을 맡는 의학이다(그림 28).

1982년 10월 대한치료방사선의학회가 창립되었고, 이로써 방사선과는 방사선을 치료적 목적으로 이용하는 치료방사선과와 진단적 목적의 영상획득을 주된 것으로 하는 진단방사선과로 나뉘게 되었고, 현재의 영상의학과는 진단방사선과로 공식 명칭이 개명되었다.

그러나 '진단방사선과'라는 명칭은 영상의학을 인체의 영상을 얻어 진단하는 의학의 분야라고만 생각하게 한다는 자각이 일면서, 의학적 영상을 통한 진단뿐 아니라 영상을 직접 보면서, 종괴의 조직을 얻는다든가 또는 영상을 보며 중재적 시술을 가하면서 미세침습적으로 환자를 치료하는 역할을 강조하여 '영상의학'으로 공식 명칭을 개정하였다.

주요 검사로는 단순 방사선(X-선) 촬영, 컴퓨터단층촬영(CT), 자기공명영상(MRI), 초음파 검사(US), 재적 방사선학 검사 등이 있다.

* 림포킨(lymphokine) : T-세포가 항원물질과 반응하여 유약화를 일으켜서 방출하는 화학전달물질이다.

29. 예방의학과

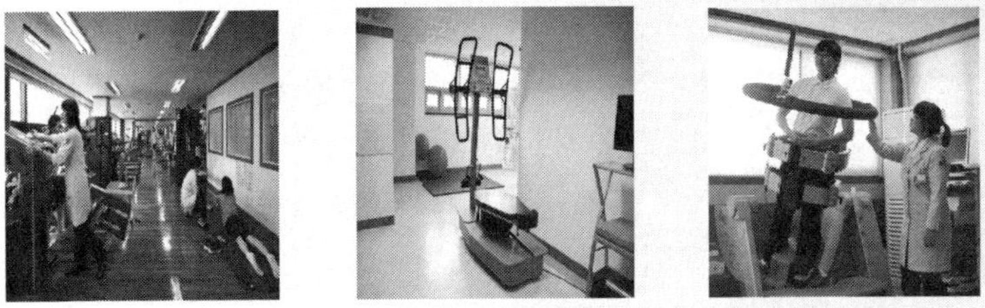

그림 29 ● 척추강화 프로그램을 통한 예방운동

질병예방을 위하여 건강증진과 생활환경개선 등이 목적이며 주로 신체적 · 정신적 · 사회적 질환 및 상해에 관심을 두고 있는 의학이다(그림 29).

보통 치료의학에 대비하여 사용한다. 일반의학이 아픈자와 상해자를 치료하는데 주목적이 있는 반면에 예방의학(preventive medicine)은 목적이 예방에 있으며, 그것도 개인지향적이라는 점에서 집단지향적인 공중보건학과 성격을 달리한다.

요즘은 예방활동이 매우 다양해지고 있다. 박테리아나 바이러스 등 병원미생물에 의한 급성 전염병은 환경과 영양의 개선, 예방접종 등으로 상당히 감소 또는 박멸되었다. 오히려 비감염성 질환, 즉 고혈압 · 당뇨병, 각종 암 등이 문제되고 있다.

한국에서도 성인병과 직업병의 문제가 대두되고 있다. 자동차 · 공장의 배기가스 등 유독한 화학물질이나 유해한 방사선에 대한 폭로, 청소년과 여자 등 흡연인구의 증가와 폐암, 영양 과다로 인한 비만으로 인한 각종 질환 등은 인류가 극복해야 할 과제들이다.

일부는 원인을 알 수 없으므로 계속 규명해야 할 것도 있고, 흡연과 폐암처럼 상호 밀접한 관계에 있다는 것을 알고는 있으나 좀처럼 해결하기 어려운 것도 있다.

30. 외 과

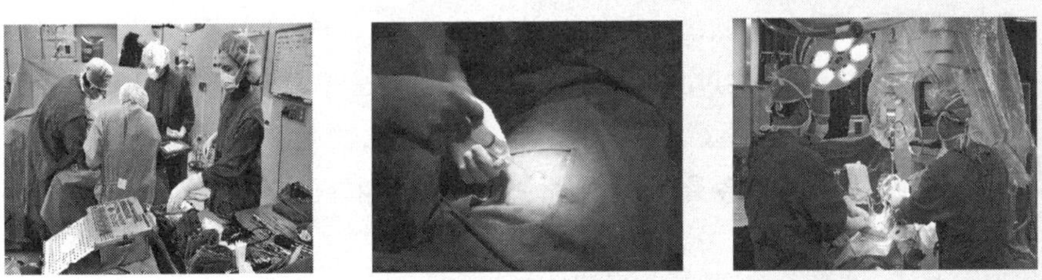

그림 30 ● 외과수술 장면

내과에 대비되는 학문 분야로서 약물치료를 주로 하는 내과와 대비되어 외과에서는 수술로 환자의 질병이나 상태를 치료한다(그림 30).

영어로 외과를 'surgery'라고 하는데 이는 그리스어인 'cheirourgike'에서 기원하였다고 한다. 이를 풀이하면 'hand(손)'+'work(작업)', 즉 손으로 하는 작업이라는 뜻이다.

외과(general surgery)는 현재 일반외과라는 명칭과 혼용되어 사용되고 있다. 1950년대를 지나면서 비약적으로 발전한 의학계에서 외과의 역할은 두드러진다. 특히 외과는 질적, 양적으로 엄청나게 팽창하여 각 부문이 전문성을 가진 별도의 학문영역을 구축하게 되었다.

31. 위장병학과

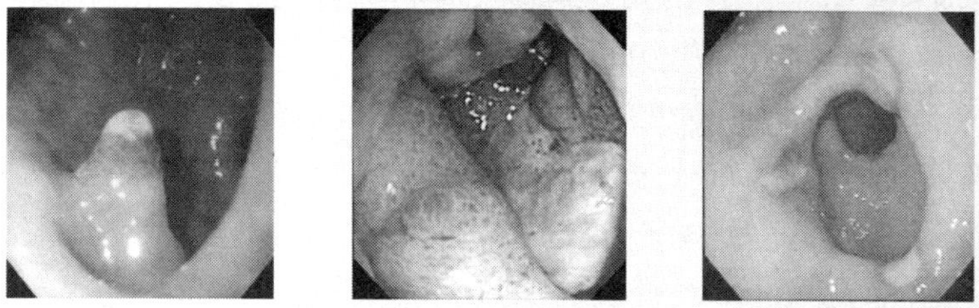

그림 31 ● 위궤양

입안, 목 안, 식도, 위, 작은창자, 큰창자와 같은 위창자관과 이자 또는 침샘 따위를 비롯한 여러 가지 소화샘들의 구조나 원리 또는 거기에 생기는 여러 가지 병의 치료와 예방을 전문적으로 연구하는 학문으로 의학의 한 분야이다(그림 31).

위장병(gastroenterology)의 종류는 위궤양, 위염 등이 있다. 발병원인은 주로 불규칙한 식사습관, 지나치게 자극적인 음식 및 잦은 알코올 섭취인데 이러한 병이 계속 될 경우 암유발의 원인이 될 수도 있다.

치료는 가벼운 경우 제산제, 소화제로 해결하지만 심각한 경우 수술을 하기도 한다.

위질환은 크게 세 가지로 나눌 수 있는데 기능적 위질환(공기연하증(空氣嚥下症)[*] · 유문경련[**] · 위아토니[***] 등)과 기질적 위질환(위암 · 위궤양 · 위염(급성 및 만성) · 위확장 · 위의 양성종양 등), 그리고 위의 형상이나 위치의 이상(선천적 유문협착증[****] · 위게실(胃憩室 : 噴門部)[*****] · 위하수증 등)이 있다. 위질환의 증세는 매우 다양하며, 특히 각종 위질환에는 공통되는 점이 많고 자각증세가 분명하지 않을 때도 있으며, 증세에 의한 진단은 신중을 요하는 일이 많다.

---

* 공기연하증(aerophagia) : 위속에 들어 마신 공기의 양이 많아서 장내에 가스가 차는 질환이다.
** 유문경련 : 위의 한 부분인 유문부에 질병이 없는데도 경련성 수축을 일으켜 구토가 나는 현상이다.
*** 위아토니(gastric atony) : 위의 긴장력이 떨어져 위가 가늘고 길게 늘어져 있는 상태이다.
**** 유문협착증(pyloric stenosis) : 유문부의 통로가 좁아져서 위액이나 음식물이 잘 통과하지 못하는 병이다.
***** 위게실(gastric diverticulum) : 위의 일부가 확장되어 위가 돌출된 상태이다.

위질환의 진단은 증세에 확인뿐만 아니라 시진(視診)·촉진(觸診)·타진(打診)·청진(聽診)·압진(壓診) 등의 이학적 검사에 이어 위 X-ray검사·위내시경·위카메라·위액검사, 위점막 생검(生檢) 및 세포진단, 혈액검사·검변 등을 필요에 따라 행하여 병력이나 이학적 소견과 함께 종합진단을 내린다.

32. 응급의학과

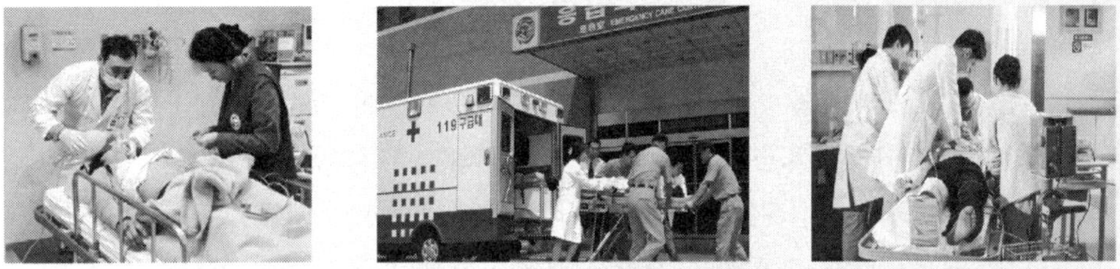

그림 32 ● 응급구조, 심폐소생술

일차적인 의료행위로 응급환자에게 보다 포괄적이고 효과적인 치료를 제공하기 위한 학문이다. 응급환자의 치료효과를 높이기 위한 가장 중요한 관건은 신속한 의료 접근성 제공과 적절한 응급처치라 할 수 있고 조직적이고 체계적인 응급 의료체계가 필요하며, 이는 의학과 사회조직의 유기적인 결합으로서 완성된 분야가 바로 응급의학(emergency medicine)이다(그림 32).

응급의학과는 비교적 최근에 인정받은 임상과로 아직은 공식적인 세부 분과는 없다. 그러나 응급의학과 나름의 다양한 관심 영역과 분야가 있으며, 각 분야에서 활발한 연구와 진료가 이루어지고 있다.

응급의학과 의사는 응급실을 방문하는 모든 환자의 진료에 직접 또는 간접적으로 참여한다. 따라서 여러 임상 분야의 다양한 질환을 많이 접하고 그 진단과 치료과정을 잘 이해하고 있어야 하며, 이를 위해 응급의학과 수련과정 중 주요 임상과에 의무적으로 파견되어 근무한다.

응급실에서는 다양한 경증 환자의 진단 및 치료에 참여할 뿐만 아니라, 중증의 환자를 조기에 진단하고, 급성 처치를 수행하여 환자를 안정화시키며, 필요 시 그 해당 분야의 전문가에게 협진을 요청하는 일을 하게 된다. 응급의학과 의사만이 수행하는 특별한 시술은 없으며 타 임상과와 많은 시술을 함께 수행하고 있다.

33. 이비인후과

이비인후과(otorhinolaryngology)는 귀, 코, 목(인두, 후두)에 관련된 질환에 대한 내과적 및 외과적 치료를 하는 전문 진료과이다(그림 33).

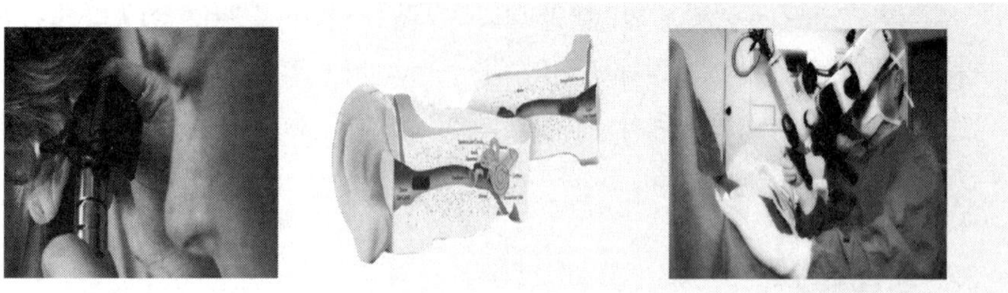

(a) 난청검사 (b) 귀구조 모형 (c) 귀수술장면

그림 33 • 귀의 내부, 귀수술장면

귀(이과), 코(비과), 목(두경부외과)의 3개의 분과 형태로 크게 나누어져 있는데, 최근에는 이과학, 신경이과학, 비과학, 안면성형의학, 수면의학, 두경부외과학, 후두과학, 기관식도과학, 음성언어의학 등으로 점차 세분화되고 있다.

병원마다 분과와 그 역할은 차이가 있으나 크게 이과, 비과, 두경부외과 분과의 세 가지로 나눈다. 순음 청력검사, 자발안진*, 주시안진**, 두위안진***, 전기 성문도 검사, 비강도 검사, 후각검사, 미각 검사 등을 통하여 귀, 코, 목에 관한 세부적인 진단을 하고, 원인을 규명하여 치료하는 데 그 목적이 있다.

34. 재활의학과

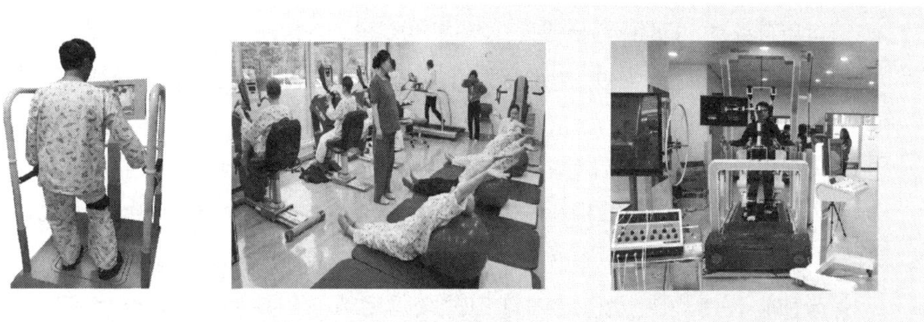

그림 34 • 재활치료

현대의학은 빠르고 정확한 치료를 목적으로 하며, 재활의학(rehabilitation medicine)은 1, 2차 세계대전을 전후로 현대에 들어 출발한 의학의 한 분야로서 다른 의학 분야에 비해 역사가

---

* 자발안진 : 안구의 앞 · 뒤 축을 중심으로 안쪽이나 바깥쪽으로 안구가 도는 현상이며, 회선안진(torsional nystagmus)이라고도 한다.

** 주시안진(gaze-evoked nystagmus) : 어떤 목표물을 집중해서 볼 때(주시)는 보는 것이 가능하지만 그렇지 않을 때는 보는 것이 구별이 잘 되지 않는 현상이다.

*** 두위안진(positional nystagmus) : 두위의 변화에 따라서 발병되는 안진검사이다.

비교적 짧지만 인간의 생명존중과 삶의 질을 중시하는 현대의학의 특성을 가지고 발전하고 있다(그림 34).

재활은 세계보건기구에서 규정한 장애인을 위한 재활은 "최적의 신체적, 감각적, 지능적, 심리적, 사회적 수준으로 향상시키고 유지하는 과정"으로 정의하고 있다. 질환, 외상 또는 노인성 변화로 신체적 기능 및 심리사회적 기능이 떨어져 스스로 독립적인 일상생활을 유지할 수 있는 능력이 감소할 때 환자에게 남아 있는 신체적 능력을 최대로 회복시키고자 하는 것이다.

35. 정신병학과

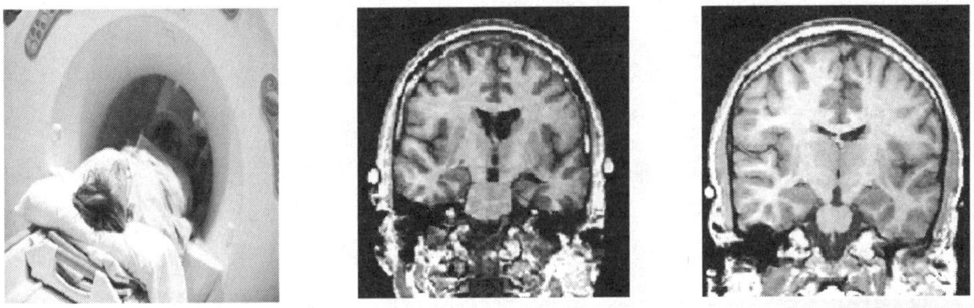

(a) MRI 검사를 받는 환자 (b) 정상인 MRI 사진 (c) 정신분열병환자 MRI 사진

그림 35 • 정신분열병 MRI 사진

정신병학(psychiatry)은 정신(또는 행동의) 질환과 나아가 건강상태와 병적 상태에서의 개인의 행동을 연구하고 치료하는 의학의 한 분야이다(그림 35).

정신질환이 하나의 의학적 병으로 인식된 것은 지난 200여 년 전의 일이다. 초기에는 정신의학이 단순히 정신병을 치료하는 의학으로 인식되어 왔으나, 근대의학이 발전함에 따라 개인의 주관적 생활, 대인관계 및 사회적응 등에 영향을 주는 정상과 이상 사이의 다양한 스펙트럼의 인격장애들이 대상이 되고 있다.

정신현상은 유전 및 분자생물학 등 개인의 신체적 조건, 가족 및 사회적 요인들과 상호 관련이 있으며, 이제는 정신적 원인에 의한 신체적 장애, 신체적 요인에 의한 정신적 장애, 사회문화적 요인과 관련된 지역사회의 정신의학 및 정신보건 문제에 이르기까지 그 대상이 확대되고 있다.

정신의학의 분야에는 임상정신의학, 생물정신의학, 정신병리학, 사회정신의학, 정신신체의학, 행동과학 등이 있으며 현재 정신의학은 생화학적, 면역학적인 연구가 활발해짐에 따라 정신질환의 원인규명에 많은 희망을 던져 주고 있다.

36. 정형외과

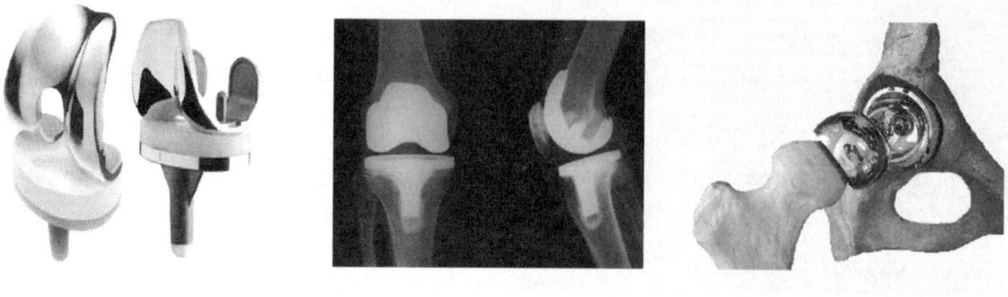

(a) 인공관절 (b) 인공관절 X-ray 사진 (c) 인공관절모형

그림 36 ● 인공관절

희랍어의 orthos와 paidos를 합친 복합어로 orthos는 바로잡는다라는 것이며, paidos는 소아를 의미하며 처음에는 소아기의 변형을 교정하고 예방하는 학문을 의미하였다. 하지만 현대적인 의미에서는 사지와 척추 그리고 그 부속기의 형태와 기능을 내과적, 외과적 그리고 물리학적 방법으로 연구하고 보존하며 회복 및 발전시키는 의학의 한 분야로 정의할 수 있다(그림 36).

정형외과(orthopedics)는 팔, 다리 및 척추를 구성하는 모든 해부학적인 구조에 대해 진료를 한다. 하지만 해당 분야가 너무 광범위하기 때문에 질환이 발생한 부위별로 세분하여 진료를 하게 되고, 주요 진료 분야는 수부, 견주관절, 족관절, 무릎, 고관절, 척추, 소아, 종양으로 나누어진다. 정형외과의 주요 치료법은 단순히 생각하는 수술적 치료뿐만이 아니라 크게 보면 약물요법, 물리치료, 보장구요법, 의지 등의 보존적 치료와 적극적인 수술적 치료로 나눌 수 있다.

37. 종양학과

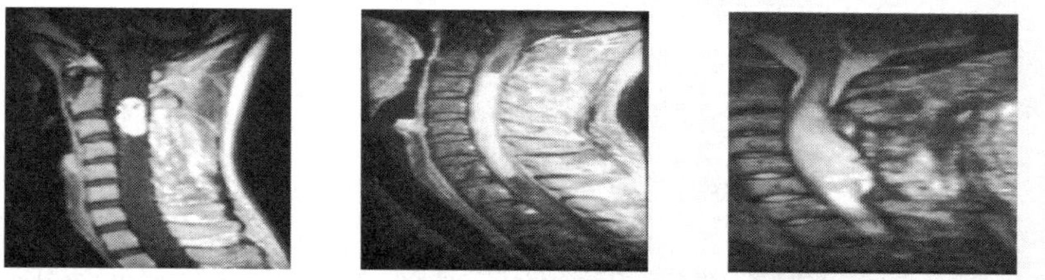

(a) 혈관 모세종 (b) 상의 세포종 (c) 성상 세포종

그림 37 ● 척수종양의 분류

종양 및 암의 병태 및 병인론에 대해 연구하는 학문분야이다(그림 37).

종양의 발생원인 및 진전 등의 기작을 연구하여 최종적으로 암의 예방, 진단 및 치료에 유효한 지견을 모은 것을 목적으로 하는 학문이다.

종양학(oncology)에 포함되는 연구영역은 병리학, 생화학, 분자생물학, 면역학, 유전학, 바이러스학, 역학, 내과학, 외과학 등의 의학분야와 각종 생물학 분야를 포함하여 광범위하다.

최근에 암 유전자 및 암 억제 유전자의 존재 증명 등의 분자생물학기법을 구사한 분자종양학 영역이 눈부시게 발전하고 있다.

38. 진단방사선과

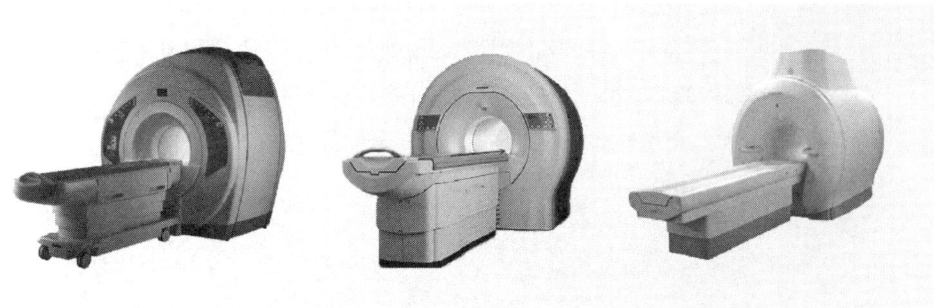

그림 38 • 자기공명영상장치(MRI)

영상의학과의 종류라 할 수 있으며(그림 38) 치료방사선과는 방사선을 이용한 치료가 주목적이며 진단방사선과(diagnostic radiology)는 방사선을 이용한 신체의 진단에 그 목적이 있다. 신체를 진단하여 신체의 이상유무와 이상원인까지 밝혀내는 고급 진단기술이라 할 수 있다. 진단용 방사선의 종류에는 디지털 X-선 촬영장치(DR), 컴퓨터단층촬영(CT), 자기공명영상진단(MRI) 등의 여러 가지 기법이 사용된다. 이들 기법은 단순히 진단방식에만 차이가 있는 것이 아니라, 측정되는 결과값과 얻어지는 결과값에도 차이가 나게 된다.

39. 진단검사의학과

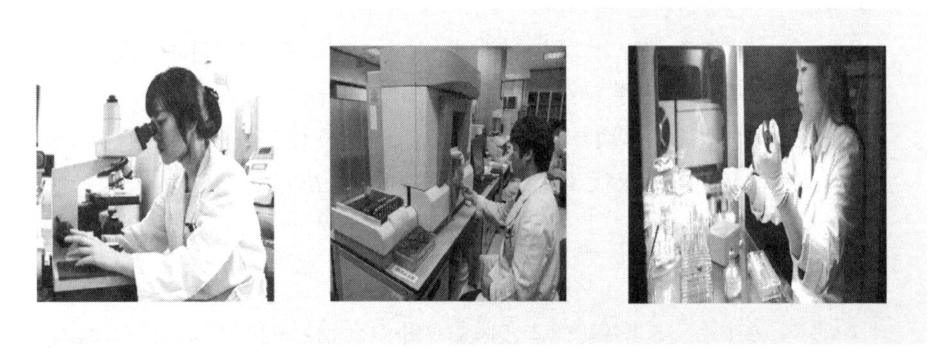

그림 39 • 혈액검사, 효소면역측정법

인체에서 유래하는 각종 검체에 대하여 적절한 검사를 시행함으로써 질병진단이나 치료효과 판정 등에 도움을 주는 일을 한다(그림 39).

진단검사의학과에서 시행하는 검사는 그 종류가 매우 다양한데 혈액에 들어있는 각종 성분을 분석하는 것뿐 아니라 소변, 뇌척수액, 체액 등도 검사를 시행한다.

인체의 감염병을 진단하기 위하여 세균, 바이러스, 진균 등 각종 미생물을 분리하여 동정하기도 하고, 암세포를 분리하여 그 암세포의 성상을 밝히는 검사도 한다. 혈액은행에서는 병원 내 수혈이 필요한 모든 곳에 혈액을 공급하는 일을 맡고 있으며, 이와 관련된 각종 검사나 헌혈, 성분헌혈, 혈장교환 및 치료적 혈구성분채집술 등도 시행한다.

최근에는 각종 유전검사를 시행하여 질병과 관련된 최신 유전정보를 제공하며, 유전상담을 통하여 환자들을 돕고 있다. 진단검사의학과의 각종 검사기법은 최신 의학지식 및 기술을 환자 진료에 접목하여 의료진에게 최선의 진료가 가능할 수 있도록 한다.

40. 치 과

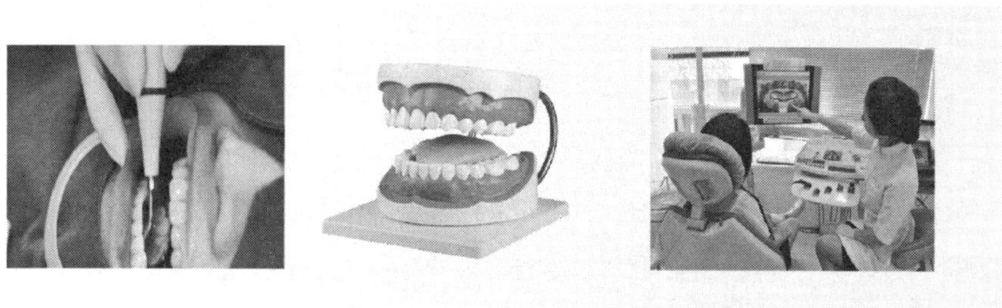

(a) 스케일링 (b) 구강모형 (c) 구강 CT 검사결과 설명

그림 40 ● 치아치료, 구강 CT

치아와 그 주위조직 및 구강을 포함한 악안면 영역의 질병이나 비정상적 상태 등을 예방하고 진단하며 치료를 도모하는 의학의 한 분야이다(그림 40).

일반적인 진료를 담당하는 대개의 치과의사는 구강 위생상태를 개선하고 건강한 치아를 유지하는 데 필요한 진료를 제공한다. 일반 치과의사가 직접 치료하기 어려운 경우에는 일정 기간의 수련 과정을 거치면서 각 세부 과목(구강악 안면외과, 치과교정과, 치주과, 치과보철과, 소아치과 등)을 전공한 치과의사에게 의뢰를 하거나 협력 진료를 하기도 한다. 치과(dentistry) 진료는 크게 외과적 처치와 비외과적 처치, 예방적 처치로 나눌 수 있다.

41. 치과교정과

성장기 환자의 치열, 악안면골격 이상발육의 교정치료, 악안면 정형 교정치료와 성인환자의 치열 및 악안면골 이상에 대한 교정치료와 교정-수술 복합치료를 시행한다(그림 41).

컴퓨터를 이용한 3차원 골격진단으로 구순구개열(언청이) 환자를 포함한 다양한 안면부 발육 이상이나 안면기형 환자들의 교정적, 정형적 치료에 대한 종합적인 관리를 시행한다.

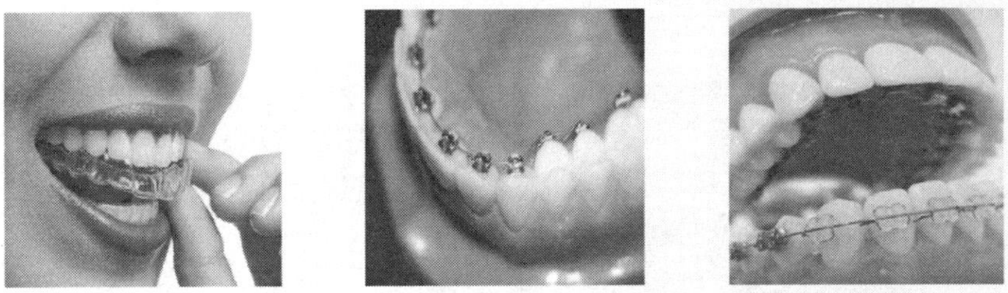

(a) 투명교정 (b) 설측교정 (c) 콤비교정

그림 41 • 치성 부정교합

치과교정(orthodontics)치료를 원하는 경우 치료계획을 세우고 필요한 분석을 위한 검사를 실시하는데, 교정진단을 위한 분석은 임상적인 검사와 함께 X-ray 검사, 안모 및 구내 사진촬영, 모형채득 등을 실시하며 환자의 상태에 따라 추가 검사가 필요할 수 있다.

42. 치료방사선과

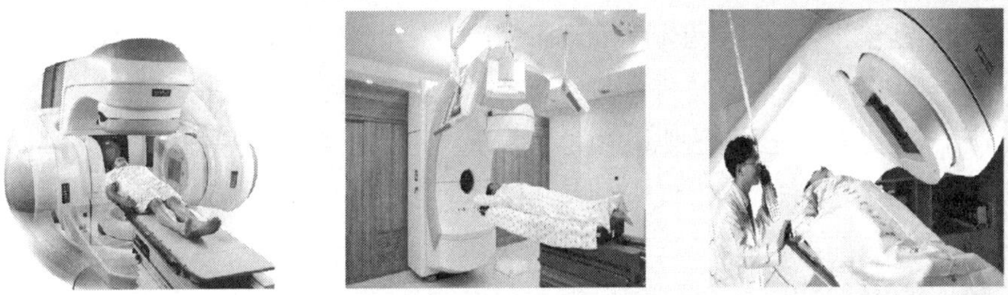

그림 42 • 방사선 치료기

방사선과는 영상의학과(radiology)에서 X-선, 즉 방사선을 이용한 과의 한 종류이다. 뢴트겐(Wilhelm Conrad Roentgen)이 1895년 11월 8일 X-선을 발견하고 이를 'X-선 방사(X-radiation)'라고 명명하였는데 현재도 영상의학 분야에서 이 용어가 쓰이고 있다(그림 42).

우리나라에 영상의학의 씨가 뿌려진 것은 X-선이 발견된 지 16년이 지난 1911년으로서 이후 여러 번의 개편을 거듭함으로서 영상의학과로 개명되었다.

현재 여러 가지 촬영기법이 나왔음에도 불구하고 방사선은 여전히 영상의학과에 있어서 주축을 이루는 핵심 기술이라 할 수 있다.

43. 치과보존과

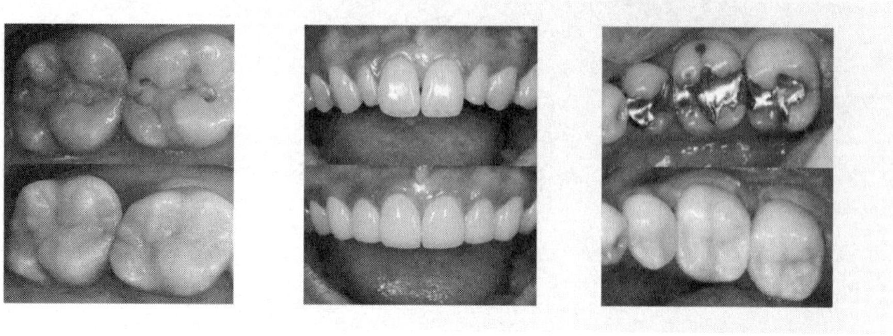

(a) 변색된 치아성형비교 (b) 토끼 치아성형비교 (c) 깨진 치아성형비교

그림 43 • 치아보존 치료

치아의 경조직 손상, 치아의 심미적 부조화, 치수질환 및 치근단질환에 대한 시술을 시행하여 치아와 관련된 동통을 제거하고, 치아의 저작, 발음, 심미기능을 회복시켜 환자를 치료하는 과이다(그림 43).

치과보존과(operative dentistry) 진료분야는 생활치수 보존을 위한 치수진정치료 및 치수복조*, 아말감,** 주조금, 복합레진***, 글라스아이오노머****를 이용한 수복, CAD/CAM을 이용한 도재수복, 치아색조수복 및 변색 치관의 표백, 응급 치수절단술 및 근관치료, 치근단 병소조직의 외과적 적출술과 치근단 절제술, 치근분리 및 치근절단술, 자연치아 및 인공치아의 재식 및 이식, 수술현미경을 이용한 미세근관치료 및 수술 등의 진료를 수행한다.

44. 치과보철과

치아를 뽑게 되는 중요한 원인은 첫째 충치, 둘째 풍치라고 하는 잇몸질환, 셋째 사고로 인한 충격, 즉 외상이다(그림 44). 이러한 후천적인 원인 또는 선천적인 원인에 의한 치아결손으로 한두 개 또는 광범위하게 치아가 상실되면 환자의 음식섭취가 어렵고 소화도 불량하게 되어 전신적인 영양부족, 건강악화를 초래하고 얼굴모습도 흉해지며 대화에 필요한 말도 정확히 할 수 없으며, 정신적인 열등감을 가져 오기도 하여 사회생활을 어렵게 만들기도 한다.

치아를 상실하고 그대로 방치하면 마치 도미노 현상처럼 주변의 치아가 그 공간으로 기울어지게 된다.

---

* 치수복조 : 우식상아질을 제거한 후 치수를 덮고 있는 상아질층이 없고 치수가 노출되었거나 상아질 피복량이 적을 때 약제로 치수를 보호하는 수술식이다.

** 아말감 : 충치치료에 사용되는 치료 재료이다.

*** 복합레진 : 충치치료에 사용되는 재료로써 자연치아의 색과 조화롭다.

**** 글라스아이오노머 : 충치치료에 사용되는 재료이다.

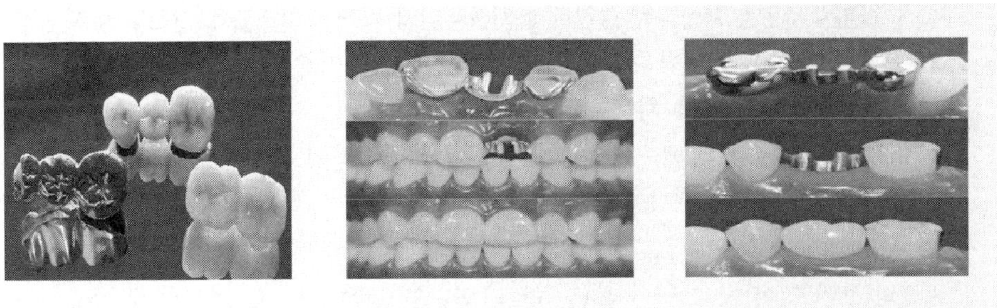

(a) 치아 보철물 (b) 구치 보철물 (c) 전치 보철물

그림 44 ◦ 치아 보철물

대합하고 있는 반대측 치아가 내려오거나 올라옴으로써 치아배열의 균형이 파괴되며, 발생된 빈 공간들 사이로 음식물이 끼이게 됨으로써 부가적인 충치나 잇몸질환이 생겨나고 멀쩡했던 주변 치아와 잇몸조직, 안면부 근육과 턱관절 등에도 영향을 주어 심각한 장애를 일으킬 수 있다.

보철은 치아가 결손된 환자들에게 인공적으로 치아를 대체함으로써 구강과 안면부의 기능회복과 심미적 개선을 가져오기 위한 치의학의 한 가지 치료방법이며, 이것을 담당하는 분야를 보철과(prosthodontics)라고 한다. 보철학의 치료분야로는 일반 보철치료, 심미보철치료, 악안보철치료, 임플란트 보철치료로 나눌 수 있다.

45. 치주과

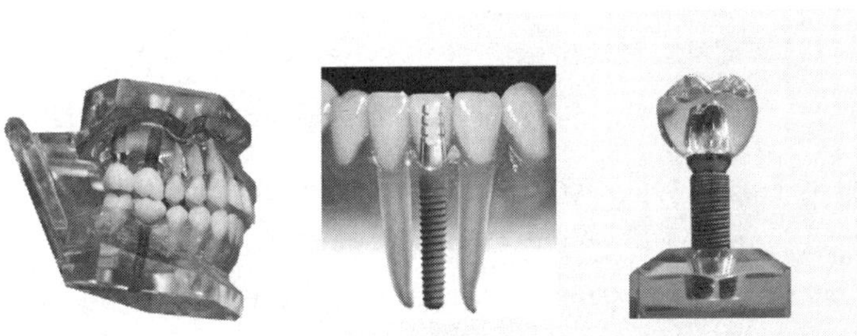

그림 45 ◦ 임플란트

'치주'는 '치아의 주위'란 뜻이다. 치주질환(잇몸병)은 치아주위에 부착하고 있는 조직과 치조골이 세균의 감염으로 파괴되어 발생한다. 따라서 치료하지 않은 채로 방치하면 치아를 잃게 될 수도 있다(그림 45).

치주과(periodontology)는 치석제거, 칫솔질, 잇몸 염증, 잇몸수술, 연조직 수술 등을 하며 치아 및 뿌리 주변을 관리하는 과이다. 임플란트도 원칙적으로는 치주과에 소속된 진료의 한 내용이며 수술하는 부분이 한정되고, 임플란트 위에 이를 올리는 것은 보철과에서 한다.

치주염은 치은염이 진행된 결과로서 치아주위의 치조골 파괴를 동반하는 보다 광범위한 잇몸질환이다. 치주염이 심해지면 이가 흔들리게 되고 결국 이를 잃게 될 수 있다. 치주염의 치료로는 크게 비수술적인 방법과 치주수술로 나눌 수 있다.

치주질환이 많이 진행되지 않은 상태라면 비수술적인 방법으로도 잇몸건강의 회복이 가능하지만, 많이 진행된 상태라면 치주수술을 해야 한다. 치주염 환자의 경우 지속적이고도 정기적인 유지관리 치료가 필요하다. 치주질환의 주된 원인은 치면에 무색으로 덮여 있는 세균덩어리인 세균막(프라그)이다. 그러나 흡연, 약물, 당뇨와 같은 것들도 잇몸의 건강을 해칠 수 있다.

진료분야로는 치은염(잇몸염)이나 치주염(풍치)의 염증성 질환, 염증성 치은비대나 약물에 의한 치은비대증, 외상성 교합이나 부정교합에 의한 치주질환, 치은착색, 구취, 지각과민, 치은퇴축 등의 치료와 인공치아(임플란트) 매식술 등이 있다.

46. 피부과

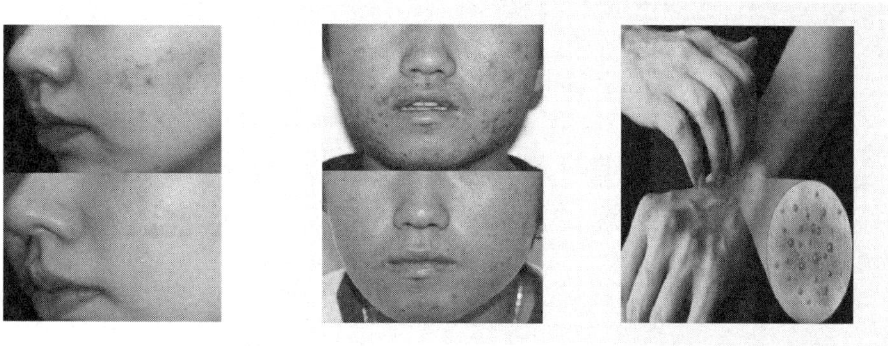

(a) 모공개선 수술비교 (b) 여드름 치료비교 (c) 아토피 피부염

그림 46 ◦ 늘어난 모공개선시술, 아토피 피부염

피부 및 피부부속기에 증상이 나타나는 모든 질환을 진료하고 치료하는 분야이다. 기존의 경구약, 도포제, 냉동치료, 광선치료, 면역치료 등 많은 치료법을 이용해 여러 피부과 질환들을 치료하며, 최근에는 레이저 치료술이 발달하여 많은 피부과 영역에서 레이저 치료가 사용되고 있다(그림 46).

피부과(dermatology)는 단순히 피부의 치료뿐만 아니라 이를 예방하며 관리하는 여러 복합적인 시술들을 시행하는 복합적인 진단과라 할 수 있다. 진료과로는 피부외과, 미용피부외과, 피부병리학, 광의학, 소아피부과로 나뉘게 되며, 이들은 각각 다른 분야의 진단과로 나뉘나 실제 사용되는 장비와 기본 치료원리는 유사하기 때문에 사용되는 치료장비에 대해 이해할 수 있다면 기본적인 피부과의 업무에 대해 이해하는 것과 동일하다 할 수 있다.

47. 한방과

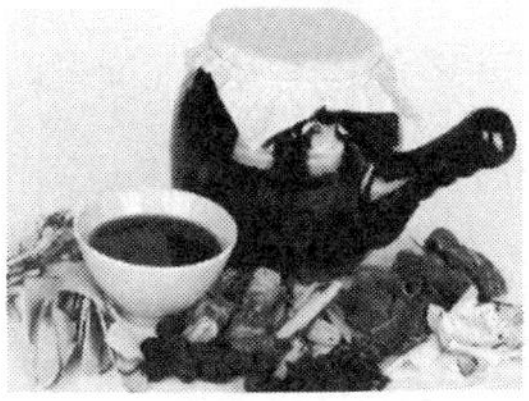
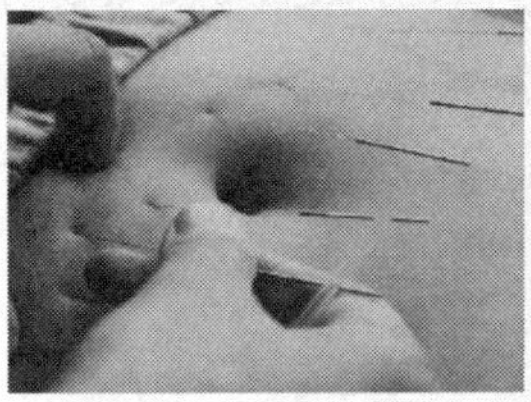
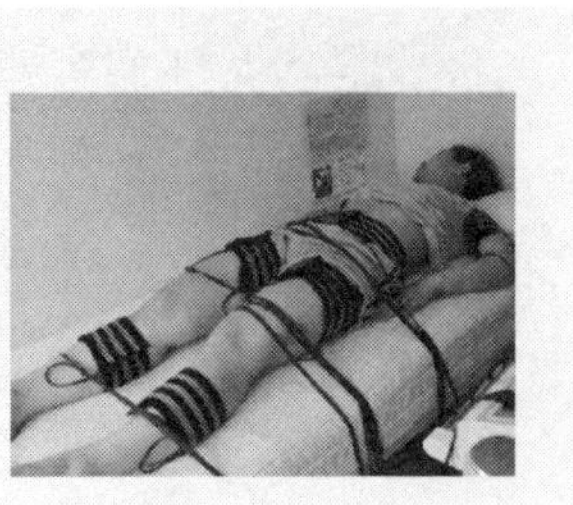

그림 47 ◉ 한방치료

서양의학에 대응하여 동양의학이라고도 하기도 한다. 중국 · 일본 등 한자문화권 지역의 의학과 교류되면서 연구 · 전승 · 발전되어 왔으며 동양철학적인 방법에 근거를 두고 있다(그림 47).

종합적인 생명현상을 동적으로 관찰함으로써 내적 생명력을 근본적으로 배양하고 건강을 증진하는 것이 큰 특징이다. 인체를 소우주로 보기 때문에 한의학의 기초이론은 우주운행원리인 음양을 중심으로 한 음양오행설이다. 한의학의 자연관과 인체의 생리 · 병리에 대한 원리, 진단 · 치료 · 약물 등에 대한 이론은 모두가 이 음양오행으로 설명된다.

현대의 한방(chinese medicine)은 예전의 침술에 의존하는 방식이 주를 이루고 있으나, 발전된 의학기술과 접목하여 초음파, 전자기기, 레이저 기기 등으로 다방면적으로 발전이 이루어져서 침술 이외에도 여러 가지 방식이 사용되고 있다. 현대기술과 접목된 한방에 대해 이해하기 위해서는 현재 사용되고 있는 장비들의 종류를 알고 이의 특징을 이해하는 것이 중요하다.

48. 항문과

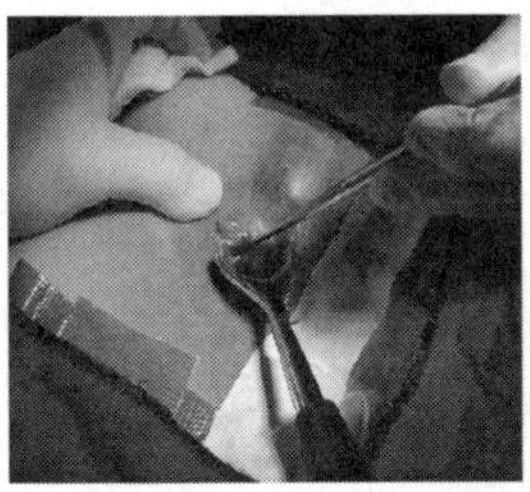

(a) 항문수술

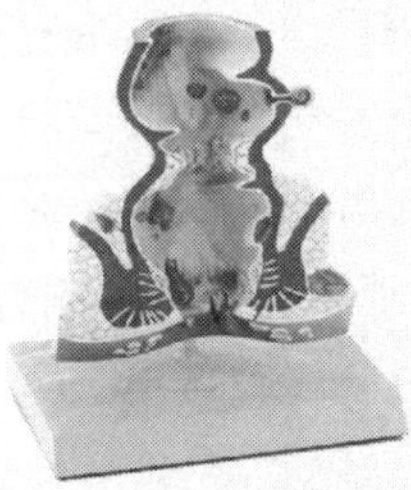

(b) 항문 모형

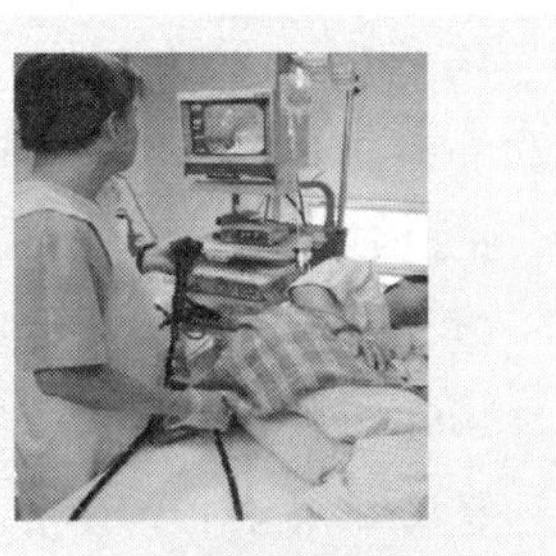

(c) 항문 내시경

그림 48 ◉ 항문질환의 주요 증상

항문(proctology)에 생기는 병을 치료하는 의학 또는 병원의 그 부서이다. 통증 없이 변에 피가 묻어 나오는 항문출혈의 경우 치질(치핵)인 경우가 많으나, 생명을 위협하는 대장암의 징후일 수도 있으므로 대장항문 전문의의 진찰을 받아보는 것이 좋다(그림 48).

충수염의 경우 증상이나 검사결과가 특징적이지 못한 경우가 많고 감별해야 할 질환 또한 매우 많기 때문에 숙련된 의사의 신속하고 정확한 진단 및 처치가 요구된다. 환자의 대부분이 응급수술을 받음으로서 많은 불편과 함께 신속한 수술을 받지 못하는 경우가 많이 생기기도 한다.

진료 분야로는 치핵, 치열*, 치루** 등 3대 항문질환 외 과민성 장증후군, 대장용종(대장폴립)***, 직장탈출증****, 항문콘딜로마(첨규콘딜로마), 변실금, 항문소양증***** 등의 항문질환이 있다.

49. 핵의학과

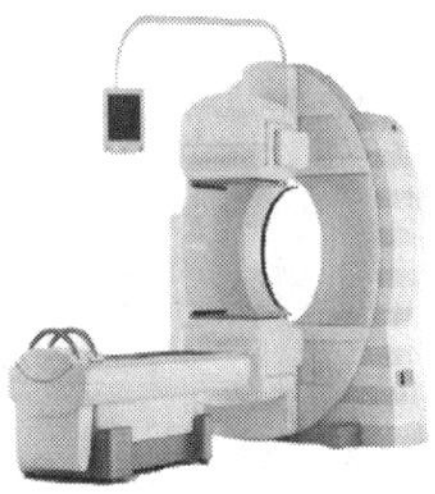

(a) SPECT(단일광자단층촬영장치)

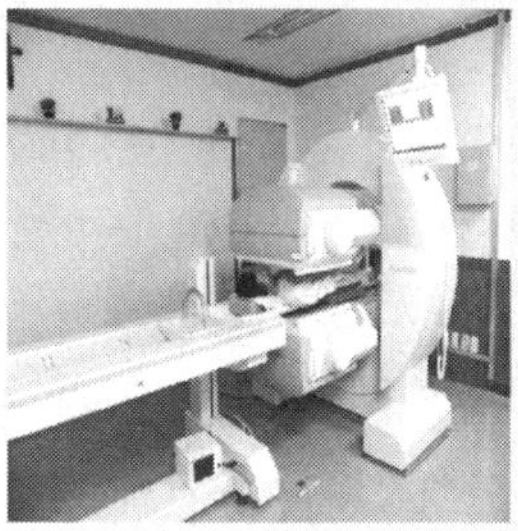

(b) SPECT(환자 단층촬영)

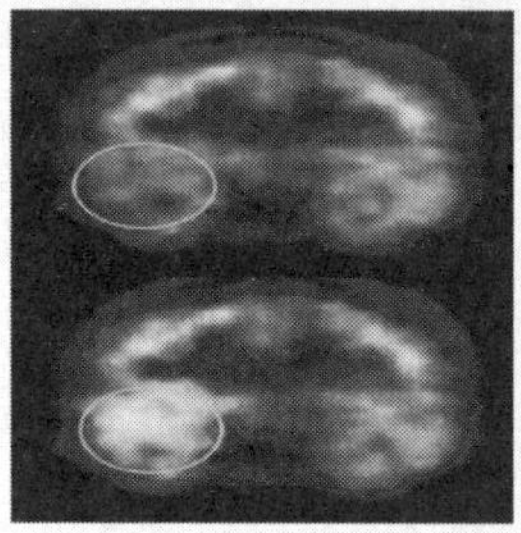

(c) 간질환자의 측두엽 단층촬영 발작 전(위) 발작 후(아래)

그림 49 ● 핵의학 촬영

방사성동위원소를 중심으로 하여 가속입자 및 중성자를 포함한 방사선 효과의 임상이용을 하는 의학의 한 부문이다. 핵의학(nuclear medicine)은 방사성동위원소를 이용해 질병을 진단하고 치료하는 분야이다. 방사성동위원소를 체내에 투여한 뒤 방출되는 방사선의 투과력을 검출하는 의료장비를 이용하여 환자의 검사부위 영상을 얻어 질병을 진단할 수 있다. 파괴력이 센 방사선을 방출하는 경우 체내에서 인접한 암세포를 파괴하여 질병을 치료할 수도 있다(그림 49).

최근 의료용 방사성동위원소의 개발 및 그것을 검출하는 장치의 개발이 두드러지게 발달하고, 핵의학 진단학은 의학의 진료부문으로서 확립되어 핵의학은 일반적으로 진단학을 의미하게 되었다. 방사성동위원소가 의학에 사용되기 시작한 것은 1961년경이며, 보급되기 시작한 것은 1965년 이후부터이다. 현재는 내과 · 외과 · 소아과 등 모든 임상과에 이용되고 있으며, 독립된 부문으로 성장하고 있다.

진료방법으로는 혈액 속의 호르몬 · 항원과 같은 미량성분을 방사성 시약(아이오딘 125 125I, 아이오딘 131 131I과 같은 방사성동위원소를 극미량 포함)에 의하여 정량(定量)하는 방법, 환자

* 치열(anal fissure) : 항문 입구에서 항문 안쪽 부위가 찢어지는 현상이다.
** 치루(anal fistula) : 항문 주변에서 농양이나 염증, 고름 등이 배출되어 나오는 현상이다.
*** 대장용종(colon polyp) : 대장 점막이 자라 혹이 되어 장 안쪽으로 돌출되는 현상이다.
**** 직장탈출증(rectal prolapse) : 항문조임근을 통해 직장 일부가 탈출된 상태이다.
***** 항문소양증(pruritus ani) : 항문 주변이 가렵거나 화끈거리는 질환이다.

에 미량의 방사성 약물을 투여하고 방사성 약물로부터 방출되는 팽선을 예민한 측정장치(신티카메라 등)로 밖에서 측정하여 장기의 기능검사와 형태묘사를 행하는 방법이 실용화되고 있다.

핵의학에 의한 검사 · 진단은 일반적으로 환자에게 고통을 주지 않고 위험성도 없으며, 비교적 단시간에 실시할 수 있는 것이 특징이다.

50. 혈액학과

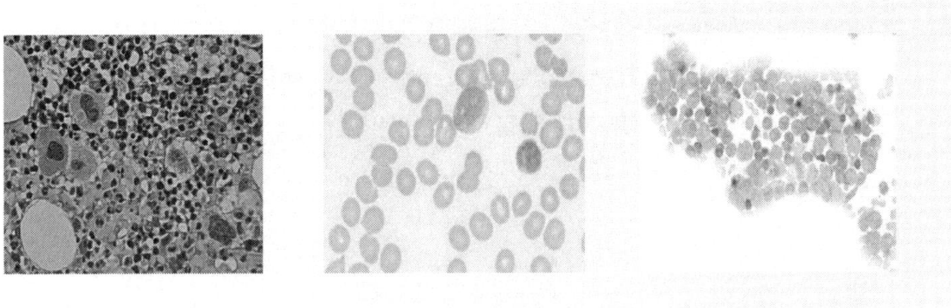

(a) 골수생검 (b) 말초혈액도말 (c) 골수천자도말

그림 50 ● 말초혈액도말 · 골수천자도말

혈액(hematology) 및 조혈기관과 그에 관련된 여러 가지 생리 · 병리현상에 관한 학문이며 혈액 · 혈구발생 · 형태 · 생리 · 생화학 · 병리에서부터 정상 및 병적 상태에 있어서의 조혈기관(태아의 간, 골수, 비장, 림프절 등)의 상태에 관한 연구를 비롯해 혈구의 발생 · 분화 · 형태 · 기능 및 액체성분 중 특히 항원-항체반응을 중심으로 한 면역학 · 혈청학 · 지혈 · 혈전에 관한 혈액응고학, 백혈구 내의 염색체 핵형분석 등의 세포유전학으로 다양하게 파생되고 있는 학문이다(그림 50).

혈액질환을 할 수 있는 검사로는 전체 적혈구계수 및 백혈구 감별검사(CBC(Complete Blood Cellcount) & diff count), 망상적혈구(reticulocyte)질환, 응결(coagulation)질환, 골수(bone marrow)증식성질환 검사 등이 있다.

51. 흉부외과학과

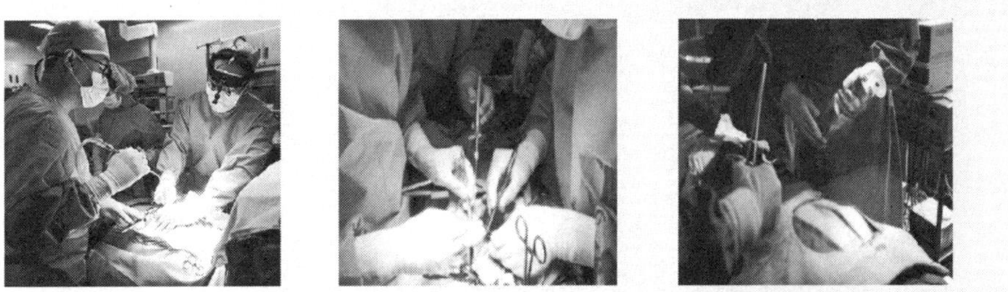

그림 51 ● 흉부 수술

인체 중 흉부, 즉 가슴에 위치하는 심장, 폐, 기관, 식도, 대동맥 등 생명유지에 기본이 되는 중요 장기의 질환과 흉벽, 종격동, 횡격막, 늑막 등에서 발생된 질환을 진단하고, 주로 수술적 방법으로 치료하는 전문진료 분과이다(그림 51).

다한증을 비롯한 다양한 혈관질환에 대한 진료도 담당하고 있다. 중요 장기들에 발생되는 질환별로 더욱 전문화된 하위 분과로는 성인심장외과, 일반흉부외과, 소아심장외과로 나뉜다.

성인심장외과는 후천성 판막질환, 관상동맥질환, 대동맥질환, 및 혈관질환 등을 치료하며, 일반흉부외과는 폐암, 식도암, 및 다한증 등 심혈관 이외의 모든 흉부질환을 치료하는 분과이다. 또한 소아심장외과는 선천성 심장질환의 치료를 담당하고 있다.

흉부외과(thoracic surgery) 주요 질환으로는 관상동맥질환, 심장판막질환, 심장종양, 부정맥, 폐질환, 식도질환, 흉벽 기형, 늑골골절, 다한증, 액취증 등이 있다.

Ⅱ. 의학용어

1. 전문의사 업무분야

전문가	Specialist	전문분야	Speciality	업무범위
가정의학 전문의	family practitioner	가정의학	family practice	경증의 내외과적 치료
내과의사 (내과 전문의)	internist	내과의학	internal medicine	약물로 성인 내장질환 진단 및 치료
내분비 전문의	endocrinologist	내분비학	endocrinology	내분비선 질환치료
노인병 전문의	gerontologist	노인병학	gerontology	노인성질환진단 및 치료
류마티스학자 (류마티스 전문의)	rheumatologist	류마티스학	rheumatology	결합조직 장애를 물려 전할 수 있는 관련된 임상문제를 중심으로 처리, 관절과 관련된 질병치료
마취전문의사	anesthesiologist	마취과학	anesthesiology	수술 중 마취관리 및 투약
물리치료사 (재활전문의)	physiatrist	물리치료 및 재활	physical medicine and rehabilitation	신경근골격 부상, 장애로 고통받는 환자의 치료 및 원인파악
방사선학자 (방사선 전문의)	radiologist	방사선과학	radiology	X-ray를 이용한 진단 및 치료
병리학자 (병리전문의)	pathologist	병리학	pathology	진단을 위한 조직검사와 질병연구에 역점을 둔다.
부인과의사 (부인과 전문의)	gynecologist	부인과학	gynecology	여성생식기 및 비뇨기계 치료
비뇨기과 전문의	urologist	비뇨기과학	urology	남녀 비뇨기 및 남성생식기 계통의 치료
산과의사 (산과전문의)	obstetrician	산과학	obstetrics	산욕기 간호 및 임신부와 태아간호, 출생관리
성형외과의사	plastic surgeon	성형외과	plastic surgery	외과적으로 신체구조의 개조 및 복구
소아과의사	pediatrician	소아과학	pediatric	건강하거나 건강하지 않은 어린이 치료
신경학 전문의	neurologist	신경학	neurology	신경계치료
신경외과 전문의 (신경외과의사)	neurosurgeon	신경외과학	neurological surgery (neurosurgery)	신경계 질환의 외과적 치료
신장병 전문의	nephrologist	신장병학	nephrology	신장질환 치료
	cardiologist	심장병학	cardiology	심장 및 혈관질환 치료
심혈관 외과의사	cardiovascular surgeon	심혈관 외과학	cardiovascular surgery	심장 및 혈관질환 외과적 치료
안과의사	ophthalmologist	안과학	ophthalmology	눈의 내외과적 치료
알레르기 전문의사 면역학자	allegist immunologist	알레르기 및 면역학	allergy and immunology	알레르기 및 전염병 치료

전문가	Specialist	전문분야	Speciality	업무범위
예방의학자	preventivo medico	예방의학	preventive medicine	건강유지 및 질병예방에 초점
외과 전문의	sergeon(surgeon)	외과학	surgery	수술적 방법으로 외상이나 질병치료
위장병 전문의	gastroenterologist	위장병학	gastroenterology	소화기계 치료
응급구조 의사	emergency physician	응급의학	emergency medicine	급성질환 및 부상 치료
이비인후과의사	otorhinolaryngologist	이비인후과	otolaryngology	귀, 코, 인두, 후두 치료 및 머리나 목의 구조와 질병발생 시 내외과적 치료
정신병학자	psychiatrist	정신병학	psychiatry	행동장애, 정서적, 정신적 문제예방 및 치료
정형외과 전문의	orthopedist	정형외과학	orthopedics	자세나 운동기관 계통의 변형과 기능장애 치료
종양학자 (종양전문의)	oncologist	종양학	oncology	종양과 암치료
피부과 전문의	dermatologist	피부과학	dermatology	피부질환 진단 및 치료
항문과 의사	proctologist	대장, 항문 외과학	colon and rectal surgery	대장 및 항문질환 외과적 치료
핵의학 전문의	nuclear medicine physician	핵의학	nuclear medicine	방사능물질을 이용한 질병의 진단 및 치료
혈액학자 (혈액전문의)	hematologist	혈액학	hematology	혈액질환의 병인, 진단, 치료, 예후 및 예방에 관한 연구
흉부외과 전문의	thoracic surgeon	흉부외과학	thoracic surgery	수술적 방법으로 흉부 내부(심장과 폐) 질환을 치료
재활의학 전문의	rehabilitation medicine physician	재활의학	rehabilitation medicine	장애를 가진 환자의 심신기능을 다시 활성화시켜주는 치료
영상의학 전문의	radiology medicine physician	영상의학	radiology medicine	의료용 방사선 촬영으로 X-선 판독 또는 기타 장비로 환자의 환부를 촬영
결핵학자 (결핵전문의)	phthisiologist	결핵학	phthisiology	폐의 결핵에 대한 치료와 연구
치과전문의	dentist	구강악안면 외과학	oral and maxillofacial surgeons	치과에서 특히 턱과 하악골 부분의 치료와 시술
	dentist	치과보철과 (치과보철학)	prosthodontics	치아주변 결손조직을 보강하는 치과보철물의 시술
	dentist	치과교정과 (치과교정학)	orthodontics	치아, 치주조직, 악골 및 안면의 구조와 기능, 성장, 발육 등을 연구하여 이들의 이상에 의해 발생하는 부정교합과 턱의 비정상적인 관계의 개선 및 예방을 연구
	dentist	소아치과 (소아치과학)	pediatric dentistry	유아에서 십대 청소년에 이르기까지의 연령을 대상으로 구강건강을 제공
	dentist	치주과 (치주학)	periodontology	치주질환과 치주 건강관리와 치료, 임플란트 주위조직의 관리

전문가	Specialist	전문분야	Speciality	업무범위
치과전문의	dentist	치과보존과 (수술치과학)	operative dentistry	치아 경조직 손상치료, 심미수복재 충전과 근관치료
	dentist	구강내과 (구강의학)	oral medicine	내과적 시술을 통해 입, 턱 등에서 발생하는 질병과 통증 치료
	dentist	구강악악면방사선과	oral and maxillofacial radiology	진단영상을 촬영, 판독하여 치아와 구강악안면 부위에 발생하는 각종 질환을 진단
	dentist	구강병리과	oral and maxillofacial pathology	치과적 질환의 병의 원리를 밝히기 위하여 상태나 질환의 조직구조, 기관의 형태 및 기능의 변화 등을 연구

2. 전문 의료기사 업무분야

전문가	Specialist	업무범위
침술사	acupuncturist	침으로 신체의 특정 부위를 찔러 자극함으로써 신경계에 자극을 주어 치료
마취전문의사 보조	anesthesiologist assistant	마취 건강진단기록, 비침습 및 침입 모니터 구축, 마취 의약품 관리
청각학자, 청력학자	audiologist	청능평가, 보청기와 인공와우의 평가를 통하여 재활 및 훈련
심혈관기사	cardiovascular technologist	심장과 말초혈관질환을 진단 및 치료
세포검사기사	cytotechnologist	폐, 위장관이나 신체로부터 수집된 샘플 검사
치과보조사	dental assistant	치기구 전달 및 살균, 치과의사 보조역활
치위생사	dental hygienist	스케일링, 불소도포 등 구강질병을 예방하고 교육, 진료보조기구의 세척 및 소독
치과검사기사	dental lab technologist	치아의 대체물이나 장치물을 제작, 수리, 가공
초음파진단기사	diagnostic medical sonographer (ultrasound Technician)	인체내부 조직의 영상촬영
투석기사	dialysis technician	투석기계를 이용한 신체내부 폐기물 처분
영양사	dietcian / dietetic technologist (dieticia)	급식관리 및 영양 서비스 제공
심전도기사	electrocardiographic technologist	심전도로 심근세포의 활동전위 측정
뇌전도기사	electroencephalographic technologist	수면연구, 깊은 마취상태 감시, 간질진단 및 정상적인 뇌기능 연구
응급의료기사	emergency medical technician	응급 수송환자를 이송
건강증진치료사 (적성치료사)	fitness therapist	과학적으로 건강상태와 몸에 맞는 운동을 처방
건강정보관리사	health information manager	건강관리를 위해 건강정보 수집
조직학기사	histologic technologist	미세한 구조를 시각화
가정간호 보조원	home health aide	환자의 집에서 지속적인 치료제공

전문가	Specialist	업무범위
안마사	massage therapist	환자의 근육을 두드리거나 주물러서 혈액순환을 원활히 하고 육체피로를 경감
진료보조사	medical assistant	의사와 다른 보건전문가의 작업을 지원하기 위해 행정 및 임상 작업을 수행
의료정보기사	medical coding specialist	질병, 부상, 수술작업 및 기타 절차에 관한 자세한 정보를 얻기 위해 의사와 기타 의료제공자가 제공하는 의료문서를 읽고 검토
진료설명가	medical illustrator	의료 생물학적 및 관련 지식을 보급하기 위한 시각 자료를 해석하고 만듦
검사실기사	medical laboratory technician	의료실험실 또는 임상실험실에서 질병진단, 치료 및 예방
의무기록기사	medical record technician / medical record administrator	진료기록의 점검, 진료기록번호부터 색인카드작성, 정리보관, 대출, 질병분류 번호부여
진료기사 (임상병리사)	medical technologist	의사의 지도하에 세균 및 혈청학적 검사, 혈액학적 검사, 병리학적 검사, 원충 및 기생충학적 검사
진료녹화기사	medical transcriptionist	각종 검사내용을 녹음 및 관리
의무단위 조정자	medical unit coordinator	의료시설의 효율과 성능을 조직하고 유지
음악치료사	music therapist	음악을 통해 심신의 병을 앓고 있는 환자들을 치료, 회복
핵의학기사	nuclear medicine technologist	방사성의약품 준비, 스캔받은 환자에게 투여
직업훈련 간호사	nurse, licensed vocational or practical	투약, 검사기록, 환자급식 및 청결유지
자격간호사, 면허간호사	nurse, registered	환자를 지속적으로 간호
마취간호사	nurse anesthetist	마취의사 감독하에 마취
간호조무사	nurse assistant	간호 및 진료업무를 보조
조산사	nurse midwife	임산부의 정상분만을 돕고 임신부, 산욕부, 신생아의 보건지도
개업간호사	nurse practitioner	환자에게 의약품 처방 및 적절한 치료제공
영양기사	nutrition care technologist	질병예방과 건강증진을 위해 급식관리 및 영양 서비스 수행
직업치료사	occupational therapist	장애인의 사회적응능력의 회복을 갖게 함
직업치료보조사	occupational therapy assistant	직업치료사 보조로서 환자회복에 대해 지원
안과치료기사	ophthalmic medical technician/technologist	안과 진단 및 처방, 시각교정 및 치료
광학기 제작자	optician	안경이나 콘택트렌즈 제작
준의료 종사자, 위생병	paramedic	응급상황과 외상에 대한 선진 치료
관류사	perfusionist	심장수술과 환자의 생리상태를 관리
약제사	pharmacist	약의 생산, 조제, 공급, 관리
약리학자	pharmacologist	약리학 관련 연구
약국보조사	pharmacy technician / assistant	환자들에게 처방 의약품 및 기타 의료기기 분배 및 사용지시

전문가	Specialist	업무범위
방혈사	phlebotomist	살아있는 사람이나 동물의 혈액 샘플을 수집
물리치료사	physical therapist	의사의 진단과 처방에 따라 만성통증 및 신체기능장애 환자에게 물리적인 방법을 적용하여 증상을 완화 회복
물리치료 보조기사	physical therapist assistant	물리적 장애인의 장애치료 및 이동성증진, 물리적 개입과 관련된 건강관리
의사 조수	physician assistant	질병 및 부상예방, 유지, 관리
치과보철사	prosthetist	위턱, 아래턱 보철처리
정신병 치료기사	psychiatric technician	정신과의사의 지시에 따라 환자기록 및 의약품관리
방사선 치료기사	radiation therapy technologist	방사선을 이용하여 암세포 제거
방사선 촬영기사	radiologic technologist / radiographer	진단 및 의료문제 치료를 위한 인체의 이미징 수행
오락요법사, 오락치료사	recreational therapist	레크레이션으로 정신적 질병 치료
재활기사	rehabilitation technologist	장애인들의 재활을 위한 솔루션 개발 및 사회생활용 컴퓨터 보조기술 제공
호흡요법사, 호흡치료사	respiratory therapist	심장, 폐질환 환자진단 및 관리
혈액은행 전문기사	specialist in blood bank technology	수혈 서비스 테스트를 수행 및 감독
언어병리학자	speech pathologist	의사소통 관련 질환평가, 진단, 치료 및 예방
언어치료사	speech therapist	언어장애의 치료, 훈련
외과의사 보조	surgeon assistant	수술 중 해부학 구조의 시각화 보조제공
외과학 기술자	surgical technologist/operation room technician	수술실 멸균 및 장비기능 안전확인
수의사	veterinarian	동물의 수술, 진단, 치료
수의사보조	veterinary assistant	수의사 지시에 따라 동물의 수술, 진단, 치료

3. 의학용어 약어

약 호	라 전 어	뜻	약 호	라 전 어	뜻
āā	equal parts	각각, 똑같이	d.	divorce	분리
abd	abdominal	복부의	D.&.C	dilation curettage	넓히고 긁어내기 자궁소파술
ac.	acid	산	dist.	distillation	증류
a. c. p. c.	ante cibum	식전 식후	diff.	differential diagnosis	각종 검사
ad lib	ad libitum	마음대로	dil.	dilution	희석
alb	albumin	단백	disc.	discontinue	중지, 중단

약 호	라 전 어	뜻
alk	alkaline	알칼리성
A m.	ante meridian	오전
amp.	ampoule	앰플
amt.	amount	분량
A.& p	ausculation & percussion	청진과 타진
aq.	aqua	물
ax.	axilla	액와, =겨드랑이
B.	bacillus	간균
BCG. 결핵	Bacillus Calmette-Guerin	칼메트-구에린 간균
b.id.	bis in die	하루 두 번
b.i.n. B.L.B.	booth by lovelace bulbulian	하룻밤에 두 번
BM	bowel movement	변통
B.m.R.	basal metabolic rate	기초 신진대사율
B.P.	blood pressure	혈압
B.R.P.	bathroom privileges	변소출입 허락
B.T.	bleeding time	출혈시간
BUN.	blood urea nitrogen	혈액요소 질소 신장기능을 보는 검사

약 호	라 전 어	뜻
d.o.	dominant eye	우세안
D.O.A.	death on arrival	도착 시 사망
dr.	dram	드람(dram) 27. 34 그레인[grain] 1grain=0.065[g] ※grain : 가장 오래되고 가장 작은 무게단위 밀 한톨의 무게를 [grain]이라고 함
DR.	doctor	의사
D.W.	distilled water	증류수
ECG	electrocardiogram	전기심전도 (심전기묘도)
EEG	electroencephalogram	전기뇌파전도 (뇌전기묘도)
AMI	acute myocardial infarction	급성심근경색
E. E. N.T.	eye, ear, nose, throat	눈, 귀, 코, 인후
EKG.	electrocardiogram	전기심전도
elix	elixir	방향성흥분제(elixir)
1-2-3-EN.	enema 관장	1온스 염(epsom), 2온스 글리세린, 3온스 더운물의 관장
eos.	eosinoph-ils	에오신호성 (eosinoph-ils)
epith.	epithelium	상피세포
et.	보통 나열에 쓰인다. 둘 이상일 때는 앞에 콤마를 찍으며 약품나열에 쓰인다.	과(무엇무엇과)
etc.	end so forth	그리고
ess.	essential	중요하게, 필수 본태, 특발
ext.	extraction	적출, 뽑아냄, 적출법 발치
ext.	extrinsic	외부로부터의 해부(근육신경 등의 외인성의)

약 호	라 전 어	뜻	약 호	라 전 어	뜻
C.	calorie clonus의 약기	캘로리	F.	fahrenheit	화씨
u.	urination	배뇨함 소변보기	F.	female	여성
c.		캘론	fac	fac	만들다
c.	centigrade	섭씨	fl., fld.	fluid	액체
c.		일백	Ft.	ferritin	결정성 단백질
c.	light(라이트)	빛	ft.	foot/feet	한발
c. c	cumulative cum	와, 같이, 밀접하게 관련된, 직격된	F.U.O.	fever of unknown	원인을 모르는 열
ca.	cancer	암	gal.	gallon=4.546	갤런(gallon)
cap.	capsule	교갑(=캡슐)	g.b.	gall bladder	담낭
c.b.c.	complete blood count	완전 혈액검사 전혈구 계산치	GC.	gonorrhea	임균(임질)
c.c.	chief complaint	주로 불편해 하는 것	G.I.	gastroenteric	위장의
c.c., cc.	cubic centimeter	입방 센티미터	gm.	gram	그램(gram)
Ck.	check	조사	gr.	grain	조직 결정상태 1[grain]=0.065[g]
cm.	centimeter	센티미터	Gtt.	gutta	방울(drop)
C.N.S.	central nervous system	중추신경계	g.u.	genito urinary	비뇨기계
C.S.	control system	중앙	G.&W.	glycerin & water	글리세린과 물
C.S.R.	control supply room	중앙보급소	gyn	gynecology	부인과학
C.T.	coated tablet	옷 입힌 정제	h.	hora	시간
D&C	dilatation and curettage	자궁 긁어냄 술	H.	hypodermic injection	피하주사, 피부 밑주사, 피하에 시행하는 주사
C.V.A.	cerebro vascular accident	뇌혈관 외상 (=뇌졸증)	O.U.	oculus uterque	두 눈 다 (both eyes)
Hb., hgb	hemoglobin	헤모글로빈	oz.	ounce	온스(ounce)
HR.	heart rate	심박수	palp.	palpation	촉지
h.s.	hora somni	취침시간	p.c.	post cibum	식후
H.T.	hypodermic injection tablet	피하주사 정(錠)	Ped.	pediatrics	소아과(학)
Htc.	hematocrit	적혈구 용적률	per.	persia(n)	으로(by)

약 호	라 전 어	뜻	약 호	라 전 어	뜻
h.w.b.	hot water bag	더운물 주머니	pH	potential of hydrogen	수소이온 농도
I.M.	intra muscular	근육주사	P.H.	past history	과거 역사
INF.	infusion	주입	P.I.	present illness	현병(질병), 현재 앓고 있는 질병
int.	internally	내부로 내면적으로	P.I.D.	pelvic inflammatory disease	골반염증성 질환
I.V.	intravenous intravenousty	혈관주사 (=정맥주사)	P' l.	pilula	환(pill)
ISS	Injury Severity Score(손상계수)	하나 반	p.m.	post meridiem	오후
kg.	kilogram	킬로그램 (kilogram)	P.M	postmortem	부검
kl.	kiloliter	킬로리터 (kiloliter)	p.o.	phone order	전화 지시(전화로 지시한 것)
K.U.B.	kidney, ureter & bladder	신장, 수뇨관, 방광 단순촬영	L	Liter	리터(Liter)의 약기
Lab.	laboratory	검사실	P.O.	per os	입으로, 경구투약
LAP	laparotomy	개복수술 복벽절제술 (외과)	p/o	postoperative	수술 후
Lft.,L.	left	왼편	preop.	preoperative	준비, 수술 전
liq.	liquor	액체	p.r.n.	por re nata	필요 시마다
L.L.Q.	left lower quadrant	좌측 하부 4분의 1	pt.	pint	파인트(pint) 액량의 단위 단위 : 리터 영 : 약 0.57[l] 미 : 약 0.47[l]
L.M.P.	last menstrual period	최종 월경기	pulv.	pulvis (L=power)	가루
L.U.Q.	left upper quadrant	좌측 상부 4분의 1	q.	quaque	매
I.&.W.	I'm doimg & well	잘 살아 있음	q.d.	quaque die	매일
M.	Male 정자를 생성하여 아이를 만들 수 있는 성적 능력을 가진 생물	남성	q.h.	quaque hora	매 시간
m.	midday	정오(正午)	q.2h.	quaque 2hora	매 2시간
m	meter	미터(meter)	q.3h	quaque 3hora	매 3시간
m.	muscle	근육	q.4h	quaque 4hora	매 4시간

약 호	라 전 어	뜻	약 호	라 전 어	뜻
m.	misce	섞는다(처방전에 서 합하다)	q.i.d.	quaque in die	하루 4번
Adm	admission	입원	M.	million	1천
m.	married	결혼한(기혼)	q.o.d.	every other day	하루 격일
m.,M., min	minim	최소액량 단위 1[dram]의 1/60	q.s.	quantum satis (=as much as shall suffice)	적당한 분량 =적당량
m.et n.	mane et nocye	아침과 저녁		sufficient	충분
mg.	milligram	밀리그램 (milligram)	qt.	quarter	쿼터(quarter), 할당
min.	minute	분(分)	r.	rate	율(rate)
ml.	milliliter	밀리리터 (milliliter)	r.	anus	항문
mm.	millimeter	밀리미터 (millimeter)	R.	rhythm	박자(rhythm)
N.B.M.	no bowel movement	변동없음	rt.	right	오른편(우측)
ER	emergency room	응급실	R.	Roentgen	뢴트겐
neg.	negative	음성(−)	Rx.	recipe	취한다(가진다) 처방, 대응책, 조치
no.	numero	번호	R.B.C.	red blood cell	적혈구
N.P.N.	nonprotein nitrogen (논프로테인 니트르겐)의 약어	비단백 질소	Rh.	rhesus blood factor Rh factor−Rh 인자	레세스 원숭이 (rhesus monkey)
N.P.O.	nothing per os	금식	OR	operating room	수술실
CCU	coronary care unit	관질환 집중치료실	R.L.Q.	right lower quadrant	우측 하부 4분의 1
q.n.	quague nocte 라틴어 : every night	매일 밤	n.r.	ne repetature	다시 거듭하지 말 것
o	os = born	뼈	R.U.Q.	right upper quadrant	우측 상부 4분의 1
OB.	obstetrics	산과	s, s	sine(사인)=without	제외하고
			occ.	occasionally	때때로
o.d.	omne die (옴느디에)	매일	sat.	saturation	포화, 포화도
o.d.	oculus dexter	우측 눈	S.B.E.	subacute bacterial endocarditis	아급성 세균성 심내막
o.h	omil hora =every hour	매 시간	Inflamm	inflammation	염증(의학)
OL.	oil	기름	sed.	sedimentation	침전

약호	라전어	뜻	약호	라전어	뜻
o.m.	omni nane	매일 아침	separ.	separation	분리
o.n.	omni nocte	매일 밤	s.i.d.	semel in die	하루 한 번만
OPD.	out patient department	외래	Sig.	sign	사인하다
O/R	open reduction	개방성 정복	S.O.B.	shortness of breath	숨이 참, 호흡 곤란(=dyspnea)
OS	oral surgery	구강외과	Sol.	solution	용액
O.S	orthopedic surgery	정형외과	solv.	solve	용해
OS	oculus sinister	좌측 눈	S.O.S	si opus sit (시 오푸스 싯)	언제나 필요하면 한 번만
sp.	spirit	정(情)	T.P.R.	temperature pulse respiration	체온 맥박 호흡
spec.	specimen	검사물	T.T	Tablet triturate	알약을 분말로 만들어
sp.fl.	spinal fluid	척수액	T.T	Tuberculin Tested	반응시간
spgr.	specific gravity	비중	tr.tinct.	tinctura	정기
ss.	semis, semissis (=one half)	반(半)	U.	unit	단위
SS	soapsuds	비누용액	ung.	unguentum	고약, 연고
SS.	septic shock	패혈성 쇼크	V.	volt, volume	분량
Stat.	statim	즉시	vag.	vagina	질
Syr	syrup	시럽(syrup)의 약기	V.O.	verbal order	구두 지시 (말로 한 명령)
T.&A.	tonsillectomy &adenoidectomy	편도선제거 "아데노이드" 절제	supp	suppository	좌약
qid	quater in die	하루 4번	w.	white	흰
T.A.T	tetanus anti toxin	파상풍 항독소	w.	widow	미망인(과부 또는 홀아비)
tab.	tabella	정	ICU	intensive care unit	집중치료실, 중환자실
T.b.	tubercle bacillus	결핵균	WBC	white blood cell	백혈구
Tb.	tuberculosis	결핵	w.d.	well developed	발달이 잘됨
t.i.d.	ter in die	하루 3회	w.n.	well nourished	영양이 좋음
T.L.C.	tender loving care	부드러운 사랑으로 보호	wt.W.	weight	중량(체중)
T.T	throbin time	트롬빈 반응시간			

4. 보통 약품 약호

약 호	뜻	약 호	뜻
ACTH	adrenocorticotrophic hormone 부신피질자극 호르몬	N.S.	nerphrotic syndrome 신증후군(콩팥 증후군)
A.S.	atropine sulfate 아트로핀염	N.S.S.	normal salt solution 정상 식염 용액
A.S.A.	acetysalicylic acid(aspirin)	PABA.	para-aminobenzoic acid
A.P.C.	aspirin, phenacetin. caffeine.	PASA	paraminosalicylic acid
D.D.T.	dichloro-dipenyl-trichloroethane	P.S.P.	phenosulfonphthalein
E.T.H.C.	elixir terpin hydrate와 codeine	Scop.	scopolamine
KI	potassium iodide	ZnO.	zinc oxide 산화아연 아연화
M.S.	morphine sulfate 모르핀염		

5. 기타 약호

약 호	뜻	약 호	뜻
a-	제외하고	-conti	100분의 11
ab-	부터	cephalo-	머리
-ad.	향하여	cerebro-	뇌
adeno	선	chole-	담당
adreno-	아드레날 선	chondro-	연골
-agogue	액체분비 중량	-cide	죽이
-gro	동통과 졸도	circum-	주위
ambi-	동통	-cline	침상(상)
ambly-	둘 다 같이	colo-	결장
ambulo-	둔한	colpo-	질
an-	~이 없다	con-	와같이
angio-	제외하고	contra-	대항하여
angio-	혈관	-cutaneous	피부
ante-	전에	cysto-	방광
anti-	대항하여	-cyte	세포
arthro-	관절	de-	에서 제거하다
-bacter	세균	deca-	열(10)
bi-	두 번	deci-	1/10
bili-	다즙	deka-(deca)	10
brady-	서서히	dent-(dents-)	치아
cardio-	심장	demi-	1/2
cata-	파멸	di-	2회

약 호	뜻	약 호	뜻
-cele-	돌출성 종양	dia-	통하여
dip-	거듭	lacri-	눈물
dolor-	동통	laryngo-	후두
dorso-	뒤(잔등)	lateral	한편
dys-	동통	leuko-	흰
e-	에서	linguo-	혀
ecto-	외부	lipo-	지방
ectomy-	제거하다	litho-	돌
-emia	혈액	logy	과학의
encephalo-	뇌	lympho-	임파
endo-	전면	lyso-	용해
enter-	장(腸)	macro-	큰
entero-	소장	mal-	질병, 나쁜
epi-	에 관하여	mania	강력한 발광
erythro-	적색(붉은)	manu-(mani-)	손
eu-	정상	medio-	중간
ex-	밖에	medullo-	좁은
exo-	외부	mel-	어두운
extra	첨부하여, 일방적	meningo-	수막
febri-	고열	meta-	변경
fibro-	종양	-meter	측량
gastro	위	metro-	자궁
Genesis	근본(기원)	micro-	현미경
Genu-	무릎	milli-	1/1000
glosso-	혀(혀)	mono-	단(單)
-gran	사진, 자국	muti-	많이
-graph	기록	my-	닫히다
gravi-	임신	myco-	균에 의하여
gust-	맛	myo-	근육
helio-	태양	myx-	점액
hem-	혈액	naso-	코
hema	혈액	necro-	죽은
hemi-	반	neo-	새로운
hemo-	혈액	nephro-	신장
hepalo-	간장	neur-	신경

약 호	뜻	약 호	뜻
hepar-	간장	nevo-	모반(birth mark)
hetero	다른	noct-	밤
histo-	조직(tissue : 티슈)	non-	아니
homeo-	비슷한	nos.	밤
hydra-	물	oculo-	눈
hydro-	물	-odynia.	고통
hyper-	위에	-oid	같이
hypo-	아래(밑에)	-ol	기름
hystero-	자궁	oleo-	기름
-ic	관하여	oligo-	소수의, 부족한
idio	자신	-ology.	의 지식, 아는 것
ileo	장골	-oma	종양
imfra-	밑에	oophoro-	난소
imtra-	어느 것(which)	ophthalmo-	눈
inter-	사이	-opia	눈
ischo-	결핍	oro-	구강, 말
iso-	같다	-orrhage	출혈
-itis	염증의	-orrhaphy	보선, 수리
juxta-	가까이	orrhea	배출물
kilo-	일천	ortho(오르토)	똑바른
klepto-	정숙	-ose	설탕
lab-	씻어낸다	-osis	병든 상태
labio-	입술	osmo-	냄새
osteo-	골	quin-	다섯(5)
-ostomy	개(切開)	re-	다시
oto-	귀	recto-	직장
-otomy	절개	reni-	신장
pan-	다	retro-	후진성(뒤로)
para-	지나서	rhino-	코
para-	그밖에, 주위	-rrhea	흐붉다
-pathy	같다	rubi-	붉다
-penia	질병	salpingo-	수난관
peri	약간	sclerosis	경화(굳게 되는)
-pexy	주위	-scope	모양(형태)
-phagia	고정	-scopy	검사(조사)

약 호	뜻	약 호	뜻
-phasia	먹다	-section	자른다(쪼갠다)
-phil	말하다	semi-	절반
phlebo-	사랑	septi-	독성(유독한)
-phobia	정맥	sphygmo-	맥박
-phone	공포	spleno-	취장
phono-	소리를 전달하는 기계	-stasis	정치(定置)
photo-	소리	stoma-	입
phreno-	광선	sub-	열등(下位)
phitisio	단면	super-	우월(과다)
physi	소모증	supra-	위에(웃)
-plasty	생태	tachy-	속히(빨리)
-plegia	수선(보선)	tacti	만지다
pleuro-	마비	tensio-	보유(확보)
-pnea	늑막	tetra	넷(4)
pneumo-	호흡	-therapeuitc	치료적
-poiesis	공기	-therapy	치료
poly-	형성	thermo-	열
post-	많은	thrombo-	응결
pre-	뒤에, 후에	torsi-	꼬다(합치다)
presby-	전에	toxi-	독(毒)
old	늙은, 오랜	trans-	건너(옮겨)
primo-	첫째	tri-	셋(3)
primi-	첫째	ultra-	과로(넘어서)
pro-	앞으로	un-	아니(否定)
procto-	항문, 직장	-uni	하나(1)
pseudo-	거짓(가성)	-unia	소변(요)
-prtosis	떨어진(늘어진)	vagi-	이상한
pyelo-	골반	verti-	차례
pyloro-	유문	viru-	독(poison)
pyo-	농(고름)	vita	생명
pyro-	열(불)	vox	음성
quad-	넷(4)	xers-	건조한 것

6. 약물 투여 일반시간

약호	뜻	약호	뜻
a.c.	식사 한 시간 전	q.3.h.	9, 12, 3, 6, 9, 12 등
p.c.	식사 한 시간 후	q.4.h.	8, 12, 4, 8, 12, 4 또는 6, 10, 2, 6, 10
b.i.d.	9AM과 5PM 또는 10AM과 6PM	h.s.	9PM 또는 환자의 보통 취침시간
t.i.d.	9AM, 1PM, 5PM 또는 10AM, 2PM, 6PM	o.d.	오른쪽 눈에 투여 9AM 또는 10AM
		o.s.	왼쪽 눈에 투여
q.i.d.	8AM, 12AM, 4PM, 8PM	o.n.	9PM
q.2.h.	8, 10, 12, 2, 4, 6, 8 등	o.m.	입안으로 투여, 9AM 또는 10AM

7. 화학분자식

화학분자명	화학분자식	화학분자명	화학분자식
이산화탄소	CO_2	과산화수소	H_2O_2
일산화탄소	CO	칼륨(가리)	K
염화수소	HCI	요오드화칼륨	KI
황산마그네슘	$MgSO_4$	과망간산칼륨	$KMnO_4$
수은	Hg	소금(염화나트륨)	NaCl
일산화질소	NO	물	H_2O
산소	O		

명 칭	기호	명 칭	기호
At	ⓐ	남성(male)	♂
Dram	du	온스(ounce)	℥
여성(female)	♀	Recipe, Take	Px
다량(large amount)	++++	회수(times)	x
적당(modcrate amount)	+++	Micron	μ
소량(small amount)	+	Microgram	μg
수(number)	#		

8. 액량 계산

가정기구	약국계량	미터법	가정기구	약국계량	미터법
1방울	1minimum	0.60[ml]	1글라스(유리컵)	єf. Oz	240[ml]
1차시(차스푼)	1f. dram	4[ml]	2글라스(유리컵)	1pint	500[ml]
1간식스푼	2f. drams	8[ml]	4글라스(유리컵)	1quart	1[l]
1테이블스푼	4f. Ts	15[ml]	16글라스(유리컵)	1gallon	4[l]
1차 잔	6f. Oz	108[ml]			

9. 중량 계산

약국계량	미터법	약국계량	미터법
1[grain]	0.60[gm]	1 온스	30[gm]
1[dram]	4[gm]	1 파운드	360[gm]

10. 차트에 기록할 사실(factors to be charted)

용 어	뜻	용 어	뜻
amouncs	분량	large amount	다량
moderate amount	다소	small amount	약간

11. 사용할 용어(suggested terms)

용 어	뜻	용 어	뜻
profuse	다량	excessive	과다량
moderate	다소	scanty	약간
small	조금	slight	약간
position changed	자세 변경해 줌	tolerated well	잘 받아들임
sips of water given	물을 약간 주었음		

12. 외모(appearance)

용 어	뜻	용 어	뜻
seems very sick	심히 고통스러워 보임	acutly ill	매우 아파함
not very sick	별로 아프지 않음	not acutly ill	매우 아프지 않음

13. 몸 또는 사지(body or extemities)

용 어	뜻	용 어	뜻
puffy or swollen	비만 또는 부종	edematous	부종

14. 심박(heart beat)

용 어	뜻	용 어	뜻
arrhythmia	무조률 맥, 부정맥	bradycardia	심박완서, 서맥, 지맥 (보통 매분 60회 이하의 맥박)
tachycardia	심박급속(심계증)		

15. 식욕(appetite)

용 어	뜻	용 어	뜻
eats all food served	준 음식은 다 먹음	appetite good(excellent, etc.)	식욕 좋음
eats very little	아주 소량 먹음	appetite poor	식욕 좋지 못함
eats only small amount	소량만 먹음	appetite fair	식욕 약간 있음
refused lequid diet because nausea	액체식은 구토증으로 인해 거절함	unable to retain liquid diet	액체식은 취한 후 보유하지 못함
dissatisfied with law-salt diet	저염식이를 좋아하지 않음	taking soft diet well	연한 음식을 잘 먹음
anorexia but no nausea	식욕감퇴. 그러나 구토증 없음		

16. 출혈(bleeding)

용 어	뜻	용 어	뜻
spurting of blood	출혈이 솟구침	in spurts	분출됨
very little(베리 리틀)	약간 됨	cozing	스며 나옴
nose bleeding	코피(비점막 출혈)	epistaxis	코피(비점막 출혈)
when bleeding is stopped	출혈 멎음	hemorrhage controlled	출혈 제지됨

17. 상처(wound)

용 어	뜻	용 어	뜻
deep	깊음	superficial	얕음
clean	정함	suppurative	화농성
infected	감염됨	lacerated	찰과됨

18. 호흡(breathing)

용 어	뜻	용 어	뜻
act of breading	숨쉬는 것	respiration	호흡
act of inhaling	들이쉬는 것	inspiration	흡기
act of exhaling	내쉬는 것	expiration	호기
difficult breathing	호흡곤란	dypnea	호흡곤란
short pariods when breathing ceases	호흡이 일시 중단되는 것	apnea	무호흡
inability to breath lying down	누워서는 호흡이 곤란한 것	orthopnea	좌위 호흡
large volumes of air inspired	다량의 공기를 들이쉼	deep breathing	심호흡
small amount of air inspired	소량의 공기를 내보냄	shallow breathing	얕은 호흡
abnormal variarions in rhythm	박자가 불규칙적임	irregular respiration	불규칙 호흡

19. 피부(skin)

용 어	뜻	용 어	뜻
flushed	상기됨	mottled	반점
cyanotic	청색증	discolored	탈색됨
pale	창백	moist	습함
jaundice	황달	dry, hot	건조함, 더움
clammy	끈끈함	warm, cold	따뜻함, 냉함

20. 소독치료(dressings)

용 어	뜻	용 어	뜻
dressing changed	드레싱 교환함	dressing reinforced	드레싱 보강함

21. 구토(emesis)

용 어	뜻	용 어	뜻
blood tinged	혈액 약간 혼합	projectile	돌출적 분무

22. 배설물(drainage)

용 어	뜻	용 어	뜻
purulent	농성	sanguineous	혈액혼합
serous	장액성	mucopurulent	점액과 농성
sero-sanguineous	장액과 혈액성		

23. 얼굴(face)

용 어	뜻	용 어	뜻
pale	창백	flushed	상기
rash	발진	bruised	타박성 상처
edematous	부종 있음	cyanotic	차색등

24. 동통(pain)

용 어	뜻	용 어	뜻
severe	심한	slight	약간
radiating	퍼지는	sudden unset	돌발적 증세
increased by movement	움직이면 더 심함	darting	급격한 동통
gnawing	계속적인 동통	burning	타는 듯한

용 어	뜻	용 어	뜻
shooting	쏘는 듯한	stabbing	찌르는 듯한
collicky	선통	cramping	경련성
persistent	집요한	transient	일과성
constant	계속된	shifting	이동하는
local	국부적	deep	깊은

25. 영양(nourishment)

용 어	뜻	용 어	뜻
sips of cold hotwater	약간의 물(냉, 온)	chipped ice	얼음 깨뜨린 것
gavage	영양, 급식	water, juice	물, 즙

26. 대변(stool)

용 어	뜻	용 어	뜻
soft-formed	묽은	hard-formed	굳은
liquid	액체	tarry	더러워진
clay colored	진흙색	blood tinged	혈액 섞인

27. 소변(urine)

용 어	뜻	용 어	뜻
clear	투명	amber	옥빛
cloudy	혼탁	blood tinged	혈액 섞인

28. 맥박(pulse)

용 어	뜻	용 어	뜻
regular	규칙적	irregular	불규칙적
intermittent	간헐적	rapid	신속한
slow	완서	thready	빈약한
weak strong	약한, 강한	imperceptible, eperceptible	촉지할 수 없는 촉지되는
bounding	뛰는	normal	정상

29. 센세이션(sensation)

용 어	뜻	용 어	뜻
tingling	얼얼한	burning	타는 듯한
stinging	찌르는 듯한	prickling	쑤시는 듯한
itching	가려운		

30. 상태(condition)

용 어	뜻	용 어	뜻
seems some what improved	약간의 차도가 있어 보임	in good spirits. no complaints	기분 좋아 보임. 불편 없음
responding well to veval stimuli	말로 자극하여 반응 잘함	comatose	혼수상태
a good day	하루 잘 지냄	a comfortable	편안한 저녁이었음
a good night	편안한 밤이었음		

31. 오한(chill)

용 어	뜻
complaining of severe(moderate, slight chill)	심한 오한으로 불편해 함
external heatapplied(blanket, H.W.B. etc.)	외부적으로 따뜻하게 지원해야 함
sudden unset of shaking chill	급작스런, 떠는

32. 자세(position)

용 어	뜻	용 어	뜻
position changed	자세 변경함	cotton ring applied to each heel	솜방석을 각 발뒤꿈치에 괴여줌
put in Sim's position	심씨 위로해 줌		

33. 태도(attitude)

용 어	뜻	용 어	뜻
indifferent to surroundings	주위에 대하여 무관심함	apathetic	감각없음. 냉담함
listless, weak	약하고 불안해함	anxious and fearful about	~에 대해 공포감을 가지고 있음
disagreeable and uncooperative	비협조적이고 좋아하지 않음	interested in	~에 관하여 관심을 가지고 있음
cheerful	명랑함	forgetful	건망증 있음
depressed and moody	저기압이고 무뚝뚝함	suspicious toward(nursing staff, doctors, family, other patients)	의심함(간호사, 의사, 가족 및 기타 환자)
alert	기인함		

34. 내용물(content)

용 어	뜻	용 어	뜻
formed, solid	형상을 이루었음, 굳음	semiformed, semi solid	반 형상상태, 반 고체상태
loose(srools), liquid	묽음(대변), 액체	waterly	물과 같음
frothy	거품이 있음		

35. 기침(cough)

용 어	뜻	용 어	뜻
contineous caugh	계속적인 기침	frequent caugh	자주 기침함
paroxysmal	발작적	tight	힘든
loose	연한	deep	깊은
dry	마른	hacking	잦은 마른 기침
harsh	거친	painful	고통스런
exhaustive	기진맥진한		

■ 참고문헌 ■

1. 《메디저널(의공)》, 매월연재, 나승권, 글로벌 의료산업정보저널, 2005~현재
2. 《보장구 의지학》, 권혜정 외 11인 공역, 고문사, 1993
3. 《의료전기회로》, 나승권, 도서출판 상학당, 2008
4. 《사람해부학》, 정인혁, 아카데미서적
5. 《센서공학(Sensor & Transducer)》, 이덕출 · 공용혁 · 김성남 · 나승권 · 장창현 공저, 엔트미디어, 2003
6. 《의공기사 자격시험 학습서》, 김동욱 외 25인 공저, 대한의용생체공학회, 2008
7. 《의공실무》, 나승권, 도서출판 상학당, 2007
8. 《의공학(Medical Engineering)》, 이경성 · 최민주 공저, 청구문화사
9. 《의공학개론》, 김남균 외 12인 공저, 여문각
10. 《의공학입문(고등학교 교과서)》, 나승권, 도서출판 상학당, 2011
11. 《의공학의 이해》, 김태전 외 4인 편저, 고려의학
12. 《의료기기실무(고등학교 교과서)》, 나승권, 박정주 도서출판 상학당, 2012
13. 《의료공학이론》, 나승권, 도서출판 상학당, 2011
14. 《의료기초공학》, 나승권, 도서출판 상학당, 2012
15. 《의료기기운용》, 나승권, 도서출판 상학당, 2012
16. 《의료기기 응용회로》, 나승권, 도서출판 상학당, 2007
17. 《의료전기설비(고등학교 교과서)》, 나승권, 도서출판 씨마스, 2011
18. 《의료전기회로(병원전기설비)》, 나승권, 도서출판 상학당, 2008
19. 《임상 생리학》, 김대식 외 15인, 고려의학
20. 《의용공학입문》, 김남현 외 11인 공저, 신광출판사
21. 《의용계측공학》, 의공학 교육연구회 역편, 여문각
22. 《의용전자공학(고등학교 교과서)》, 나승권, 도서출판 상학당, 2011
23. 《월간의학정보(의용공학길라잡이)》, 매월연재, 나승권, ㈜메디컬매니지먼트그룹(MMG), 2010~현재
24. 《인체생리학》, 이강이 외 편저, 현문사
25. 《인체 해부학》, 김창국 외 2인, 대경북스
26. 《알기 쉬운 자동제어》, 김원배 · 나승권 · 문명룡 · 이재규 · 조명현 · 차익수 공저, 동일출판사, 2004
27. 《전기전자공학개론》, 황락훈, 나승권, 진샘미디어, 2012

28. 《자동제어 및 PLC 설계》, 나승권, 도서출판 상학당, 2013
29. 《전기 · 전자 · 통신공학》, 나승권, 도서출판 상학당, 2013
30. 《전자회로의 이해》, 김평호 · 나승권 · 이동원 · 최성재 공저, 남두도서, 2005
31. 《초음파 영상학》, 강선일 외 16인 공저, 정문각
32. 《초급자를 위한 PSPICE 활용》, 황락훈 · 조문택 · 이충식 · 나승권 공저, 동일출판사, 2005
33. 《전자기초실험》, 임승하 · 황호웅 · 나승권 · 이종성 공저, 남두도서, 2006
34. 《현대 기초의학 및 의공학》, 나승권, 도서출판 상학당, 2007, 2009
35. 《현대 의용기계공학》, 나승권, 도서출판 상학당, 2007, 2009
36. 《현대 의용전자공학》, 나승권, 도서출판 상학당, 2007, 2009
37. 《현대 의료기기》, 나승권, 도서출판 상학당, 2007, 2009
38. 《현대 의료안전 · 법규 및 정보》, 나승권, 도서출판 상학당, 2007, 2009
39. 《DK 인체생리 · 해부도》, 민유정, 대경북스
40. 《PSPICE와 PSIM 시뮬레이션 중심의 전력전자공학》, 서영수 · 황락훈 · 조문택 · 심광영 · 곽동걸 · 채수형 · 나승권 공저, 동일출판사, 2002
41. 《u-Health 및 전자의료기기》, 나승권, 최병철, 메디저널, 2011
42. KISTI : 미리안, 글로벌 동향 브리핑(인터넷사이트)

▬ 찾아보기 ▬

저자약력

■ 나 승 권

- 서울 청량초등, 경희중, 한양공업고등학교 전기과 졸업
- 한국폴리텍대학 동부산 캠퍼스 전기, 전자과 2년 수료
- 한국폴리텍대학 인천캠퍼스 전기과 기능장 과정 졸업
- 상지영서대학교 전자과 졸업(전문학사)
- 세명대학교 전기전자학과 졸업(공학사)
- 세명대학교 일반대학원 전기전자학과 졸업(의공학 및 전력전자응용전공 공학석사 · 공학박사)
- 부산위생(한방)병원 전기 및 의공기사 7년 근무
- 한국수자원공사 전기기사 7년 근무
- 의공기사, 의공산업기사, 의료정보관리사, 의료기기 상품기획사, 병원코디네이터(Hospital Coordinator)사, 전기기기기능장, 전기공사기능장, 산업안전기사, 전자산업기사, 전기공사특급기술자, 한국전력기술인특급기술자, 한국전력기술인특급감리사, 한국전력기술인설계사 면허, 전기 · 전자 기술지도사 이외 10개의 자격증과 면허취득
- ISO9001:2008 국제심사원, (사)키캄연구소 한국서비스품질우수기업인증 전문위원 및 평가위원
- 대한의용생체공학회 교육이사, 한국컴퓨터정보학회 이사, 한국모바일학회 학술이사, 대한의공협회 · 한국의료정보교육협회 · 대한전기학회 · 한국산업기술재단 · 대한전력전자학회 · 한국산학기술학회 · 한국항행학회 회원
- (현) 한국폴리텍대학 원주캠퍼스 의용공학과 교수(학과장)
- (현) 한국산업인력공단 의공(산업)기사, 의료전자기능사 이론, 실기(출제, 검토, 채점)위원
- (현) 식품의약품안전청 의료기기, (재)원주의료기기테크노밸리 의료기기 자문위원
- (현) 원주단지혁신클러스터추진단 기술과제 평가위원
- (현) 강원도 산업경제진흥원 강원지식재산권 서포터즈위원회 위원
- (현) 강원테크노파크 기술개발사업선정(의료기기) 평가위원
- (현) 한국산업단지공단 혁신클러스터 운영위원 평가위원
- (현) 메디칼디바이스저널 기술편집 자문위원
- (현) ㈜메디아나, ㈜씨유메디칼시스템, ㈜리스템, ㈜태연메디칼, ㈜대화기기, ㈜ED, ㈜메디칼써프라이, ㈜엠에스믹스미작현, ㈜바이오프로테크 의료기술 자문위원
- (현) TUV Korea Ltd. TUV Suddeutschland Group(Medical-Health-Service부서) 의료기기 자문 및 외래교수

치료의료기기

2014년 5월 30일 1판 1쇄 발행

저 자 나 승 권
발행인 남 승 우

발행처 도서출판 상尙 학學 당堂
서울시 동작구 사당로9가길 6(사당동)
TEL : 02) 595-1692~4
FAX : 02) 595-1394
E-mail : namdoo6@unitel.co.kr
신고 : 2-155호 (1968. 11. 29)

정가 29,000원

ISBN 978-89-6587-050-0 93510

〈디자인〉 편집 엄해숙 / 표지 나아기획